AF469220

TRAITÉ

DE

PATHOLOGIE GÉNÉRALE.

III

Td⁹
61.

Paris. — Imprimé par E. Thunot et Cᵉ, rue Racine, 26.

TRAITÉ

DE

PATHOLOGIE GÉNÉRALE

PAR

M. ÉD. MONNERET

AGRÉGÉ DE LA FACULTÉ DE MÉDECINE DE PARIS,
MÉDECIN DE L'HÔPITAL NECKER.

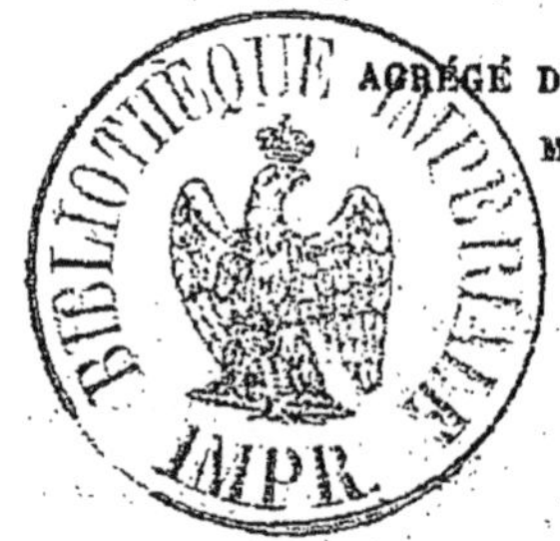

TOME TROISIÈME.

SÉMÉIOLOGIE. — PRONOSTIC. — ÉTIOLOGIE.

1re partie.

PARIS

CHEZ BÉCHET JEUNE, LIBRAIRE-ÉDITEUR,

RUE MONSIEUR-LE-PRINCE, 22,

Ci-devant place de l'École-de-Médecine.

1861

1860

[illegible]

[illegible]

[illegible]

[illegible]

[illegible]

[illegible]

[illegible]

[illegible]

TRAITÉ

DES

SYMPTÔMES ET DES SIGNES.

DES SYMPTÔMES EN GÉNÉRAL.

Du symptôme. — L'étude de l'homme malade, qui fait le sujet de la pathologie, repose sur l'observation attentive et la connaissance exacte des symptômes. On donne le nom de *symptôme* (de σὺν, avec; πίπτω, je tombe) à toute espèce de changement survenu chez l'homme malade dans les propriétés physiques, chimiques et dynamiques des parties constituantes du corps. On l'appelle aussi *phénomène morbide* (de φαίνομαι, je parais, c'est-à-dire tout ce qui tombe sous nos sens). La partie de la pathologie générale consacrée à la description des symptômes prend le nom de *symptomatologie*.

Des symptômes.

Définition.

Mode de génération des symptômes. L'homme possède en commun avec le cosmos un certain nombre de propriétés physiques et chimiques qui peuvent être altérées par la maladie ; d'autres lui sont propres et ont reçu le nom de *propriétés vitales* ou *dynamiques*. Nous nous sommes trop longuement étendu sur ce sujet important (t. I, p. 29) pour avoir besoin d'y revenir : insistons seulement sur le mode de formation des symptômes.

On doit les partager en *symptômes physiques*, *chimiques* et *dynamiques*, suivant que le phénomène morbide résulte de l'altération de l'une ou de l'autre des propriétés correspondantes du corps humain.

Symptômes d'ordre physique.

I. *Symptômes ou phénomènes morbides d'ordre physique.* On appelle ainsi tous les changements causés par la maladie : 1° dans la situation ; 2° le volume ; 3° la configuration ; 4° le nombre ; 5° la consistance ; 6° le poids ; 7° l'élasticité ; 8° la couleur ; 9° le calorique ; 10° les propriétés acoustiques ; 11° optiques ; 12° les effets de la pesanteur ; et 13° les altérations de densité des parties constituantes du corps. Ils forment pour le pathologiste la partie la plus importante des symptômes parce qu'ils tombent aisément sous ses sens, qu'ils peuvent être appréciés avec une rigueur extrême, qu'ils sont moins sujets à varier que les autres, enfin parce qu'ils indiquent sûrement le siége et souvent la nature de la maladie.

Lésion de situation ;

1° Le changement de siége d'un organe et de ses connexions naturelles avec les parties environnantes ou son déplacement fournissent des signes de grande valeur pour le diagnostic (exemples : déviations et prolapsus utérins).

de volume ;

2° Il en est de même du volume des tissus dont l'accroissement et la diminution suffisent pour faire reconnaître l'hypertrophie et l'atrophie.

de forme ;

3° La configuration reste parfois normale dans les tissus profondément affectés ; mais souvent aussi ils se déforment soit en totalité, soit en partie (exemples : rachitisme, hydrocéphale chronique, spina bifida, voussure pectorale, courbure rachidienne).

4° On voit les tissus se doubler, se bifurquer, se réunir d'une manière anormale. Les caractères anatomiques et symptomatologiques des monstruosités reposent presque entièrement sur cette lésion. de nombre;

5° La matière organisée offre dans chaque tissu un degré de consistance, de cohésion moléculaire, que la maladie fait varier et dont les modifications constituent autant de symptômes (exemples : ramollissement, induration, friabilité des tissus enflammés, gangrène, etc.). de consistance;

6° Le *changement* de poids de nos tissus est le meilleur signe de l'atrophie et de l'hypertrophie (exemples : marasme, polysarcie). de poids;

7° L'*élasticité* est une propriété que possèdent un grand nombre de tissus et dont les lésions indiquent très-positivement un état de maladie. Quand les cordes vocales sont épaissies par l'inflammation, couvertes de fausses membranes, ou attaquées par des ulcérations, elles ne peuvent plus vibrer d'une manière physiologique, et alors la voix est altérée, rauque, éteinte, etc. d'élasticité;

La rigidité des parois artérielles, celle des valvules cardiaques, des ligaments articulaires, sont des signes importants de maladie.

8° La *couleur* propre à chaque tissu, à chaque liquide ne peut changer sans qu'on reconnaisse aussitôt l'existence d'une maladie qui occupe le lieu même où existe la coloration pathologique ou un organe plus éloigné. La coloration ictérique, mélanique ou cyanique de la peau, la rougeur, la décoloration de cette enveloppe, caractérisent très-nettement certains états morbides. Les exemples de maladies qui donnent lieu à ce symptôme physique sont très-nombreux (maladies du foie, du cœur, chlorose, empoisonnement saturnin, etc). de coloration;

de température ;

9° Le corps humain possède une température propre et indépendante de celle des milieux ambiants. Elle peut cependant varier de plusieurs degrés au-dessus et au-dessous du chiffre physiologique (+37° cent.) comme dans la fièvre intermittente, les inflammations, le choléra asiatique et l'œdème des nouveau-nés.

des propriétés acoustiques des corps solides, liquides et gazeux ;

10° Les corps solides, liquides et le gaz qui entrent dans la constitution du corps humain, ceux qui s'y développent sous l'empire de la maladie, jouissent de propriétés acoustiques. Les bruits du cœur, le murmure respiratoire, la voix, le gargouillement intestinal tiennent, dans l'état normal, à la vibration sonore des solides, des gaz ou des liquides. Les maladies altèrent le timbre et le ton de ces bruits, et ces altérations recueillies par l'*auscultation* fournissent les meilleurs symptômes pour reconnaître la maladie des organes producteurs du son. Il en résulte aussi des bruits qu'on n'entend pas à l'état normal, tels que le frottement pleural dans la pleurésie, le tintement métallique dans les perforations pleuro-pulmonaires.

Les organes frappés avec un autre corps (*percussion immédiate*) rendent des sons différents suivant la nature des tissus qui entrent dans leur constitution propre. Lorsque celle-ci vient à être modifiée par la maladie, le son éprouve des altérations très-grandes qui mettent immédiatement le praticien sur la voie du diagnostic (exemples : matité et sonorité anormales dans les maladies de poitrine).

des propriétés optiques ;

11° A côté des symptômes causés par la lésion des propriétés acoustiques dont jouissent certains tissus, se placent naturellement ceux qui dépendent d'une lésion des propriétés optiques. La réfrangibilité du cristallin et de la cornée se trouve altérée dans un grand nombre de maladies (cataracte, épanchement de sang, de pus dans les chambres de l'œil).

12° Tous les corps obéissent aux lois de la pesanteur, l'organisme comme les autres. Cependant il existe un très-grand nombre de cas où les effets de cette force sont contre-balancés par les propriétés vitales; or si la maladie suspend ou trouble ces dernières, à un certain degré, il se manifeste aussitôt des phénomènes morbides. C'est ce qui a lieu chez les sujets affaiblis par une longue maladie ou par une perte de sang; la stase de ce liquide et l'épanchement de sérosité dans les mailles du tissu cellulaire des membres inférieurs, la rougeur, le gonflement qu'on y observe, sont autant de symptômes physiques dus au trouble hydrodynamique de la circulation.

des lois de la pesanteur;

13° Nous citerons comme exemple de lésion de la densité, les altérations du sang qui déterminent les bruits de courant-continus et intermittents qu'on entend dans la chlorose et l'anémie. La densité de l'urine, quand elle est accrue, indique la présence du sucre ou de l'albumine et les maladies qui donnent naissance à ces principes immédiats.

de la densité des liquides.

En *résumé*, les symptômes physiques résultent des changements pathologiques que subissent les propriétés générales qu'on retrouve dans le corps de l'homme comme dans les autres corps de la nature. Nous rechercherons plus loin s'ils précèdent les autres changements; ce que nous voulons seulement établir, c'est qu'ils les dépassent en importance et en précision. Quand on est assez heureux pour les constater, on a fait faire un grand pas au diagnostic. La supériorité incontestable de la séméiologie moderne sur l'ancienne tient uniquement à ce que nos moyens

Résumé : valeur des symptômes physiques.

d'exploration se sont multipliés, et surtout à ce qu'ils nous ont mis en possession d'une foule de symptômes physiques qui étaient inconnus à une époque encore très-rapprochée de nous.

Symptômes chimiques.

II. *Symptômes ou phénomènes d'ordre chimique.* Doit être regardé comme chimique tout changement produit par la maladie dans la composition élémentaire du solide, des liquides et des gaz contenus dans le corps humain. Voici les changements principaux qui peuvent servir de signes à la maladie.

1° Trouble des propriétés organoleptiques.

1° *Altérations de certaines propriétés dites organoleptiques* (Chevreul) telles que l'odeur, la saveur, l'acidité, l'alcalinité des corps liquides, solides et des gaz.

2° De la composition élémentaire.

2° *Altération de composition élémentaire.* Pour citer quelques exemples de symptômes qui consistent dans une altération de ce genre, nous rappellerons que la proportion d'eau diminue dans l'urine des fébricitants, dans tout le corps chez les cholériques; qu'elle augmente dans l'hydropisie; que la quantité d'acide carbonique exhalé est moindre pendant la grossesse, etc.

3° De la composition immédiate des corps.

3° *Les symptômes chimiques dus à une altération de la composition immédiate du corps* doivent être cherchés dans les solides et les liquides : A. La diminution d'un principe immédiat, des globules sanguins, par exemple, est symptôme de chloro-anémie; l'augmentation des globules est signe de pléthore; de la fibrine, signe d'inflammation. B. Le changement de lieu d'un principe immédiat indique la maladie; on trouve de la matière colorante de la bile dans l'urine, et dans le sang des sujets atteints d'affection bilieuse; de l'urate de soude autour des jointures des goutteux; de l'albumine dans l'urine des sujets atteints d'albuminurie; du glucose dans l'urine et les autres liquides de l'économie chez les diabétiques.

4° Viennent enfin les symptômes chimiques fournis par les *altérations des produits immédiats*, tels que la salive, le suc gastrique, le lait, le sang, l'urine. **Altération des produits immédiats.**

L'étude de ces symptômes est de création toute moderne; non pas que les alchimistes l'aient négligée, mais leurs travaux dans ce genre ne sont rien en comparaison de ceux qu'on doit aux progrès incessants de la chimie actuelle. Quoiqu'ils laissent encore beaucoup à désirer, on peut dire qu'ils sont, après les symptômes physiques, les plus essentiels à recueillir, parce qu'ils sont d'une certitude très-grande et qu'ils approchent de très-près de la lésion primitive. **Valeur de ces symptômes.**

On a désigné et décrit à part, sous le nom de *symptômes microscopiques*, ceux que cet instrument nous fait apercevoir ou qu'il nous aide à mieux déterminer, comme la couleur, la forme, la contexture des globules et des fibres élementaires, la composition des liquides; ce sont là des propriétés qui rentrent dans l'étude des symptômes physiques, et pour lesquelles on ne peut créer une division spéciale. D'ailleurs ces altérations, constatées par le microscope, appartiennent plus particulièrement à l'anatomie morbide. **Symptômes dits microscopiques;**

On a aussi désigné sous le nom de *symptômes mécaniques* ceux qui consistent dans des mouvements et des déplacements. C'est ainsi qu'on appelle phénomènes mécaniques de la respiration, de la circulation et de la locomotion, les mouvements qui se passent dans le thorax, le cœur, les membres et le tronc. Nous les plaçons au nombre des symptômes physiques. **mécaniques.**

III. *Symptômes ou phénomènes d'ordre dynamique.* Le **Symptômes dynamiques.**

mot *dynamique* exprime fort heureusement cette idée, à savoir, que les symptômes dont nous allons parler sont produits par la vie et par des forces surajoutées à la matière organisée, ou qui en font tellement partie qu'on ne peut les comprendre séparées l'une de l'autre. Ces forces qui font agir nos organes et qui constituent les propriétés spéciales d'un certain nombre de tissus sont, à chaque instant, troublées par la maladie. Nous avons déjà étudié les troubles des propriétés physiques et chimiques, les symptômes auxquels ils donnent lieu; examinons de même les symptômes dynamiques.

Symptômes formés par le trouble des propriétés vitales et des actes correspondants.

Symptôme consistant dans le trouble d'une faculté vitale et de l'acte qui lui correspond. 1° L'excitabilité, 2° la sensibilité, 3° la contractilité, 4° la tonicité, 5° les facultés de l'intelligence, 6° les sensations de besoin, d'instinct, tels que la faim, la soif, le besoin de respirer, de se reproduire, s'altèrent à différents degrés dans un grand nombre de maladies : de là naissent les phénomènes morbides dynamiques. Nous ne saurions trop insister sur cette partie fondamentale de la symptomatologie, qu'il faut appuyer d'un grand nombre d'exemples.

Lésion de l'excitabilité;

1° *Excitabilité.* Les troubles de l'excitabilité constituent l'irritation et l'asthénie. Ces deux symptômes sont communs à un grand nombre de fièvres dites sthéniques ou adynamiques, précisément à cause de la prédominance de l'un ou de l'autre ordre de phénomènes morbides.

de la sensibilité;

2° *Sensibilité.* L'anesthésie cutanée est le symptôme de l'hystérie, du rhumatisme, de l'empoisonnement par le plomb, par le chloroforme; l'amaurose est le signe de la congestion rétinienne ou cérébrale; la surdité, le signe d'une carie du rocher, etc.

de la contractilité;

3° *Contractilité.* L'hystérie s'annonce chez quelques

malades par le clignement des paupières, par un spasme éphémère du pharynx; la rage par cette même constriction. Un muscle de l'avant-bras ou de l'épaule est paralysé par un rhumatisme ou par la lésion d'une branche nerveuse, etc.

des facultés intellectuelles;

4° *Facultés intellectuelles.* Un malheureux que vient de frapper une hémorrhagie cérébrale perd la mémoire des mots; un autre affecté de méningite est pris de délire; celui-ci a de simples vertiges; tel fou n'a pendant longtemps qu'une seule espèce d'hallucination de la vue, et raisonne bien sur tout ce qui n'a pas trait à la vision fantastique; tel autre se croit affecté d'une maladie de l'estomac (nosomanie).

des sensations de besoin.

Sensation de besoin. Vous observez chez un malade une soif continuelle, signe de la glucosurie; chez un autre, une faim incessante due à la gastralgie hypocondriaque (boulimie); celui-ci est poussé à des excès vénériens qui ruinent sa santé; cet autre à des actes immoraux que la perversion de l'intelligence peut seule expliquer, etc.

Caractères des symptômes marqués par le trouble des facultés vitales.

Le caractère distinctif des symptômes précédents, qui consistent dans la lésion d'une propriété vitale, est d'être irréductibles comme la propriété vitale elle-même d'où ils dépendent. L'anesthésie et l'hyperesthésie d'une portion limitée de la peau, la paralysie du sentiment d'activité musculaire, le tintoin sont des phénomènes dynamiques en dehors desquels on ne trouve souvent aucune autre espèce de trouble. Est-ce à dire pour cela que l'acte correspondant n'est pas lésé? Loin de là, la lésion d'une faculté vitale entraîne nécessairement la lésion de l'acte qu'elle est chargée de produire. L'irritabilité d'un muscle ne peut être pervertie ou éteinte sans qu'il y ait convulsion ou paralysie du muscle affecté. Faisons toutefois

Ce trouble entraîne nécessairement la lésion de l'acte vital.

remarquer que le trouble d'une propriété vitale n'entraîne souvent que le trouble d'un acte vital très-limité, en sorte que la fonction n'est que peu altérée ou ne l'est que momentanément. Un halluciné qui délire sur un sujet circonscrit raisonne fort bien sur les autres ; un malade chez lequel il y a paralysie du sentiment d'activité musculaire ne peut diriger ses mouvements qui manquent de précision, mais il contracte encore fort énergiquement ses muscles. Le signe de l'atrophie musculaire progressive est l'affaiblissement de la contraction volontaire ; les autres propriétés vitales du muscle sont conservées (sensibilité et contractilité musculaire électriques).

Nous ne pouvons trop recommander au praticien et au nosographe d'étudier et de décrire à part la lésion de chaque faculté et de l'acte correspondant, s'ils veulent déterminer exactement la nature et le siége des phénomènes morbides. Ils ne sauraient les analyser trop minutieusement. Citons encore un exemple ; ce n'est pas assez de constater la paralysie d'un muscle, il faut encore chercher : 1° si la tonicité et l'extensibilité y sont conservées ou abolies ; 2° si la volonté y produit encore quelque mouvement ; 3° si l'électricité fait contracter les muscles soustraits déjà à l'empire de la volonté ; 4° si la sensibilité musculaire persiste, etc.

Est-ce à la peau que réside l'anesthésie? Il faut s'assurer que le tégument ne sent plus le contact, le chatouillement ni la température des corps extérieurs.

En résumé, si l'on ne peut pas séparer l'étude de la faculté vitale de celle de l'acte restreint qui en est l'effet nécessaire, on doit du moins faire porter sur elle l'analyse la plus minutieuse. C'est ainsi seulement qu'on pourra recueillir des symptômes et des signes diagnostiques de quelque valeur.

Symptômes ou troubles fonctionnels.

Les actes souvent nombreux dont se compose une fonction sont comme les propriétés de la matière vivante, physiques, mécaniques, chimiques et dynamiques; or si la maladie se prend à un appareil, elle trouble nécessairement une ou plusieurs de ces propriétés et un ou plusieurs de ces actes, et alors elle est caractérisée par une collection de symptômes *fonctionnels* ou actes morbides, les uns physiques, les autres chimiques ou dynamiques. Il est de la plus grande importance de se rendre compte de la nature et du mode de formation de ces trois ordres de symptômes, puisqu'ils peuvent seuls nous permettre de remonter jusqu'à la lésion de l'acte et de la propriété vitale, de comprendre l'enchaînement des symptômes et d'établir leur *physiologie pathologique* sans laquelle il n'y a ni diagnostic, ni pronostic, ni traitement rationnel des maladies.

Analyse de ces symptômes.

Une pleurésie avec épanchement est marquée par un symptôme dynamique, la douleur de côté, par l'épanchement de sérosité dans la plèvre (lésion de fonction sécrétoire), par l'ampliation du thorax, l'absence de respiration, de vibration pectorale, la matité (lésion des actes et des propriétés physiques de l'organe respiratoire), enfin par l'asphyxie (lésion de l'acte chimique).

Un croup se déclare; le pharynx et le larynx se tapissent d'une fausse membrane (lésion sécrétoire); la voix s'éteint (symptôme physique); l'air ne pénètre qu'à grande peine dans les voies respiratoires et l'asphyxie fait de rapides progrès (lésion des actes physiques et chimiques de la respiration et symptômes correspondants).

Nous pourrions multiplier les exemples; ceux que nous

venons de citer suffisent pour montrer que les symptômes représentent le trouble des propriétés, des actes, ou enfin de la fonction en totalité. Ils forment, par leur réunion et leur mode d'enchaînement, un ensemble de symptômes ou ce que les empiriques appelaient un *concours* qu'ils regardaient, avec juste raison, comme donnant la notion la plus complète et la plus exacte de la maladie (Voyez t. I, p. 29).

Symptôme fonctionnel : cette expression est mauvaise.

On a appelé *symptôme dynamique* ou *fonctionnel* le trouble dynamique que nous venons d'indiquer ; mais cette expression est vicieuse lorsqu'elle est ainsi limitée, car il y a, dans les symptômes fonctionnels, des actes d'ordre physique et chimique qui n'ont pas moins de part à la fonction que les actes vitaux ou dynamiques. Un symptôme fonctionnel est donc simplement un phénomène morbide lié à un trouble de la fonction, de quelque nature qu'il soit (physique, chimique, vital) ; il n'est nullement synonyme de symptôme dynamique.

Troubles des propriétés et des actes.

Le trouble d'une fonction peut-il servir de symptôme à une maladie? Le délire, la dyspnée, le vomissement, les convulsions, l'accroissement de la chaleur animale, sont des symptômes constitués par le trouble de plusieurs actes physiologiques et non de toute une fonction ; le nombre de ces actes est en général assez restreint. D'ailleurs, comme il faut toujours spécifier le siége et la nature du trouble fonctionnel et indiquer le symptôme prédominant, il est préférable de caractériser la maladie à l'aide de la lésion de l'acte plus particulièrement troublé. Les flux nasal, bronchique, utérin sont des troubles de sécrétion ; en les plaçant dans les symptômes dynamiques, on les rapporte à leur véritable essence. Nous en dirons autant des symptômes fournis par la fonction de circulation, de respiration, d'innervation, de génération, de calorification et de nutrition.

Ils caractérisent la maladie.

Ils renferment, comme tous les autres, des phénomènes physiques, chimiques, dynamiques, qu'il faut séparer dans la description des symptômes.

Des symptômes considérés en eux-mêmes. Un phénomène morbide est-il le phénomène normal seulement augmenté ou diminué, ou bien est-il tout autre et de nouvelle génération? Galien, à qui l'on doit de si belles études sur les symptômes, est porté à croire qu'ils sont les phénomènes naturels, toujours pervertis, altérés dans leur nature, et non pas seulement accrus ou diminués. Le cerveau en délire n'est certes pas un organe qui fonctionne plus fort ou moins fort, mais mal. L'examen des trois espèces de symptômes que nous avons admis nous permettra de répondre à la question que nous avons posée en commençant.

Les symptômes sont-ils les phénomènes naturels, accrus ou diminués?

Un symptôme d'ordre physique, constitué par une lésion de volume, de forme, de consistance, de nombre, de réfrangibilité, de sonorité, etc., ne peut être dû qu'à l'augmentation, à la diminution ou à la suppression d'une des propriétés physiques des tissus, des organes ou des liquides.

Les symptômes physiques tiennent à la simple augmentation ou diminution des propriétés.

Il en est de même pour les symptômes chimiques. Dans ce cas le phénomène est dû à l'augmentation, à la diminution de proportion ou à la disparition d'un ou de plusieurs des éléments ou d'un principe immédiat. Les globules, l'albumine, les sels, augmentent ou diminuent dans le sang; l'urée dans l'urine (maladie de Bright, glucosurie). Il semblerait, dans d'autres cas, qu'un principe nouveau se manifeste, et, par conséquent, que le symptôme n'est plus engendré comme précédemment : telle serait la formation des pierres vésicales et rénales, des concrétions arthritiques, du glucose et de l'albumine dans l'urine, de la

Il en est de même des symptômes chimiques.

matière biliaire dans les divers liquides de l'économie; mais dans ce cas encore on peut soutenir que le symptôme chimique est dû précisément soit à la génération exagérée soit à l'accumulation d'un principe normal, ou à son changement de lieu. Les recherches les plus récentes tendent à faire admettre que la génèse de produits nouveaux est rare, si même elle existe. Les entozoaires font exception à cette règle.

Nature des symptômes dynamiques.

Les difficultés qu'on pourrait élever au sujet de la nature des troubles qui portent sur les propriétés vitales, nous semblent devoir être résolues dans le sens des idées Galéniques. En effet, lorsqu'on est en présence de l'hallucination, de la convulsion et des troubles des sens spéciaux, on est forcé de faire intervenir d'autres éléments que l'augmentation et la diminution des propriétés et des actes vitaux. La boulimie, la dépravation du besoin de reproduction et tant d'autres actes morbides, prouveraient au besoin qu'il existe une perversion considérable des propriétés et des actes dans la plupart des symptômes dynamiques.

Les symptômes ont donc été tous rapportés à tort à la dichotomie, tant préconisée par l'école méthodique, et si souvent reproduite depuis. Nous affirmons qu'ils ne sont pas plus que les maladies sous l'empire unique de la force ou de la faiblesse, du strictum ou du laxum. Cette division n'aurait eu qu'un faible inconvénient, appliquée aux symptômes; mais on a prétendu y soumettre aussi les maladies, et l'on trouve encore, dans les livres les plus récents, la trace indélébile et funeste de cette doctrine scolastique.

Rapport entre le symptôme et la maladie.

Rapport entre le symptôme et la maladie. Une fois que le symptôme est connu on doit chercher sa cause, ou, en d'autres termes, la maladie qui l'a provoqué. Très-souvent le symptôme a pour siége le tissu, l'organe ou l'appareil qui se trouve frappé par la maladie ; on l'appelle alors *symptôme direct, local*. Il prend le nom d'*indirect*, de *sympathique*, *par consensus*, quand il occupe un organe autre que celui qui est affecté. On se sert aussi des mots *phénomènes symptomatiques et sympathiques* pour désigner ces deux ordres de symptômes.

Symptômes locaux,

sympathiques,

Dans une pneumonie, les symptômes locaux directs sont la douleur de côté, les crachats rouillés, le souffle, la bronchophonie ; les *symptômes indirects*, la céphalalgie, le délire, la fièvre.

On appelle *symptômes généraux* les phénomènes morbides, sympathiques ou non, qui se manifestent dans tout l'organisme, ou du moins dans quelque grand système anatomique. La fièvre, la chaleur et le froid, la courbature, la force et la faiblesse, l'amaigrissement, sont des symptômes généraux.

généraux.

Si derrière le symptôme nous n'apercevons aucune lésion appréciable de texture, et si nous sommes dans l'impossibilité de la découvrir, nous sommes alors forcés de considérer le symptôme physique, chimique ou dynamique comme la maladie même, et de donner provisoirement au trouble de l'acte ou à la lésion de la propriété physique, chimique ou dynamique la dénomination d'*idiopathique*, d'*essentiel* (ἴδιος propre, et πάθος affection), c'est-à-dire de l'ériger en entité morbide spéciale. Le délire, le vomissement, la polyurie, l'albuminurie, la glucosurie, la diminution des globules sanguins ne sont souvent que des phénomènes idiopathiques. Il faut avouer franchement notre ignorance en pareil cas : lorsque nous donnons le nom de *polyurie* à l'accroisse-

Phénomène idiopathique.

Il constitue souvent toute la maladie.

ment des quantités d'urine, de *glucosurie* à la présence du sucre dans tous les liquides de l'économie, d'*albuminurie* à celle de l'albumine dans l'urine, en l'absence de toute lésion du rein et des autres organes, nous ne faisons que créer une entité nosologique à l'aide d'un phénomène dont nous ignorons la cause. La contraction des doigts de la main, l'hallucination, le vertige, la chorée, la névralgie de la cinquième paire décorés du nom d'*idiopathiques*, lorsqu'il n'existe aucune maladie appréciable, sont-ils autre chose que des symptômes dont la cause reste ignorée de nous?

On peut dire, sans crainte de se tromper, que la moitié des entités morbides que nous décrivons dans nos livres de pathologie se compose de troubles d'actes physique, chimique ou dynamique, idiopathiques, c'est-à-dire dont nous ne connaissons pas la cause.

Importance de la division des phénomènes en symptomatiques, sympathiques, et idiopathiques.

C'est donc pour cela que les expressions consacrées de phénomène morbide *symptomatique*, *sympathique et idiopathique* sont en pathologie générale, non-seulement importantes mais indispensables, puisqu'elles servent à désigner le degré de certitude et la relation du symptôme avec la cause de la maladie.

La description générale de tous les symptômes et la seméiologie reposent sur cette triple description, qui est féconde en applications cliniques et en indications thérapeutiques.

Différence entre le symptôme et le phénomène sympathique.

Une maladie provoque ordinairement des phénomènes morbides symptomatiques et des sympathiques. Il n'est pas toujours facile d'établir entre eux une ligne de démarcation bien tranchée. Les auteurs modernes ont trop négligé ce sujet, qui mérite cependant une sérieuse attention, au point de vue de la cause, de la gravité, de l'enchaînement des phénomènes et de la thérapeutique. On doit appeler symptomatiques les phénomènes qui ont leur siége dans une ou plusieurs parties de l'appareil qui est frappé de la maladie. Ainsi les symptômes des maladies du cerveau sont les troubles des facultés intellectuelles, du mouvement et du sentiment ; les symptômes d'une maladie du cœur sont tous les phénomènes qui résident dans le sang, les vaisseaux, les capillaires. Dans tous ces cas la difficulté est nulle.

Les caractères différentiels en sont parfois douteux.

On a beaucoup plus de peine à distinguer les symptômes sympathiques quand la maladie est générale. Ainsi dans les altérations du sang, la fièvre typhoïde, les exanthèmes, le choléra, il est presque impossible de dire ce qui est sympathique et symptomatique. Cependant on peut, en général, appeler symptômes les phénomènes qui ont lieu dans les tissus et les organes le plus constamment altérés. Dans les exanthèmes c'est à la peau, dans la fièvre typhoïde, sur le tube digestif que se passent les symptômes les plus essentiels, et encore ce caractère est-il si incertain qu'on ne peut en tenir compte dans la division des symptômes. La céphalalgie, les vertiges, les soubresauts de tendons, l'épistaxis, les sudamina sont-ils symptômes ou phénomènes sympathiques ?

Appellera-t-on symptômes ceux qui sont constants, sympathiques ceux qui n'ont rien de fixe ? Mais c'est là encore un élément très-variable. Combien sera grand l'embarras du médecin dans une maladie du sang ; dans ce cas, en effet, pas un tissu, pas un organe qui ne puisse entrer en souffrance par suite de son contact avec le sang altéré. On voit donc que la difficulté est insurmontable et qu'il faut se contenter d'étudier les symptômes suivant leur degré d'affinité avec le solide ou le liquide plus spécialement atteint par la maladie.

Un signe différentiel qui nous paraît d'une grande importance, et qui tranche assez bien la difficulté, mais seulement quand il s'agit d'une maladie caractérisée par une lésion de texture, consiste en ce que l'organe qui est le siége des symptômes sympathiques n'est jamais altéré dans sa contexture. S'il survient une altération matérielle, celle-ci doit prendre alors le nom de complication.

Valeur des symptômes;

Valeur des symptômes. Les symptômes étant la représentation, le signe de la maladie, doivent être regardés comme les moyens principaux à l'aide desquels nous reconnaissons son siége et sa nature ou la collection des troubles fonctionnels qui la caractérisent, lorsque nous ne pouvons acquérir cette notion : ce qui arrive plus d'une fois. Les symptômes considérés comme signe de maladie tirent leur valeur de plusieurs conditions morbides, que nous devons d'abord étudier : 1° de leur mode de génération (physique, chimique, dynamique); 2° de leur nombre; 3° de leur mode d'enchaînement.

1° tirée de la nature des symptômes;

très-grande dans les symptômes physico-chimiques.

1° *Valeur des symptômes suivant qu'ils sont physiques, chimiques ou dynamiques.* Nous avons déjà insisté trop fortement sur les troubles des propriétés et des actes physiques, chimiques et dynamiques, pour avoir de nouveau besoin d'y revenir. Les symptômes des deux premiers ordres rendent de plus grands services que les dynamiques parce qu'ils sont locaux et frappent plus sûrement nos sens. Ils fournissent la plus grande partie des signes certains ou *pathognomoniques* des maladies; citons les bruits de souffle cardiaques dans les maladies du cœur, veineux dans la chlorose, le souffle tubaire dans la pneumonie, l'odeur fétide des crachats dans la gangrène pulmonaire, le son clair dans le pneumo-thorax, la présence du glucose dans le diabète, l'élévation de la température dans les fièvres, l'accroissement de la fibrine dans la phlogose, etc. Voilà autant de symptômes physico-chimiques qui permettent de reconnaître immédiatement la maladie. Des méthodes rigoureuses d'exploration sont venues, en aide, pour donner à ces phénomènes un degré de certitude qu'ils n'avaient pas auparavant, et qui augmentera encore chaque jour, à mesure que les sciences physiques et chimiques se perfectionneront.

Les signes dits pathognomoniques (de παθος, maladie, γνώμων, indicateur) sont ceux qui donnent la notion la plus sûre de la maladie parce qu'ils en indiquent le siége et souvent la nature. Le nombre de ces symptômes a beaucoup augmenté depuis quelques années et c'est à eux, en grande partie, que le diagnostic moderne doit sa précision. Il ne faut jamais négliger de recueillir les autres symptômes, parce que de leur ensemble résulte une certitude encore plus grande dans le diagnostic; cependant le concours des symptômes, comme le disait l'école empirique, ne vaut pas un seul signe physico-chimique. La matité, le souffle tubaire, la vibration exagérée au sommet d'un poumon, et même un seul de ces signes, sont plus importants, pour diagnostiquer une phthisie commençante, que tous les symptômes généraux réunis.

Valeur des symptômes dynamiques.

Les phénomènes dynamiques sont loin d'avoir la même valeur parce qu'ils varient suivant l'organisation et l'intensité fonctionnelle qui ne sont pas les mêmes chez tous les malades. Ainsi les troubles de sensation, de mouvement, des facultés intellectuelles, de sécrétion, peuvent être nuls, faibles, exagérés ou très-intenses dans la même maladie, parce que la constitution des sujets est différente. Cependant il faut proclamer hautement que les troubles des actes purement vitaux fournissent des documents précieux pour le diagnostic et qu'ils doivent avoir la prééminence sur les autres, comme ils l'ont dans la hiérarchie des fonctions. D'ailleurs, les symptômes dynamiques sont ordinairement les premiers qui se manifestent; ils sont *les symptômes des symptômes* comme on disait anciennement; ils préparent et amènent le trouble des actes physico-chimiques, et lorsque nous constatons l'existence de ces derniers, déjà les actes vitaux se sont altérés, d'une manière très-sensible, sous l'influence de la maladie; souvent ils sont les seuls qui se montrent pendant longtemps, même pendant tout le cours de la maladie. Ils fournissent également un grand nombre de symptômes caractéristiques. Il suffit de nommer la convulsion, la paralysie, les spasmes, le tremblement, l'hallucination pour que l'on comprenne toute la valeur de ces signes dans les maladies.

Symptômes anatomiques.

Nous avons vu que dans un grand nombre d'affections le signe physique ou chimique se confondait avec la lésion de texture. Le ramollissement, l'induration, la coloration noire, l'hypertrophie, sont à la fois des symptômes physiques de certaines maladies et en même temps l'altération causée par elles; on les appelle quelquefois symptômes anatomiques. Cette expression est vicieuse; un symptôme est un phénomène qui ne peut s'offrir à l'observation que chez l'homme malade et encore plein de vie. Une lésion anatomique est le signe et non le symptôme d'une maladie.

Nombre des symptômes.

2° *Nombre des symptômes.* Dans le cas où le signe de la maladie est physico-chimique et où il consiste en un trouble correspondant de l'acte ou de la propriété physique et chimique, il suffit à lui seul pour caractériser la maladie, quoi qu'en dise l'axiome (*signum unum signum nullum*). Exemples : bruit de souffle dans les veines du cou (chlorose); fluctuation abdominale (ascite); absence de vibration thoracique (épanchement pleural); algidité (choléra), etc.

Très-souvent un symptôme, qui n'a qu'une faible signification quand il est seul, en acquiert une grande quand il est associé à d'autres, lors même qu'ils n'auraient pas la même valeur. Cependant il ne faut pas en conclure que les maladies les mieux caractérisées sont toujours celles qui marchent escortées du plus grand nombre de symptômes. Mieux vaut un seul phénomène physico-chimique que plusieurs troubles dynamiques peu importants.

Du symptôme et du signe. Le symptôme est un phénomène morbide que nous recueillons sur le malade lui-même par une observation directe (sympt. objectif), ou qu'il nous fait connaître (sympt. subjectif), en nous décrivant avec plus ou moins d'exactitude ce qu'il éprouve actuellement ou ce qu'il a éprouvé plus ou moins longtemps avant l'époque où nous l'interrogeons. Ces derniers symptômes subjectifs ont reçu le nom de signes *anamnestiques* (de ἀνα, de nouveau, et μνῆσις, souvenir) ou *commémoratifs*. Du symptôme.

La description des symptômes ou phénomènes morbides (symptomatologie ou phénoménologie) ne renferme absolument qu'une étude détaillée, minutieuse, complète des phénomènes. Elle fait partie de l'ontologie, c'est-à-dire de la science qui enregistre ce qui est (ὄντος). Symptomatologie.

Le signe diagnostique est toute espèce de document qui devient, par une opération de notre esprit, un moyen de découvrir la lésion de structure ou de fonction, et la cause morbifique dont nous cherchons la Du signe.

nature et le siége. Si notre recherche n'est pas couronnée de succès, nous conduisons du moins le symptôme aussi près que possible de sa cause. Nous sommes forcés à chaque instant de nous contenter de ce diagnostic.

Tous les signes ne sont pas des symptômes. Les signes comme les symptômes sont *actuels* (*subjectifs* ou *objectifs*) ou *passés*. D'autres sont fournis par l'étude des causes de la maladie, des effets du traitement et de quelques autres conditions somatiques et psychiques.

Séméiologie.

La séméiologie ou séméiotique, la description des signes, est consacrée à nous faire connaître la corrélation qui existe entre le siége, la nature et la cause des maladies d'une part, et de l'autre leurs symptômes. La séméiotique n'est qu'une partie de la symptomatologie ou une de ses applications. La séméiotique rentre dans les sciences *technologiques* de la médecine.

La symptomatologie et la séméiologie reposent sur la *méthodologie* ou la connaissance de tous les procédés intellectuels (analyse, synthèse, statistique), physiques (auscultation, percussion, mensuration, microscopie, palpation), ou chimiques (analyse), nécessaires pour découvrir les symptômes et leur donner leur véritable signification. Qu'on remarque bien que plusieurs de ces méthodes sont communes au diagnostic et à toutes les autres parties de la médecine (étiologie, pronostic, thérapeutique).

Diagnostic.

Le *diagnostic* ou la *diagnose* est l'art de distinguer les unes des autres, à l'aide de leurs signes propres, les différentes espèces nosologiques ou maladies. Le diagnostic est une opération de l'esprit qui consiste à grouper les symptômes que la symptomatologie et la séméiologie ont mission de rassembler et d'apprécier afin de nous faire connaître l'entité morbide. On remarquera que le diagnostic ne rapproche que les signes qui peuvent caractériser la maladie, comme on le fait en botanique quand on donne les caractères de l'espèce. C'est à la pathologie, dans l'histoire particulière de chaque maladie, qu'incombe le devoir de grouper tous les symptômes indistinctement, afin d'en faire un tableau général sous le nom de *symptomatologie*. Le diagnostic n'occupe qu'un coin restreint mais lumineux de ce tableau.

Diagnostic différentiel.

On ne sait trop pourquoi on a créé un *diagnostic différentiel* qui consiste à mettre en comparaison, afin de les distinguer, les espèces nosologiques qui se ressemblent le plus entre elles ; le mot *diagnostic* rend complétement cette idée. D'ailleurs, loin d'appartenir à la pathologie générale, le diagnostic différentiel rentre au contraire, de plein droit, dans la description de chaque maladie particulière, dans laquelle une place est réservée à un parallèle entre les diverses maladies.

Diagnostic : écrit, professé.

Le diagnostic, compris comme nous venons de le dire, n'est qu'une application de la séméiotique à la distinction des espèces, tandis que la symptomatologie et la seméiotique nous enseignent les symptômes des groupes naturels, c'est-à-dire des familles, des genres, des espèces. On peut l'exposer *de cathedrâ*, dans un livre de pathologie interne, ou sur le malade lui-même, dans un hôpital.

Clinique.

La clinique a pour but principal, nous ne disons pas unique, de mettre en plus grande évidence, sur la nature même, les principaux signes et symptômes de chaque maladie. C'est également, au lit des malades, que doivent être étudiés et appliqués les procédés opératoires à l'aide desquels nous trouvons les symptômes et qui resteraient improductifs s'ils n'étaient appris que dans les livres.

On a souvent renfermé dans les traités de diagnostic

différents sujets qui ne leur appartiennent pas plus qu'à l'étiologie, à la thérapeutique, à l'hygiène ou à la physiologie. Nous nous sommes expliqué précédemment sur ce point. On a aussi placé dans les traités de diagnostic l'art d'interroger le malade, de l'observer, de recueillir l'observation, de calculer le degré de fréquence d'un symptôme. On pourrait tout au plus admettre cette singulière extension du diagnostic lorsqu'il s'agit de la clinique qu'on pourrait appeler le diagnostic appliqué au malade, si elle ne comprenait pas, en outre, la thérapeutique. L'étude de ces diverses matières de l'enseignement médical nous paraît mieux placée dans la portion de la pathologie générale qui traite *du médecin* et *du malade.*

Dans la séméiologie se trouve une partie *technologique* qui comprend les procédés opératoires et les règles qui doivent guider le médecin dans la recherche, la comparaison et l'interprétation des symptômes. Elle est l'*art*, tandis que la symptomatologie est la *science ontologique* (voyez t. I, p. 5).

Genèse des symptômes.

Du mode d'enchaînement des symptômes. Les symptômes doivent être étudiés comme les autres phénomènes naturels, parce que leurs moindres particularités sont la source de signes précieux pour le diagnostic, le pronostic et le traitement. Il faut rechercher dans le phénomène : 1° l'époque de la maladie où il s'est manifesté pour la première fois; 2° son intensité; 3° sa durée; 4° sa continuité; 5° sa corrélation avec les autres symptômes, son mode de développement et ses causes.

Époque d'apparition.

1° *Époque de l'apparition des symptômes.* On doit les distinguer suivant qu'ils sont prodromiques ou se sont montrés à d'autres périodes de la maladie.

Symptômes prodromiques.

Les symptômes *avant-coureurs*, *prodromiques* (πρὸ, devant, et δρομος, course) marquent le début réel de l'affection et appartiennent à l'état qui est intermédiaire à la santé et à la maladie. A cette époque une sorte d'antagonisme s'établit entre l'organisme défaillant et la maladie qui fait chaque jour des progrès. Aussi les symptômes prodromiques sont-ils d'abord vagues et ordinairement incapables de faire reconnaître la maladie. Ils constituent les signes de l'*affection*, de la souffrance générale qui précède la détermination morbide locale. Lors même que la maladie est d'abord locale ou reste telle, il se développe presque toujours des symptômes précurseurs ; à plus forte raison lorsqu'elle est générale. On ne connaît qu'un petit nombre de lésions physico-chimiques partielles qui ne donnent pas lieu à ces symptômes.

Ils sont sympathiques et généraux.

Ils consistent presque toujours en phénomènes morbides généraux et par conséquent sympathiques, et surtout en troubles des actes vitaux, de la sensibilité, de la motilité, de l'intelligence, ainsi que de la calorification (fièvre) et de la circulation. Parmi ces phénomènes avant-coureurs, les uns cessent lorsque la maladie est caractérisée par ses symptômes propres (lumbago et vomissements dans la variole, céphalalgie dans un très-grand nombre de cas) ; les autres continuent pendant la première période ou persistent jusqu'à la fin : telle est la fièvre.

Les symptômes précurseurs servent rarement de signes diagnostiques, précisément parce qu'ils sont sympathiques et généraux ; cependant nous avons déjà cité le lumbago comme un signe excellent de la variole.

Comme il n'est pas ordinairement donné au médecin d'assister au début des maladies, il ne peut observer lui-même les symptômes prodromiques et, il est obligé de s'en tenir au récit plus ou moins fidèle que lui fait le malade. On range ces symptômes parmi les signes *anamnestiques.*

Symptômes des diverses périodes.

Dans les autres périodes de la maladie, les symptômes sont assez différents les uns des autres. La maladie n'est le plus souvent que la succession d'un certain nombre d'actes morbides qui se développent, s'enchaînent dans un ordre assez régulier, sinon toujours constant ; les symptômes qui correspondent à ceux-ci indiquent assez bien les différentes phases de l'évolution pathologique. On retrouve cet enchaînement des symptômes dans la variole et la rougeole. Les signes de l'éruption, de la suppuration, de la dessiccation des pustules, caractérisent les périodes de la maladie. Il en est de même des trois stades d'un accès de fièvre intermittente ou de la période spasmodique et de relâchement d'une convulsion. Dans d'autres cas, les symptômes dépendent seulement de l'intensité accrue ou diminuée de la lésion de structure ou de fonction.

Intensité des symptômes.

2° *Intensité du symptôme.* Souvent les changements qu'on observe dans le même phénomène morbide sont liés à l'intensité des actes pathologiques, et par conséquent indiquent assez exactement la marche et la gravité de la maladie. Nous n'avons pas alors de moyens plus sûrs pour nous guider, et si nous commettons des erreurs, c'est parce que, soumis à d'assez grandes variations suivant les sujets, les symptômes dynamiques ne traduisent pas toujours rigoureusement l'état réel des lésions. Il n'en est pas de même des phénomènes physico-chimiques ; il suffit de mentionner le souffle tubaire, le râle crépitant dans la pneumonie ; la diminution ou l'accroissement de la matité dans la pleurésie ; la quantité de sucre dans la glucosurie, etc., pour comprendre toute la valeur de ces signes lorsqu'il s'agit de mesurer l'étendue d'une maladie avec ou sans lésion matérielle.

Durée.

3° *Durée.* Il est rare que le symptôme local, celui qui correspond à la lésion de fonction ou de structure, ne persiste pas durant toute la maladie. Il éprouve toutefois, dans son intensité, des modifications nombreuses qui correspondent à la marche de la maladie.

Il faut remarquer aussi que la persistance d'un symptôme n'implique pas toujours celle de la lésion; souvent il ne reste plus qu'un simple trouble dynamique qui peut être entretenu par des causes très-différentes. En général on doit regarder le symptôme, tant qu'il existe, comme le signe de la maladie, et l'on doit agir en conséquence dans l'intérêt de la guérison radicale des malades. Dans la convalescence, qui est un véritable état morbide (voyez t. I, p. 255), les phénomènes locaux cessent entièrement; on voit seulement persister quelques troubles dynamiques généraux.

Continuité : intermittence.

4° *La continuité, la rémission et l'intermittence* des phénomènes morbides doivent être cherchées avec soin parce qu'elles révèlent l'existence de certaines maladies qui se distinguent de toutes les autres par ces caractères spécifiques, et forment une classe à part. (Voyez t. I, p. 172.)

Pathogénie.

5° Le rapport qui existe entre le symptôme et la cause morbifique d'une part, et de l'autre le mode d'enchaînement et de succession des symptômes constituent la pathogénie des symptômes, c'est-à-dire l'essence propre d'une véritable séméiologie. C'est à développer cette importante proposition que nous allons consacrer les pages qui vont suivre, et qui renferment à la fois notre opinion sur cette matière et la critique des ouvrages qui ont été publiés dans une autre direction.

Manière de comprendre la séméiologie.

Destination et but de la séméiologie. La symptomatologie renferme aujourd'hui tout ce que la médecine possède de plus positif. Sur cette matière point de doute, point d'hésitation; un bon observateur, dont les sens sont bien exercés et le jugement est droit, décrit les phénomènes avec une exactitude qui approche beaucoup de celle qu'on admire dans la description fournie par les physiciens, les botanistes ou les zoologistes. C'est surtout au moyen des phénoménologies pathologiques et physiologiques, que la médecine prend et occupe un rang distingué parmi les autres sciences. On doit donc s'efforcer de donner à la symptomatologie une grande précision en employant des termes dont la signification soit bien déterminée et acceptée de tout le monde; mais il faut aller plus loin et se rappeler que si les mots doivent exprimer les idées, d'une manière claire et précise, on ne doit pas borner là l'étude des symptômes, sans quoi l'on ne ferait que les enregistrer, les placer en guise d'étiquette sur des maladies déterminées. Cette besogne serait stérile si l'esprit ne venait pas la vivifier, en faisant sortir du symptôme le signe ou plutôt la notion complète de la maladie, c'est-à-dire de son siége, de sa nature et de sa cause (1). Cette marche est d'autant plus nécessaire aujourd'hui, que le nombre prodigieux des faits dont on doit la découverte à la physique, à la chimie, à la physiologie, encombre, en quelque sorte, la symptomatologie. On est donc forcé de recourir, à chaque instant, à une synthèse méthodique,

Véritable esprit de la séméiotique.

(1) On peut adresser ce reproche aux *Éléments de pathologie générale* de M. Chomel, espèce de vocabulaire consacré à la définition des mots, et dans lequel il serait difficile de trouver autre chose qu'une énumération stérile et arriérée des notions médicales les plus vulgaires. Ce livre est peu fait pour remettre en honneur la pathologie générale.

et de représenter une grande quantité de phénomènes par une ou plusieurs idées.

Tel doit être précisément l'esprit qui doit présider à la composition d'un livre sur la séméiologie; nous avons fait tous nos efforts pour nous y conformer. Plan du livre.

Le lecteur ne doit pas y chercher une exposition des divers procédés opératoires usités pour la recherche des symptômes. Les manuels consacrés à l'auscultation, à la percussion, à la microscopie et à l'analyse chimique apprennent à connaître les variétés infinies de symptômes physiques qui se rattachent au diagnostic des maladies. Ces livres rendent de grands services, mais ils ne montrent qu'une partie restreinte du vaste tableau des symptômes. D'ailleurs, à chacun sa tâche; la nôtre est surtout d'offrir, dans une synthèse méthodique et raisonnée, la succession, l'enchaînement des symptômes, et surtout de les rapporter à leur cause organique ou fonctionnelle. Utilité des manuels.

On trouve dans les livres actuels trop de minutieux détails, et dans les anciens une synthèse trop concentrée. Les premiers sont difficiles à lire à cause de la multiplicité des détails et du défaut d'esprit philosophique; les autres à cause de la trop grande concentration des idées. Nous avouerons cependant que nous donnons la préférence à cette dernière manière d'envisager la séméiologie. Défaut de synthèse dans la plupart des livres.

Le livre qui approcherait le plus du but que nous venons d'indiquer serait : 1° celui qui apprendrait le mieux à discerner dans la foule innombrables des symptômes les signes les plus importants et les plus sûrs; 2° à les rapporter, par une étude physiologique et pathologique, à l'organe affecté et à leurs causes morbifiques; 3° enfin qui tracerait la physiologie pathologique des symptômes :

ce qui est la seule manière de leur donner quelque valeur et d'en faire les signes intelligents des maladies. Insistons sur ce point fondamental.

La physiologie des symptômes est la véritable séméiologie.

Nous ne connaissons la maladie que par ses symptômes, ou plutôt nous ne parvenons à nous en faire une idée complète ou approximative que quand les phénomènes nous ont appris son siége, sa nature et sa cause. Il faut donc procéder en symptomatologie comme en physiologie, chercher à découvrir la cause du phénomène, en remontant de symptôme en symptôme jusqu'à ce qu'on ait trouvé le phénomène initial ; puis à chercher le rapport de celui-ci avec la lésion d'acte ou de propriété, ou enfin avec le trouble de la fonction, en suivant ainsi la connexion réciproque du phénomène jusqu'à la cause morbifique, ou, à son défaut, jusqu'au symptôme fondamental. De semblables recherches commandées par les sciences anatomique, physiologique et physico-chimique, doivent imprimer à la séméiologie une forte impulsion et la transformer en une véritable PHYSIOLOGIE PATHOLOGIQUE.

But et direction de cette science.

Si ces deux mots pouvaient être associés ensemble nous aimerions à les employer pour désigner la séméiologie moderne. La symptomatologie serait la description des symptômes fondée sur les procédés d'exploration intellectuelle et physico-chimique. La *physiologie des symptômes* serait l'étude des rapports qui existent entre les phénomènes morbides et leurs causes. Nous chercherons, dans le cours de cet ouvrage, à réaliser ces idées sans cesse présentes à notre esprit, et à montrer la génération des symptômes en les rattachant autant que possible à la physiologie. C'est sur cette base inébranlable, qui s'agrandit et se fortifie chaque jour, que doit être restauré l'édifice un peu incohérent des symptômes et des signes. Nos efforts constants doivent tendre sans cesse à tout ramener vers la *physiologie pathologique.* Disons même que dans l'ignorance où nous sommes des causes des maladies, nous nous bornons le plus souvent à suivre la filiation des symptômes. La plupart de nos théories, et des meilleures, sur la cause et la nature des maladies, ne sont que l'indication simple et déguisée du mode de corrélation des symptômes. Dans les cas où nous sommes assez heureux pour approcher de très-près de la cause morbifique, c'est encore à l'aide de la pathogénie des symptômes que nous y parvenons. Enfin les trois quarts des traitements les plus accrédités ne sont constitués que par ce qu'on a appelé la médecine des symptômes. On peut même dire que c'est la médication la plus sûre.

La physiologie doit lui servir de base.

Ordre et plan du livre. D'après ce que nous venons de dire, il ne saurait y avoir de doute au sujet de l'ordre que nous nous proposons de suivre. L'ordre physiologique doit commander l'étude des symptômes comme il régit celle des phénomènes naturels et des fonctions ; par conséquent, nous décrirons les symptômes, nous apprécierons leur valeur, quel que soit leur siége, par ordre de fonctions. Nous les étudierons suivant qu'ils sont fournis par les appareils de la vie de relation : I. organe de l'intelligence, — II. de la sensibilité, — III. du mouvement ; par les appareils de la vie de nutrition : I. organes circulatoires, — II. respiratoires, — III. de calorification, — IV. de digestion, — V. de sécrétion, — VI. de génération, — VII. de nutrition.

Ordre et plan du livre.

Étude des symptômes par fonction ;

Les symptômes de même nature, bien que disséminés parfois sur des régions très-différentes, seront ainsi rapprochés par leurs affinités et leurs causes physiologiques. Nous ne décrirons pas, comme certains auteurs,

et non par siége ou par région.

Vices dès classificatiosn adoptées.

sous le titre d'habitude extérieure, la jaunisse, la température, la sueur, l'expression de la face, la déclivité et d'autres sujets non moins incohérents. Les lésions de la sécrétion, de la calorification et de la motricité nous semblent devoir les réunir plus naturellement. Nous n'insisterons pas sur les accouplements bizarres des symptômes auxquels ont donné lieu les errements suivis dans les ouvrages les plus nouveaux. Il nous suffit de dire qu'aucune philosophie n'a présidé aux divisions suivies dans la plupart des livres. On a dit que l'étude des symptômes réunis par un siége commun était plus pratique. Cette qualité nous touche peu, si elle est en opposition flagrante avec les notions physiologiques les plus élémentaires. Quand nous voyons la peau colorée en jaune par la matière colorante de la bile, ou en bleu, par une stase veineuse, nous aimons à rapporter à sa vraie cause l'altération de la sécrétion cutanée ou la lésion de la circulation.

Ordre suivi dans l'étude des symptômes et des signes.

Après avoir essayé dans notre enseignement et dans un grand nombre de publications plusieurs modes d'exposition des symptômes et des signes, nous nous sommes arrêté à l'ordre suivant. Nous indiquons : 1° le phénomène avec ses qualités normales ; 2° nous décrivons toutes les altérations pathologiques qu'il subit ; 3° les causes qui les déterminent ; là se trouvent réellement la physiologie des symptômes, et l'énumération des maladies dont ils sont les signes. Nous n'en faisons aucune application au pronostic parce que cette étude sera présentée ailleurs, d'une manière générale (voyez *Pronostic*), ni à la thérapeutique. Pour que la notion de maladie soit complète, il faut que le médecin passe successivement de l'étude anatomique, physiologique, et de l'emploi des méthodes d'exploration à la symptomatologie et à la séméiotique, d'où il en conclut l'événement futur et le traitement (pronostic et thérapeutique).

Au lieu de reproduire ce qui est dans les manuels ou de reprendre beaucoup d'articles qui ont été copiés par d'autres dans le *Compendium de médecine*, nous avons préféré écrire notre *Traité des symptômes et des signes* avec des documents personnels recueillis, depuis vingt ans dans les hôpitaux, et dans la méditation des livres, depuis trente années. Nous n'avons pas cru devoir énumérer les faits insignifiants, erronés et secondaires qu'on trouve partout ; il nous a semblé préférable de ne donner place qu'à ceux qui ont une valeur réelle et que doit posséder tout médecin qui veut exercer sa profession avec intelligence et succès. Si nous sommes assez heureux pour avoir répandu quelque intérêt sur la séméiotique trop généralement négligée et mal comprise, nous serons dédommagé de notre labeur.

DES SYMPTÔMES DUS AUX ALTÉRATIONS DU SYSTÈME NERVEUX.

L'étude des troubles du système nerveux doit primer toutes les autres.

L'appareil de la vie de relation présente, dans le cours des maladies, des phénomènes morbides si nombreux et si importants, qu'on peut le considérer comme la source la plus précieuse à laquelle puisse s'alimenter le diagnostic. A ce point de vue déjà, l'étude des symptômes nerveux mériterait d'occuper la première place ; mais il est une autre raison qui nous engage à la mettre en tête de la séméiologie : c'est par l'exercice des fonctions de l'intelligence, de la sensibilité et de la motilité que le malade entre en relation avec l'observateur, et que celui-ci, à son tour, prend en quelque sorte possession des symptômes et des signes de la maladie ; souvent enfin les troubles du système nerveux priment tous les autres symptômes, et nous avons peine à comprendre pour quels motifs ils sont relégués ordinairement à la fin des traités de séméiologie. Est-ce parce que leur étude est difficile, environnée d'obscurités très-grandes, et exige une attention plus soutenue? Nous trouvons là des raisons péremptoires pour l'offrir d'abord au lecteur avant que son attention soit fatiguée ou distraite par d'autres matières.

Connexion entre la psychologie, la physiologie et la pathologie.

Tout en reconnaissant l'intime solidarité qui rattache l'une à l'autre la physiologie, la psychologie et la pathologie du système nerveux, nous devons réserver tous les développements pour cette dernière, et nous renfermer spécialement dans la séméiologie. En limitant ainsi notre travail, nous rencontrerons encore des difficultés sérieuses. Les phénomènes nerveux sont si complexes ; on court si souvent le risque de se tromper pendant le cours des observations et d'être trompé par le malade lui-même, qu'on doit redoubler de précaution si l'on veut n'avoir à enregistrer que des phénomènes réels, précis, faciles à retrouver par l'expérimentation et l'observation. Ajoutons, avec un auteur connu par ses travaux importants sur la physiologie du système nerveux, « que cette science est si riche de faits qu'elle n'en refuse à aucun système ; tout ce qu'on veut y voir, on l'y trouve; tout ce qu'on lui demande, elle le donne ; suivant la manière dont on l'interroge, elle conduit à l'erreur, au doute ou à la vérité (1). » On peut en dire autant de la séméiologie du système nerveux. Que de difficultés pour remonter du phénomène jusqu'à la cause et au siége, nous ne dirons pas de la lésion, car elle manque souvent, mais de l'acte pathologique primordial ! Nous n'insisterons pas sur ces vérités connues de tous les praticiens. Ils sont arrêtés à chaque pas, dans le diagnostic des affections nerveuses ; les plus expérimentés doutent et attendent : les plus audacieux ou les plus frivoles bâtissent des hypothèses dont les charlatans profitent pour tromper le public et même pour faire croire à l'incertitude de la médecine.

La séméiologie du système nerveux s'est récemment enrichie de nombreuses découvertes ; on la scrute avec ardeur depuis quelques années, et déjà des faits importants figurent dans l'histoire des maladies nerveuses. Si l'on rencontre encore des médecins qui trouvent commode de dissimuler leur ignorance à l'aide des mystérieuses appellations empruntées à la pathologie nerveuse, d'autres en exagèrent l'étendue au point d'y comprendre toutes les maladies qui frappent l'humanité. A côté de ces fausses doctrines viennent se placer celles des hommes éclairés qui savent circonscrire exactement les limites de la souffrance nerveuse et s'attacher à en faire ressortir le rôle important en médecine. Ils sont loin de repousser ce qu'il y a de vrai dans les doctrines vitalistes, mais en même temps ils refusent d'en adopter la métaphysique obscure, et surtout de se laisser entraîner dans une voie dangereuse où, sous le prétexte de mesurer les forces et de tenir compte des opérations de la nature, on renonce

(1) Longet, *Physiologie*, t. II, p. 21, 1re édit.

trop souvent aux méthodes rigoureuses qui sont les garanties de tout progrès dans les sciences naturelles. Il semble aujourd'hui qu'on veuille réagir contre les exagérations de l'anatomie pathologique, qui n'a pas, sans doute, répondu à tout ce qu'on attendait d'elle, mais qui a du moins le mérite de ne tromper personne.

Divisions. Nous devons décrire tour à tour, et dans tous leurs détails, les phénomènes morbides qui dépendent ; 1° *du trouble des facultés intellectuelles ;* 2° des *sensations.*

CHAPITRE I.

SYMPTÔMES FOURNIS PAR LE TROUBLE DES FONCTIONS CÉRÉBRALES.

Division. Il faut appliquer à la recherche des symptômes fournis par le cerveau tous les moyens d'exploration en usage pour les autres organes. Nous examinerons : 1° les signes physiques tirés de la configuration et du volume de la tête ; de l'auscultation de ses parois osseuses ; 2° les symptômes dynamiques ou fonctionnels qui sont de plusieurs genres et qu'il faut distinguer entre eux. Ils comprennent : les troubles des sensations spéciales dont le cerveau est le siége, telles que celles de bien-être, de malaise, la céphalalgie, le vertige ; le trouble des facultés intellectuelles ; elles sont tantôt surexcitées, tantôt diminuées ou anéanties. Nous traiterons successivement : 1° du délire ; 2° de l'hallucination ; 3° des troubles de certaines facultés isolées, telles que l'attention, la mémoire, le sentiment de la conservation ; 4° du vertige ; 5° de la stupeur ; 6° du coma ; 7° du sommeil morbide (rêves, cauchemar) ; 8° du somnambulisme ; 9° de l'hypnotisme ; 10° de la catalepsie ; 11° de l'extase.

On croit trop généralement que l'étude des troubles cérébraux appartient exclusivement à l'histoire de l'aliénation mentale ; et cette fausse opinion a beaucoup nui aux progrès de la séméiotique, dans laquelle il faut faire rentrer tous les symptômes cérébraux sans exception.

Symptômes physiques. Conformation du crâne.

1° *Symptômes physiques tirés de l'examen du crâne.* Avant de chercher à tirer de la conformation du crâne des symptômes diagnostiques, il faut savoir si les vices de conformation qu'on y observe sont le résultat 1° d'un état congénital héréditaire ou non ; 2° de certaines manœuvres opérées sur la tête des enfants nouveau-nés ; 3° d'une maladie développée depuis la naissance ; 4° d'une maladie actuelle.

Hétéromorphies congénitales.

Nous ne pouvons qu'indiquer la configuration crânienne qui se perpétue par voie de génération dans les races humaines, ou qui est due à certains usages usités chez les peuples, et même en France (1).

Microcéphale et macrocéphales.

Les médecins qui se consacrent à l'étude de l'aliénation mentale ont décrit avec un soin minutieux les hétéromorphies crâniennes qui sont en rapport avec la folie, l'idiotie et le crétinisme. Elles consistent dans la microcéphalie, la macrocéphalie, le défaut de symétrie du crâne, l'état rudimentaire et même l'absence de quelques-unes de ses parties. Le médecin est obligé, à cha-

(1) M. Gosse, de Genève, en distingue seize types principaux (*Essai sur les déformations artificielles du crâne ; Annales d'hygiène publique*, t. III, p. 317 ; t. IV, p. 5, 1855).

que instant, de faire intervenir la connaissance approfondie de toutes ces altérations physiques pour se rendre compte des changements survenus dans les facultés intellectuelles d'un sujet frappé d'une maladie, soit étrangère à l'état mental, soit en corrélation intime avec lui.

Signe de rachitisme et d'hydrocéphalie.

L'agrandissement ou la petitesse de la tête indiquent chez l'enfant et l'adulte le rachitisme ou l'hydrocéphalie chronique. On reconnaît bien souvent à l'un de ces signes l'existence antérieure d'une de ces maladies, chez des hommes qui n'en ont plus actuellement d'autres vestiges. Cette conformation coexiste avec différents degrés d'intelligence ; tantôt avec une aptitude très-grande pour une branche des connaissances humaines, tantôt avec un esprit médiocre ou borné. Si l'on retrouve cette hétéromorphie crânienne chez des enfants ou des adultes scrofuleux, c'est que les deux maladies se compliquent et ajoutent l'une à l'autre leurs symptômes propres.

Par l'examen du crâne on s'assure aussi que les sutures sont soudées prématurément ou les os écartés les uns des autres. Cette hétéromorphie se rattache ordinairement au rachitisme ou à une hydropisie méningienne ; il est rare que les tumeurs intracrâniennes se fassent jour au dehors ; cependant les fongus de la dure-mère peuvent user les os et venir faire une saillie notable à l'extérieur. On trouve quelquefois, sur les points soulevés, une crépitation qui est due aux lames osseuses amincies, et que la pression des doigts brise ou déprime.

Auscultation du crâne.

On a appliqué l'auscultation à l'étude des maladies cérébrales, et on n'a pu en retirer aucune espèce de notion précise. Il serait donc inutile d'indiquer les résultats négatifs auxquels est arrivé M. Roger, dans un bon travail sur ce sujet.

Troubles des facultés intellectuelles.

2° *Symptômes dynamiques.* — *Troubles des facultés de l'intelligence. Exaltation.* On ne peut pas dire qu'il existe du délire chez un certain nombre de malades. Leur cerveau est surexcité ; les idées sont justes mais un peu exagérées, et rendues par des expressions hyperboliques; quelquefois, il est vrai, elles sont en rapport avec des sensations également très-vives. Les malades s'agitent, se plaignent de ne pouvoir garder la même place, parlent avec promptitude, et leur pensée change souvent de sujet. L'excès de la douleur, la crainte de la mort sont les deux causes de cette exaltation dans les maladies ; on l'observe au début et dans la première période des pyrexies, et surtout dans l'hypocondrie ; c'est un précurseur du délire. Rappelons aussi qu'elle doit faire redouter, chez les enfants prodiges, des troubles ultérieurs de l'intelligence.

DU DÉLIRE.

Délire.

Le délire est caractérisé par le développement et la manifestation d'idées qui ne sont pas en rapport avec leurs causes réelles. Ces idées mal coordonnées ou entachées d'erreur, ont leur source dans un faux jugement ou dans une sensation qui n'a rien de réel.

Définition.

Si le délire affectait toujours la forme aiguë, il serait facile d'en donner une bonne définition ; mais les nuances infinies qu'il présente échappent souvent aux termes généraux qu'on veut lui assigner.

Nous avons présenté dans une autre partie de ce livre l'histoire générale du délire (t. I, p. 507). Il ne nous reste plus qu'à l'étudier dans ses rapports avec le diagnostic.

Division

On doit immédiatement, quand on est en présence d'un

délirant, rechercher : 1° si le trouble mental est accompagné ou non de fièvre ; 2° s'il est aigu ou chronique ; 3° continu, intermittent ou rémittent ; 4° s'il est général ou partiel ; 5° surtout remonter jusqu'à sa cause et déterminer s'il est symptomatique, sympathique ou idiopathique. On peut dire que dans ces diverses conditions morbides se trouve comprise la séméiologie complète du délire.

Division du délire en symptomatique, sympathique, idiopathique.

C'est surtout à la division du délire en symptomatique, sympathique et idiopatique que nous devons subordonner toute notre description. Nous suivrons donc l'ordre que nous avons adopté également pour l'étude des sensations morbides et des troubles de la motilité. Nous ferons connaître les caractères de ces trois espèces de délire dont la cause est si différente. Insistons encore sur ce point et faisons remarquer que, quand il s'agit d'affections aussi difficiles à reconnaître que les troubles de l'intelligence, de la sensibilité et de la motilité, on ne saurait faire trop d'efforts pour arriver à fixer leur véritable origine. Cette recherche constitue la partie essentielle de la pathologie des névroses. Ceux qui s'occupent de l'étude de la folie savent mieux que personne tout l'intérêt qu'offrent au praticien les distinctions fondamentales que nous venons d'établir (1).

Elle doit primer toutes les autres.

I. Délire symptomatique.

I. DÉLIRE SYMPTOMATIQUE. Lorsque ce phénomène psychique se manifeste dans le cours d'une maladie du système nerveux cérébral et de ses enveloppes, il est regardé comme symptomatique. Cette expression n'implique pas toujours l'idée que la maladie dépend d'une

(1) L'importance de cette division que nous suivons dans nos cours depuis quinze ans a frappé M. Morel qui, dans son excellent *Traité des maladies mentales*, Paris, 1860, en a fait la base de son travail.

lésion matérielle du cerveau, c'est-à-dire de l'organe de la pensée, car il peut se faire que la maladie ne produise aucun désordre appréciable : ainsi des névroses telles que l'hystérie, l'épilepsie, les altérations du sang par un agent toxique appréciable (plomb, alcool, opium, belladone), occasionnent un délire que nous appelons symptomatique parce que l'action nocive a son point de départ dans le système nerveux lui-même (cerveau, cervelet, moelle). Le délire de la folie, lorsqu'elle est accompagnée d'une lésion du cerveau, rentre aussi dans cette division. Nous allons donc former autant de groupes distincts qu'il y a de formes de délire, car ils ne se présentent pas avec des caractères communs. Nous nous bornerons à les retracer, sans entrer dans l'étude de chaque délire spécial qui appartient à la pathologie interne. Il est inutile aujourd'hui de chercher à démontrer que, quelle que soit la cause du délire, qu'il soit idiopathique, sympathique ou symptomatique, son siége unique est le cerveau. Cette vérité était déjà établie du temps de Galien, et les études physiologiques et pathologiques modernes n'ont fait que la corroborer, sans toutefois dévoiler le siége restreint où s'effectue la pensée. Que l'on remarque bien que ces divisions du délire sont loin encore d'être comprises de la même manière par tous les auteurs. Quelques-uns, faisant un usage impropre du mot *idiopathique*, appellent ainsi le délire qui se déclare dans le cours de l'encéphalite, de la méningite, du ramollissement cérébral, c'est-à-dire d'une maladie du cerveau.

Délire symptomatique d'une maladie du cerveau.

1° *Délire symptomatique d'une lésion aiguë du cerveau et de ses enveloppes.* Toutes les maladies du cerveau, depuis l'hyperémie jusqu'au ramollissement le plus complet, peuvent causer le délire. Il est subit, intense, passager,

1° de l'hyperémie; fébrile dans la congestion encéphalique même modérée, qui est alors accompagnée de tout son cortége habituel de symptômes ; c'est la promptitude avec laquelle il débute, s'en va et revient sans laisser, après lui, de troubles de la sensibilité, de la motilité et de l'intelligence, qui caractérise ce phénomène morbide. Il n'appartient à aucune des phases de l'hémorrhagie cérébrale, à moins qu'elle ne se complique de congestion ou de cérébrite ambiante. Le subdélire annonce alors le travail morbide inflammatoire.

2° de l'encéphalite aiguë partielle ou diffuse; Les phlegmasies aiguës de la substance cérébrale périphérique ou centrale qui donnent lieu au ramollissement pulpeux, rouge ou blanchâtre, ont pour symptôme constant le trouble de la raison. Dans la forme aiguë le délire est général avec vociférations, gestes, mouvements désordonnés, fièvre, etc. ; et cependant à côté de ces cas s'en trouvent d'autres où il est faible, tranquille, sans agitation, quelquefois même nul. Lorsque le ramolissement est superficiel, diffus, le trouble psychique présente toujours une violence plus grande que quand le travail pathologique s'est localisé ; il ressemble au délire de la méningite.

3° des lésions traumatiques; Les blessures et les fractures du crâne, les coups portés sur la tête, les chutes et la commotion cérébrale, en produisant l'encéphalite, sont suivis d'un délire ordinairement intense, avec cris, menaces, injures et mouvements désordonnés.

4° de la méningite. *Méningite.* Il n'est pas une maladie qui produise plus constamment et plus vite le délire que l'inflammation aiguë et chronique des méninges dans toutes ses formes et à toutes ses périodes, depuis le début jusqu'à la fin (méningite simple, cérébro-spinale, sporadique ou épidémique). Aigu, intense et fébrile, le délire de la méningite est tantôt continu ou rémittent, tantôt léger avec état somnolent, tantôt violent et accompagné de ses symptômes caractéristiques, d'une excitation des sens, de trouble des mouvements, de gestes, d'efforts pour sortir du lit, de loquacité, de paroles incohérentes. Le malade retrouve sa raison, en partie ou complétement, pendant quelques minutes ou quelques heures, puis la perd de nouveau, et finit par rester sans connaissance et dans le coma, sans qu'on puisse, à l'aide de ces formes si variables, non-seulement dire si la phlogose occupe le sommet ou la base, le cervelet ou la protubérance, mais encore si elle est simple ou compliquée d'encéphalite, ou s'il est survenu un épanchement purulent, séreux ou sanguinolent, enfin si elle est générale ou circonscrite à un petit espace. On voit souvent à une hyperémie légère de quelques centimètres d'étendue correspondre un délire très-intense. On conçoit d'ailleurs qu'il en doit être ainsi, puisque la lésion de la membrane n'est que la cause du trouble des fonctions cérébrales.

Quelques tubercules développés dans la pie-mère ou une tumeur intracrânienne suffisent pour provoquer un délire qui est tantôt tranquille et avec somnolence, tantôt bruyant, agité. C'est dans la seconde période de la méningite tuberculeuse, du cinquième au vingtième jour, qu'on le voit ordinairement se manifester. Mêmes variations dans le trouble mental lorsqu'une hémorrhagie a lieu dans les méninges. Le délire est ordinairement tranquille et fugace, remplacé bientôt par le coma et la somnolence.

De la méningite tuberculeuse; hydrocéphalie.

Les maladies du cerveau, telles que les produits morbides avec ou sans analogue, comme les tubercules, le cancer, le fongus de la dure-mère, toutes les maladies

Maladies chroniques des enveloppes membraneuses et osseuses.

de l'oreille ou des os du crâne qui se transmettent jusqu'aux membranes ou au cerveau lui-même, produisent le délire d'une manière constante, mais à différents degrés et à des époques assez variables de leur développement.

En résumé, nous dirons que le délire est un trouble presque constant dans les maladies du cerveau, quels que soient leur siége et leur nature. Il varie beaucoup par son intensité, sa forme, sa durée, ses symptômes, et il serait impossible de faire servir ces variations au diagnostic de la maladie. Du reste, ce que nous disons là du trouble mental, nous le répéterons souvent pour d'autres symptômes cérébraux.

Délire de la folie symptomatique.

2° *Délire symptomatique des lésions chroniques du cerveau et de ses enveloppes; délire de la folie*. Nous plaçons dans cette même classe le délire, qui constitue le signe univoque, essentiel, de la folie. Abordant cette étude à titre de clinicien qui doit chercher le symptôme dans toutes les conditions morbides où il peut se développer, nous commencerons d'abord par bien déterminer le sens que nous attachons aux mots. Or, à ce point de vue, quelles que soient les doctrines médicales que professent les médecins aliénistes, il est aujourd'hui parfaitement démontré : 1° que la folie est liée, dans un nombre assez considérable de cas, à une lésion évidente et généralement acceptée du cerveau et des méninges ; 2° que dans d'autres, la folie s'établit par consensus, à l'occasion d'une maladie développée ailleurs; 3° enfin que la folie est idiopathique dans d'autres cas. Comment confondre dans une description commune des faits d'ordre si différents ? Tandis que la folie symptomatique se caractérise par une altération matérielle, les deux autres n'en laissent

Idée générale sur les délires de la folie.

Folie idiopathique, sympathique, symptomatique.

découvrir aucune. Il nous a toujours paru contraire aux affinités pathologiques les plus élémentaires de réunir sous le titre de folie des maladies si différentes par leur nature et leur siége, et qui n'ont qu'une condition morbide commune, le symptôme le délire. La folie idiopathique ou sympathique est la névrose du cerveau portant sur l'organe des facultés intellectuelles ; la folie symptomatique est le résultat de plusieurs lésions différentes les unes des autres, mais ayant une même résidence, le cerveau. Ces propositions fondamentales une fois établies, exposons rapidement les formes du délire symptomatique.

Nous sommes arrêté par une difficulté sérieuse. Les auteurs des ouvrages les plus récents sur l'aliénation mentale sont loin d'être d'accord sur les altérations du cerveau ou de ses membranes qui produisent la folie, de telle sorte que les uns considèrent comme symptomatiques la monomanie, la manie, la démence, la folie paralytique auxquelles d'autres refusent cette dénomination. Dans l'impossibilité où nous nous trouvons de lever cette difficulté, nous suivrons les doctrines le plus généralement admises.

A. *Folie paralytique ou paralysie progressive des aliénés.* Folie paralytique.
Nous croyons qu'on a tout à gagner, pour le traitement comme pour les recherches étiologiques, à considérer la plupart des folies comme symptomatiques et sympathiques, et à diminuer le nombre des idiopathiques. La lésion de la couche corticale du cerveau et des méninges étant reconnue à peu près par tout le monde (1), nous considérons ce délire comme symptomatique. Il est

(1) Voyez sur ce sujet l'ouvrage si consciencieux de M. Calmeil, *Traité des inflammations du cerveau*, 2 vol. in-8, Paris, 1859.

marqué par des idées de grandeur, des projets de toute espèce, et surtout par des prétentions à posséder toutes sortes de qualités physiques et morales. Les sujets sont loquaces, sans cesse en mouvement, gais et mélancoliques; la parole est embarrassée; ils s'agitent beaucoup jusqu'à ce que la paralysie se déclare, etc., etc.

Folies partielles ou monomanies.

B. Les *délires partiels* ont été observés chez les fous indépendamment de toute espèce de lésion qui puisse rendre compte des phénomènes observés; nous en parlerons plus loin (délire idiopathique). On a trouvé les mêmes délires (monomanies) avec des lésions bien évidentes de la substance cérébrale. Ce fait n'a rien qui puisse surprendre, puisqu'il se reproduit dans un grand nombre de maladies dans lesquelles le même acte pathologique essentiel peut exister avec ou sans lésion de l'organe affecté.

Délires généraux; manie.

C. Les *délires généraux* sont marqués par des troubles plus ou moins intenses de toutes les facultés de l'intelligence, et surtout par de fausses sensations et des hallucinations de tous genres; souvent, mais non constamment, par des phénomènes d'excitation et de fureur (manie). Cette dernière forme de délire, dont on a fait pendant longtemps une entité spéciale, se retrouve dans un très-grand nombre d'aliénations mentales; elle indique seulement la période d'excitation (1).

Délire symptomatique des névroses; de l'hystérie.

D. *Délire symptomatique des névroses.* L'*hystérie* est une des névroses que le délire accompagne le plus fréquemment. Tantôt il se manifeste après l'attaque d'hystérie; il est surtout marqué par des pleurs, des rires, des chants, des paroles incohérentes ou qui roulent sur une émotion morale récente de peine ou de

(1) M. Morel a insisté sur ces points fondamentaux de l'histoire de la folie (*Traité des maladies mentales*, p. 469, in-8°, Paris 1860).

plaisir ; tantôt il constitue et remplace entièrement l'attaque qui commence : c'est alors un véritable accès de folie. Ordinairement le délire a pour objet une idée dominante, et celle-ci pour cause une hallucination. Tout le monde connaît les scènes étranges de folie religieuse dont les hystériques de Saint-Médard donnèrent la représentation, celles beaucoup plus tragiques de Loudun, et les démonomanies du moyen âge. Ces exemples trop célèbres d'épidémies de délire hystérique peuvent encore se renouveler sous nos yeux.

Folie hystérique.

Un certain nombre d'épileptiques sont pris, après leurs attaques ou dans l'intervalle, d'un accès aigu de manie accompagnée de fureur, de tentative de suicide ou d'homicide. Ils finissent presque toujours par la folie, la démence ou l'idiotie.

Délire des épileptiques.

E. *Délire symptomatique des altérations du sang.* Il est bien rare que l'appauvrissement du sang qui appartient à la chloro-anémie puisse, à lui seul, provoquer le délire, à moins qu'il ne s'y joigne de l'hystérie et de la catalepsie.

Délire symptomatique d'une altération du sang.

Le délire est le signe constant de l'intoxication par l'alcool, le plomb, l'opium, le haschich, l'ergot de seigle, etc. Le délire des ivrognes est reconnaissable surtout à des hallucinations qui font voir au malade des objets ou des êtres fantastiques effrayants et terribles ; ils croient entendre des voix qui les injurient ; ils parlent sans cesse ; s'agitent beaucoup, veulent quitter leur lit et aller à leurs affaires ; ils entrent en fureur ; ils cherchent à s'échapper, à briser leurs liens ; en même temps la face est rouge, l'œil injecté, animé, la parole brève, saccadée, haute ; le délire est loquace, gai, souvent accompagné de vocifération ; la peau se couvre de sueur ; les mains, la langue et la mâchoire inférieure sont affectés

Délire alcoolique.

de tremblement, etc. Ce délire, qu'il n'est pas toujours facile de reconnaître, n'est lié à aucune lésion manifeste du cerveau.

de l'opium ; Dans le délire causé par l'opium, les hallucinations sont gaies, voluptueuses; quelquefois le malade est triste et plongé dans la stupeur ; les mains sont vacillantes.

saturnin. Le délire saturnin donne lieu à une grande agitation, à des cris, des vociférations, des mouvements violents et désordonnés, du tremblement des membres. Les autres signes de la cachexie saturnine peuvent conduire au diagnostic de ce trouble mental.

Nous rappellerons en terminant que le haschich, l'ergot de seigle, le sulfure de carbone, causent un délire qui n'a aucun caractère propre.

Délire sympathique ; II. Délire sympathique. Le domaine déjà bien vaste que nous a offert le délire symptomatique s'agrandit encore lorsqu'il est question d'y placer le même trouble psychique engendré par des maladies très-différentes par leur siége et leur nature.

des maladies de la moelle. Commençons d'abord par les maladies de la moelle, et rappelons que, si cet agent de transmission des sympathies est malade lui-même, il réagira plus facilement que tout autre sur le cerveau, pour y exciter le délire. On cite un assez grand nombre de cas de myélites et de ramollissements chroniques atteignant les parties supérieures du cordon médullaire, dans le cours desquels il se déclare du délire.

Délire initial des fièvres. Tous les praticiens savent combien il est fréquent d'observer le délire :

1° D'abord comme phénomène initial dans un très-grand nombre de fièvres, comme la typhoïde, le typhus, le choléra, les exanthèmes;

2° Dans le cours de la fièvre intermittente à forme convulsive, délirante et comateuse, des maladies locales, telles que la pneumonie, la pleurésie, la phthisie, les tubercules des méninges, l'érysipèle, les affections du cœur, notamment l'hypertrophie ; Les maladies locales.

3° Nous signalerons surtout parmi les délires par consensus celui qui se rattache à l'établissement de la menstruation, à la grossesse (folie puerpérale) et surtout aux lésions de l'utérus. On a cité des exemples de délires dus uniquement à des ulcérations simples du col, à des engorgements, à des polypes, à des tumeurs fibreuses, etc. Les affections de l'utérus.

4° Le délire peut éclater chez des sujets qui sont en proie à un rhumatisme articulaire ; on l'a décrit, avec soin, dans ces derniers temps, sous le nom de *rhumatisme cérébral* ; il ne laisse aucune lésion à sa suite. Les dartres, la cachexie syphilitique, la goutteuse, peuvent aussi s'accompagner de troubles intellectuels. On a vu le délire apparaître chez les enfants par le seul fait de la dentition et des vers intestinaux. La même observation a été faite chez des adultes qui ont guéri après l'expulsion d'un ténia. Les maladies générales.

Le délire sympathique qui se déclare si facilement chez les ivrognes, chez les individus nerveux ou surexcités par des travaux de l'esprit ou des excès vénériens, à l'occasion d'une blessure, d'une fracture, d'une pneumonie, ne peut être expliqué que par l'irritabilité plus grande du cerveau et de la moelle et la mise en jeu plus facile du pouvoir réflexe. On comprend que l'opium puisse calmer et guérir ce trouble psychique.

Le délire érotique et la nymphomanie se montrent comme phénomène sympathique chez un certain nombre de femmes atteintes de prurigo, d'un eczéma du pudendum, de maladies de matrice, ou liés à la présence d'oxyure vermiculaire. Le satyriasis, chez l'homme, se rattache parfois à une maladie de la prostate, de la vessie, des vésicules séminales.

Caractères généraux du délire sympathique.

On ne peut tracer les caractères généraux du délire sympathique parce qu'il ne se ressemble pas à lui-même dans les nombreuses conditions morbides où il peut se manifester. Quoi de plus différent que le délire d'une rougeole, d'une fièvre d'accès, d'une pneumonie, des femmes en couche, ou d'une fièvre typhoïde ! Tantôt il est aigu, pyrétique, général, violent, avec cris et gestes désordonnés ; ou tranquille, accompagné de marmottements, de mouvements automatiques ; dans la fièvre typhoïde, où cette dernière forme est très-commune, la main s'agite dans l'air, comme pour saisir des objets légers qui y sont suspendus (carphologie, de κάρφος, flocon, et λέγειν, rassembler) ou pour arracher les corps déposés sur la couverture (crocidisme). Les maladies graves ataxo-adynamiques sont souvent marquées par ce délire. Tantôt il est chronique, sans fièvre et par accès ; dans quelques cas il a tous les caractères de la manie ; dans d'autres ceux de la mélancolie : telle est, par exemple, la forme du délire qu'on observe chez les femmes grosses ou en proie à une lésion de l'utérus, chez les sujets atteints d'affection du cœur. La même maladie se traduit par des formes diverses de délire. Ainsi le nosomane, qui se plaint sans cesse d'un très-grand nombre de maladies dont il ressent et décrit les symptômes, peut être atteint d'une maladie du cœur, du foie ou de l'estomac. La malade qui s'agite avec une grande violence, qui présente tous les signes de la manie réelle, et attente à ses jours, celle qui menace la vie de ceux qui l'entourent, peuvent avoir la même affection de l'utérus. Sans doute il faut une forte prédisposition pour

Très-variable par sa forme dans les maladies.

Souvent dissemblable dans la même maladie.

qu'une maladie interne fasse éclater un semblable délire. Une étude approfondie des conditions étiologiques antérieures permet souvent d'en découvrir la véritable cause.

Délire dans la fièvre typhoïde.

Il faut aussi s'en prendre à la violence de la maladie qui a fortement ébranlé le système nerveux, comme on le voit à la suite de la fièvre typhoïde grave, du choléra asiatique ou des métrorrhagies répétées qui ont jeté les sujets dans une anémie profonde. Il n'est pas rare de rencontrer alors des troubles de l'esprit qui consistent, soit dans un délire maniaque, soit dans un affaiblissement des facultés et même dans un état d'idiotisme plus ou moins complet.

Ainsi, sans entrer dans l'analyse des faits particuliers qui ont trait au délire sympathique, nous devons établir : 1° que des affections très-différentes par leur nature et par leur siége donnent lieu à toutes les formes possibles de délire ; 2° que celles-ci peuvent également se retrouver dans la même maladie. Il ne saurait en être autrement dans un trouble dynamique tel que le délire. Ce n'est ni la nature de la maladie ni son siége qui donnent au phénomène réactionnel ou par consensus la forme, l'intensité qu'il présente ; c'est l'état dynamique fonctionnel dans lequel se trouvent le cerveau et le système nerveux au moment où il ressentent l'influence pathogénique. Il faut donc, outre l'intervention de la maladie, une forte prédisposition antérieure ou créée par l'état du système nerveux.

On a souvent considéré comme sympathiques les délires chroniques, maniaque, mélancolique, monomaniaque, etc. que nous avons toutes sortes de raisons d'attribuer à de simples coïncidences ou à une complication, souvent préparée de longue main, et dont la maladie actuelle n'a été que l'occasion.

Les délires par consensus se terminent toujours par la guérison quand ils sont à l'état aigu et pyrétique, plus difficilement quand ils passent à l'état chronique et qu'ils revêtent la forme de l'aliénation mentale.

Délire idiopathique. Définition.

III. Délire idiopathique. Nous ne devons accorder qu'une place très-restreinte à ce délire, et tracer seulement les caractères à l'aide desquels on peut le reconnaître, car son étude est du domaine de la pathologie spéciale. Nous avons dit, et nous répétons à dessein, que ce délire est le signe non pas des lésions matérielles du cerveau et de ses membranes, mais d'une névrose cérébrale uniquement marquée par les troubles des facultés intellectuelles, et indépendante des maladies qui peuvent siéger dans le cerveau ou dans d'autres organes.

Il s'agit pour le pathologiste, une forme quelconque de délire étant donnée, de reconnaître s'il appartient à une entité morbide à part, distincte des délires symptomatiques et sympathiques dont nous avons décrit les caractères.

Délire nerveux.

A. **Délire nerveux.** Le trouble psychique qui seul mérite cette dénomination appartient à ces états névropathiques dans lesquels le système nerveux cérébral est fortement surexcité. Comme type de ce délire, nous citerons celui qui accompagne parfois la menstruation, qui survient après une vive émotion morale (plaisir, chagrin frayeur subite), une surexcitation cérébrale passagère provoquée par les veilles, les travaux de cabinet, ou les excès vénériens, etc., enfin la névrosthénie qu'on remarque chez beaucoup de sujets des deux sexes, surtout chez les femmes à l'époque critique, et chez celles qui, sans être hystériques ont fréquemment des névroses, enfin, chez quelques sujets pusillanimes et préoccupés sans cesse de leur santé.

B. **Délire partiel**. Il faut que le médecin s'exerce à caractériser les différentes espèces de trouble mental qu'il est souvent appelé à reconnaître avant le médecin aliéniste. Des études longues et approfondies sur la folie sont sans doute indispensables, dans les cas difficiles, mais il en est d'autres où l'avis d'un médecin non spécialiste doit être pris en considération (1). Délires partiels.

On doit s'attacher d'abord à constater si le délire est du genre de ceux qui laissent la raison, le jugement s'exercer librement, et qui portent plus exclusivement sur les sentiments et les instincts. Le phénomène psychique qui prédomine est tantôt la perversion de l'instinct de conservation, quels que soient d'ailleurs les motifs qui poussent le malade à se donner la mort (monomanie suicide). Ce trouble mental se montre dans des conditions morbides très-diverses. Il forme le signe pathognomonique de la calenture, maladie singulière des navigateurs qui porte ceux qui en sont saisis à se précipiter dans la mer. Nous voyons aussi les malheureux atteints de pellagre, arrivés à une période avancée de leur affection, chercher à attenter à leurs jours, et surtout à se noyer. Un délire furieux s'empare quelquefois de ceux qui sont soumis à l'insolation et détermine le suicide. Monomanie. Suicide.

La *monomanie homicide*, qui est le symptôme de plusieurs espèces de folie et de l'épilepsie, n'est souvent accompagnée d'aucun désordre de l'intelligence ni des sentiments affectifs. C'est, comme l'a très-bien dit Esquirol, un instinct aveugle, quelque chose d'indéfinissable qui Homicide.

(1) M. Morel a fait sous ce rapport, un livre éminemment utile en y rassemblant toutes les notions nécessaires au pathologiste : *Traité des maladies mentales*, in-8°, Paris, 1860.

pousse le fou à tuer quelqu'un; souvent c'est une hallucination.

Monomanie incendiaire; Nous ne ferons que nommer la *pyromanie*, (de πῦρ feu, et μανία), ou la monomanie incendiaire marquée par le besoin

du vol. de détruire par le feu; la *cleptomanie* (κλέπτω, je vole) ou la monomanie du vol.

Délire de l'instinct génésique. Ce délire très-restreint, qui laisse souvent les autres facultés mentales dans toute leur intégrité, entraîne malgré eux les sujets qui en sont atteints à commettre des actes honteux. Nous regardons comme des espèces de dépravations de cet

Onanisme. instinct: A. La fureur onanistique arrivée à un degré extrême chez quelques sujets; parfois elle se déclare par accès irrésistibles, à la manière des accès de folie; B. La

Nymphomanie. *nymphomanie* (de νύμφη nymphe, μανία); les femmes qui en sont atteintes se livrent à des gestes licencieux, à des manœuvres lubriques et profèrent des paroles obscènes qui annoncent la violente excitation, en même temps que la perversion des instincts génésiques. Chez l'homme, le

Satyriasis. satyriasis (de σαθη membre viril, ou σάτυρος satyre) se reconnaît à la salacité des individus et à la répétition incessante du coït. On remarque ce trouble chez un certain nombre de paralytiques, d'aliénés, d'épileptiques, etc. On doit rapprocher de ces tristes désordres de l'instinct reproducteur les goûts dépravés qui poussent quelques individus à profaner les cadavres de femme et même d'homme, et à exercer sur eux leur ignoble passion (nécrophilie, Guislain).

Incubes. Succubes. On a placé à tort, dans cette classe d'aliénation, sous le nom d'incubes et de succubes ceux qui, en proie à une singulière hallucination, supposent qu'ils sont hommes ou femmes, et qu'à ce titre ils ont commerce avec d'autres individus ou avec le démon, et éprouvent avec eux les plaisirs qui résultent de l'union des sexes.

On ne saurait confondre avec le délire des instincts dont nous venons de parler le désordre intellectuel dont est frappé le fou par amour, l'érotomane qui offre son amour platonique à des êtres réels ou chimériques (érotomanie, de ἔρως amour et μανία, folie par amour.) Érotomanie.

On rencontre des individus qui n'ont jamais abusé des liqueurs fortes, et chez lesquels la première apparition du délire est marquée par un désir immodéré de boire (dipsomanie, de δίψα soif et μανία.)

Nosomanie (hypocondrie). Il faut réserver le nom de *nosomanie* à ce trouble partiel de l'esprit qui n'exclut ni le raisonnement ni de grandes facultés de l'intelligence, mais qui inspire aux malades des préoccupations continuelles au sujet de leur santé. Ils sont pris de véritables hallucinations qui leur font croire que le cerveau, le cœur, le poumon ou tout autre organe est malade. Les craintes chimériques qu'ils témoignent, les précautions ridicules dont ils s'entourent, les paroles étranges, les actes extravagants qu'on observe chez eux, font aisément reconnaître cette forme de folie à laquelle on a donné le nom impropre d'*hypocondrie*. Sous cette dénomination vague et mauvaise, on a fini par ranger les dyspepsies, les gastralgies et une grande portion des névroses. Nosomanie.

On retrouve cette nosomanie chez les femmes, à leur retour d'âge, chez les sujets en proie à une névropathie générale, et après de grandes préoccupations ou des travaux excessifs de l'esprit.

Délire général. Si l'insanité mentale ne se manifestait toujours et à toutes les époques que par des troubles psychiques circonscrits à une faculté intellectuelle, à un sentiment, à un instinct, on pourrait reconnaître aisément les diverses espèces de folie; mais, à chaque instant, le délire porte à la fois sur les sentiments moraux, sur l'intelligence ou sur plusieurs facultés de l'esprit. En outre, il est rare que l'altération d'un sentiment ou d'un instinct n'entraîne pas à sa suite le désordre de plusieurs facultés; nous en avons pour preuve la fréquence de la manie et de la mélancolie qui finissent par s'ajouter à la plupart des espèces de folie ou par provoquer des monomanies, c'est-à-dire des manifestations plus spéciales du côté des instincts ou des sentiments. On peut affirmer que l'aliéniste le plus habile a souvent besoin d'observer longtemps et de bien réfléchir avant de se prononcer sur la forme, la nature et le caractère de certaines espèces de folie. Nous ne croyons pas aux transformations pathologiques; les types, dans l'ordre physiologique comme dans l'ordre pathologique, restent à peu près inaltérables, mais les diverses formes de folie ne peuvent être considérées comme des entités morbides à part. Les troubles des facultés cérébrales ne sont d'ailleurs séparés les uns des autres que par de faibles nuances, et se confondent ensemble.

Mélancolie. La *mélancolie* (de μέλας, noir, et de χολή, bile) ou lypémanie (de λυπή, tristesse, et μανία) est une forme de délire caractérisée plus particulièrement par une série d'idées tristes, tantôt religieuses, tantôt inspirées par des craintes imaginaires ou bien par des persécutions de tout genre auxquelles les sujets se croient exposés, etc. La mélancolie est un ensemble de symptômes psychiques qui peuvent se montrer dans toutes les formes de l'aliénation mentale, et qui, suivant quelques auteurs, en représentent la période de dépression. La tristesse, l'inquiétude, la torpeur, les hallucinations les plus pénibles, la faiblesse générale, l'apyrexie, servent à les faire reconnaître.

Au contraire, la *manie* donne lieu à de l'agitation, à de la colère, à des mouvements désordonnés, à des actes de fureur, à des tentatives d'homicide et même de suicide; contrairement à la mélancolie, elle indique une période aiguë, de surexcitation, de l'aliénation mentale. Manie.

Démence. L'abaissement de toutes les facultés, la faiblesse du raisonnement, la nullité des idées, des sentiments moraux, la prédominance souvent brutale des instincts, auxquels s'ajoutent la perte de la mémoire et la paralysie, caractérisent suffisamment l'état pathologique accidentel ou sénile qui a reçu le nom de *démence*.

L'idiotie ou l'imbécillité est l'arrêt de développement partiel, incomplet ou complet des facultés intellectuelles et des sentiments; les instincts restent à l'état rudimentaire, peu ou point développés, parfois prédominants. Les êtres dégénérés atteints d'idiotie forment une nombreuse famille dont les membres sont marqués par des différences intellectuelles très-grandes, qui commencent à la faiblesse de l'esprit et finissent à l'idiotie et au crétinisme le plus complet, dans lequel le sujet ne peut même plus manger seul.

DE L'HALLUCINATION.

De l'hallucination en général. L'hallucination est une perception sensorielle qui se produit sans aucune impression actuelle, à laquelle le malade prétend néanmoins la rapporter. On sait que la sensation est un acte intellectuel qui se compose de la perception, de l'impression et de la Hallucination.

transmission au cerveau. Or, dans l'hallucination, ces deux derniers actes manquent complétement ; la création cérébrale toute imaginaire, toute fantastique, reste. « L'halluciné, dit Esquirol, a la sensation intime d'une sensation actuellement existante, alors que nul objet extérieur propre à exciter cette sensation n'est à la portée de ses sens. Ce symptôme est un phénomène intellectuel, cérébral ; les sens ne sont pour rien dans sa production. » C'est pour cela que l'expression de *délire des sens* proposée pour rendre ce trouble mental est mauvaise et doit être rejetée ; elle conviendrait mieux pour désigner l'illusion. En effet, dans celle-ci, l'impression normale ou morbide qui sollicite la sensation est réelle ; l'appareil sensoriel est affecté par un stimulant ou par un irritant. Des nuages sont pris pour des armées, le bruit du vent pour des voix menaçantes ; les rayons de la lune pour des ennemis, les odeurs les plus simples pour des poisons et des vapeurs sulfureuses, etc. La douleur d'une plaie est pour l'illusionné un chien, un chat ou un autre animal qui monte le long d'un membre ou pénètre dans les chairs. Il y a encore illusion lorsque le sujet méconnaît les personnes qui l'entourent, et les prend pour un roi, un poëte, un personnage historique, pour son père ou sa mère, etc.

Illusion.

Hallucination de la vue ;

L'hallucination affecte une ou plusieurs sensations à la fois ou successivement. La plus fréquente de toutes est celle de la vue, qui a fait donner pendant longtemps le nom de *visionnaires* aux hallucinés. On sait jusqu'à quel point ce trouble cérébral peut aller chez quelques malades, qui voient non-seulement des personnes mortes ou vivantes, mais des scènes entières et des tableaux où s'agitent des drames terribles, des scènes burlesques, fantastiques, etc. Ils entendent des voix menaçantes, des ordres impérieux, des injonctions à tuer ou à mourir, des paroles obscènes, des injures, etc. Cette forme d'hallucination est très-fréquente chez les fous mélancoliques et les monomanes. D'autres sentent des odeurs fétides, sulfureuses, agréables, etc.; ce trouble mental est plus rare que l'hallucination de l'ouïe; il en est de même de celle du goût. Ceux qui sont en proie au délire de la persécution comme les hypocondriaques, les mélancoliques, découvrent dans leurs aliments ou leurs boissons des saveurs qui leur prouvent que des poisons ou des substances malfaisantes y ont été mêlés.

de l'ouïe; de l'odorat; du goût;

Les hallucinations du toucher sont assez rares; presque toujours elles appartiennent aux illusions. Les malades transforment les sensations réelles que causent des fourmillements, des crampes, des douleurs rhumatismales, en déchirure, en mouvements d'animaux, etc.

du toucher.

Enfin il existe des hallucinations qu'on ne peut plus rapporter aux sens externes et qui ont leur siége dans les viscères principaux. Peut-être sont-elles plutôt des illusions produites par des sensations morbides très-réelles? Un nosomane sent dans son ventre la morsure d'un ver qui l'empêche de digérer; des femmes atteintes de maladies utérines éprouvent des mouvements voluptueux dans le bas-ventre. Cependant, dans la plupart des cas, ce sont de véritables hallucinations des sensations internes, des vapeurs, des courants qui montent de l'utérus ou du foie vers le cerveau (aura). Les incubes et les succubes, dont nous avons parlé ailleurs, éprouvent tous les plaisirs de l'amour dans leurs relations sexuelles imaginaires. Des femmes hystériques, des érotomanes, des hallucinées, des folles, accusent parfois les personnes qui les entourent de leur dire des paroles obscènes, de

Hallucinations et illusions internes.

pratiquer sur elles des attouchements lubriques ou même d'avoir eu avec elles des rapports sexuels.

Hallucinations et rêves.

On a cherché avec juste raison à établir des différences entre l'hallucination et le rêve. Pour notre part, nous n'en voyons pas d'autre que celle qui tient au sommeil même et à la suspension momentanée de l'intelligence. L'halluciné rêve tout éveillé et ne reconnaît pas son erreur; le dormeur n'est pas un seul instant la dupe de son hallucination dès qu'il a récupéré son intelligence. En effet, qu'est-ce que le rêve, si ce n'est une hallucination souvent limitée, il est vrai, à la vision, mais souvent aussi étendue à la sensation du toucher, et aux plaisirs que causent les rapports sexuels comme chez les succubes et les incubes?

De l'hallucination dite physiologique.

L'hallucination est-elle toujours un phénomène psychique d'ordre pathologique, quelque limité et éphémère qu'il soit? L'expression de *physiologique* qu'on lui a associée n'est pas heureuse, lorsqu'on a prétendu désigner ainsi l'hallucination unique, restreinte, qui se manifeste chez des hommes parfaitement sains de corps et d'esprit, doués même d'une de ces intelligences d'élite qui sont l'éternel honneur de l'humanité. Il a réellement fallu se placer au point de vue exclusif et restreint de l'aliénation mentale, pour en arriver à dire et à soutenir que Socrate, Malebranche, Goethe, Descartes, Cromwell, Pascal et tant d'autres dont nous pourrions citer les noms (1) étaient des fous, parce qu'ils ont eu une ou plusieurs fois pendant leur vie quelque vision étrange qui n'a jamais exercé la moindre influence fâcheuse sur leurs œuvres ni sur

Elle n'est pas le signe certain de la folie.

(1) Voyez sur ce sujet un livre intéressant de M. Moreau : *la Psychologie morbide dans ses rapports avec la philosophie de l'histoire*, p. 518, in-8°, Paris, 1859.

leurs actions. Nous devons envisager l'hallucination d'une tout autre manière, en pathologiste habitué à chercher dans les symptômes le signe d'une maladie déterminée ; or s'il est vrai que la folie a souvent pour caractère unique et essentiel l'hallucination, il n'est plus exact de dire que tout individu qui est halluciné est affecté d'aliénation mentale.

Nous allons montrer que ce phénomène morbide est 1° symptôme des maladies du cerveau, 2° sympathique, 3° idiopathique. Cette division rendra les plus grands services aux praticiens, et lèvera des difficultés qu'ils rencontrent dans l'étude des maladies nerveuses.

Hallucinations hypnagogiques.

On a donné le nom d'*hallucinations hypnagogiques* aux erreurs des sens qui se manifestent au moment du passage de l'état de veille à celui de sommeil, ou réciproquement (Maury). Un travail intellectuel difficile ou longtemps soutenu, une impression profonde, pénible ou agréable, est dans l'ordre physiologique la cause ordinaire de ce délire éphémère et rapidement corrigé par l'esprit. Dans l'ordre pathologique, toutes les maladies, surtout celles qui congestionnent momentanément le cerveau, produisent le même effet.

Hallucination symptomatique ;

1° **Hallucination symptomatique**. Rappelons d'abord que ce phénomène toujours morbide est le symptôme le plus fréquent des diverses espèces d'aliénation mentale, plus particulièrement de la monomanie homicide et suicide, de la lypémanie et de la nosomanie. On l'observe dans la méningite, dans la congestion encéphalique simple, et dans celle qui précède l'hémorrhagie. La vue d'objets brillants, de taches, de raies de feu, les bruits et les sifflements d'oreille, les détonations, sont autant d'halluci-

d'une lésion du cerveau ;

nations qui se manifestent dans les maladies cérébrales, l'encéphalite aiguë, la folie paralytique, etc.

d'une maladie des nerfs;

Les maladies des appareils de sensation, et surtout d'un nerf sensoriel, depuis sa racine jusqu'à son extrémité périphérique, s'accompagnent de diverses espèces d'hallucinations. En pressant l'œil, en piquant la rétine, on produit des phosphènes. L'irritation de la partie centrale d'un nerf compris dans le moignon d'un membre amputé, dans une blessure, dans une cicatrice ancienne ou comprimé par une tumeur, donne lieu à des sensations analogues à celles que perçoit le nerf à l'état normal. Les sujets, dont le cordon médullaire s'enflamme et se ramollit, éprouvent à la peau des sensations de chaleur et de froid, comme si un objet extérieur les touchait. Les idiots n'ont pas d'hallucinations.

d'une névrose; épilepsie; hystérie;

Dans l'épilepsie, l'hystérie et la catalepsie, on a noté fréquemment l'hallucination de la vue et de l'ouïe. Les épileptiques aperçoivent des cercles de feu ou des éclairs avant et après les attaques; ce qui paraît tenir à la congestion encéphalique. Les hystériques sont souvent tourmentées par des visions étranges, par des fantômes. Dans les épidémies du moyen âge, elles se croyaient au pouvoir du démon et éprouvaient avec lui tous les plaisirs sexuels. Quelques hystériques devenues érotomanes s'imaginent posséder dans leurs rêves l'objet de leur amour. Dans la nosomanie, toutes les hallucinations qui se montrent tour à tour, et sous toutes les formes, sont rapportées par les malades à un ou plusieurs des viscères animés par le trisplanchnique et servent à caractériser la maladie. Peut-être des sensations morbides se développent-elles réellement dans les organes et sont-elles la cause de ces hallucinations, qui mériteraient alors plutôt le nom d'illusions.

Toutes les altérations du sang font éprouver à la substance cérébrale des modifications telles qu'il en résulte des sensations morbides, des illusions ou des hallucinations. Les sujets pléthoriques sont disposés aux bourdonnements d'oreille, aux vertiges et à quelques visions éphémères. Nous en dirons autant des chlorotiques et des anémiques. Lorsque l'anémie est extrême et qu'elle est survenue rapidement après une grande perte de sang, les sujets sont en proie à des hallucinations de tous les sens : images tristes, objets fantastiques, chants, voix entendues d'une manière distincte, tels sont les phénomènes psychiques les plus ordinaires. Souvent il suffit aux malades de fermer les yeux pour être obsédés à l'instant même par des hallucinations; ils en sont délivrés dès qu'ils retrouvent la lumière. Il en est de même dans les rêves chez quelques personnes, qui ne peuvent dormir tranquillement, sans avoir à côté d'elles une bougie allumée.

d'une altération simple du sang;

Les plus mauvaises hallucinations symptomatiques sont sans contredit celles qui dépendent de l'empoisonnement par des substances vénéneuses. Les buveurs de vin et d'eau-de-vie voient dans leur délire des animaux de toute espèce courir sur eux, des figures leur faire des grimaces ; ils entendent des voix les injurier, les appeler au travail; le simple contact les fait frissonner subitement comme s'ils recevaient une secousse électrique, etc., etc. Dans le délire saturnin, il existe aussi des hallucinations habituelles qui viennent tourmenter le malade; il est en proie à des visions hideuses et effrayantes ; il croit qu'on veut le frapper, le tuer même; il entend des voix qui l'insultent, et dans son délire il répond par des injures; il cherche à battre les personnes

d'une intoxication alcoolique.

Plombique. —

qui l'entourent et qu'il prend pour d'autres. Il va même, pour échapper à toutes ces obsessions, jusqu'à se tuer.

Hallucination de l'opium et des narcotiques.

Rappelons également que les opiophages ont des hallucinations de tous les sens : les fleurs, les oiseaux, la musique, les formes humaines les plus voluptueuses entrent dans la composition des tableaux que leur offre leur esprit surexcité par le narcotique. Le haschich, l'éther, le chloroforme, produisent également des hallucinations. L'intoxication par la belladone, la jusquiame, se reconnaît à des troubles de la vision qui ont pour sujet des animaux, des fantômes, des bêtes fantastiques, etc.

Hallucinations sympathiques.

2° **Hallucination sympathique.** On peut citer un grand nombre de maladies qui ont pour symptômes accidentels l'hallucination d'un ou de plusieurs sens. Quelquefois c'est au début, parmi les phénomènes prodromiques, que figure l'hallucination, comme dans le typhus, la fièvre typhoïde, les exanthèmes. Les visions auxquelles ces affections donnent lieu sont, en général, éphémères et de la nature de celles que l'on a nommées *hallucinations hypnagogiques*. Nous verrons aussi qu'elles accompagnent le cauchemar et les rêves, dont elles sont d'ailleurs indépendantes, quoique liées aux mêmes causes, c'est-à-dire à l'hyperémie encéphalique et plus souvent encore à la simple excitation du cerveau. Il faut, pour que le malade présente ce symptôme, qu'il ne soit ni délirant ni plongé dans la stupeur ou le coma. On observe l'hallucination sympathique dans le cours des grandes pyrexies, dans le typhus, la peste, la variole (M. Thore), et dans tous les états morbides qui gênent la circulation centrale et par conséquent congestionnent le cerveau, comme les maladies du cœur et des gros vaisseaux, où nous l'avons souvent rencontrée; dans celles qui affaiblissent momentanément l'intelligence sans la troubler autrement, comme dans la convalescence ou à la fin des maladies longues traitées par l'abstinence ou par des pertes immodérées de sang. Nous avons vu souvent cette seule cause agir dans la production des hallucinations sympathiques, et celle-ci cesser dès qu'on alimentait les malades et que leurs forces se relevaient.

Une cause très-commune du symptôme psychique que nous étudions réside dans les souffrances nerveuses du grand sympathique, et dans la lésion des viscères qui en reçoivent leur innervation. Aussi la gastralgie simple ou hypocondriaque, les douleurs utérines qui accompagnent les troubles de la menstruation, l'influence exercée par la grossesse, l'altération cancéreuse de l'estomac, l'hypertrophie hépatique et les maladies aigus de cette glande provoquent-elles souvent des hallucinations ; elles sont même portées à un tel point, dans la gastralgie hypocondriaque, qu'elles finissent par simuler presque complétement les hallucinations de la nosomanie et de la lypémanie. Disons même que beaucoup d'hallucinations considérées comme symptomatiques de la folie, dépendent d'une des nombreuses affections viscérales qu'on trouve souvent en de telles circonstances ; l'hallucination est alors sympathique et non idiopathique.

Hallucination sympathique de la souffrance du nerf trisplanchnique.

3° **Hallucinations idiopathiques.** Nous appelons ainsi l'hallucination qui est toute la maladie et ne tient à aucune lésion du cerveau ou d'un viscère. Elle constitue une de ces nombreuses névroses de l'organe intellectuel dont la cause reste impénétrable. Un individu sain de corps et d'esprit jusque-là commence à entendre des voix qui lui enjoignent de tuer sa femme et son enfant afin de leur gagner le ciel. Pendant long-

Hallucination idiopathique.

temps ce trouble psychique est le seul symptôme de la folie, puis il finit, malgré les efforts de la volonté devenue impuissante, par pousser le malade à accomplir ce qu'il croit être une action louable. L'hallucination fait partie du cortége des symptômes de la folie (Esquirol); cependant il faut remarquer qu'elle ne se montre pas indifféremment à toutes ses périodes, et de plus qu'il est des cas, en très-petit nombre il est vrai, de folie sans hallucination.

Signe de folie.

Hallucination simple, non liée à la folie.

A côté de ces faits sur lesquels nous ne pouvons insister, s'en présentent d'autres qui nous montrent l'hallucination comme un phénomène pathologique idiopathique simple, annonçant sans aucun doute un état cérébral morbide, une névrose partielle limitée et fugace de l'organe de perception, mais ne pouvant, en aucune manière, passer pour être le signe de l'aliénation mentale. Elle est compatible non-seulement avec la droite raison, mais encore avec les plus hautes facultés de l'intelligence. « Pour que l'hallucination, avec conviction de la réalité d'un objet sensible, soit un symptôme absolu de folie, dit justement M. Parchappe, il faut que les idées sur lesquelles l'hallucination repose soient, ou par leur incohérence ou par leur incompatibilité avec la raison commune, elles-mêmes des symptômes de délire (1). » Les hallucinations chez ces grands génies dont les travaux affaiblissent le corps en fortifiant et en excitant l'esprit, sont des signes passagers d'un trouble mental qui, promptement rectifié, est ramené à sa véritable cause par ces sublimes délirants.

La névrosthénie, l'hystérie, une forte émotion, une

(1) *Discussion sur les hallucinations; Annales psycho-physiologiques*, 28 avril 1856.

grande frayeur, etc., peuvent produire l'hallucination d'un ou de plusieurs sens. Les hommes fortement excités par une passion en offrent de fréquents exemples.

DE QUELQUES TROUBLES DES FACULTÉS DE L'INTELLIGENCE.

Trouble partiel des facultés cérébrales.

Sans qu'il existe de délire proprement dit, une des facultés de l'intelligence peut être troublée, à différents degrés. L'étude de ces troubles n'a pas été faite; il en résulte, dans la pathologie générale, une lacune qu'il serait facile de combler par de nombreuses observations.

Trouble de l'attention.

Troubles de l'attention. Dans un grand nombre de maladies avec dépression des forces générales et de l'intelligence, l'attention des sujets est affaiblie ou nulle; dans la fièvre typhoïde, le typhus, les exanthèmes, on pourrait même dire dans presque toutes les maladies aiguës, fébriles, le médecin a souvent beaucoup de peine à fixer l'attention du malade. Quelquefois elle est détournée par une souffrance vive perçue ou non perçue. Dans la stupeur elle constitue le symptôme prédominant, et tient à l'affaiblissement de l'intelligence en totalité. Dans une péritonite aiguë, une colique néphrétique, une névralgie faciale ou sciatique, le sujet tout entier à sa douleur, absorbé par elle, comme on dit, ne prête qu'une faible attention à ce qui se passe autour de lui.

Signe de folie.

L'état mental est aussi, pour une grande part, dans le trouble de l'attention. Peut-on se faire écouter par un fou en extase, et en proie à quelque hallucination, ou que ses idées exclusives emportent dans un monde imaginaire? On sait que l'inattention se remarque aussi chez les érotomanes, dans le délire alcoolique, saturnin, etc.

Au contraire, l'exagération de l'attention apportée par

Dans l'hypocondrie.

le malade à tout ce que dit et fait le médecin est fréquente chez les hypocondriaques, et dans les affections même les plus légères chez les gens nerveux ou d'un caractère pusillanime.

L'indifférence complète du malade pour tout ce qui le concerne est le signe d'une altération profonde de quelque viscère, lorsqu'elle n'est pas le commencement du délire ou d'une atteinte portée au système nerveux.

Troubles de la mémoire.

Troubles de la mémoire. Elle subit de fréquentes modifications dans les maladies du cerveau qu'elle peut faire reconnaître de bonne heure. Les congestions encéphaliques, plus ou moins répétées, l'hémorrhagie, la paralysie générale, altèrent constamment la mémoire à différents degrés. On observe à ce sujet des particularités fort singulières. On voit, par exemple, des sujets qui perdent après une ou plusieurs attaques, la mémoire des noms propres, des nombres, d'autres des substantifs les plus usuels, quelques-uns oublient certains temps des verbes, le futur ou le conditionnel, etc., etc. Rien de si bizarre que les phrases de ces malades, qui s'aperçoivent parfois très-bien des fautes qu'ils commettent et recourent à des circonlocutions pour rendre leur idée et dissimuler l'imperfection de leur langage.

Symptomatique des maladies du cerveau ;

La démence accidentelle ou sénile s'accompagne toujours de perte graduelle et générale de la mémoire. La sénilité, exempte de toute altération des facultés mentales, porte atteinte à celle-ci. Enfin, dans la convalescence des maladies graves, de la fièvre typhoïde, du typhus, des exanthèmes de longue durée, elle reste longtemps affaiblie. Quelques malades oublient ce qu'ils savaient, à ce point qu'ils sont obligés de rapprendre et de faire presque de nouvelles études.

dans la démence ;

dans les maladies adynamiques.

La mémoire se trouve exaltée dans un grand nombre de névroses de l'intelligence et du sentiment, dans le somnambulisme naturel et chez les sujets atteints de monomanie.

Trouble de l'instinct de la conservation. Il n'est pas porté au même degré chez tous les hommes et subit de notables modifications dans la maladie. Il se change en crainte immodérée de mourir chez les hypocondriaques, chez les névropathiques et tous ceux dont le système nerveux est excité. Les dyspepsies, les gastralgies et même les maladies organiques de l'estomac, celles de l'utérus, du foie et du cœur, causent une grande tristesse et de pénibles appréhensions chez les malades. Il en est de même de la phthisie pulmonaire : au début de cette maladie, des pressentiments sinistres viennent accabler les malades et, ce qui est bien digne de méditation, lorsque la lésion a fait d'irréparables ravages, lorsque la mort arrive à grands pas, ils forment les plus chimériques projets pour l'avenir. Cependant ce fait, qui est assez général, souffre des exceptions ; il n'est pas un praticien qui n'ait vu des malades annoncer, par avance, le sort qui leur est réservé.

Crainte de la mort.

Les enfants et les jeunes sujets, jusqu'à l'âge de dix-huit à vingt ans, ne manifestent pas la crainte de mourir. Ils ignorent jusqu'à la fin le danger de leur situation. On cite quelques rares exemples du contraire chez des enfants de sept à huit ans ; par contre, ce sentiment éclate à chaque instant, et sans motif, chez le vieillard. (Voyez *Délire*, p. 519, t. I.)

Les craintes imaginaires, c'est-à-dire celles qui font redouter l'action nuisible de certains agents, sont le signe de la nosomanie, des névroses gastriques et de la

Nosophobie.

folie. Quelques-uns de ces malades s'imaginent que les rayons du soleil les empêchent de digérer, que l'air va enflammer leurs poumons, que les aliments les plus doux déterminent une plaie dans l'estomac, etc., etc.

DU VERTIGE.

Vertige.

Vertige. *Tournoiement de tête, étourdissement, sentiment d'ivresse.* Ce symptôme entièrement cérébral consiste dans un trouble de la perception qui fait croire au malade que les corps environnants vacillent, tournent, se déplacent autour de lui, que le sol se dérobe sous ses pas et qu'il va tomber.

Description.

La même sensation a lieu lorsque le sujet est couché, mais à un moindre degré, ou seulement quand il remue la tête. Ce trouble de l'innervation doit avoir quelque rapport avec la fonction de coordination des mouvements, puisque c'est surtout dans la station verticale, pendant la marche ou quand on baisse la tête, que le vertige se manifeste et atteint son maximum. On pourrait le considérer comme une hallucination du sens de la vue avec laquelle il a plus d'un rapport.

Le vertige est suivi de malaise, de nausées, de quelque vomituritions, et, à un plus haut degré, de titubation, de perte d'équilibre, de chute même lorsque le malade s'opiniâtre à marcher. Quelquefois le vertige est assez intense pour provoquer l'abolition de la faculté de voir, ou une sensation si pénible de rotation que le sujet perd connaissance, pendant un instant très-court, comme dans le vertige de l'épilepsie, une des formes les plus cruelles et les plus incurables de cette maladie. Dans sa forme la plus légère le vertige est marqué par une oscillation passagère des objets ambiants et par un trouble momentané de la vue.

A. Le *vertige symptomatique* annonce 1° l'hyperémie encéphalique à tous ses degrés : l'intensité du symptôme, sa persistance, ses fréquents retours, servent assez bien à mesurer la gravité du mal ; 2° le vertige est signe de l'encéphalite aiguë et chronique ; 3° des congestions liées au développement du tubercule et des tumeurs fongueuses ; 4° de l'inflammation des méninges.

Vertige symptomatique ; de l'hyperémie et d'autres lésions du cerveau avec ou sans hyperémie ;

On retrouve encore ce symptôme dans la pléthore qui favorise les congestions cérébrales, et, ce qui est digne de remarque, dans l'altération tout opposée du sang, dans l'anémie et la chloro-anémie. Combien de fois des médecins systématiques ou insuffisants ne prennent-ils pas, pour un signe de congestion du cerveau, le vertige qui indique précisément un état contraire, l'asthénie de l'organe par défaut ou altération de son stimulant, le sang.

de la chloro-anémie.

Viennent ensuite les vertiges par introduction dans le torrent circulatoire de molécules saturnines ; ce symptôme est souvent le précurseur du délire, des convulsions, et de l'encéphalopathie saturnine. L'alcool, l'opium, la belladone, ont aussi leur vertige spécifique connu de tous les observateurs. Bien d'autres agents toxiques peuvent le produire ; un des plus actifs dans ce genre est le sulfate de quinine, dont l'ivresse a pris le nom d'*ivresse quinique*.

Vertiges par intoxication ;

Enfin toutes les névroses, mais surtout l'épilepsie et l'hystérie, sont marquées par de fréquents étourdissements. Nous avons signalé plus haut le vertige de l'épilepsie avec perte de connaissance ; rien de semblable dans celui de l'hystérie. Rappelons seulement que les nosomanes, les maniaques, les lypémaniaques sont très-

dans les névroses.

sujets à des vertiges qui sont loin de tenir toujours à l'hyperémie cérébrale.

Vertige sympathique.

B. Le *vertige sympathique* se voit bien souvent au début des fièvres, des inflammations et de toutes les maladies générales dont il constitue un des symptômes prodromiques les plus constants. Tout le monde connaît le vertige qui sert si bien à caractériser la fièvre typhoïde ; il se montre dès le commencement de la maladie et ne manque presque jamais. Il fait partie de ce cortége de symptômes qu'on ne saurait expliquer que par une lésion de la perception. On l'observe encore dans les gastralgies, le cancer gastrique, et toutes les fois que la digestion est difficile, douloureuse ou troublée d'une autre manière. Quelques hypocondriaques affirment qu'ils ne peuvent ingérer la plus petite quantité d'aliments sans ressentir aussitôt un vertige qui les jetterait à terre. L'hypertrophie cardiaque, avec altération des valvules et rétrécissement des orifices, en troublant la circulation cérébrale, provoque souvent le vertige. Il apparaît comme trouble nerveux, fréquent chez les femmes grosses et dans le cours d'un grand nombre de maladies de matrice.

Nous pourrions augmenter encore la liste des malades dont le vertige est un phénomène sympathique; mais ce que nous venons de dire suffira pour en montrer l'importance et la valeur séméiotique.

Vertige idiopathique.

C. Le *vertige idiopathique* est celui qu'on observe en dehors de tout autre état pathologique, soit en regardant la terre du haut d'une montagne escarpée ou d'une tour, soit en allant en voiture, en se balançant sur une escarpolette, ou pendant qu'on est à bord d'un navire; ce trouble purement nerveux prend alors le nom de *vertige nautique.* Il est très-fréquent après de vives émotions morales, de fortes contentions d'esprit, de longues veilles, chez les névropathiques, les femmes arrivées à leur retour d'âge après les excès vénériens, la masturbation, etc.

De la stupeur.

De la stupeur ou hébétude. Il faut réserver ce nom à un état morbide très-complexe, marqué surtout par la diminution de la volonté, par l'inattention, l'affaiblissement de l'intelligence, de la contractilité et des sensations.

Dans la stupeur, qui est bien différente du délire et des autres états décrits plus loin, sous le nom de *somnolence* et de *coma*, le malade est immobile, affaissé, indifférent à ce qui se passe autour de lui, sans volonté, sans initiative; mais il a la conscience de lui-même, et sort de la stupeur si l'on vient à l'appeler fortement, à le presser de questions, à exciter la peau, en un mot à accroître l'énergie des stimulants naturels qui peuvent, en faisant impression sur ses sens, ranimer la perception affaiblie et sur le point de s'éteindre; le malade alors répond avec lenteur aux questions, se rappelle difficilement le passé, et ne tarde pas à retomber dans la stupeur.

Les signes que fournit la stupeur ont la même signification pathologique que la somnolence et le coma que nous allons étudier.

DU COMA.

Coma.

Coma. Les anciens ont un peu trop prodigué les distinctions scolastiques dans l'étude des différentes espèces de perte de connaissance. Elles n'ont d'ailleurs qu'un médiocre intérêt pour le praticien et ne peuvent servir à asseoir un diagnostic bien certain.

Si les anciens ont redoublé d'ardeur et parfois de subtilité pour saisir toutes les nuances qu'ils observaient dans le coma, c'est parce qu'ils s'efforçaient de parvenir à distinguer les unes des autres les maladies cérébrales dont le diagnostic était pour eux, plus encore que pour nous, environné de difficultés extrêmes. On sait aujourd'hui qu'il faut chercher ailleurs les éléments de la diagnose.

Définition. Le mot *coma*, (κῶμα, sommeil de κοιμάω, κοιμάομαι, dormir) sert à désigner un trouble cérébral qu'on a comparé, d'une manière impropre, au sommeil, et qui est caractérisé par les symptômes suivants groupés de différentes manières.

Somnolence. 1° *Somnolence; coma somnolentum, assoupissement.* Le malade assoupi ressemble assez bien à un homme qui dort; il sort de l'état somnolent avec facilité, et y retombe de même après avoir répondu convenablement aux questions.

Coma vigil. 2° *Coma vigil.* Il tient les yeux fermés, mais les rouvre quand on l'appelle ou quand on le touche; il marmotte des paroles à voix basse ou pousse des cris, se remue, s'agite dans son lit, cherche à en sortir, fait mouvoir ses mains; il peut encore répondre quand on excite fortement son attention.

Sopor. 3° Dans le *sopor* ou *cataphora*, il devient plus difficile de faire cesser l'insensibilité et l'espèce de sommeil où il est plongé.

Léthargie. 4° Dans la *léthargie* cette même insensibilité est très-grande, et, quoiqu'on ne puisse obtenir une seule parole raisonnable des malades, ils ouvrent encore les yeux et montrent quelque vestige de connaissance.

Carus. 5° Dans le *carus*, deux des fonctions principales du système nerveux, l'intelligence et la sensibilité, sont abolies; les malades conservent la faculté de mouvoir les membres ; ils respirent avec bruit (*stertor*), ont les yeux fermés, le visage rouge et tuméfié.

6° *Résolution*. Enfin, dans la *résolution*, que nous rapprochons à dessein des conditions morbides précédentes, et qui nous paraît différer de la paralysie, la perte de connaissance est complète, les membres soulevés retombent sur le lit comme des masses inertes ; il semble que la paralysie a frappé tout le système musculaire, et cependant quand on pince fortement la peau et qu'on stimule les autres appareils de sensations devenus insensibles à leurs agents naturels on parvient à faire remuer les membres, à faire ouvrir les yeux et à accélérer la respiration ; ce qui prouve que le malade a senti. Résolution.

Si nous voulions donner une description générale des symptômes fournis par les sujets qui sont atteints d'un des états morbides précédemment indiqués, nous ne ferions que réunir des éléments hétérogènes qui formeraient un tableau fort peu en rapport avec les progrès de la séméiologie moderne et surtout avec les véritables exigences de la pratique. Au lieu de dire qu'un malade est dans le coma ou le carus, il est préférable d'énumérer les symptômes que présentent la sensibilité, la motilité, l'intelligence et toutes les fonctions des vies de relation et de nutrition.

En résumé, toutes les formes du coma représentent les différentes espèces de perturbation que les fonctions du cerveau, du système musculaire et des sens peuvent subir dans le cours des maladies. La diminution ou l'abolition de l'intelligence, du mouvement et du sentiment en sont les symptômes; il s'y ajoute souvent du délire et des convulsions partielles (soubresauts de tendons) ou générales (typhus, fièvres graves).

De quelques états morbides qui simulent le coma.

Faut-il consacrer plusieurs pages à distinguer d'avec le coma certains actes pathologiques qui s'en rapprochent plus ou moins ? On a cherché à tracer les caractères distinctifs de l'apoplexie cérébrale ; il était facile de prévoir que, malgré les plus grands efforts, on n'y réussirait pas. En effet, de toutes les maladies cérébrales, ce sont précisément les hémorrhagies du cerveau, des méninges et les congestions encéphaliques qui déterminent ordinairement toutes les formes du coma. La syncope et la lipothymie sont des troubles de la circulation qui n'ont aucun rapport avec lui. Nous en dirons autant de l'extase, de la catalepsie et de l'hystérie, dans lesquelles les mouvements sont loin d'être affaiblis. Les symptômes de l'anémie profonde et subite qui suit une perte considérable de sang ne rappellent que très-imparfaitement ceux du coma.

Coma symptomatique ; des maladies du cerveau ;

Les causes principales du *coma symptomatique* doivent être cherchées dans les maladies aiguës et chroniques du cerveau, du cervelet et de leurs membranes (congestions, hémorrhagie, ramollissement). Nous rappellerons à ce sujet que la perte rapide et complète de connaissance avec paralysie générale, suspension de la respiration et de la circulation et mort subite est très-rare dans les maladies du cerveau ; elle n'a lieu absolument que dans le cas où le bulbe rachidien est déchiré ou coupé en deux par une hémorrhagie qui a son siége au niveau et à la pointe du calamus scriptorius (nœud vital de Flourens). On observe aussi tous les signes du coma et du carus, lorsque l'hémorrhagie est moindre, plus limitée, et lorsqu'elle occupe les méninges (résolution de tous les membres).

des congestions et des hémorrhagies surtout ;

des maladies du cœur ;

Nous devons encore ranger dans le coma symptomatique celui qui se manifeste si souvent dans les maladies du cœur, parce que ce n'est pas sympathiquement, mais bien par une gêne ou une suspension directe et incomplète de la circulation cérébrale, qu'elles produisent le symptôme dont il s'agit, depuis l'état somnolent qui est si commun, en pareille circonstance, jusqu'au carus qui dure plusieurs heures et jours, jusqu'à la perte subite de connaissance et à la mort instantanée (rupture du cœur ou d'un anévrisme).

des névroses;

Les névroses générales, l'épilepsie, l'hystérie surtout, ont pour symptômes, après les attaques, la somnolence, le coma vigil et le carus.

des intoxications spécifiques.

L'intoxication par les narcotiques n'est pas la seule dont le signe essentiel soit le coma. On l'observe dans l'empoisonnement par le seigle ergoté, par les préparations de plomb et par le miasme paludique. Les formes soporeuses, comateuses et carotiques sont très-fréquentes dans les fièvres intermittentes pernicieuses.

Coma sympathique.

Le *coma sympathique* est celui qui se montre si souvent dans tout le cours des fièvres continues, à forme ataxo-adynamique. La fièvre typhoïde, dans nos pays, donne lieu à toutes les formes de coma. Il faut y ajouter le typhus, les fièvres traumatiques, puerpérales, les infections purulentes et putrides, les exanthèmes, et surtout la forme grave de la variole, etc. Presque toutes les maladies graves des viscères comme celles du foie, de la rate, de l'utérus, des voies urinaires, finissent par des accidents comateux. L'albuminurie, la péritonite grave, la perforation intestinale, la gangrène, l'ictère hémorrhagique, en un mot tout ce qui lèse profondément et vite le principe de vie, produit, avant la mort, la succession des formes les plus graves du coma.

Le *coma idiopathique* ne se montre que dans les états

nerveux dont la cause est encore ignorée. C'est en présentant ces symptômes que meurent quelques personnes dont le système nerveux a été fortement déprimé par une émotion morale subite ou lente ou après une continuelle déperdition des forces générales. La commotion cérébrale tue quelques sujets en les plongeant dans un coma qui va s'aggravant sans cesse jusqu'à la mort. L'anatomie pathologique est muette en pareil cas : on ne découvre aucune lésion. Enfin la léthargie idiopathique représente assez bien la forme essentielle du coma.

DU SOMMEIL.

Sommeil.

Nous devons nous occuper exclusivement des altérations du sommeil et supposer connue la physiologie de cet état normal. Il est caractérisé par la diminution des fonctions de la vie de relation qui se trouvent réduites à leur minimum, ou suspendues complétement tandis que les fonctions de la vie animale continuent à s'exécuter dans toute leur plénitude et comme pendant la veille. Ce repos sinon absolu, du moins relatif des appareils nerveux et locomoteurs, est un fait essentiel à constater pour le pathologiste ; il contraste avec l'activité non interrompue des fonctions de nutrition. Cependant si l'on pénètre plus profondément dans l'étude des actes propres aux deux vies, on ne tarde pas à se convaincre que les organes de la vie de nutrition, le cœur, le poumon, l'intestin, le foie, la rate, ont un temps de repos égal au moins à celui du travail. Au contraire, les systèmes nerveux cérébro-spinal et locomoteur fonctionnent d'une manière presque continue pendant la veille ; il leur faut donc un temps de repos complet et périodique ; telle est

Définition.

Diminution de la vie de relation et persistance de celle de nutrition.

précisément la destination du sommeil. Le temps consacré au repos dans les viscères de la vie organique alterne avec le temps d'activité, comme on le voit dans le cœur. Les organes de la vie de relation se reposent d'une manière continue, et, en une seule fois, pendant la nuit.

Repos nocturne des fonctions de relation ; repos intermittent des fonctions de nutrition.

Cette manière si facile, si naturelle de comprendre le sommeil, que nous nous étonnons de ne pas trouver indiquée dans les ouvrages, nous servira à expliquer un grand nombre de phénomènes de l'ordre pathologique. Un autre effet du sommeil est la suspension ou la diminution de la volonté qui s'éteint comme les autres facultés de l'intelligence. Cependant on sait qu'elle peut continuer à agir chez l'homme endormi, qui se réveille exactement à l'heure qu'il avait fixée d'avance, pendant la veille. On a aussi parlé du défaut de coordination entre les diverses facultés de l'intelligence, comme d'un caractère excellent du sommeil; mais ces altérations appartiennent déjà à l'ordre pathologique, ainsi que les états d'excitation spéciale des facultés qu'on observe chez des sujets qui composent de la musique ou des vers.

Divisions dans l'étude du sommeil.

Division. Les troubles du sommeil portent sur sa durée qui est accrue, diminuée ou nulle, ou sur ses phénomènes propres, comme dans les rêves et le cauchemar.

Durée plus grande du sommeil.

La prolongation du sommeil au delà de ses limites normales est commandée par la fatigue des systèmes nerveux, cérébral et musculaire, par la convalescence ou par des maladies qui congestionnent le cerveau et ses membranes (pléthore, gêne de la circulation cardiaque et pulmonaire). Le sommeil profond accompagné d'une respiration ronflante dite stertoreuse, se voit dans un grand nombre de maladies très-différentes qui ont pour effet ou de congestionner le cerveau, ou de faire tomber les sujets dans un état adynamique. Un long sommeil est souvent le signe d'une amélioration sensible survenue dans l'état du malade.

Insomnie. L'absence de sommeil est un symptôme de tant de maladies diverses qu'il ne peut servir à en faire reconnaître aucune. Celles qui produisent plus spécialement l'insomnie sont, d'abord, toutes les maladies fébriles; en second lieu, toutes celles qui ont leur siége dans le système nerveux ou viennent y retentir par voie de consensus. Les fortes excitations de l'esprit, le délire et surtout l'hypocondrie, la manie et un très-grand nombre de formes de la folie, troublent, à un haut degré, le sommeil. C'est surtout parmi les malades atteints d'hystérie, de nosomanie, qu'on observe ces cas d'insomnie qu'on a vus persister pendant plusieurs mois et même plusieurs années. Les maladies du cœur, du foie, de l'utérus, abrégent la durée du sommeil. Nous avons observé bien souvent une insomnie rebelle dès le début et dans tout le cours des maladies bilieuses; la simple hyperémie du foie peut la produire tout aussi bien qu'une cholécystite calculeuse ou un cancer hépatique; il serait difficile d'en indiquer la cause. Du reste, un très-grand nombre de malades croient qu'ils n'ont pas dormi parce qu'ils ont été agités par des rêves pénibles; d'autres, comme les mélancoliques et les hypocondriaques ne veulent pas avouer qu'ils ont eu un bon sommeil. On peut dire, d'une manière générale, que dans les maladies l'insomnie est un signe fâcheux.

Le sommeil est mauvais parce qu'il est interrompu à chaque instant par le moindre bruit, par des rêves ou par des cauchemars.

DES RÊVES.

Laissant de côté toute la partie physiologique du sujet pour ne nous occuper que de ce qui a trait à la pathologie, nous sommes d'abord obligé d'avouer qu'on ne possède que des notions fort incertaines sur la séméiologie des rêves. On ne connaît même pas les rapports probables entre le rêve d'une part, le siége et la nature de la maladie de l'autre. Tout est à faire, et le médecin qui, laissant de côté la psychologie, s'attacherait à noter chez les sujets atteints de maladies aiguës et chroniques, les diverses sensations qu'ils éprouvent durant leur sommeil, rendrait un véritable service à la séméiologie. Bornons-nous à présenter les faits principaux. Des rêves.

Le rêve est une sensation subjective, une perception délirante créée par le dormeur, une véritable *hallucination*, puisque la cause de la sensation n'existe pas; mais cette hallucination se dissipe avec le sommeil et par le retour à la raison qui en fait promptement justice. Tels sont, par exemple, les rêves dans lesquels nous voyons très-distinctement des êtres fantastiques, des personnes ou des objets connus ou inconnus. La plus grande partie des rêves prend sa source dans une perception délirante. Le rêve est une hallucination,

Une seconde espèce de rêve doit être rapportée à l'*illusion*, c'est encore une sensation délirante, mais il y a une cause réelle à cette sensation. Tantôt cette cause est dans le monde extérieur, comme cela arrive au moment de nous endormir : nous sommes fortement occupés d'un travail, d'une idée exclusive d'un bruit, ou saisis d'une forte passion; et alors nous retrouvons, en rêve, cette ou une illusion.

même sensation plus ou moins affaiblie, confuse, agrandie démesurément, ou enfin pervertie. L'hallucination hypnagogique dont nous avons parlé ailleurs (voyez *Hallucination*) est un rêve de ce genre. C'est un souvenir qui s'effectue pendant le sommeil et qui est tout à fait comparable aux opérations de la mémoire pendant la veille. La mémoire n'est donc pas abolie pendant les rêves puisque c'est elle qui en fournit les matériaux.

Tantôt le rêve ou l'illusion du dormeur a sa source dans une impression qu'il reçoit actuellement, comme lorsque les voix qu'il entend lui semblent être des chants délicieux, des chœurs aériens, ou lorsqu'il les transforme en bruit de cloches, de fanfares; dans ce cas la sensation est objective, mais quelquefois elle est subjective. Tel est par exemple le cas de ces femmes chloro-anémiques, qui perçoivent dans leur sommeil des bruits, de la musique, des sons harmonieux causés dit-on par le bruit de souffle chloro-anémique; explication qui nous paraît un peu forcée. Tels sont surtout les rêves ou plutôt les illusions pénibles qu'éprouvent les malades atteints d'une violente douleur dans un membre, de paralysie ou d'une affection du cœur, etc. Ils croient que leur membre est coupé, changé en marbre (Galien) ou paralysé; qu'une pierre les écrase, qu'un animal leur déchire la poitrine, etc.

Ainsi, en résumé, l'hallucination et l'illusion externe ou interne, c'est-à-dire, objective ou subjective, sont les deux formes principales auxquelles on peut rattacher tous les rêves pathologiques et peut-être toute la psychologie des rêves. (Voyez plus loin *Sensation morbide.*)

Cauchemar. *Le cauchemar* est un rêve (hallucination ou illusion) pénible, variable par la nature des sensations qu'éprouve le malade, et qui a pour principal caractère un sentiment de suffocation, l'impossibilité de se dérober par la fuite à la vision fantastique et pénible, et de faire entendre des cris. Ordinairement les images que la perception délirante procrée, appartiennent à des êtres humains difformes et d'une taille démesurée, à des monstres, à des animaux de forme bizarre, à des oiseaux, des assassins, des voleurs, qui pèsent sur la poitrine et le ventre, et finissent par produire une anxiété très-grande que le réveil vient fort heureusement diminuer ou faire cesser. Le malade à demi-éveillé, pousse des cris et des gémissements, laisse couler des larmes, se trouve inondé de sueur et éprouve des palpitations, de la fatigue et un brisement général qui se prolongent encore pendant quelques heures. Si le sommeil revient, souvent le cauchemar reparaît. Le cauchemar n'est pas plus le signe distinctif d'un ordre de maladie que les rêves plus ou moins pénibles. Ce que que nous allons dire des rêves s'applique également au cauchemar.

Le cauchemar est-il une hallucination des sensations internes?

On a dit que le cauchemar n'était autre chose que le trouble des sensations, du besoin de respirer, de manger, et des autres sentiments instinctifs auxquels préside le nerf pneumogastrique (M. Jolly). Nous admettons cette manière de voir, qui est en rapport avec les faits pathologiques et qui peut fournir une explication très-naturelle des symptômes. Seulement nous étendons beaucoup le cercle de cette influence pathogénique. Comme nous l'avons dit, il faut que le médecin, s'il veut obtenir quelques résultats utiles et précis de l'étude des rêves, ait sans cesse présent à l'esprit ce fait, à savoir que dans le sommeil comme dans l'état de veille, l'homme peut avoir : 1° des hallucinations des sensations externes et des sensations internes; 2° des illusions qui portent également sur les sensations externes et sur les sensations internes. En d'autres termes, le malade qui rêve a, dans certains cas, une hallucination de sensation externe ou interne, c'est-à-dire une sensation sans motif, sans objet externe ou interne, une sensation sans impression. Mais dans d'autres cas son rêve est une illusion c'est-à-dire qu'il existe soit extérieurement et faisant impression sur ses sens, soit intérieurement et agissant sur les sensations de besoin, une cause morbide tantôt accidentelle et éphémère, tantôt permanente comme l'est une maladie d'un organe de la vie de relation ou de la vie de nutrition. Cette manière simple et naturelle de considérer les rêves, que nous n'avons vue indiquée dans aucun livre, peut être la source de recherches pathologiques importantes sur les rêves. Parlons de ces deux sortes de phénomènes.

Rêves par hallucination des sensations externes.

1° *Des rêves portant sur les sensations externes.* Il est rare que les malades aient dans leurs rêves d'autres hallucinations que celles de la vue, et qu'ils sentent l'odeur ou la saveur des mets, des fleurs, de gaz fétides, etc. Ces rêves dépendent souvent des névroses du sentiment et de l'intelligence. On les observe dans l'hypocondrie, l'épilepsie, l'hystérie, les diverses espèces de folie. Hâtons-nous d'ajouter que les maladies internes, la pneumonie, la pleurésie, un exanthème, une métrite, ont pour effet presque aussi constant de provoquer la perception délirante nocturne ou le rêve. Peut-être pourrait-on, par une étude approfondie de ce symptôme, arriver à établir quelque corrélation entre le siége et la nature de la maladie d'une part, la forme et la nature du rêve, de l'autre.

Rêves par hallucination des sensations du besoin.

2° *Des rêves portant sur les sensations internes.* A leur tour, les sensations internes et les hallucinations de besoins peuvent fournir la matière des rêves. Les malades boivent avec plaisir de l'eau fraîche ; ils dînent à une table splendide, ils éprouvent la soif la plus vive ; quelques-uns ont des sensations plus ou moins morbides, telles que le besoin d'uriner, plus rarement d'aller à la selle. Enfin, les sensations de tout genre, voluptueuses ou pénibles, rapportées aux organes génitaux pendant le sommeil, et suivies ou non de l'émission spermatique, constituent des rêves fréquents dans le cours des maladies et leur convalescence.

Rêves causés par une sensation morbide qui a son siége dans les organes de la vie animale.

3° *Des rêves qui proviennent d'une sensation morbide dont le siége est un organe de la vie animale.* Nous trouvons d'abord comme cause de la perception morbide toutes les maladies des organes mêmes qui sont le point de départ du rêve et de la sensation pathologique. Au trouble de la digestion, à la plénitude de l'estomac, à la gastralgie, au cancer gastrique, se rattachent des cauchemars qu'on observe souvent chez les sujets atteints d'une maladie de ces organes ; à la plénitude de la vessie, les rêves qui ont trait à la miction, et qui sont souvent accompagnés de cauchemar. Celui-ci se manifeste également dans les affections du cœur, du poumon et des plèvres ; c'est alors que les malades éprouvent des sensations pénibles si singulièrement défigurées dans leurs rêves, et qui ont pour cause le besoin de respirer. On peut donc avancer, sans trop d'exagération, que dans les cas où on les observe un grand nombre de fois chez le même sujet, il faut songer à un trouble fonctionnel ou à une lésion matérielle des appareils de la digestion, de la circulation et de la respiration. Nous citerons, comme cause fréquente du délire morbide des sensations internes, les maladies du foie, de l'estomac, des reins, de l'utérus, des voies urinaires, qui donnent lieu à des rêves fatigants.

A côté de ces faits incontestables s'en présentent d'autres qui nous montrent les rêves effrayants comme des signes d'hypocondrie, d'hystérie, ou le simple résultat d'une forte excitation cérébrale, d'une passion ou d'excès de tous genres.

Rêves causés par une sensation morbide externe.

4° Des rêves qui proviennent d'une sensation morbide dont le siège est un organe de la vie de relation. Nous rapportons à ces sortes de rêves ceux qui naissent dans le sommeil chez un individu qui éprouve réellement une impression externe. Pour emprunter à la physiologie un fait qui fera mieux comprendre le mode de développement de ces sortes de rêves qui se produisent, à la manière des illusions, nous citerons le cas de ces dormeurs qui répondent à celui qui leur parle ou qui continuent à apercevoir les caractères d'imprimerie, la page, le livre ou l'objet qu'ils avaient encore sous les yeux au moment où ils ont commencé à sommeiller. Dans l'ordre pathologique, le nombre des cas est plus limité; cependant il en existe un assez grand nombre d'exemples; toutes les maladies des organes des sens qui produisent de la douleur, agissent à la manière d'un corps extérieur, et font impression, comme lui, sur les extrémités nerveuses. On conçoit donc qu'il puisse naître pendant le sommeil une sensation correspondante. Le rêve, dans ce cas, est identique à l'illusion, puisque c'est de l'impression perçue par le cerveau, mais sans la participation du sentiment de conscience, que naît la sensation maladive ou le rêve. Ce malade dont parle Galien et qui, après avoir rêvé que son membre était de marbre, se trouva paralysé à son réveil, avait un rêve par illusion. Souvent la sensation due aux nerfs d'un bras comprimé pendant le sommeil donne lieu à un affreux cauchemar. C'est encore par illusion que se forment les rêves pénibles qui ont pour cause une forte névralgie dentaire, un érysipèle facial, un panaris, une pleurodynie, etc.

Disons en terminant que la seule différence essentielle qui existe entre l'hallucination et le rêve se tire d'abord de l'état de veille ou de sommeil, de la persistance ou de l'anéantissement de la volonté, et surtout de l'impossibilité de reconnaître l'erreur des sens auquel on est en proie lorqu'on est halluciné.

DU SOMNAMBULISME.

Somnambulisme. On donne ce nom à une sorte d'état intermédiaire entre le sommeil et la veille, caractérisé par la suractivité fonctionnelle d'un ou de plusieurs sens, tandis que les autres sont endormis ou suspendus. Cet état se manifeste par accès. **Somnambulisme. Définition.**

On distingue le *somnambulisme* en *naturel* ou *essentiel* proprement dit et en *artificiel* ou *provoqué* par des manœuvres de différente espèce, par des gestes plus ou moins méthodiques appelés *passes magnétiques*, et alors le somnambulisme prend le nom de *magnétisme;* il s'appelle *hypnotisme* quand on agit sur l'appareil de la vision. **Magnétisme. Hypnotisme.**

Véritable névrose partiel d'un ou de plusieurs sens, et très-rapproché de la catalepsie et de l'extase, le somnambulisme naturel se reconnaît : 1° à ce que le sujet endormi peut se passer de la vision pour se livrer à un grand nombre d'actes qui exigent impérieusement, chez les autres hommes, l'exercice de cette fonction; 2° à ce qu'une ou plusieurs facultés de l'intelligence acquièrent **Caractère du somnambulisme naturel.**

une intensité et une supériorité extraordinaires; 3° à ce que les sens qui n'entrent pas en fonction restent fermés à leurs stimulants habituels; 4° à ce que la sensibilité est singulièrement exaltée.

Idiopathique. Le somnambulisme naturel indique la névrosthénie, et s'observe à l'époque de la puberté, chez les jeunes filles, pendant la grossesse et à l'âge critique. On a cité des exemples de femmes chez lesquelles la grossesse s'annonçait toujours par une ou plusieurs attaques de somnambulisme. Il est le signe ordinaire des névroses, de l'hystérie, de la catalepsie, de la folie hystérique, et de quelques autres formes d'aliénation mentale, au début desquelles il se manifeste.

Symptomatique et sympathique.

Hypnotisme. **Hypnotisme.** Nous ne dirons qu'un mot de l'hypnotisme. En faisant regarder par une personne assise, par une femme surtout, un objet placé au devant et au-dessus des yeux, à une distance telle qu'il y ait entre-croisement prononcé des axes visuels, on détermine un sommeil magnétique qui a reçu le nom d'*hypnotisme* (de ὕπνος, sommeil). Il est marqué d'abord par une excitation des sens spéciaux, à laquelle succède plus ou moins rapidement un état cataleptique qui permet aux muscles de garder la position qu'on leur donne. On peut obtenir des hypnotisés les mêmes phénomènes que des individus magnétisés, c'est-à-dire une foule de supercheries ou de phénomènes d'une existence fort problématique.

Catalepsie. **Catalepsie.** Dans la catalepsie, les sensations externes et les facultés intellectuelles sont suspendues complétement; par contre, la contraction musculaire est accrue, et les membres se maintiennent dans la position qu'on leur donne. Cet état se lie presque toujours à l'hystérie, à certaines formes de folies qui ont régné d'une manière épidémique dans différents siècles, et à la névrosthénie, quelle qu'en soit la cause.

Extase.

Extase. Elle donne lieu, comme la catalepsie, à l'immobilité des membres et à la suspension des sensations; mais une ou plusieurs facultés de l'intelligence acquièrent une telle intensité qu'elles empêchent le libre exercice des autres, et donnent à cet état morbide les caractères de la monomanie religieuse ou de l'érotomanie, suivant la prédominance de tel ou tel sentiment.

CHAPITRE II.

SYMPTÔMES FOURNIS PAR LES ORGANES DES SENSATIONS.

Divisions et ordre des matières.

Nous avons déjà traité, dans la première partie de cet ouvrage (t. I, p. 380), des troubles de la sensibilité, et nous les avons envisagés à un point de vue tout à fait général; il ne nous reste plus qu'à en faire ressortir les applications à la séméiotique. Nous serons obligé de renvoyer souvent le lecteur à ce travail, afin d'éviter les redites. (Voyez *Douleur*, *Névralgie*, *Hyperesthésie*, *Anesthésie* et *Viscéralgie.*) Présentons maintenant l'histoire générale : I. des sensations morbides en général; II. des sensations externes; III. des sensations internes.

Depuis quelques années cette partie de la pathologie générale est devenue le sujet d'études cliniques persévérantes, et, grâce à l'appui qu'elle a trouvé dans les recherches physiologiques qui se multiplient chaque jour, il est permis d'espérer qu'elle offrira bientôt la même certitude que les autres parties de la séméiotique.

Définition de la sensation.

§ I. Des sensations morbides en général. La sensation est l'acte au moyen duquel nous prenons connaissance des propriétés de la matière et de toutes les modifications qui peuvent survenir dans le milieu ambiant et dans notre propre corps (t. I, p. 381).

Division des sensations.

Il importerait d'avoir une division naturelle des sensations; mais il n'en existe pas qui remplissent toutes les conditions exigées par une bonne classification. Celle qui a été proposée par Gerdy a l'inconvénient de confondre ensemble les sensations physiologiques et morbides. On y voit figurer, à côté des sensations d'activité musculaire et de besoin, celles de boule hystérique, d'aura epileptica, d'analgésie, etc. (1). Malgré l'estime que nous professons pour les travaux de cet auteur, nous ne saurions adopter une pareille division.

Elle ne doit reposer que sur les considérations suivantes : 1° sur les propriétés des corps que la sensation est appelée à nous faire connaître; 2° sur l'effet produit par l'excitant ou modificateur.

1° Fondée sur les propriétés des corps et sur la cause des sensations.

1° *Divisions fondées sur les propriétés des corps et sur la cause des sensations.* Les sensations ont été divisées en physiques et chimiques, suivant que la modification produite par l'excitant est physique ou chimique. Le toucher, la vision, l'audition sont des sensations d'ordre physique; l'olfaction, la gustation, d'ordre chimique. Sans aucun doute, les corps de la nature agissent sur nous par l'une

(1) *Physiologie philosophique des sensations et de l'intelligence*, in-8°, 1846.

ou l'autre de ces deux espèces de propriétés ou par toutes les deux à la fois; les autres, comme l'étendue, l'impénétrabilité de la matière, ne nous sont connus que par le raisonnement. Mais d'autres sensations échappent à cette dichotomie trop restreinte, d'où se trouvent exclus le sentiment d'activité musculaire, les sensations de besoin et celles qui sont d'origine pathologique. Ainsi, en admettant que, par une analyse complète, on arrive à déterminer exactement la sensation au moyen de l'action spéciale de l'agent externe, il reste encore à classer les sensations qui n'ont pas leur raison d'être dans ces agents, et qui se développent sous l'empire de l'irritation toute spontanée d'un nerf ou de la maladie, comme dans la boule hystérique, le fourmillement, le frisson, et enfin dans la série si nombreuse des douleurs viscérales. On voit donc qu'il existe des sensations d'ordre purement dynamique, c'est-à-dire provoquées par une irritation morbide de l'organe sensitif ou d'un nerf dont la sensibilité est nulle à l'état physiologique. La maladie, dans ce cas, remplit le même office que l'agent externe dans les sensations physiologiques. Le phénomène morbide connu sous le nom d'*illusion* est une sensation produite de cette manière.

Il existe des sensations purement dynamiques.

2° *Divisions fondées sur le siége de la sensation et sur les effets produits par l'agent de stimulation*. On a divisé les sensations en externes et en internes, suivant que leur siége réside dans les appareils sensitifs extérieurs ou dans les organes intérieurs. Cette division rentre implicitement dans la première que nous avons déjà établie. En effet, le stimulant est toujours externe ou interne. Si la science était plus avancée, on pourrait indifféremment prendre pour base des divisions les diverses qualités des corps ou les diver-

2° Divisions fondée sur les effets et le siége de la sensation.

ses sensations qui leur correspondent, puisque les causes et les effets seraient manifestement dans un juste rapport. Ainsi admettons, avec quelques physiologistes, qu'il y a dans l'organe de la vision autant de facultés de voir les couleurs qu'il y a de couleurs, dans l'organe du goût autant de facultés de sentir les saveurs qu'il y a de saveurs, on aurait alors une division très-naturelle des sensations physiologiques et morbides. Malheureusement on n'est pas encore fixé sur cette partie obscure de la pathologie. Toutefois, nous rappellerons ce que nous avons dit ailleurs, à savoir qu'il n'y a aucun inconvénient, en séméiotique, à multiplier le nombre des sensations morbides, parce qu'elles servent ordinairement à faire connaître les particularités essentielles de la maladie. Cette vérité pratique ne doit pas nous empêcher de reconnaître qu'il y aurait plus d'avantage à limiter le nombre des types auxquels se rattachent les variétés des sensations normales ou pathologiques. Dans quel ordre convient-il d'en exposer le tableau séméiotique?

1° Sensations spéciales normales et pathologiques.

Divisions adoptées dans ce livre. Nous croyons qu'il est préférable, pour ne pas préjuger les questions en litige et surtout pour ne rien omettre d'essentiel, d'étudier les sensations pathologiques d'après leur siége ou, en d'autres termes, dans chaque organe : 1° dans les organes de la sensibilité spéciale, A, la peau ; B, l'appareil de la vision ; C, de l'audition ; D, de l'olfaction ; E, de la gustation ; F, de la contraction volontaire (sens d'activité musculaire).

2° Sensations de besoins normales et pathologiques.

2° Dans une seconde classe se trouvent les sensations de besoin, telles que : 1° la sensation de la faim ; 2° de la soif ; 3° du besoin de respirer ; 4° de dormir ; 5° de la reproduction ; 6° d'évacuer les réservoirs naturels. La maladie altère d'une façon très-remarquable chacune de ces sensations, et si l'on peut mettre en doute la réalité de quelques-unes d'entre elles, comme espèce physiologique, il n'en est plus de même lorsqu'on les envisage comme espèce pathologique. Il y a pour les praticiens une grande utilité à les maintenir, et Gerdy a bien mérité de la science en insistant sur ce point.

3° On voit se développer, en outre, dans les tissus normalement privés de sensibilité, des sensations pathologiques, telles que les douleurs viscérales, l'*aura epileptica*, la boule hystérique ; quant aux crampes, au frisson, au picotement, au fourmillement, ils ont leur siége dans les muscles et dans la peau ; par conséquent ils doivent rentrer dans les deux premières divisions. Sensations de nouvelle formation.

Toutes les sensations morbides dont nous venons de parler ne sont donc que des sensations normales perverties, parfois diminuées, plus rarement encore augmentées. Nous partageons l'opinion de Galien, qui se refusait à admettre un simple accroissement dans les phénomènes normaux lorsqu'ils deviennent pathologiques. L'hyperesthésie cutanée, la contracture ne sont pas de simples augmentations de la faculté tactile ou de la motilité. (Voyez t. I, p. 396, et t. III, *des Symptômes en général*, p. 13.) Causes des sensations morbides.

Rappelons maintenant quelques principes généraux à l'aide desquels nous éviterons les redites et présenterons, d'une manière plus abrégée, les notions seméiotiques les plus essentielles.

Toute sensation morbide se rattache : 1° à une lésion plus ou moins visible des tissus qui en sont le siége ; 2° du cordon nerveux sensoriel et de la moelle ; 3° du cerveau. On les appelle alors les *symptômes* de la maladie de ces organes, Les sensations sont symptomatiques, sympathiques, Lorsqu'aucune de ces parties n'est lésée, la sensation morbide s'y montre encore sous l'empire d'une maladie générale ou locale plus ou moins éloignée de l'organe qui est le siége de la sensation. Celle-ci prend alors le nom de *phénomène morbide sympathique.*

idiopathiques. Enfin le trouble dynamique de l'organe sensoriel, exempt de toute lésion, reçoit le nom de *névrose du sentiment.* La sensation prédominante qui la caractérise est tout à la fois symptôme et maladie. Ainsi la douleur de la branche ophthalmique de la cinquième paire de nerfs est signe de la névrose de ce nerf, et prend le nom de *névralgie*, de *douleur idiopathique* lorsqu'elle n'est pas le symptôme d'une maladie des nerfs, du cerveau, ou d'une névrose telle que l'hystérie, lorsqu'enfin elle n'est point le phénomène sympathique d'une maladie de l'utérus, du foie, des reins, etc. Avec ces exemples tranchés, on comprendra facilement la distinction, quelquefois cependant difficile à établir, entre le symptôme, le phénomène sympathique et le phénomène maladie ou idiopathique.

Causes des sensations morbides. Afin d'éviter de fâcheuses répétitions et de mieux coordonner les faits généraux qui dominent la séméiotique des sensations, jetons un coup d'œil sur la répartition des causes de ces phénomènes morbides qui sont, avons-nous dit, symptomatiques, sympathiques, idiopathiques.

Sensations morbides symptomatiques. 1° D'une maladie des organes des sens et du système nerveux.

1° **Sensations morbides symptomatiques.** Elles sont l'effet de la maladie des organes des sens dont la structure est lésée d'une manière évidente, et de la maladie du nerf sensoriel, de la moelle ou du cerveau.

Au nombre de ces maladies figurent surtout : A, les altérations des nerfs et de leur enveloppe, les lésions traumatiques, la compression opérée sur eux ; B, la phlegmasie des méninges rachidienne et cérébrale ; C, les maladies de la moelle et de l'encéphale ; D, toutes les névroses. On s'étonnera peut-être de nous voir mettre parmi les symptômes les troubles de la sensibilité qui appartiennent aux névroses ; cependant, à moins de tout confondre, il est impossible de considérer autrement l'anesthésie, l'hyperesthésie, la gastralgie, l'anaphrodisie, qu'on rencontre dans l'hystérie, l'hypocondrie, l'épilepsie, la chorée, etc.

2° Dans une seconde catégorie sont rangés les troubles sensoriels symptomatiques d'une altération du sang primitive ou consécutive : A, telles sont, pour la première, la pléthore, la chlorose et l'anémie, la diminution des quantités normales de fibrine (état scorbutique) et d'albumine (albuminurie). B, Les altérations consécutives du sang sont dues à des maladies locales ou générales. La fièvre typhoïde et intermittente, la dysenterie grave, le choléra, la suette, la glucosurie, l'inanition, peuvent donner naissance à une altération du sang tout aussi bien et de la même manière qu'une maladie locale qui modifie profondément la nutrition, comme la phthisie pulmonaire, le cancer intestinal, les maladies du foie, la gastralgie et l'hypocondrie.

2° D'une maladie du sang :

A. primitive,

B. consécutive.

Il ne faut pas confondre avec les symptômes de ces altérations du sang ceux qui sont les signes de la maladie actuelle : ainsi la céphalalgie, le vertige, sont les symptômes de la fièvre typhoïde ; au contraire, l'anesthésie, la paralysie, qu'on voit survenir à la suite de la maladie, sont les symptômes d'un autre état pathologique, d'une altération du sang, par exemple, ou d'une névrose, si l'on préfère cette hypothèse.

3° D'une maladie générale et diathésique.

3° La sensibilité est toujours troublée à différents degrés, dans les maladies générales telles que les fièvres essentielles (typhoïde, puerpérale, intermittente), la dysenterie, les exanthèmes; dans les états morbides diathésiques, comme la scrofule, la goutte, le rhumatisme, l'albuminurie, l'état puerpéral.

4° D'une intoxication.

4° Les intoxications par des agents vénéneux pondérables, tels que le plomb, le mercure, l'arsenic, le sulfure de carbone, le chloroforme, l'éther, les gaz asphyxiants, les narcotiques, l'alcool, l'ergot de seigle, etc., modifient la sensibilité spéciale chacune à leur manière ; de telle sorte qu'il en résulte des symptômes qui font souvent reconnaître la cause de l'empoisonnement ; dans tous les cas, les sensibilités sont toujours altérées à différents degrés.

5° Des maladies virulentes.

5° Les maladies virulentes doivent être placées au nombre de celles qui donnent lieu à des troubles fréquents de la sensibilité. La syphilis, la rage, la morve, ont pour symptômes des altérations nombreuses de la sensibilité.

Ainsi, en résumé, maladies avec ou sans altération appréciable du système nerveux sensoriel, maladie du sang, affections générales, intoxication, maladies virulentes, voilà les sources habituelles des symptômes dus aux troubles de la sensibilité (1).

Sensations morbides sympathiques : A. des maladies fébriles.

Sensations morbides sympathiques. Toutes les maladies locales ou générales peuvent s'accompagner de troubles de la sensibilité. Les maladies fébriles déterminent souvent des phénomènes nerveux sympathiques. L'accélération de la circulation et le changement de quantité

(1) On peut consulter sur ce sujet un travail fort bien fait de M. Landry, *Recherches sur les causes et les indications curatives des maladies nerveuses*, in-8°, Paris, 1855.

du sang réparti dans les capillaires paraissent être la cause des sensations morbides telles que la céphalalgie, les douleurs musculaires, le frisson, la soif, etc., qui sont si fréquentes dans les fièvres continues, rémittentes, intermittentes, exanthématiques et bilieuses. Les maladies des organes, qui ont le privilége d'exciter le plus les troubles de la sensibilité, doivent être et sont en effet celles des organes qu'unissent d'étroites sympathies avec le système nerveux. On a nommé par avance les dérangements de la menstruation, la grossesse, l'accouchement, l'état puerpéral, les maladies de l'utérus et des organes génitaux urinaires chez la femme et l'homme, les maladies de l'estomac, du foie, de la rate, plus rarement du thorax.

B. Maladies de l'utérus.

Sensations morbides idiopathiques. Elles servent de mode de manifestation aux névroses des organes de la sensibilité, dont elles sont alors les symoptômes caractéristiques, souvent même univoques. Ainsi la névrose du nerf sciatique a pour symptôme la douleur qui suit un trajet limité; dans d'autres cas, la sensation morbide est toute la maladie (exemples : paracousie, myodipsie, fourmillements, gastralgie). Elle constitue momentanément une névrose qu'une observation plus attentive ou des recherches ultérieures plus heureuses permettront de retrancher du nombre des névroses et de réduire à ne plus être qu'un symptôme de maladie.

Sensations morbides idiopathiques.

Existe-t-il une sensibilité générale? Telle est la première question que nous devons nous attacher à résoudre. Les physiologistes qui ont admis cette sensibilité la font consister dans la faculté de sentir le contact, le chaud, le froid, la douleur, et en placent le siége dans tous les tissus de l'organisme. Elle serait donc en quelque sorte une propriété commune comme la contractilité et l'irrita-

De la sensibilité générale. Existe-t-elle?

BIBLIOTHÈQUE IMPÉRIALE IMPR.

bilité. En examinant de près cette opinion repoussée par Haller et Muller, on voit qu'elle ne repose sur aucune preuve positive. Il semble d'abord assez peu conforme aux lois connues de l'anatomie et de la physiologie, de placer dans la chair musculaire, le tissu cellulaire, les os, et les parenchymes, des facultés sensorielles identiques à celles qu'on retrouve à la peau, dont la texture et les fonctions sont si différentes. Quant à la douleur, nous nous expliquerons plus loin sur ce sujet ; disons seulement, par anticipation, que la douleur est un phénomène d'ordre pathologique dont les causes et les moyens de production résident partout. Faisons remarquer en outre que la nature ferait double emploi, ce qui ne lui arrive jamais, en plaçant partout des facultés sensorielles auxquelles elle a destiné et approprié seulement le tégument externe et l'orifice des membranes muqueuses.

Accepter une pareille opinion ne tendrait à rien moins qu'à faire supposer que les sensibilités spéciales peuvent aussi se développer anormalement dans des organes qui n'ont pas la contexture des sens spéciaux. Ce qui a donné lieu à cette erreur, c'est qu'on a pris pour des sensations générales des phénomènes psychiques, c'est-à-dire des idées complexes résultant de l'élaboration intellectuelle et fournies par les sensations. S'il existait une sensibilité générale, il y aurait aussi des sensations générales et, pour notre part, nous n'en connaissons pas une seule. Peut-on, en employant un langage scientifique plus sévère, dire qu'il existe une *sensibilité commune* ? Mais alors nous répondrons que la peau, les muscles, possèdent déjà celle qu'on a désignée ainsi. Quant à la douleur, outre qu'elle n'est point une sensation normale, elle en diffère autant que les tissus où elle prend naissance. La douleur n'est pas une sensation unique toujours identique à elle-même ; elle varie de nature et d'intensité suivant les organes et par conséquent les nerfs qui s'y distribuent. La douleur des reins ne ressemble pas à celle du poumon, ou de l'estomac, ou de la vessie. Il n'en est pas de même des sensations spéciales du toucher, de la vue et de l'ouïe : celles-là sont toujours les mêmes.

Enfin, doter tout l'organisme d'une faculté générale autre que la sensibilité qui arrive au sensorium commune dont nous avons conscience, ce serait nous reporter à la théorie de Bichat sur la sensibilité organique non perçue, et confondre ensemble l'irritabilité, la contractilité et la sensibilité. Aussi nous rangeons-nous au sentiment de Muller, qui a combattu, avec des raisons péremptoires, l'existence de la sensibilité générale et qui refuse de reconnaître des sensations fondamentales communes à tous les tissus. La pathologie ne nous offre non plus aucun fait en faveur de cette hypothèse.

La douleur doit-elle être considérée comme une sensation à part.

La douleur est-elle une sensation spéciale analogue à celle de contact? Il est d'autant plus nécessaire de s'expliquer sur ce sujet qu'on a fait, suivant nous, une fâcheuse confusion entre la douleur et les sensations physiologiques. En effet, n'est-il pas étrange de voir placer sur la même ligne, au nombre des sensations spéciales de la peau, des sensations physiologiques telles que celles de contact, de température, et une sensation morbide, la douleur. Y a-t-on bien réfléchi ? Faire de la douleur une sensation normale propre à la peau, c'est supposer qu'il y existe un organe, ou tout au moins un nerf de la douleur, un filet nerveux affecté à cette sensation spéciale, et comme la douleur peut se développer partout, dans les tissus les plus différents par leur structure et leurs fonctions, il s'ensuit qu'il faudrait alors y admettre un organe et une sensation de la douleur qui serait, à l'état latent, pendant la santé et ne se manifesterait que pendant la maladie. Dans tous les cas, elle ne serait plus une sensation normale, mais une sensation pathologique. Or personne ne sera tenté d'admettre une pareille supposition qui renverserait les notions ordinaires de la physiologie. Rappelons d'ailleurs ce principe irrécusable, à savoir, qu'un symptôme ne peut être que le résultat de l'augmentation, de la diminution, de la perversion d'un phénomène, d'un acte ou d'une fonction; par conséquent, la douleur n'est pas autre chose que la sensation normale existante, perçue ou non perçue. Si c'est à la peau qu'elle se développe, on observe les sensations de brûlure, de déchirure, d'élancement; si c'est dans les muscles, des crampes, des fourmillements; à l'estomac les modifications pathologiques connues sous le nom de *boulimie*, de *gastralgie*. Dans les organes dont la sensibilité est obscure, non perçue, la douleur se manifeste sous l'empire de la maladie; on voit alors les parties les plus insensibles devenir la source de sensations douloureuses qui ne sont encore que l'exaltation de la sensibilité normale et la mise en jeu de la perception. Toutes les sensations de besoin sont dans ce cas. Les douleurs qui naissent dans l'utérus, le foie, les plèvres, le poumon, ne peuvent être attribuées qu'à une lésion capable de produire sur le système nerveux viscéral une impression inusitée, et d'agir sur la perceptivité.

La douleur est la lésion d'une sensation normale.

En résumé, nous refusons à tous les titres d'admettre une sensation générale qui serait celle de douleur; elle n'existe pas plus à la peau que dans les autres tissus. Cette sensation est une augmentation avec perversion des sensibilités normales sous l'influence des irritants ; quand elle se manifeste dans des organes qui en sont habituellement privés, comme dans les viscères, c'est ou parce qu'une impression anormale s'y est produite, ou parce que la perceptivité étant exaltée, nous avons conscience des sensations qui ne sont pas ordinairement perçues. Nous reviendrons sur ces divers points en parlant des sensations de besoin.

Enfin nous adresserons une objection qui nous semble péremptoire à ceux qui font de la douleur une sensation physiologique à part. Ils n'hésitent pas à croire qu'il existe autant d'espèces de nerfs que de sensibilités spéciales. Il y en a donc pour la douleur de la peau, des muscles, du poumon, du foie ; or, si le fait est vrai, ces nerfs existeraient à l'état physiologique dans les tissus les plus insensibles ; car dès l'instant où une maladie vient à les frapper, cette douleur se développe. Singulière hypothèse que celle qui consiste à admettre un organe sans fonction, ou plutôt un organe qui n'a qu'une fonction pathologique et temporaire à remplir, et qui, fort heureusement pour l'espèce humaine, est à l'état latent ou en puissance pendant une grande portion de la vie. Pourquoi donc ne pas croire que la sensibilité pathologique d'un viscère, obscure et non perçue pas le sensorium, mais souvent assez forte pour mettre en jeu, à notre insu, les sympathies les plus vives, les plus durables, et parfois mortelles, peut dans d'autres cas s'exalter, s'altérer, d'où résulte une sensation dans les nerfs splanchnique, rachidien ou encéphalique qui se distribuent aux parties malades? Il n'est pas nécessaire de recourir à une sensibilité générale ; celle qui est propre au tissu s'exalte et se pervertit ; de là les sensations douloureuses, c'est-à-dire l'impression et la perception de ce qui a lieu dans la profondeur de nos tissus, même les plus insensibles. Nous montrerons d'ailleurs, en pénétrant dans l'étude de chaque sensation morbide, que la séméiotique n'a pas retiré de ces distinctions tout ce qu'on s'en promettait.

Des illusions.

Illusions. Nous rangerons, parmi les hyperesthésies des sens avec perversion de la sensibilité, les illusions singulières qui se développent sous l'influence de la maladie des appareils sensitifs et même des cordons nerveux sensoriels. L'illusion est une sensation qui a sa raison d'être dans le milieu ambiant ; il y a impression produite, mais erreur de jugement, tandis que dans l'hallucination l'agent qui met en jeu la sensibilité n'existe pas ; le cerveau fait tous les frais de la sensation fantastique ; dans l'illusion, c'est le sens et son appareil nerveux.

Faits physiologiques.

Parmi les faits qui se rapportent à l'illusion physiologique, nous en citerons quelques-uns qui sont connus de tout le monde. Notre œil aperçoit une brisure dans le point où un bâton plonge dans l'eau ; il croit rond l'édifice qui est carré ; il s'imagine qu'une table, qu'un chapeau immobiles tournent réellement, que la boule promenée sous deux doigts croisés est double, etc.

Faits pathologiques.

Les faits de l'ordre pathologique ne sont pas moins marqués. Après l'ablation d'un membre, le malade éprouve encore les douleurs rhumatismales ou d'autre nature qu'il ressentait autrefois : ce qu'on explique par l'irritation du bout central des nerfs formé encore de toutes les fibrilles nerveuses qui se distribuaient aux parties actuellement absentes. Un coup porté sur le nerf cubital à son passage sur le cubitus donne lieu à une sensation douloureuse qu'on rapporte à l'extrémité du petit doigt. Lorsqu'on presse le globe oculaire, des anneaux étincelants, des phosphènes se font apercevoir dans l'œil. Il en est de même dans les maladies de la rétine. Les maladies de l'œil, de l'oreille, des sens, de l'odorat, font naître diverses espèces d'illusion. Nous verrons que les bourdonnements d'oreille, le tintouin, les odeurs fétides, marécageuses, annoncent souvent l'existence d'otite, d'otalgie, d'un coryza, d'une ulcération nasale, etc. Le frisson et la sensation de froid sont des illusions du sens tactile. On remarquera que dans tous les exemples que nous venons de citer, il n'existe pas d'agent externe, pas de stimulation ; par conséquent, le caractère essentiel assigné par les auteurs à l'illusion fait défaut ; mais le *stimulus* est remplacé par une cause morbide qui affecte les extrémités nerveuses sensorielles. C'est le contraire dans l'hallucination ; l'organe de perceptivité est seul mis en jeu. L'illusion est un phénomène sensoriel objectif, quand il est produit par un excitant étranger ; phénomène sensoriel subjectif, lorsque ce même excitant est en nous comme dans les faits pathologiques que nous avons cités précédemment ; cette distinction est de la plus grande importance en pathologie. En effet, un organe dépourvu de sensations objectives peut en avoir de subjectives ; l'individu qui est atteint d'un coryza est privé d'odorat, et cependant il a souvent la sensation d'odeurs acides, sulfureuses ou fétides. L'aveugle, en pressant sur son œil, provoque des sensations lumineuses, etc. (Voyez ***Hallucinations et rêves***, p. 57 et 84).

Des sensations tactiles morbides.

§ II. DES SENSATIONS MORBIDES SPÉCIALES. — **Des sensations morbides externes ou fournies par la peau.** A. *Sensations morbides fournies par la peau.* Nous ne trouvons aucun inconvénient, en séméiotique, à multiplier le nombre des sensations morbides, à la condition toutefois qu'elles seront bien déterminées, qu'elles correspondront à des actes pathologiques distincts, et qu'on ne les regardera point comme autant de sensations particulières. M. Longet a résumé avec force les objections péremptoires à l'aide desquelles on peut repousser les distinctions qu'on a tenté d'établir entre les sensations de tact, de température, de douleur et d'activité musculaire (1). Que pour la clarté plus grande des descriptions, on isole les phénomènes morbides fournis par la sensation, rien de mieux; mais il faut prendre garde aussi d'enseigner au praticien à dissocier les symptômes, surtout lorsqu'ils ne peuvent pas servir à caractériser une maladie ou un acte pathologique. Or on verra plus loin que la séméiotique n'a absolument rien retiré de tout ce travail de morcellement, de dissémination. Nous ne partageons pas l'espèce d'engouement qui s'est emparé de quelques esprits, et qui les pousse à décrire péniblement et sans résultat des sensations de chatouillement, de vibration, des analgésies, etc. Ils font perdre de vue l'objet principal de la séméiotique, qui n'est pas seulement de séparer les phénomènes morbides, mais aussi de les grouper de manière à en tirer des caractères généraux bien autrement utiles, au lit des malades, et en pathologie générale, que toutes les distinctions éphémères qui surchargent la mémoire et ne donnent aucun aliment à l'esprit. Nous voyons avec peine un grand nombre de médecins s'engager dans cette voie. Ils y sont poussés par le désir immodéré de décrire minutieusement ce que leurs prédécesseurs ont signalé, à grands traits, et surtout de se distinguer par une description

(1) Longet, *Traité de physiologie*, t. I, p. 158, 2e édit., 1860.

plus patiente. Cette direction, utile dans les sciences physiques, ne doit pas leur faire perdre de vue les études synthétiques et les faits généraux.

Divisions séméiotiques des troubles de la sensibilité cutanée.

Divisions. La sensibilité tactile excitée par les agents externes fait reconnaître, avec le concours de l'intelligence, la configuration des corps, leur résistance, leur température. La peau possède donc la faculté de sentir le contact, le chatouillement, la vibration et la température des corps. Nous décrirons les sensations morbides sous les titres, 1° d'*hyperesthésie avec perversion de la sensation tactile ;* 2° d'*anesthésie ou de diminution de cette même sensation.* La première comprendra l'étude des différentes espèces d'hyperesthésie et de douleur, qui n'est pour nous que la perversion d'une sensibilité normale perçue ou non perçue, ou le développement d'une sensation douloureuse dans des tissus qui en sont normalement dépourvus. Nous avons consacré à l'étude générale de ces sensations morbides d'assez longs développements (t. I, p. 396) ; il ne nous reste plus qu'à les examiner comme symptômes et comme signes.

Causes nombreuses d'erreurs.

Si l'on veut acquérir des notions certaines sur les sensations cutanées dans l'état morbide, il faut s'environner de précautions nombreuses, car il est facile de tomber dans des erreurs de plusieurs genres. Les malades n'ont pas toujours l'intelligence assez développée pour que leur récit mérite une entière confiance ; souvent ils se trompent ou trompent l'observateur, sans le vouloir, par inattention ou par amour-propre ; plus souvent encore la ruse, l'intérêt et d'autres passions interviennent et doivent mettre en garde le médecin contre les faits curieux et étranges dont il est témoin. Il suffit de citer les fraudes bien connues des hystériques pour montrer combien il faut apporter de circonspection dans l'étude des sensations morbides. Lors même que les malades sont de bonne foi il est indispensable encore de répéter, un grand nombre de fois, la même expérience, en cachant soigneusement à leurs yeux les diverses manœuvres auxquelles on est forcé de recourir pour bien constater les altérations de la sensibilité tactile.

Hyperesthésie et perversion de la sensibilité tactile.
A. Hypéresthésie.

1° Perversion de la sensation de contact. — Hyperesthésie de la peau. Les sensations morbides qui se passent à la peau sont de différente nature, et doivent être distinguées les unes des autres. Tantôt le contact des corps les plus doux comme les vêtements est senti très-vivement ; la sensibilité est alors exaltée et en même temps pervertie, car le toucher ne donne plus qu'une notion inexacte des qualités des corps extérieurs. Tantôt l'hyperesthésie est constituée par une douleur réelle ; c'est une dermatalgie.

Sensations de froid, de fourmillement, de douleur.

Il faut ranger parmi les perversions des sensations tactiles celles qui sont marquées : 1° par une sensation de froid, de chaleur ou de brûlure à la peau ; 2° par un sentiment de prurit, de reptation, de fourmillement, d'élancement ; 3° par une douleur localisée, comme dans la névralgie de la peau. On remarquera que ces diverses sensations n'ont pas leur raison d'être dans des corps extérieurs qui seraient venus s'appliquer sur le tégument. Elles se développent sans excitation externe, sans *impression;* elles constituent donc de véritables *illusions* du sens tactile, et appartiennent aux *sensations subjectives.* Cette importante distinction n'est point faite dans les traités de séméiotique qui comprennent, sous le nom d'*hyperesthésie* les phénomènes les plus disparates, et à la production desquels l'accroissement de sensibilité ne prend qu'une part fort contestable. La physiologie et la pathologie nous apprennent comment elles se produisent. On sait qu'un excitant quelconque, l'électricité, la piqûre, par exemple, dirigé sur un nerf de sensibilité spéciale, y détermine une ou plusieurs des sensations spéciales qui lui sont propres : celle de rayons lumineux dans l'œil, de bruit dans l'oreille, de saveur dans la bouche, d'odeur dans les fosses nasales. Remplacez cet excitant par une maladie qui porte sur les nerfs, et vous aurez le même phénomène. D'autres fois c'est dans l'organe de la perceptivité, le cerveau ou la protubérance qu'est le point de départ de la sensation pathologique qui est alors cérébrale. L'hallucination pathologique remplace l'illusion.

Altération générale ou partielle de la sensibilité cutanée.

Les troubles de la sensibilité cutanée sont généraux : ce qui est rare ; ou partiels : dans ce dernier cas, limités à une moitié du corps ou du tronc, à un membre, à une portion très-circonscrite de la peau ou de la membrane muqueuse qui revêt les ouvertures naturelles. Cette localisation de la sensation morbide est d'une grande valeur en séméiotique parce qu'elle permet de diagnostiquer la maladie d'un nerf, de la moelle épinière ou du cerveau.

Lois physiologiques qui président aux localisations.

Nous devons au sujet de la localisation des sensations morbides de la peau, rappeler quelques lois générales de physiologie sur lesquelles on est généralement d'accord et dont la connaissance est indispensable, en séméiologie. 1° Pour que la sensibilité reste intacte, il faut l'intégrité des cordons postérieurs de la moelle épinière et de leurs prolongements à travers la protubérance, jusque dans le cervelet et le cerveau. 2° Il faut de plus l'intégrité de l'axe de substance grise intra-médullaire qui joue aussi le rôle de conducteur des impressions. 3° On va même aujourd'hui jusqu'à croire que la fonction des cordons postérieurs de la moelle ne s'accomplit parfaitement qu'à la condition que les faisceaux antérieurs ne sont pas lésés. 4° L'influence directe de la moelle sur les organes de sensibilité est un fait qui avait été généralement accepté jusque dans ces derniers temps. On croyait que les phénomènes pathologiques ont toujours leur siége du même côté que le faisceau lésé de la moelle ou que la maladie des nerfs rachidiens, tandis qu'ils sont croisés pour les nerfs cérébraux. Cependant voici que des recherches récentes, et d'une grande précision, conduisent à établir que la transmission des sensations peut-être croisée, quoique les études histologiques faites sur les cordons postérieurs de la moelle indiquent le non-entre-croisement dans la commissure postérieure (Kolliker, Jacubowitsch, Owsjannikow, Longet). 5° Rappelons enfin que les sensations morbides de la peau sont plus tardives et plus rares que les troubles de la motilité, quand ceux-ci existent et qu'elles annoncent presque toujours une lésion moins grave.

L'hyperesthésie cutanée est le signe des névroses et des maladies du système nerveux. A. Générale.

A. *Hyperesthésie générale*. Elle réside dans le tissu de la peau et ne suit pas le trajet des nerfs ; elle doit être regardée comme une perversion de la sensation de contact. Elle n'est *générale* que dans les maladies qui frappent tout le système nerveux, le cerveau, la moelle, etc., comme dans l'hystérie, l'hypocondrie, la manie aiguë, dans quelques cas de méningite cérébro-spinale, d'encéphalite diffuse, dans la rage. L'âge critique est la cause fréquente d'une névropathie dont l'hyperesthésie générale est un des symptômes les plus ordinaires (t. I, p. 420). Quelques poisons tels que l'opium, l'alcool, le haschisch, développent une sensibilité exquise sur tout le tégument externe.

La peau privée en grande partie de son épithélium comme dans la scarlatine ou après de longues et graves maladies, acquiert une sensibilité telle que la moindre impression y est douloureuse. Dans ce cas la contexture de l'organe est momentanément altérée.

Sans être universelle, cette sensation morbide peut se disséminer sur un grand nombre de points, les occuper successivement, offrir dans sa durée, son intensité, des variations qui doivent faire songer immédiatement à une des névroses précédentes, ou à la chlorose, au rhumatisme, à la goutte plus rarement à une intoxication spécifique dont il sera parlé plus loin.

B. L'*hyperesthésie partielle*, beaucoup plus fréquente que la première, se distingue de la névralgie en ce qu'elle ne suit pas le trajet des nerfs (t. I, p. 422). Elle est limitée au tronc, au cou, à une moitié du corps, à un membre, quelquefois à une portion de la peau d'un à deux centimètres carrés. Ce trouble, circonscrit à une petite surface, indique ordinairement les mêmes névroses que l'hyperesthésie générale (hystérie principalement). Cependant il faut s'en défier : il peut se lier à une lésion commençante de la moelle ou du cerveau. Lorsqu'il se localise, il acquiert plus de valeur séméiotique ; limité aux deux membres inférieurs ou à un seul et persistant sans diminution notable, il fait craindre l'existence d'une méningite rachidienne ou d'une méningo-myélite. Il serait téméraire, malgré les notions physiologiques que nous possédons aujourd'hui, d'affirmer que cette inflammation porte exclusivement sur les cordons sensitifs de la moelle, même en l'absence de toute espèce de trouble de la motilité. Au début du ramollissement inflammatoire de la moelle, la peau devient quelquefois d'une sensibilité

B. Partielle.

extrême, dans quelque région du ventre, de la poitrine ou des membres. Des congestions de nature différente s'annoncent de la même manière. Dans la forme chronique on voit ces hyperesthésies s'accroître ou diminuer suivant l'intensité de la congestion.

La paralysie partielle du sens tactile caractérise l'hystérie. Elle se reconnaît à ce que ses limites sont mal tranchées, à contours sinueux. Elle occupe souvent le tronc seul, et coïncide avec des anesthésies situées dans d'autres points.

Dans les affections du cerveau et de la moelle, l'hyperesthésie se manifeste dans un membre ou dans les deux à la fois; quelquefois cependant elle est circonscrite. Sous l'empire d'un honteux libertinage, la peau peut acquérir une sensibilité anormale excessive dans des régions qui en sont habituellement dépourvues, comme à l'ombilic et à l'anus.

Dermatalgie; son siége;

Dermatalgie. La simple pression du doigt suffit pour déterminer dans la peau une sensation de piqûre, de brûlure, ; la main ou les pieds semblent aux malades dénudés, écorchés; le contact du sol ou des draps leur est très-pénible. La douleur cutanée se trouve plus souvent au tronc qu'aux membres, et, dans l'hystérie, sur la vulve et le bassin; ce qui, loin de faire désirer aux malades les relations sexuelles, les leur font redouter. Les maladies de l'utérus produisent souvent la même sensibilité pathologique. Nous l'avons observée sur la membrane muqueuse linguale sans aucune maladie appréciable : il en résultait presque l'impossibilité de manger et de parler.

son caractère; elle est accompagnée d'anesthésie

La douleur de la peau est une sensation complexe qui s'accompagne d'élancement, de fourmillement et d'engourdissement, qui diminue beaucoup la faculté de sentir, et détermine souvent l'anesthésie. Aussi rangeons-nous la dermatalgie dans les perversions de la sensibilité normale, et non dans les hyperesthésies simples. La piqûre, l'électricité, le frottement rude produisent dans la peau ainsi altérée une sensation moins pénible que si elle était saine. Il y a donc de l'analgésie et de l'anesthésie. Souvent, dans le même point où la peau sent, obscurément et comme à travers une gaze, le contact, la pression des corps, la douleur électrique ou la piqûre sont à peine sentis, et cependant il existe une hyperesthésie vive dans les mêmes points. D'ailleurs ces distinctions n'ont aucune utilité pour le diagnostic. On retrouve les mêmes troubles de la sensibilité dans les névroses et dans le cours des maladies du cerveau et de la moelle. C'est ce que nous avons pu constater, de la façon la plus distincte, sur nous-même dans une dermatalgie rhumatismale qui affectait l'avant-bras droit. La douleur spontanée était bien autrement vive et difficile à supporter que la douleur provoquée par la piqûre, l'électricité ou les frictions les plus dures. Nous défions les plus habiles et les plus subtiles observateurs de sortir de toutes les distinctions qu'ils ont prétendu établir lorsqu'ils trouvent à la fois sur une peau excessivement douloureuse l'anesthésie, l'analgésie, le fourmillement, le sentiment de brûlure.

La dermatalgie, chez les hystériques, n'est pas aussi commune qu'on pourrait le croire (1). Cette douleur est aussi le signe du rhumatisme cutané et de l'intoxication saturnine.

dans l'hystérie, le rhumatisme, les maladies plombiques.

(1) M. Briquet ne l'a observée que quarante-quatre fois sur quatre cent trente hystériques (un neuvième). Voyez l'excellent travail de cet auteur qui nous a souvent servi : *Traité clinique et thérapeutique de l'hystérie*, p. 206, in-8°, Paris, 1859.

Sensation de froid et de chaleur.

Sensation de chaleur et de froid. Nous rangeons parmi les sensations cutanées morbides celle qui nous fait croire que la peau éprouve un froid réel, tandis qu'il n'en est rien. Les expériences thermométriques prouvent surabondamment qu'au moment où cette sensation a lieu la température dépasse la limite physiologique (+ 37 cent.). Cette sensation de froid est donc fausse, illusoire. Dépend-elle du nerf du sentiment, dont la section abaisse réellement la température des parties correspondantes, tandis que la sensation de chaleur tiendrait au filet du grand sympathique, dont la section amène, au contraire, un accroissement de chaleur? S'il y a doute à cet égard (1), le fait du trouble de la sensation n'en est pas moins très-marqué dans un grand nombre de maladies : A, dans les fièvres intermittentes, pendant le stade de frisson ; B, au début d'un grand nombre de fièvres continues, d'inflammations et dans les névroses, surtout l'hystérie et l'hypocondrie, dans la chlorose, dans les maladies qui gênent la circulation centrale ou périphérique, principalement dans l'artérite, la gangrène et les maladies du cœur, etc. Dans le rhumatisme musculaire, la peau paraît au malade froide et glacée en plusieurs points ; quelquefois cette sensation est en rapport avec un refroidissement réel ; mais plus ordinairement elle est fausse.

La sensation de chaleur se manifeste à peu près dans les mêmes conditions pathologiques. Elle est souvent en harmonie avec les actes réels qui se passent à la peau, où il y a augmentation réelle de température, comme dans l'érysipèle, l'érythème, la variole, la rougeole, l'acro-

(1) Cl. Bernard, *Leçons sur la physiologie et la pathologie du système nerveux*, t. II, p. 490, in-8°, Paris, 1858.

dynie. Ce symptôme a été observé aux mains, aux pieds, sur le tronc, dans la myélite et dans le ramollissement cérébral.

De l'anesthésie cutanée. Nous nous sommes déjà déclaré contre les distinctions subtiles qu'on a introduites dans les sensations tactiles normales et pathologiques. Nous avons prouvé que ce qu'on a présenté comme un chef-d'œuvre d'analyse et de séméiotique n'est fondé ni en physiologie, ni en clinique, et que la séméiologie n'y a absolument rien gagné.

Anesthésie complète et incomplète.

Quand l'anesthésie est *complète*, c'est inutilement qu'on touche, qu'on pince, qu'on pique, qu'on chatouille la peau, qu'on y applique la chaleur et même l'électricité, aucune espèce de sensation n'est produite. Dans l'*anesthésie incomplète*, une ou plusieurs de ces manœuvres peuvent être senties : mais, dans tous les cas, la sensation de contact est toujours altérée à différents degrés. On a prétendu distinguer de l'anesthésie, l'analgésie ou, en d'autres termes, on a supposé que la sensation de contact étant abolie, la faculté de sentir la douleur pouvait être conservée. Nous ne nions pas l'existence des modifications de la sensibilité cutanée ; nous disons seulement qu'on n'est pas fondé à établir autant de sensibilités spéciales que de modifications morbides. L'observation clinique et l'analogie nous apprennent que la douleur cutanée n'est autre chose que la perversion de la faculté spéciale, qu'on appelle la faculté de sentir le contact. Cette douleur peut être : 1° spontanée, non provoquée par le contact d'un corps, comme dans le rhumatisme, la myélite, l'encéphalite ; 2° dépendre de la perversion de la faculté tactile par suite d'une lésion matérielle de la peau, telle que la lèpre ou toute autre affection cutanée ; 3° simple

Distinction fausse entre l'anesthésie et l'analgésie.

trouble idiopathique, sans que, dans aucun de ces cas, on puisse admettre qu'il se développe, de toutes pièces, une sensibilité à la douleur qu'on appellerait une *algie*, ou une insensibilité qu'on nommerait *une analgésie*. Singulière physiologie qui admet, comme nous l'avons dit ailleurs, qu'il y a une propriété du système nerveux qui sommeille, reste latente, et ne sert que dans les *occasions pathologiques*; singulière anatomie qui suppose l'existence de nerfs spéciaux que personne n'a vus. Répétons donc que l'analgésie est une anesthésie cutanée, et rien de plus. On n'est pas plus autorisé à en faire une faculté à part qu'on ne le serait à en créer une semblable pour l'utéralgie, pour la douleur hépatique, pleurale, pulmonaire, ou la myodinie. Entrons dans l'analyse des faits.

Disons d'abord que l'anesthésie complète entraîne l'analgésie, qu'elle précède toujours (Briquet); que quand on constate l'existence d'une douleur sur les parties frappées d'anesthésie, c'est que celle-ci est incomplète ou qu'on emploie pour provoquer la sensation des agents plus violents que ne le sont ceux qui la produisent d'ordinaire, comme la piqûre ou la brûlure. Nous avons sous les yeux, en ce moment, trois jeunes hystériques dont la peau des membres inférieurs est atteinte d'anesthésie. Si on la pince, si on la pique, si on l'électrise avec modération, on n'excite aucune sensation de tact ni aucune douleur; mais il n'en est plus de même si l'on agit plus fortement : on détermine alors une sensation qui a encore de la peine à devenir une vraie douleur. Il en est de même quand on emploie le calorique : la peau anesthésiée ne sent pas la chaleur de la main ni un froid peu intense, tandis qu'elle accuse des températures beaucoup plus hautes ou très-basses. Même remarque pour le chatouillement, qui peut souvent être perçu par le malade, tandis que le contact ne l'est plus. Nous ne pouvons résister au désir de citer le passage suivant, emprunté à M. Briquet : « Chez un malade il y aura de l'analgésie pendant que le tact existera à un certain degré : chez un autre, ce sera le contraire ; chez un troisième les températures seront mal appréciées ; mais quelque variété qu'il y ait, il existe toujours comme lésion fondamentale une diminution notable dans le tact (1). Si les sensations de température, de contact semblent disparaître quelquefois plus promptement que celles de douleur, c'est parce qu'elles ne sont que des manières d'être plus délicates et plus fugaces de la sensation tactile. Quoi qu'il en soit, il est hors de doute que la première faculté lésée est cette dernière, et que l'analgésie ne saurait exister sans un certain degré d'anesthésie. Maintenant que l'on puisse exciter la sensation avec la piqûre, le chatouillement, l'électricité, le sinapisme, les corps froids, ce n'est pas une raison suffisante pour en faire autant de sensibilités spéciales. On n'a pas établi, que nous sachions, dans le sens du goût, des facultés sapides différentes pour les acides, les alcalins, les amers ; ni dans l'œil, des facultés différentes pour la forme, la saillie et les différentes couleurs, etc. ; dans l'oreille, pour le son et le timbre ; et cependant quoi de plus différent que ces qualités physiques diverses des corps ou de l'éther (2) ?

On n'a retiré jusqu'à présent, de cette minutieuse analyse des sensations tactiles, aucun signe important pour le diagnostic ou le pronostic. Pour être sûr que leur

Causes nombreuses d'erreur.

(1) *Traité de l'hystérie*, déjà cité, p. 283.

(2) Voyez sur ce sujet Longet, *Traité de physiologie*, p. 158, in-8°, Paris, 1860.

Précautions dont il faut s'entourer.

altération existe bien chez les malades, il est nécessaire de varier les expériences, de les recommencer un grand nombre de fois, d'examiner séparément les effets du toucher, de la pression, de la piqûre, du pincement, de la cautérisation avec le fer rouge, des courants électriques intermittents, et surtout de soustraire soigneusement aux yeux du malade, couverts d'un voile épais, les expériences diverses qu'on institue sur la sensibilité. Si l'on se rappelle que les hystériques et les névropathiques de tout genre ont été le sujet très-habituel des recherches faites sur l'anesthésie, on ne sera pas étonné de nous voir adresser des recommandations si pressantes aux observateurs, afin qu'ils puissent échapper à la supercherie et à l'erreur qui les attendent au milieu de leurs investigations.

La peau anesthésiée ne sent pas ou sent mal les irritants, les vésicants, les rubéfiants qui y produisent cependant leurs effets ordinaires (rougeur, chair de poule). L'électricité communiquée avec les pinceau n'éveille pas davantage la sensibilité : quand on fait cette expérience, il ne faut pas que le courant parvienne aux muscles sous-jacents. Les membranes muqueuses anesthésiées perdent la faculté de sentir leurs stimulants normaux : le clitoris, la vulve, le vagin sont insensibles, quoiqu'ils soient encore capables d'entrer en érection. La circulation capillaire est moins active dans la peau : on la trouve ordinairement plus pâle, plus froide, privée en quelque sorte de vie, surtout si le mal dure depuis longtemps.

Siége de l'anesthésie

Le *siége* de l'anesthésie présente de curieuses particularités. On l'observe parfois sur toute la peau, mais plus fréquemment sur toute une moitié du corps ; cette *hémianesthésie* se remarque au visage, au tronc et aux membres supérieurs et inférieurs du même côté; elle s'arrête quelquefois exactement à la ligne médiane, comme nous en avons encore un exemple sous les yeux; ou la dépasse et s'étend ultérieurement de l'autre côté. Les anesthésies partielles occupent tantôt une moitié de la face, de la poitrine ou du ventre, tantôt les membres supérieurs ou inférieurs, ou les deux inférieurs seulement. Parmi les anesthésies localisées dans un très-petit espace, nous devons citer celles que présentent un ou plusieurs doigts du pied, de la main, une partie souvent très-restreinte du tronc ou de l'abdomen, la conjonctive oculaire et palpébrale, la paupière, les grandes et petites lèvres, la vulve, le vagin, le gland, et l'anus.

Caractères communs à toutes les anesthésies.

Les anesthésies offrent des caractères variables suivant les maladies dont elles sont les symptômes; voici ce qu'on peut dire de plus général à leur sujet. Elles ne sont en rapport ni avec le trajet des nerfs ni avec les branches vasculaires; elles tiennent à l'altération fonctionnelle des nerfs cutanés. Elles se manifestent à la périphérie du corps, à son centre; sont toujours plus intenses dans les régions qu'elles ont d'abord envahies, et plus marquées à la partie externe qu'à la partie interne des membres; enfin plus fréquentes dans les membres inférieurs que supérieurs. L'anesthésie peut se compliquer d'hyperesthésie, de convulsions ou de paralysies des muscles sous-jacents à la peau.

Il faut remarquer que la perte du sentiment apporte un trouble parfois considérable dans l'accomplissement des mouvements, surtout lorsque l'anesthésie porte sur les pieds ou sur un organe de préhension comme la main. Lorsque celle-ci ne sent plus le contact du corps, elle devient très-maladroite, ne peut plus saisir des objets délicats, à moins que la vue ne la dirige. Il est vrai que souvent la paralysie du sens d'activité musculaire vient s'ajouter à celle du sentiment.

Anesthésie générale; symptôme : A. des maladies du cerveau.

L'anesthésie générale persistante, chronique et apyrétique appartient exclusivement à l'hystérie ou à quelques-unes de ces névroses qui abolissent l'intelligence; dans ce dernier cas, elle se présente sous forme d'accès, comme dans la catalepsie, l'extase, l'hypnotisme, le somnambulisme naturel ou provoqué, l'hystérie, l'épilepsie. L'existence de l'anesthésie cutanée chez les hystériques, les somnambules, les hypnotisés, est un fait de haute importance qui explique un grand nombre de phénomènes dus à l'insensibilité cutanée avec lesquels les charlatans ont toujours spéculé. Cette insensibilité est portée à un haut degré dans l'aliénation mentale. Les pauvres fous restent indifférents aux variations les plus extrêmes de température; les lypémaniaques se déchirent la peau, se font des blessures cruelles, sans ressentir de douleur. Dans toutes ces maladies, c'est la perceptivité qui est abolie par suite de l'altération des facultés intellectuelles. Il en est de même dans le délire des ivrognes et d'autres formes de délire.

L'anesthésie est très-rare dans l'hémorrhagie cérébrale, à moins que la protubérance ou la moelle allongée n'aient été, en grande partie, divisées ou détruites par le coup de sang, ou bien que le malade ne soit tombé dans un état comateux, quelle qu'en soit la cause (hémorrhagie intra-cérébrale, meningée, ramollissement, méningite simple ou par tubercule, etc.).

B. des altérations spécifiques du sang.

Après les maladies du cerveau, nous ne trouvons plus que les altérations du sang qui puissent abolir la sensibilité tactile sur toute la surface cutanée. Les praticiens connaissent l'insensibilité due à l'éther, au chloroforme, à l'aldéhyde, à la liqueur des Hollandais, à l'acide cyanhydrique, à la benzine, à l'acide carbonique au sulfure de carbone. Rappelons enfin que l'anesthésie cutanée générale se rencontre dans l'intoxication par le plomb, l'arsenic, l'alcool, l'opium et le haschich.

Lorsque le sang ne peut plus dégager son acide carbonique au contact de l'air ou qu'il reçoit une quantité insuffisante d'oxygène, l'asphyxie ne tarde pas à déterminer graduellement, ou très-vite, une anesthésie générale incomplète ou complète. C'est ce qui a lieu dans la période asphyxique du croup, chez les sujets qu'on opère; dans l'angine gutturale grave, l'emphysème à marche aiguë, les pneumonies étendues et arrivées au troisième degré, les maladies du cœur et des gros vaisseaux, et la forme asphyxique du choléra-morbus. La physiologie nous apprend que l'intégrité de la circulation capillaire est indispensable pour que la sensation s'exerce avec son intensité normale. Une autre cause non moins puissante qui intervient également pour produire l'anesthésie est le trouble de la circulation cérébrale et la stase d'un sang altéré dans la substance nerveuse; d'où résultent l'altération de la perceptivité qu'on trouve dans tant de maladies du cerveau. C. de l'asphyxie.

L'anesthésie locale, complète ou incomplète, avec ou sans lésion de la motilité, est un signe fréquent des névroses. De toutes les affections nerveuses, l'hystérie est celle qui s'accompagne le plus fréquemment d'une anesthésie partielle complète ou incomplète, consécutive à une ou plusieurs attaques, et persistant dans leur intervalle. Pour donner une juste idée de sa fréquence extrême, nous rappellerons que M. Briquet, sur

Anesthésie locale : 1° Symptomatique d'une : A. névrose : hystérie.

quatre cents sujets hystériques, en a trouvé deux cent quarante atteints d'anesthésie d'un ou de plusieurs organes ; sur ce nombre la peau était toujours anesthésiée en quelques points, à différents degrés (ouvr. cité, p. 278). Il faut donc, chaque fois qu'on a lieu de soupçonner l'existence de cette névrose ou qu'on est en doute sur la nature d'une maladie nerveuse, rechercher avec soin l'état de la sensibilité sur le tégument externe et les ouvertures naturelles.

B, de la folie. Les mêmes anesthésies partielles se retrouvent dans la lypémanie, la monomanie religieuse, les manies, la nosomanie, chez les extatiques et tous les individus qu'une forte passion, une émotion morale, des travaux incessants de l'esprit jettent dans un état névropathique passager ou permanent. S'il est incontestable qu'on doit voir dans les malheureux qui étaient torturés jadis sous le prétexte de sorcellerie et de commerce avec le diable, des lypémaniaques, des fous de tout genre, des hypocondriaques et surtout des hystériques, chez lesquels l'anesthésie cutanée passait pour une preuve évidente de sortilége, il n'en est pas moins vrai que la cruauté et le fanatisme religieux frappaient des hommes sains plus encore que des malades.

C. des maladies cérébrales. Plusieurs affections aiguës et chroniques du cerveau s'annoncent par des anesthésies limitées : de ce nombre sont l'encéphalite partielle, le ramollissement chronique, l'hémorrhagie interstitielle, la paralysie générale avec ou sans aliénation de l'esprit, la pellagre. L'anesthésie seule n'a aucune valeur séméiotique dans ces maladies ; mais elle en acquiert réunie à d'autres symptômes auxquels elle succède ou qu'elle remplace. Elle est limitée à un côté du visage, à un bras, à une jambe, et associée à la paralysie du mouvement, dans l'hémorrhagie du cerveau; elle s'accompagne de contractures ou de convulsions cloniques dans le ramollissement partiel et chronique. Son apparition tardive dans un membre paralysé déjà du mouvement, sa persistance, sans variations d'intensité, suffisent pour faire reconnaître une hémorrhagie ou une encéphalite chronique. L'hémi-anesthésie et l'hémiplégie simultanée de la face ou d'un membre indiquent que l'hémorrhagie réside du côté opposé.

Lésion des cordons nerveux qui transmettent la sensation.

Il faut maintenant examiner un second ordre de maladies du système nerveux, qui ont leur siége dans les organes chargés de transmettre la sensation, à savoir dans la moelle et les branches nerveuses.

A. Des maladies de la moelle;

A. *Moelle.* Les membres inférieurs sont privés de sensibilité dans le ramollissement de la partie inférieure de la moelle; les membres supérieurs, le tronc, le ventre offrent le même symptôme quand la lésion atteint la portion dorsale ou cervicale. Il est très-rare que celle-ci soit exactement limitée à un des cordons postérieurs; cependant il en existe des exemples, et alors l'anesthésie est unilatérale et du même côté que la lésion. Nous avons cependant fait remarquer ailleurs que la commissure postérieure et la substance grise pouvaient transmettre la sensation morbide du côté opposé, et qu'il y a des exemples de paralysie croisée du sentiment.

B. et de ses enveloppes.

On observe encore l'anesthésie dans l'hémorrhagie de la moelle, dans les plaies et les blessures qui intéressent sa substance, après les chutes et les violences qui portent leur action sur elle, enfin dans toutes les maladies qui après avoir altéré la contexture des os et des parties fibreuses dont est formé le canal vertébral, étendent leur action jusqu'à la substance nerveuse elle-même

(mal vertébral, de Pott, incurvations rachidiennes, ostéite, ramollissement des os.)

C. Maladies de nerfs.

Les parties de la peau auxquelles se distribuent un des nerfs rachidiens ou cérébraux soit mixtes, soit sensoriels, perdent leur sensibilité quand ces nerfs ont été comprimés, détruits par une tumeur fibreuse, cancéreuse ou vasculaire ou compris dans l'altération des tissus qu'ils sont obligés de traverser. Il faut donc examiner soigneusement le trajet des nerfs, lorsqu'on trouve la sensibilité cutanée modifiée en quelque point.

Il faut placer au nombre des causes spécifiques qui agissent sur le système nerveux cutané lui-même les agents anesthésiques, comme le froid, le chloroforme, l'acide carbonique appliqués sur la peau, où ils déterminent une anesthésie telle qu'on peut y pratiquer des opérations sans exciter la douleur. L'anesthésie partielle est souvent produite par la névralgie d'un nerf mixte ou du sentiment. Les névralgies sciatique et faciale s'accompagnent, surtout lorsqu'elle sont violentes ou déjà anciennes, d'anesthésie cutanée du visage et des membres. La paralysie du sentiment de tout un côté de la face dénote la lésion du nerf trijumeau ou de la portion du cerveau dans laquelle il vient plonger (corps restiforme).

D. Maladies portant sur la circulation.

La gêne de la circulation capillaire, par suite de l'oblitération de l'artère principale, est suivie de l'anesthésie du tégument externe. On la retrouve encore dans la gangrène par artérite, après la ligature de l'artère principale d'un membre, ou dans le cas de gêne apportée à la circulation par une tumeur anévrismale, etc. Le libre afflux du sang est nécessaire à la facile distribution de l'influx nerveux.

E. Maladies de la peau.

Nous ne ferons que mentionner les maladies nombreuses de la peau qui, en altérant sa texture et ses fonctions, provoquent une anesthésie partielle, incomplète ou complète. Le retour fréquent d'un érysipèle ou d'un eczéma, l'érythème, l'éléphantiasis des Arabes, le vitiligo, etc., éteignent la sensibilité cutanée dans les régions qu'ils ont occupées longtemps ou sur lesquelles ils siégent encore. Dans la pellagre, les mains que couvre un érythème si caractéristique, perdent leur sensibilité.

Après des pertes copieuses de sang, il n'est pas rare d'observer l'anesthésie partielle de la peau. Il en est de même dans la chlorose, maladie qui est liée aux troubles menstruels, et détermine des accidents nerveux dont l'intensité s'accroît encore par l'effet de la lésion du sang. F. Maladies du sang.

L'existence dans le sang d'un agent spécifique est une des causes les plus fréquentes d'anesthésie partielle de la peau. L'intoxication saturnine s'accompagne souvent de la perte du sentiment sur plusieurs parties du corps ; sur la face dorsale des mains, sur l'avant-bras, la poitrine et le ventre ; la paralysie concomitante du mouvement la fait reconnaître. Le bromure de potassium, donné à haute dose, agit de la même manière ainsi que le sulfure de carbone, l'arsenic et l'ergot de seigle. Il est vrai que ce dernier agent produit en outre une lésion profonde de la circulation (gangrène). G. Intoxication.

Anesthésie sympathique. Nous n'avons examiné jusqu'à présent que les anesthésies symptomatiques ; il nous reste à parler des sympathiques. Les plus fréquentes de toutes sont celles qu'on observe chez les femmes atteintes d'affections utérines (engorgement, déviations, flexions, cancers, ulcérations) ou arrivées à l'époque critique. Dans ce cas l'hystérie n'est pas étrangère à la production de l'anesthésie. On l'a aussi observée sur les parois de la poi- Anesthésie sympathique.

trine dans la pneumonie, la pleurésie, la phthisie pulmonaire. Dans le choléra-morbus asiatique, la peau des membres supérieurs et inférieurs perd sa sensibilité normale ; il en est de même dans quelques cas de dysenterie violente, dans les maladies chroniques des voies urinaires chez l'homme, enfin dans des affections générales telles que les fièvres exanthématiques, la fièvre typhoïde, la diphthérie, la fièvre puerpérale. La peau des mains, d'un ou de plusieurs doigts, d'un membre, devient insensible, et ce symptôme coïncide souvent avec la paralysie du mouvement. L'attention des auteurs est fixée depuis un très-petit nombre d'années sur ces paralysies qui ont fait le sujet de travaux recommandables (Landry, Leroy-d'Étiolles, Maingault, Gubler, etc.). Dans toutes ces maladies, plusieurs conditions morbides dont il faut tenir grand compte interviennent : en première ligne, l'altération profonde du système nerveux, du sang et de la nutrition ; en seconde ligne, les causes épidémiques, l'âge, le sexe, le traitement débilitant. Ces anesthésies, n'ont rien de spécial et qui puisse en faire reconnaître l'origine. La recherche des causes antérieures peut seule conduire au diagnostic.

Anesthésie essentielle.

Le nombre des anesthésies cutanées *idiopathiques* est aujourd'hui peu considérable. Presque toutes celles que l'on connaît se rattachent à l'hystérie, au rhumatisme ou à une maladie du système nerveux et du sang dont nous avons déjà parlé (sympathiques et symptomatiques).

Nous ne devons envisager l'anesthésie que d'une manière générale ; nous rappellerons donc seulement que, dans certaines parties du corps, des nerfs exclusivement sensitifs animent la peau, et que si ces nerfs viennent à être lésés dans leur fonction ou dans leur texture, la peau perd sa sensibilité. C'est ce qui a lieu au visage où la cinquième paire est affectée, comme on le sait, à la sensibilité des téguments. L'anesthésie d'un côté du visage indique très-nettement la paralysie de cette paire de nerfs, surtout s'il s'y ajoute l'insensibilité de la conjonctive, la diminution de la faculté visuelle et de la contractilité de l'iris, des altérations de nutrition telles que l'opacité et la perforation de la cornée ; du côté de l'olfaction, des troubles de sensibilité tactile et de sécrétion propres à la membrane muqueuse, etc. Quant à la sensibilité spéciale, elle ne subit aucun changement ; les sens olfactifs, auditifs et de la gustation conservent toute leur acuité. On doit noter seulement les troubles de sécrétion lacrymale, muqueuse et salivaire, auxquelles président certaines branches de ce même nerf.

Sensations de chatouillement, de piqûre, etc.

Sensations diverses de chatouillement, de piqûre, de prurit, etc. La peau est le siége d'une démangeaison plus ou moins intense, dans un grand nombre de maladies qui affectent cet organe, et dont le prurit est le symptôme (lichen, prurigo, psoriasis). La sensation de fourmillement, qui a pour siége habituel les doigts des pieds et des mains, est le symptôme de la congestion cérébrale, de l'encéphalite partielle primitive ou consécutive, de la paralysie générale commençante, de la pellagre, de l'intoxication saturnine, arsenicale ou par le sulfure de carbone. Si c'est aux deux pieds ou aux deux membres simultanément que la formication a lieu, ou si elle persiste en augmentant d'intensité, on doit craindre une lésion de la moelle ou du cerveau. Elle est très-fréquente dans la névropathie de retour d'âge, et précède souvent l'anesthésie et la paralysie du mouvement.

Sensation d'aura.

Sensation d'aura. On appelle ainsi une sensation purement subjective qui ressemble, suivant le récit des malades, à une vapeur, un frémissement, un fourmillement, une douleur obtuse qui, partis d'un point variable du corps, suivraient une marche centripète et viendraient aboutir au cerveau. Cette sensation est du nombre de celles qui ont évidemment leur siége et leur point de départ dans le cerveau : c'est une hallucination dans le sens propre de ce mot, ainsi que nous l'avons dit ailleurs. Comme dans celle-ci, le malade rapporte au petit doigt, à la plante du pied, à l'épigastre, à l'utérus, au cœur, en un mot à un organe quelconque, une sensation qui est créée de toutes pièces par le centre de perception malade. Elle ne part point d'un organe malade comme dans l'illusion. Elle est si peu en rapport avec son point de départ que celui-ci, n'est pas le même, à chaque accès d'aura, et qu'on doit considérer comme autant de fables les récits de guérison d'épilepsie obtenue par l'ablation du doigt et de la peau affectée, ou par l'application d'un vésicatoire, d'une ligature, etc.

Dans l'épilepsie. L'aura se manifeste dans plusieurs maladies : dans l'épilepsie comme symptôme immédiat de l'attaque convulsive, où elle est beaucoup plus rare que l'ont dit quelques auteurs ; dans l'hystérie, où sa fréquence n'est ni plus ni moins grande que dans l'épilepsie (trente et une fois sur deux cent vingt et un cas, Briquet). La valeur diagnostique de l'aura est donc assez faible ; on ne peut rien fonder sur elle, lors même qu'elle existe. On l'observe chez les nosomanes, les gastralgiques, les fous hallucinés ou illusionnés, dans les névrosthénies de retour d'âge ou de la puberté et chez les chlorotiques. On a donné, dans ces derniers temps, le nom d'*aura* aux sensations douloureuses, aux névralgies dont le siége est dans les viscères qui reçoivent leur innervation du trisplanchnique. En détournant ainsi ce mot de son acception primitive, on lui a donné plus de vague et d'incertitude encore. Nous proposons de désigner sous le nom d'*aura cérébrale* les hallucinations qui sont rapportées à des organes animés par les nerfs cérébro-spinaux, et sous le nom d'*aura trisplanchnique*, les sensations vagues qui proviennent des viscères; quant aux autres, lorsqu'elles prennent la forme de douleur plus ou moins intense, ce sont de véritables viscéralgies de l'estomac, de l'intestin, du cœur, du poumon, de l'utérus, qui doivent être confondues avec la névralgie viscérale. On sait combien elles sont fréquentes chez les hystériques, les cataleptiques, les chloro-anémiques, les hypocondriaques, etc.

Aura cérébrale et trisplanchnique.

De la douleur étudiée dans diverses régions du corps. Nous devons examiner maintenant les sensations douloureuses qui ont pour siége principal soit la peau, soit les tissus situés dans son voisinage. Nous verrons que les douleurs qui ont reçu le nom de *céphalalgie*, de *rachialgie*, de *pleuralgie*, sont des sensations douloureuses complexes qui ont leur siége à la peau, dans les nerfs sous-jacents, les muscles, les parties fibreuses et les ligaments. Si donc nous nous conformons à l'usage qui veut qu'on décrive une céphalalgie, une épigastralgie, c'est parce qu'il y a quelque avantage en seméiotique à partir d'un symptôme, en apparence commun, pour remonter jusqu'à la maladie dont il est le signe; mais en réalité il n'y a pas de ces sortes de groupes hétérogènes : à mesure que la science se perfectionne on doit les réduire, par l'analyse, à leur juste proportion. La céphalalgie devient alors une dermatalgie rhumatismale, une névralgie des branches de la cinquième

Des sensations douloureuses.

Elles ont des siéges et des causes très-différents.

On les a rassemblés cependant sous des titres communs.

paire, une douleur périostale syphilitique ou goutteuse, une carie osseuse, un rhumatisme musculaire, etc., etc., et ainsi des autres douleurs rassemblées, sous des titres différents, dans diverses régions du corps.

De la céphalalgie. I. De la céphalalgie. La *céphalalgie* (dérive de κεφαλή, tête, et de ἄλγος, douleur) est la douleur qui occupe en totalité ou en partie la voûte du crâne. Nous nous bornerons à faire un rapide exposé de la partie séméiotique.

Le malade rapporte au crâne, et souvent à la peau, des douleurs qui ont leur siége dans le cerveau, les enveloppes fibreuses et osseuses. Nous avons dit qu'il était préférable de rapporter la céphalalgie à ses vraies causes, et surtout aux organes qui en sont le siége, et de ne pas traiter, d'une manière générale, de sensations aussi disparates que le sont celles ci. Nous nous conformerons à ce précepte.

Divisions. *Divisions.* Nous diviserons la céphalalgie de la manière suivante :

I. *Céphalalgie symptomatique* : 1° d'une maladie de l'encéphale et de ses enveloppes ; 2° de la paroi osseuse ; 3° des muscles péricrâniens ; 4° des branches nerveuses ; 5° de la peau ; 6° d'une altération du sang ; 7° des névroses.

II. *Sympathique* : 1° des fièvres ; 2° de toutes les maladies locales fébriles ; 3° des maladies gastro-intestinales ; 4° des organes génito-urinaires ; 5° de toutes les affections locales aiguës ou chroniques.

III. *Idiopathique.* La céphalalgie constitue alors ces migraines, ces céphalalgies nerveuses qu'on ne sait à quelle cause rapporter.

1° Céphalalgie symptomatique 1° **Céphalalgie symptomatique.** 1° *céphalalgie encéphalique.* Une douleur profonde gravative, dans toute la tête ou dans une de ses régions, annonce très-souvent la congestion cérébrale, soit aiguë, soit chronique. Elle peut aussi dépendre d'une encéphalite aiguë ou chronique, diffuse ou localisée. On l'observe presque constamment, à différents degrés, d'une façon passagère ou persistante, au début de la paralysie générale et dans tout son cours. Il faut, pour que la céphalalgie serve au diagnostic, tenir compte du siége, de l'intensité, de la durée, de la marche, de la forme de la douleur et des symptômes qui s'y rattachent, comme le vertige, le délire et le trouble des facultés intellectuelles. Ainsi une forte douleur frontale, avec délire et fièvre, est le meilleur signe de la méningite; avec convulsion clonique ou tonique, de la cérébrite partielle ou diffuse. Dans l'hémorrhagie cérébrale, la céphalalgie précède, d'un ou de plusieurs jours, la paralysie ou la perte de connaissance, lorsqu'elle se rattache à une congestion encéphalique, soit continue, soit passagère qui l'a précédée, ou à une cérébrite.

A. d'une maladie du cerveau (céphalalgie encéphalique).

Ses caractères.

Le *siége* de la céphalalgie ne correspond pas ordinairement à la lésion; elle est générale ou frontale, lors même que la maladie occupe un seul hémisphère. Cependant, quand elle persiste, pendant plusieurs mois, en un seul point, elle indique souvent une lésion chronique, le tubercule, une tumeur fibreuse ou cancéreuse. Elle est générale dans les névroses (l'hystérie), ou circonscrite comme dans le clou hystérique. Une douleur violente, locale ou générale, doit faire craindre une méningo-encéphalite aiguë; elle est aussi le signe des phlegmasies commençantes des méninges et du cerveau. Si elle est persistante, elle se rattache à l'existence d'un ramollissement ou d'une tumeur intra-crânienne. Quand elle débute subitement ou d'une d'une manière intermittente et qu'elle prend, en quelques heures, une grande intensité, on reconnaît immédiatement une fièvre intermittente, pernicieuse délirante, convulsive ou comateuse, qui cède alors promptement au sulfate de quinine. Il faut séparer les céphalalgies en pyrétiques, et apyrétiques; celles-ci excluent, jusqu'à un certain point, l'idée d'une maladie inflammatoire.

B. D'une maladie des parois osseuses (céphalalgie osseuse).

2° *Maladie des os.* La céphalalgie ou céphalée se développe souvent dans la carie des os du rocher, des cellules mastoïdiennes ou de quelque autre partie du crâne; elle est continue et sourde pendant longtemps, et finit par devenir lancinante, et si vive qu'elle arrache des cris au malade. Elle est exacerbante, nocturne surtout, et rapidement améliorée ou guérie par les mercuriaux, lorsqu'elle est produite par une altération syphilitique des os du crâne ou de la dure-mère, ou par une exostose intra ou extra-crânienne.

Maladie des muscles (céphalalgie musculaire).

3° *Douleur musculaire.* C'est dans le muscle occipito-frontal ou dans son aponévrose que réside la douleur rhumatismale, presque toujours chronique ou apyrétique, qu'on observe chez les sujets qui ont déja subi plusieurs atteintes de cette maladie, soit dans les muscles, soit dans les jointures. On la reconnaît, entre toutes les autres, à sa durée très-longue, à ses intermittences, à sa disparition sous l'influence de la chaleur, à ses exacerbations sous l'empire du froid et des variations de température, à ce qu'elle est accompagnée d'une sensation de froid dans la tête, à ce qu'elle augmente par le mouvement des parties malades. Elle est fixée parfois opiniâtrément sur le muscle frontal, temporal ou derrière la tête. Nous croyons que les aponévroses en sont, au moins, aussi souvent le siége que les muscles.

Céphalalgie symptomatique d'une névralgie.

4° *Affection des nerfs* (névralgie). La douleur de tête se localise dans des points circonscrits et suit exactement le trajet des branches nerveuses. Elle est le signe univoque de la névralgie d'une des branches de la cinquième paire ou de la première branche spinale. Dans d'autres circonstances elle se lie à la maladie des nerfs, à l'existence d'un névrôme, d'une tumeur fibreuse, d'une exostose, d'une carie des os, etc.

Maladie de la peau (céphalalgie cutanée).

5° *Maladie de la peau.* Toutes les affections aiguës ou chroniques du cuir chevelu, telles que l'érysipèle, l'eczéma, l'impétigo, le favus, etc., s'accompagnent de maux de tête. Ils persistent souvent d'une manière intense, lors même que la maladie a disparu.

Céphalalgie symptomatique d'une maladie du sang.

Céphalalgie : A. Pléthorique. B. Anémique.

6° *Maladies du sang.* Il est très-rare que la composition du sang change sans qu'aussitôt une céphalalgie des plus opiniâtres se manifeste. N'est-elle pas en effet le symptôme le plus constant de la pléthore, et surtout de l'état opposé, de la chloro-anémie? Dans la première, elle est marquée par de la pesanteur générale ou frontale, avec engourdissement et vertige; dans la seconde, elle est sourde, et plus souvent lancinante, frontale ou temporale; elle suit le trajet des branches nerveuses et revient aux époques menstruelles avec plus d'intensité; s'exaspère pour la moindre cause, diminue par le repos et la situation horizontale. Sa durée est, en général, très-longue; elle ne cède qu'au traitement tonique et corroborant. Après les pertes de sang copieuses ou répétées, cette douleur céphalique s'exaspère ou se manifeste avec une violence extrême.

Empoisonnements.

On l'observe dans le scorbut et chez les malades qui perdent un des principes essentiels de leur sang (albuminurie, hydropisie, glucosurie); dans toutes les inanitions, lorsque le sang s'appauvrit à un degré quelconque ; dans toutes les intoxications : la plombique, l'arsenicale et la mercurielle nous en offrent de fréquents exemples.

Céphalalgie symptomatique des névroses.

7° *Névroses.* Il n'est pas un praticien qui ne sache que les plus persistantes et les plus pénibles de toutes les migraines sont celles qui affligent les hystériques, les hypocondriaques et les mélancoliques.

Hystérie.

Dans l'hystérie, la céphalalgie est presque constante (1). Tantôt, et c'est le cas le plus ordinaire, elle siége dans les muscles occipitaux, frontaux et temporaux : tantôt dans les aponévroses, dans les nerfs, et descend de là dans les muscles de la nuque, dans les paupières, etc. La douleur, qui est lancinante, accompagnée d'un sentiment de pulsations très-marquées, revient pour la moindre cause, surtout sous l'influence de tout ce qui peut agiter le système nerveux, et ne manque presque jamais, soit avant, soit après les attaques. Il faut distinguer de cette céphalalgie celle qui a reçu le nom de

Clou hystérique.

clou hystérique. Il affecte surtout le sommet de la tête, ou la tempe, et il n'y occupe qu'un espace restreint ; telle est sa violence dans la plupart des cas, que les malades comparent la sensation qu'ils éprouvent à celle que provoquerait un clou ou un coin enfoncé dans le cerveau. Quelquefois cependant la douleur est sourde et gravative. Le clou hystérique donne lieu à de l'agitation, de l'insomnie, des vomissements et même à de la fièvre.

La céphalalgie n'est pas moins fréquente dans l'épilepsie, pendant la période prodromique et après l'accès ; dans l'hypocondrie, la mélancholie, dans toutes les né-

(1) Sur trois cent cinquante-six hystériques, M. Briquet en a trouvé trois cents qui avaient constamment mal à la tête (ouvr. cité, p. 213).

vropathies, surtout celles qui accompagnent le retour d'âge où elle acquiert une intensité et une durée désespérantes, enfin dans les maladies convulsives, la chorée, le tremblement, le délire des ivrognes, etc.

Céphalalgie sympathique.

2° **Céphalalgie sympathique.** Il serait absolument sans utilité de parcourir le cadre nosologique pour montrer que la douleur céphalique est le phénomène le plus commun de tous les accidents sympathiques. Cependant comme elle ne se présente pas de la même manière dans tous les cas, nous en indiquerons sommairement les particularités les plus importantes.

Céphalalgie des fièvres essentielles ;

A. On doit placer en première ligne toutes les fièvres, les exanthématiques surtout, comme une des causes les plus constantes du symptôme que nous étudions ; et comme on l'observe également dans les maladies fébriles telles que la pneumonie, le rhumatisme, les inflammations viscérales, on en peut conclure que la douleur de tête fait partie intégrante de l'état fébrile. On la trouve parmi les prodromes et dans la période d'augment des fièvres essentielles et symptomatiques. On l'a attribuée à une congestion encéphalique dont rien ne prouve l'existence, ou à un trouble de l'innervation ; ce qui est l'hypothèse le plus probable.

des fièvres symptomatiques ;

Parmi les fièvres qui donnent lieu à cette douleur, nous signalerons plus spécialement : la fièvre typhoïde dont elle est un symptôme constant, soit pendant la période prodromique, soit pendant celle d'augment.

B. Les fièvres bilieuses simples, les gastriques continues, rémittentes, dans lesquelles la douleur frontale et temporale se développe d'une manière pénible pour le malade et cesse immédiatement après le vomissement.

d'une maladie locale non fébrile.

C. Viennent ensuite toutes les maladies locales, d'abord les lésions aiguës puis les chroniques de l'utérus (métrite, métrorrhagie, déviations et flexions).

Céphalalgie gastrique.

D. Tous les troubles de la digestion gastrique causés soit par une névrose, soit par une lésion organique (cancer, ulcération, ramollissement); il est peu de maladies locales qui retentissent plus vite et plus constamment sur l'innervation cérébrale. Un grand nombre de migraines sont *gastriques* (indigestion, dyspepsies); d'autres dépendent de l'utérus ou de l' irritations du gros intestin (diarrhées, constipation surtout).

E. Enfin toute maladie locale peut développer cette douleur sympathique; mais les conditions qui la favorisent particulièrement sont le mouvement fébrile, les désordres nerveux et l'altération du sang. Dans ce dernier cas, l'état anémique qui suit presque toutes les maladies chroniques contribue beaucoup à troubler le système nerveux et à provoquer la céphalalgie. Aucun symptôme ne marque plus souvent et plus sûrement le début des affections internes. On le voit figurer parmi les autres symptômes prodromiques, surtout des maladies générales, des fièvres, des affections virulentes.

3° Céphalalgie essentielle ou migraine.

3° **Céphalalgie idiopathique.** On doit donner ce nom à des douleurs de tête qui viennent chez les sujets nerveux, à l'occasion de la cause la plus légère, d'une émotion morale, d'une fatigue musculaire, de la chaleur atmosphérique. Ces douleurs ou migraines constituent de véritables névroses dont le dérangement fonctionnel d'un organe est la cause la plus commune, mais qui ne peuvent pas toujours être rapportées à une maladie distincte. Ce ne sont ni les moins pénibles, ni les moins rebelles. Elles ne peuvent être caractérisées que par l'élimination diagnostique de toutes les autres affections dont la céphalalgie est le symptôme.

II. RACHIALGIE. La douleur ressentie le long de la colonne vertébrale, et qui a son siége dans ses différentes parties constituantes, doit porter le nom de rachialgie. Symptôme de maladie très-dissemblable comme la céphalalgie, cette douleur peut exister dans la peau, les muscles, les parties fibreuses, les os, la moelle épinière et ses enveloppes membraneuses. Rachialgie.

L'hyperesthésie bornée à la peau détermine une vive douleur rarement spontanée, mais que le plus léger attouchement ou la pression opérée par le poids du corps, provoque surtout au niveau des apophyses épineuses et dans la région dorsale et cervicale. Elle est le signe ordinaire de l'hystérie, de la névrosthénie et de la chloro-anémie. Rachialgie cutanée.

Les muscles sacro-lombaires, le trapèze, le grand dorsal sont souvent affectés de douleurs qu'on fait paraître en appuyant sur les apophyses et dans les gouttières vertébrales, au niveau de l'origine des nerfs rachidiens : elles se montrent aussi pendant les moindres mouvements du rachis. Rachialgie musculaire.

Les caractères de la rachialgie hystérique sont tellement tranchés qu'ils peuvent être un signe diagnostique de l'affection. Elle manque très-rarement : on la trouve au niveau des huit premières vertèbres dorsales, puis des dernières dorsales et des lombaires, et enfin des cervicales, beaucoup plus souvent dans la gouttière vertébrale gauche que dans la droite (97 : 20, Briquet), sur les apophyses et les côtes de la poitrine. Rarement spontanée, elle ne se manifeste que lorsqu'on vient à presser sur les points indiqués; il en résulte des phé- Rachialgie hystérique.

nomènes réflexes, fort singuliers et qui diffèrent, suivant la hauteur à laquelle la pression est exercée; si c'est dans la région cervicale, on fait paraître un sentiment de strangulation et de constriction au larynx; dans la région dorsale, de la dyspnée, un serrement de poitrine et des battements de cœur; plus bas encore, de la gêne et de la constriction épigastrique. On a attribué, à tort, cette douleur à la fatigue musculaire qui suit les attaques souvent fréquentes et intenses d'hystérie. Une jeune fille qui n'a plus de ces accès depuis six mois, présente cependant cette hyperesthésie musculaire au plus haut degré.

Rachialgie musculaire. A. Rhumatismale (*lumbago rhumatismale*).

C'est aussi dans les muscles du cou, du dos et principalement de la région lombaire que vient se fixer le rhumatisme et qu'il y provoque une rachialgie marquée, surtout par l'impossibilité de contracter les muscles, sans qu'aussitôt il se développe une violente douleur. Un effort énergique, en causant la rupture de plusieurs fibrilles musculaires, est immédiatement suivi d'une douleur semblable, vive, lombaire, unilatérale gauche principalement, quelquefois droite, et que le moindre mouvement exaspère. Elle est souvent confondue avec le lumbago rhumatismal dont elle diffère cependant par sa cause.

Les parties fibreuses, les téguments et les aponévroses insensibles dans l'état normal, deviennent le siége de douleurs profondes et très-fortes lorsque le rhumatisme vient à s'y fixer.

Nul doute que la rachialgie spontanée ne soit le symptôme fréquent qui marque le début et toute la durée des affections du système osseux (carie, rachitisme et scoliose vertébrale, mal de Pott).

Enfin la méningite rachidienne aiguë, la myélite, le ramollissement non inflammatoire de la moelle, sont annoncés par une rachialgie obscure, spontanée, ou, ce qui est plus ordinaire, provoquée par la pression, la percussion ou l'apposition d'un corps chaud, le long de la colonne vertébrale. Symptomatique.

Les rachialgies précédentes sont le symptôme d'une maladie locale. D'autres se rattachent à une altération du sang : la chlorose, l'empoisonnement par le plomb produisent la rachialgie. On l'observe aussi dans les accès de fièvres intermittentes, pendant le stade de frissons. Elle est *sympathique* d'une maladie de l'utérus, de la leucorrhée, des pertes séminales, de la masturbation et surtout d'excès vénériens (*tabes dorsalis*).

Douleurs thoraciques.

III. Pleuralgie : *douleurs thoraciques ou douleurs de côté.* On l'observe dans les mêmes conditions morbides que la précédente. Nous ne ferons donc à son sujet que des indications sommaires. On a trop souvent désigné sous cette dénomination la névralgie intercostale. Celle-ci cependant n'en est qu'une espèce et encore la moins fréquente de toutes. La plus commune est la douleur qui réside dans les muscles des parois pectorales et dont le rhumatisme est la cause. Les mouvements du thorax l'exaspèrent, la chaleur et le repos la guérissent. La rupture fibrillaire est rare dans les muscles thoraciques : elle ne peut donc produire cette douleur que chez quelques malades.

Pleuralgie hystérique.

Lorsqu'elle s'étend en ceinture, en suivant les côtes depuis la gouttière vertébrale jusque vers le milieu du sternum, ou le creux épigastrique ; lorsqu'elle occupe un seul côté, le gauche spécialement ; qu'elle est égale sur tout le trajet des muscles intercostaux ; qu'elle est excitée par la pression ou les mouvements, on reconnaît la douleur hystérique dont on a voulu faire à tort une névralgie intercostale. Celle-ci suit un trajet particulier et a un ou trois points douloureux qui la distinguent de l'autre.

Symptomatique. Enfin elle peut dépendre d'une pleurésie, d'une pneumonie, d'une maladie de la côte (carie, nécrose) ou de la phthisie pulmonaire. La localisation d'une douleur située au-dessous du sein, dans un espace assez circonscrit et s'exaspérant par la respiration, révèle l'existence de la pneumonie; plus étendue et moins douloureuse, la pleurésie. Dans la région précordiale, elle tient à la péricardite, à l'hypertrophie ou à l'endocardite rhumatismale.

Les douleurs musculaires se montrent très-fréquemment chez les sujets atteints de tubercules pulmonaires, au début et dans la seconde période. Elles occupent surtout la région inter-scapulaire et les espaces intercostaux, près du sternum. Elles sont spontanées ou seulement provoquées par la pression; elles dépendent ou de la fréquence de la toux ou de la pleurésie chronique et adhésive qui se développe autour des tubercules.

Nous signalerons encore les douleurs thoraciques qui occupent les régions scapulaires, la droite plus particulièrement dans les maladies du foie; celles qui s'irradient dans le dos et les flancs, dans la gastralgie et les lésions organiques de l'estomac. Ces douleurs sympathiques ont le caractère et le siége des névralgies.

Épigastralgie. IV. Épigastralgie. Nous voulons marquer seulement la place des douleurs épigastriques pour rappeler qu'elles ont comme les précédentes leur siége à la peau, dans les muscles de la partie supérieure de l'abdomen et dans l'estomac. Faut-il mettre dans les muscles la constriction qui empêche les malades de respirer, de dilater la poitrine, qui rend insupportables le moindre contact, la plus faible pression exercée par les vêtements ou les draps du lit. Telle peut être la cause de ces douleurs, dans certains cas, mais dans les autres la contraction spasmodique du diaphragme paraît jouer le rôle principal.

L'épigastralgie est le symptôme presque constant de l'hystérie, des névropathies, de la chlorose, de tous les troubles de la menstruation. Elle est le phénomène *sympathique* le plus ordinaire de toutes les affections de l'utérus, de l'estomac, du foie, de la rate, de la gastralgie et de la nosomanie.

Symptômes fournis par l'appareil de la vision.

II. SYMPTOMES FOURNIS PAR LES TROUBLES DE LA SENSATION DE LUMIÈRE. En explorant la conjonctive oculaire et palpébrale on remarque que sa sensibilité est parfois diminuée ou même éteinte complétement; on peut la toucher avec une épingle ou un corps dur sans provoquer de sensation ni de clignotement. L'hystérie et quelques névroses par intoxication produisent ce singulier phénomène morbide qui peut, à lui seul, faire reconnaître la première affection.

Divisions.

Les troubles de la vision, qui ne seront étudiés ici que dans leurs relations avec les maladies internes autres que celles de l'œil, peuvent être rapportés aux divisions suivantes : 1° la faculté visuelle est exaltée comme dans la photophobie; 2° *pervertie* dans la myodésopsie, la photopsie, l'acromatopsie; 3° diminuée ou abolie dans l'amaurose, la presbytie, la myopie, la nyctalopie et l'héméralopie.

Accroissement de la sensibilité rétinienne et des nerfs optiques.

1° *Accroissement de la sensibilité de la rétine.* Sous l'empire de plusieurs maladies qui agissent sur l'organe de la vision, la sensibilité de la rétine peut être excitée, d'une manière toute pathologique, et alors loin de s'exécuter avec plus d'intensité, la vision est toujours plus ou moins altérée. Il se mêle toujours à l'hyperesthésie rétinienne une altération notable de la faculté visuelle, excepté dans quelques névroses et spécialement dans l'hystérie, le somnambulisme pathologique ou non provoqué et dans certaines formes de délire avec excitation des sens.

1° Symptomatique dans les névroses, le somnambulisme ;

Dans le somnambulisme les malades n'ont besoin, pour se conduire ou travailler pendant la nuit, que d'une très-faible lumière, qui leur serait insuffisante dans les conditions physiologiques ordinaires ; il en est de même des hystériques et de quelques cataleptiques. Dans le somnambulisme déterminé par les manœuvres magnétiques, les paupières étant écartées d'une manière imperceptible, la vision peut encore se faire, ainsi qu'on s'en est assuré un grand nombre de fois.

l'hystérie ;

Dans l'hystérie, dans les douleurs névralgiques, la migraine, la folie, la rage et la névropathie, quelle qu'en soit la cause, les malades supportent avec peine la lumière (photophobie, de φῶς, lumière et φόβος, crainte) ; quelques-uns même sont repris d'accidents lorsqu'ils viennent à apercevoir le jour. Ils se renferment dans l'obscurité la plus complète et refusent d'en sortir jusqu'à ce que les phénomènes morbides se soient dissipés.

les maladies du cerveau.

L'hyperesthésie rétinienne se lie, dans un grand nombre de cas, à une affection du cerveau et de ses membranes ; elle a été signalée dans la méningite, l'encéphalite diffuse, les tubercules et les tumeurs de diverse nature qui siégent dans le cerveau et ses enveloppes ;

enfin dans la congestion encéphalique. Cette sensation pathologique est donc un symptôme fréquent des maladies du cerveau, des nerfs optiques et des névroses cérébrales. Elle est sympathique dans quelques maladies locales, 2° Sympathique. dans celles de l'utérus, dans la grossesse, la gastralgie, et s'accompagne souvent de céphalalgie, de névralgies fronto-occipitales. Quelquefois elle est idiopatique et sur- 3° Idiopathique. vient après quelque émotion morale vive, une forte contention d'esprit, etc.

2° *Perversion de la sensation de lumière.* Presque tous Perversion du sens de la vue. les troubles de la faculté visuelle s'accompagnent de perversion de cette même faculté. Celles qui méritent de nous arrêter sont les suivantes : tantôt l'œil voit les objets colorés autrement qu'ils ne le sont en réalité ; on appelle cet état morbide *chroopsie* (Χρόα, couleur, et ὄψις, vision) ; tantôt il aperçoit un nuage, un insecte ou des corpuscules noirs semblables à des mouches qui volent ou se déplacent dans le champ de la vision ; on a donné le nom de *berlue*, de *mouches volantes*, de *myodesopsie* ou *myio-* Myiodopsie. *dopsie* (μυιώδης, semblable aux mouches, et ὄψις, vue), à ces troubles de la vision. Ces deux symptômes se présentent dans les mêmes conditions morbides que l'amaurose et les anesthésies du sens de la lumière ; il en est de même de la *photopsie* (dérivé de φῶς, lumière, et ὄψις, vision), Photopsie, phosphène. ou sensation de lumière qui a lieu sans le concours de ce fluide. Elle se développe spontanément, ou à la suite d'une pression modérée et volontaire, ou traumatique opérée sur l'œil. M. Serre, d'Uzès, les a appelées *phosphènes* (dérivé de φῶς, lumière, et φαίνειν, faire briller). Lorsqu'ils sont provoqués par la pression, ils peuvent servir au diagnostic de l'amaurose. Les malades atteints de ce trouble de la sensation visuelle voient paraître des anneaux diversement colorés, des traînées, des globes de feu.

Des bluettes.

On donne le nom d'*éblouissement*, de *bluette*, à la vision de corps brillants, colorés en rouge ou en vert, d'étincelles, de flammes éclatantes que l'œil aperçoit tout d'un coup et qui empêchent de voir distinctement les objets environnants ; quelquefois cette sensation est accompagnée de vertiges, de bourdonnements d'oreille. Elle annonce plus souvent l'anémie et la chlorose que la congestion céphalique et la pléthore. Dans ce cas les effets produits par le décubitus horizontal servent de moyen de diagnostic. L'éblouissement est un trouble nerveux fréquent dans les fièvres, dans la typhoïde par exemple.

Les symptômes précédents annoncent tantôt une congestion encéphalique simple ou consécutive à quelques lésions chroniques du cerveau (encéphalite, ramollissement, paralysie générale, hémorrhagie), tantôt une névrose comme l'hystérie, l'épilepsie, ou enfin l'intoxication plombique, paludéenne, l'infection syphilitique, ou l'action du rhumatisme et de la goutte. Souvent aussi les grandes cachexies, les maladies organiques qui altèrent la nutrition générale, et qui amènent l'anémie, ont pour symptômes les accidents dont nous venons de parler (cancer de l'utérus, de l'estomac, cachexie paludéenne, hémorrhagie).

Anesthésie de l'organe visuelle.

3° *Anesthésie de l'organe de la vision.* Cette anesthésie donne lieu à des symptômes très-distincts les uns des autres, et sur lesquels nous devons donner quelques courtes indications.

Myopie ou presbytie.

Deux états morbides très-rapprochés du type physiologique sont ceux qu'on connaît sous les noms de *presbytie* et de *myopie*. Dans le premier cas, la vision distincte, qui est à $0^m,25$ de l'œil, ne peut plus se faire qu'à $0^m,50$ ou $0^m,70$; dans le second, à $0^m,10$ et même $0^m,04$. La presbytie, lorqu'elle n'est pas le résultat d'une conformation congénitale de l'œil ou des progrès de l'âge, se présente dans les mêmes cas que l'affaiblissement de la vue et l'amaurose, c'est-à-dire dans la convalescence, après les pertes de sang, la diète et les maladies graves.

L'asthénie de l'organe de la vision est générale ou partielle, suivant qu'elle entraîne un affaiblissement général ou partiel de la vision. Dans l'amblyopie ou faiblesse, hébétude de la vue (*amblyopie* de ἀμϐλὺς, terne, et ὄψις, vision), les objets de petite dimension ne sont pas perçus distinctement ; bientôt la vue se fatigue, se brouille et ne peut même plus distinguer les objets ; puis après que l'œil s'est reposé ils redeviennent plus distincts. L'*amaurose* est l'affaiblissement ou la perte complète de la vue. On observe ces troubles visuels dans les névroses, l'hystérie, l'épilepsie, la nosomanie, à la suite de fièvres graves, des grossesses pénibles, d'une longue lactation, dans la convalescence des affections fébriles, chez les vieillards et à la suite de l'inanition provoquée ou involontaire. Amaurose.

Ces troubles sont dus à des lésions de la rétine, des nerfs optiques ou de la partie de l'encéphale chargée de la perception visuelle. Il importe de distinguer l'amaurose double de la simple, ou unioculaire : celle-ci a nécessairement son siége dans la rétine ou le nerf optique d'un côté ; l'autre tient à une maladie du cerveau ou à une affection générale.

L'amaurose est le *symptôme brusque* d'une hémorrhagie de la rétine, des tubercules quadrijumeaux ou des corps genouillés, d'une forte congestion générale, d'un ramollissement (amaurose congestive). Les tumeurs situées à la base du crâne, sur le trajet du nerf optique, provoquent les mêmes effets.

On les voit survenir chez des sujets dont le sang est appauvri par quelque déperdition continuelle : ainsi chez les albuminuriques : dans ce cas l'ophthalmoscope révèle l'existence d'une lésion de la rétine; chez les diabétiques, les anémiques; dans l'hystérie, l'épilepsie, la chorée, la cachexie plombique, mercurielle ou paludéenne. Il est permis, malgré la diversité de ces causes, de supposer qu'une action commune, exercée par le sang sur le cerveau ou sur la rétine, trouble la faculté de recevoir l'impression lumineuse, et aussi de percevoir, d'avoir conscience de l'impression. La syphilis est une cause assez fréquente d'amaurose qui tient souvent à une périostose, à une gomme intra-orbitaire ou à une maladie du névrilème des nerfs optiques.

Amaurose sympathique.

L'amaurose *sympathique* s'observe dans le cours de la scarlatine albumineuse, principalement de la fièvre typhoïde, des maladies chroniques de l'estomac, de la spermatorrhée, des maladies du cœur et des affections vermineuses. Les mouches volantes, les étoiles scintillantes, les nubécules, etc., se rencontrent aussi dans l'amaurose sympathique, qui est alors rarement incurable. Les gastralgiques et les hypocondriaques en sont souvent affectés.

Amaurose essentielle.

L'amaurose *essentielle* se voit à la suite de douleurs névralgiques violentes, des travaux fatigants et assidus qui exigent une vive lumière et une grande tension de l'esprit, à la suite d'excès vénériens ou de masturbation. Elle se rapproche beaucoup des amauroses chloro-anémiques et par épuisement.

La *diplopie* (διπλόος, double, et ὤψ, œil) est caractérisée par la sensation de deux objets placés devant les yeux, tandis qu'il n'en existe réellement qu'un seul. Au contraire, dans l'*hémiopie* (de ἥμισυς, moitié, et ὄψις, vision), l'œil n'aperçoit que la moitié des objets, comme si la partie correspondante de la rétine était paralysée ; tantôt l'hémiopie est verticale, tantôt horizontale ; d'autres fois le centre ou une autre portion de l'objet est invisible. Comme l'amaurose, dont ces troubles ne sont souvent qu'une variété, la diplopie et surtout l'hémiopie se manifestent chez les hystériques, les malades anémiés ou épuisés par des affections morales ou des souffrances physiques violentes et de longue durée ; dans ce cas, elle cède au traitement tonique. La diplopie est un symptôme du strabisme et de toutes les paralysies des muscles moteurs de l'œil. Elle dépend de ce que les deux yeux ne pouvant se diriger exactement vers le même objet, il en résulte une double image (paralysie du moteur oculaire commun et externe). Dans la paralysie de la quatrième paire, les deux images sont superposées. Ces désordres annoncent aussi très-souvent l'existence d'un ramollissement cérébral chronique, d'une paralysie générale commençante et d'une hémorrhagie encépalique. **Diplopie et hémiopie.**

L'*achromatopsie* (de ἀ privatif, χρῶμα, couleur ; ὄψις, vision), ou perte de la faculté de voir certaines couleurs, a aussi reçu le nom de *daltonisme*, à cause du célèbre physicien anglais qui en était affecté et l'a étudiée avec soin. Presque toujours congénital et héréditaire, ce trouble empêche quelques malades de distinguer autre chose que le noir et le blanc (daltonisme dicromatique). Les uns reconnaissent plusieurs couleurs, mais en confondent d'autres tout à fait opposées ; les autres voient **Daltonisme.**

au contraire les objets colorés tandis qu'ils ne le sont pas, ou bien perdent l'idée du rapport des objets entre eux. Ce symptôme, si curieux pour les physiologistes, ne présente en séméiologie qu'un médiocre intérêt. Les causes débilitantes, telles que la saignée répétée, l'anémie, l'inanition et les autres causes d'amaurose, déterminent également l'acromatopsie.

Héméralopie.

L'héméralopie et la nyctalopie sont les deux dernières formes de l'asthénie oculaire qu'il nous reste à signaler. Dans l'héméralopie (ἡμέρα, jour, et ὄψις, vision), la vision est conservée pendant le jour, diminuée ou abolie depuis le coucher du soleil jusqu'au lendemain matin. Dans la nyctalopie (de νυκτάλὸς, de nuit, et ὄψις, vision), la faculté de voir est abolie pendant le jour et conservée pendant la nuit. En d'autres termes, on peut se représenter ces deux maladies comme une amaurose intermittente, à accès nocturne dans l'héméralopie, à accès diurne dans la nyctalopie. La première est le signe d'un appauvrissement du sang, du scorbut et surtout de l'intoxication paludéenne. Nous l'avons observée dans le cours d'une violente cholérine. Véritable névrose de la rétine, elle peut, comme toutes les autres, se manifester à la suite de maladies locales qui ont fortement réagi sur le système nerveux (gastralgie, hypocondrie, nosomanie).

Douleurs de l'œil.

Douleurs de l'œil. Elles ont des siéges très-différents et peuvent résider dans les diverses parties constituantes de l'organe; dans la sclérotique où le rhumatisme vient se fixer et produire des douleurs sourdes qui peuvent en imposer pour une affection très-grave; dans les névralgies frontales et nasales; elles occupent alors la paupière, la peau du front, le globe oculaire; elles dépendent d'une affection cancéreuse de l'œil ou d'une tumeur intra ou extra-orbitaire qui a pénétré dans sa cavité ; enfin dans certaine céphalalgie, la douleur paraît avoir son point de départ dans la rétine ou les nerfs ciliaires.

Expression des yeux. En analysant de près la valeur des signes fournis par l'expression de l'œil, on voit qu'elle résulte d'un ensemble de phénomènes tels que la couleur, l'éclat de la cornée, les sécrétions muqueuse et lacrymale, les mouvements du globe oculaire. Bien que ces diverses conditions morbides ne doivent pas être négligées et que le praticien y trouve de précieux enseignements, on doit dire qu'aujourd'hui elles ont perdu une grande partie de leur importance, parce que nous avons pour diagnostiquer des signes bien autrement certains. (Voyez *Troubles de la motilité.*)

Expression des yeux.

III. **Symptômes fournis par le trouble de la sensation auditive.** L'étude des symptômes fournis par les altérations de l'ouïe est trop négligée par les médecins, qui rejettent à tort sur les spécialistes le soin d'examiner les fonctions auditives. Elles doivent être attentivement surveillées dans le cours des maladies locales et générales. Il faut employer, pour recueillir les symptômes, tous les procédés opératoires qui sont usités, la percussion, l'auscultation, l'examen direct avec le speculum auri. Nous ne parlerons que des troubles sensoriels qui se rattachent à des maladies locales et générales. Ils consistent dans l'hypercousie, la paracousie et l'anesthésie.

1° *Hypercousie.* L'augmentation de la sensibilité auditive est marquée par une finesse d'ouïe excessive qui rend insupportables au malade les bruits les plus légers et les plus lointains, comme dans la névropathie, l'hystérie, l'hypocondrie, la névralgie de la cinquième paire,

Hypercousie.

la céphalalgie, les inflammations aiguës du cerveau et des méninges, la manie, etc. Souvent le malade n'a plus conscience de son état, mais si un bruit vient à frapper son oreille, il tressaille et entre en convulsion, comme dans la rage.

Otalgie.

2° L'*otalgie* (de οὖς, oreille, et ἄλγος, douleur), ou douleur d'oreille, offre différents degrés : quelquefois sourde et gravative, dans d'autres cas lancinante et arrachant des cris aux malades. Elle a pour caractère de présenter des exacerbations le soir et la nuit, à la façon des névralgies. Outre l'otite interne et externe, l'otorrhée et les maladies des cellules mastoïdiennes, les maladies qui donnent lieu à ce symptôme sont : A, les affections catarrhales (grippe, bronchite, parotides, angine gutturale coryza) ; B, les maladies rhumatoïdes et le rhumatisme de la membrane interne de l'oreille ; C, les exanthèmes ; D, les fièvres continues et surtout la typhoïde, la gastrique simple et bilieuse ; E, les fièvres intermittentes. Cette dernière otalgie revêt une forme franchement périodique et cède au quinquina.

Paracousie (bourdonnements d'oreille).

3° *Paracousie* (de παρακούειν, entendre mal). Ce trouble comprend les phénomènes morbides connus sous les noms de *bourdonnements*, *tintement d'oreille*. Ces sensations sont de véritables hallucinations du sens auditif, puisqu'elles n'ont pas leur raison d'être dans le milieu ambiant. Les bruits varient de ton, de timbre et d'intensité à l'infini, absolument comme les bruits réels ; on peut les rapporter à deux types principaux, les uns à ton grave, les autres à ton aigu. Au premier se rattachent les bruits de soufflet, de soupape, de murmure, de courant d'eau, de bourdonnement d'insecte, etc. ; au second, les bruits de sifflet, de cloche, de scie, de détonations d'armes à feu. Ils sont doubles ou bornés à une seule oreille; continus, et alors tellement pénibles pour le malade qu'ils lui rendent la vie odieuse et le portent à s'en délivrer par tous les moyens possibles; intermittents, réguliers ou irréguliers dans leur mode d'apparition. Ces bruits gênent toujours l'audition à différents degrés, et finissent parfois par être remplacés par la surdité.

La cause morbide dont la paracousie est le symptôme réside : 1° dans l'oreille interne ou moyenne et dans les os; 2° dans le nerf auditif; 3° dans le cerveau. En d'autres termes, il faut chercher la maladie dans l'organe chargé de recueillir l'impression, dans le cordon nerveux conducteur, enfin dans l'organe de perception lui-même. Maladies dont elle est le symptôme

1° *Organe sensoriel.* Toutes les maladies qui enflamment et altèrent à différents degrés l'oreille interne et moyenne et les parties osseuses, comme la carie, la nécrose, produisent le bourdonnement. Le rhumatisme, la syphilis, la goutte, en se fixant sur les tissus, tels que les muscles, les ligaments, les os, s'accompagnent d'une paracousie souvent très-opiniâtre. Maladies de l'appareil sensitif;

2° *Nerfs.* L'action des causes morbifiques en se portant sur le nevrilème et le tissu propre du nerf y détermine aussi la paralysie du sentiment. des nerfs accoustiques;

3° *Encéphale.* Parmi toutes les maladies qui altèrent le plus sûrement l'intégrité de l'audition, celles de l'encéphale doivent être placées en première ligne; de ce nombre sont l'hyperémie, l'hémorrhagie et l'encéphalite locale ou périphérique; viennent ensuite la phlegmasie, la congestion des méninges, les produits morbides organisés intra-craniens, etc. La valeur de ce symptôme est du cerveau.

assez grande pour qu'on puisse, en étudiant sa marche, son intensité, ses fréquents retours, reconnaître l'existence des altérations encéphaliques.

Symptomique de l'anémie.

Toutes les névroses, presque sans exception, produisent à différents degrés la paracousie (hystérie, hypocondrie, épilepsie). Elle suit ordinairement les attaques d'hystérie et d'épilepsie, et figure parmi les phénomènes prodromiques de cette dernière affection. Au nombre des paracousies symptomatiques figurent encore celles qui sont si communes chez les convalescents, les chlorotiques et surtout chez les anémiques, lorsque ces malades restent debout ou se livrent à quelque exercice fatigant. L'anémie du cerveau, ainsi que sa congestion, ont pour symptôme ces bruits pathologiques. On ne sera pas étonné de voir les mêmes accidents paraître dans deux conditions morbides si opposées, si l'on réfléchit que la stimulation opérée par un sang trop riche ou par un sang trop pauvre aboutit au même résultat. Ces symptômes sévissent avec une grande persistance chez les femmes parvenues à l'âge critique, et chez celles qui ont longtemps souffert de névralgie, de migraine, etc. Telle est même son intensité et sa durée dans quelques cas qu'on est porté à craindre l'existence d'une maladie grave. Il cesse souvent tout à coup pour ne plus reparaître.

Symptomatique des fièvres.

La paracousie symptomatique a été observée au début des fièvres essentielles et dans les accès de fièvre intermittente, dans le typhus, la fièvre typhoïde, bilieuse, et dans les fièvres symptomatiques. Il semble que l'accélération du cours du sang et la fréquence des congestions sanguines pendant l'état fébrile rendent un compte suffisant du bourdonnement d'oreille dans ces maladies. Les obstacles situés sur un des orifices du cœur ou dans les gros vaisseaux, la dyspnée, l'effort, les affections de poitrine, etc., qui apportent quelques troubles à la circulation cardiaco-pulmonaire, sont suivis du même effet.

Sympathique.

Est-ce en gênant la circulation cérébrale que l'action réflexe détermine le bourdonnement d'oreille dans les maladies locales telles que la pneumonie, la pleurésie, les maladies de l'utérus, l'érysipèle ? Il est permis de le supposer. Ce symptôme n'est pas rare dans les maladies entièrement apyrétiques.

On a aussi observé une espèce de paracousie toute différente de la première ; elle consiste dans la discordance des sons écoutés avec les deux oreilles. Elle cesse quand on ne se sert plus que d'une seule ; elle est congénitale et ressemble à l'*acromatopsie;* ses applications cliniques sont nulles. Dans l'ouïe double on entend deux bruits ; l'un plus aigu, l'autre plus bas.

Surdité.

4° *Asthénie de l'audition.* La surdité incomplète ou complète, quand elle n'est pas une névrose idiopathique, se rattache, comme phénomène symptomatique : 1° à une altération de l'oreille interne ou moyenne : nous n'avons pas à nous en occuper ; 2° à une maladie du système nerveux central (apoplexie, ramollissement cérébral) ; 3° à une névrose telle que l'hystérie, l'épilepsie, la folie ; 4° à une altération spécifique du sang (surdité saturnine, mercurielle) ; 5° à une fièvre, comme on le voit dans la fièvre typhoïde, dont la surdité est un signe séméiotique presque constant ; 6° à l'influence si fréquente et si opiniâtre du rhumatisme et de la goutte.

La surdité *sénile* vient graduellement et se distingue aisément de toutes les autres espèces.

IV. **Symptômes fournis par les troubles de l'olfaction.** Le nerf olfactif préside à la sensation des odeurs, mais l'intégrité de la branche de la cinquième paire de nerfs qui se distribue à la membrane pituitaire est aussi nécessaire pour l'accomplissement régulier de l'olfaction.

L'exaltation de la sensibilité olfactive se montrant dans les mêmes maladies que l'hypercousie, nous n'y reviendrons pas.

La diminution ou la privation de la faculté de sentir les odeurs ou *anosmie* (de ἀ privatif, et ὀσμή, odeur) se remarque : 1° dans toutes les maladies aiguës et chroniques de la membrane pituitaire (ozène ou punaisie, coryza, catarrhe chronique, syphilis, morve, etc.) ; 2° dans quelques lésions de la substance cérébrale (hémorrhagie, ramollissement du lobe antérieur) ; 3° dans les maladies chroniques des voies respiratoires, dans les névroses, l'hystérie, la catalepsie, l'hypnotisme. Une autre espèce de désordre de l'odoration, est caractérisée par la perversion de la faculté olfactive qui empêche les malades d'attribuer aux corps odorants l'odeur qu'ils ont réellement. Ils trouvent au tabac, au pain, aux aliments, une odeur désagréable ; on voit surtout paraître ces symptômes dans les affections catharrales, dans la grippe, le coryza, les maladies chroniques, surtout celles qui altèrent profondément la nutrition (marasme, albuminurie et glucosurie).

Une autre espèce de perversion de l'odorat consiste dans la sensation d'odeurs qui n'ont rien de réel. Les sujets croyent à l'existence de vapeurs soufrées, de tabac, de gaz fétide, d'odeur spermatique. Ces hallucinations ne se montrent que dans les névroses, les fortes contentions d'esprit, l'aliénation mentale, les névropathies, le délire des ivrognes, etc.

Symptômes fournis par les troubles de la gustation.

V. **Symptômes fournis par le sens du goût.** La faculté d'être impressionné par les saveurs appartient à la face supérieure de la langue et exige, pour se développer, que le corps sapide introduit dans la bouche, y soit dissous à l'aide des liquides sécrétés par les glandes salivaires, linguales et buccales. Le système nerveux qui préside à cette sécrétion doit également jouir de toute son intégrité pour que la gustation s'effectue d'une manière physiologique. Il en résulte que les maladies, qui portent leur action sur l'un ou l'autre de ces deux systèmes, doivent modifier la sensation. Nous ajouterons que l'intégrité des fonctions dévolues aux fosses nasales est également nécessaire, ainsi que l'atteste la perte ou la dépravation du goût dans le coryza, la grippe et l'ozène.

Les troubles de la gustation consistent dans la perte complète ou incomplète du goût, dans des sensations fausses, dans de véritables hallucinations du sens du goût. Les malades trouvent alors aux boissons et aux aliments une saveur fade, acide, douceâtre, salée, amère; en même temps la bouche est sèche ou humectée par un afflux plus grand de salive. Souvent il y a dégoût pour les boissons et les aliments et un état nauséeux très-pénible.

Phénomène symptomatique d'une lésion;

Les lésions locales des diverses parties constituantes de la bouche, pourvu quelles n'atteignent pas les glandes salivaires, modifient très-faiblement la gustation. Cependant la glossite, les aphthes, l'exsudation pseudo-membraneuse altèrent fortement le goût.

sympathique : causes générales de ces symptômes.

C'est d'une manière sympathique que la saveur des aliments et des boissons est altérée, dans les maladies générales, la fièvre, les exanthèmes et les affections gastro-intestinales. On doit attribuer ce trouble, tantôt à ce que la sécrétion y est tarie ou diminuée, comme dans la diabète, la fièvre typhoïde, les sueurs profuses, tantôt à ce que l'eau du mucus et de la salive est rapidement enlevée par l'air inspiré et expiré, comme dans les maladies de poitrine, du cœur ou de tout autre viscère qui précipitent les mouvements de la respiration ; souvent ces deux causes se trouvent réunies. Il faut dire aussi qu'à la diminution des quantités du liquide s'ajoute l'altération de ses qualités. Des lamelles épithéliales, du sang, de la matière colorante de la bile, du glucose viennent s'y mêler pour constituer des enduits blancs, brunâtres, jaunes, et ces fuliginosités qu'on observe à la surface de la langue et de la membrane muqueuse buccale, dans les fièvres typhoïde, ataxo-adynamique, bilieuse et gastrique.

Sympathique d'une maladie du foie, de l'estomac, des intestins.

Il est peu de maladies qui déterminent, plus souvent que celles du foie et de l'estomac, des modifications durables dans l'organe de la gustation. Les malades en proie à une fièvre gastrique simple, rémittente et bilieuse, ou même à un simple embarras gastrique, éprouvent un goût fade, nauséeux, fétide, amer ou acide qui persiste pendant plusieurs jours et même plusieurs semaines si l'on n'y remédie point à l'aide d'un vomitif. Ces modifications du goût en sont même un des meilleurs signes.

Dans d'autres maladies de l'estomac, telle que la gastralgie, la dyspepsie et le cancer, la perte du goût est liée à un trouble sympathique purement nerveux ; car les sécrétions bucco-linguales ne paraissent modifiées ni dans leur quantité ni dans leurs qualités. Telle est encore la nature de ce symptôme dans l'hystérie, la chloro-anémie, la névrosthenie de la puberté et de l'âge critique, l'hypocondrie, la grossesse, etc. Quelquefois elle est sous la dépendance d'une altération du sang, comme dans la chlorose, l'anémie, les intoxications saturnines; peut-être même doit-on rapprocher des troubles gustatifs ainsi provoqués ceux qu'on rencontre si souvent dans les maladies du foie. Nous avons rencontré peu d'affections dans le cours desquelles se soient présentés d'une manière plus constante et plus durable, et à un plus haut degré, les troubles dont nous parlons.

La perte du goût chez quelques chlorotiques, anémiques, hystériques et gastralgiques est telle que rien ne peut la dissiper et que les malades, prenant en horreur les aliments et la boisson, se laisseraient mourir de faim si l'on ne les contraignait pas à accepter quelque nourriture. On peut dire qu'il n'existe pas en séméiologie de phénomène morbide peu important : ceux que nous étudions en sont la preuve.

VI. **Des sensations morbides fournies par les muscles.** Les muscles, outre l'extensibilité, la tonicité et l'irritabilité qui sont leurs propriétés spécifiques, possèdent en outre la faculté de sentir la quantité et la direction des mouvements exécutés par les membres ou d'autres parties du corps. On désigne sous le nom de *sensation d'activité musculaire* celle qui se développe pendant la contraction des muscles et qui nous donne la notion de la forme, du poids, de la consistance, de la résistance des corps. Les nerfs des muscles soumis à l'empire de la volonté en sont le siége.

On parle beaucoup depuis plusieurs années de la sensibilité électro-musculaire, c'est-à-dire développée à l'aide d'un courant électrique. En effet, cet agent de stimulation paraît mieux approprié que tout autre à la sensibilité des systèmes nerveux et musculaire qui s'y montrent très-accessibles; mais il ne faut pas croire que la sensation douloureuse ainsi produite soit distincte de celle qu'on excite avec d'autres stimulants.

Hypéresthésie du sens d'activité musculaire. Myosalgie,

Perversion de la sensation d'activité musculaire. Il faut lui rapporter les sensations de courbature, de brisement, de fatigue extrême, portés souvent jusqu'à la douleur que l'on ressent dans les muscles après un exercice musculaire violent ou prolongé, dans la période prodromique de toutes les maladies fébriles (courbature fébrile) et dans toutes les névroses. Ces douleurs sont tantôt très-vives, comme dans les crampes du choléra et de la cholérine, tantôt faibles comme dans un grand nombre de convulsions toniques et cloniques (trismus, tétanos, chorée, tremblement mercuriel); à peine reste-t-il un sentiment de fatigue après de longues attaques de ces névroses du mouvement. Les hystériques, au contraire, ressentent, après leurs attaques, de la courbature, une forte douleur dans tous les muscles. Il en est de même dans l'épilepsie. Des douleurs souvent très-vives accompagnent les convulsions qui viennent agiter les muscles paralysés chez les malades atteints de cérébrite primitive ou consécutive à une hémorrhagie cérébrale. Dans la myélite, les membres inférieurs ou supérieurs convulsés sont très-douloureux. Même symptôme lorsque les membranes du cerveau ou de la moelle enflammée produisent la convulsion des membres supérieurs ou inférieurs.

dans les fièvres, les névroses, les affections cérébrales.

L'hyperesthésie musculaire, ou plutôt l'accroissement du sens d'activité musculaire se développerait singulièrement sous l'empire de l'hypnotisme, si l'on voulait en croire quelques observateurs. Les hypnotisés, ces magnétisés d'une nouvelle espèce, pourraient écrire, enfiler des aiguilles, absolument comme s'ils y voyaient. Nous avons fait nous-même un grand nombre d'expériences de ce genre, et nous n'avons jamais rien trouvé de semblable.

Myosalgie rhumatismale ;

La forme la mieux caractérisée de toutes les douleurs musculaires est la *myosalgie rhumatismale;* il n'est pas certain qu'elle ait son siége unique dans le tissu musculaire ; les tissu fibreux et aponévrotique peuvent en être affectés. On reconnaît facilement cette douleur à ce qu'elle se montre chez des rhumatisants, à ce qu'elle ne s'accompagne d'aucune tuméfaction des tissus, d'aucune douleur à la pression, tandis que la moindre contraction musculaire la fait paraître et lui donne une intensité extrême. La goutte, en se portant sur les muscles, produit exactement les mêmes effets.

goutteuse

La douleur rhumatismale peut occuper toutes les parties du corps pourvues d'un appareil musculaire; cependant celles qui en sont plus particulièrement affectées sont les muscles de la tête, du cou, des épaules, des lombes, des membres inférieurs, de la poitrine, de l'abdomen. Les caractères constants qu'elle présente dans toutes ces régions sont tellement manifestes que le diagnostic repose presque exclusivement sur le siége et la nature de la myosalgie (lumbago, pleurodynie, torticolis rhumatismal).

Inflammation. Rupture fibrillaire.

L'inflammation des muscles et les déchirures de quelques-unes de leurs fibres, à la suite d'un effort plus ou moins violent, se revèle également par une douleur vive, circonscrite en un point et ne se montrant qu'au moment où la contraction musculaire a lieu. La compression des muscles suffit pour provoquer de la douleur.

Myosalgie hystérique.

L'endolorissement des masses musculaires est si constant chez les hystériques qu'on peut, avec leur secours seulement, diagnostiquer la maladie. Sur quatre cent trente malades observées par M. Briquet, une vingtaine au plus en avaient été exemptes (ouvr. cité, p. 207). La répétition des attaques hystériques, l'influence sympatique que les muscles reçoivent sans cesse de toutes les causes qui troublent le système nerveux, et l'altération chloro-anémique du sang, nous paraissent être les trois causes de cette myosalgie.

Ses symptômes. En voici les principaux caractères : elle siége dans les muscles qui avoisinent la peau. On peut, à l'aide de la pression ou de l'électrisation la plus faible y produire de la douleur ; les mouvements y ramènent la douleur, qui se calme et cesse par le repos. La violence avec laquelle se montre la douleur, sa brusque disparition, sa mobilité excessive, son siége dans le tissu musculaire, et non sur des points limités comme la névralgie, sa forme aiguë, lancinante, pulsative, le développement simultané de l'hyperesthésie ou de l'anesthésie cutanée, achèvent de caractériser la myosalgie hystérique.

Son siége. On l'observe plus spécialement à la tête, dans les muscles du front, des tempes et de l'occiput, où elle constitue la céphalalgie dont nous avons déjà parlé ; dans les muscles qui font mouvoir la colonne vertébrale (voyez *Rachialgie*) ; dans ceux qui constituent la paroi abdominale, la poitrine, enfin dans les jointures (arthralgie hystérique).

Épigastralgie hystérique. La douleur si vive et si constante que les hystériques éprouvent dans la région de l'estomac, et surtout dans la partie gauche de l'épigastre, a, suivant quelques auteurs, son siége exclusif dans les muscles abdominaux. Nous croyons, pour notre part, qu'il y a quelque exagération dans cette idée. Tantôt elle est due à cette cause, tantôt à l'hyperesthésie cutanée, plus communément encore à la gastralgie et à tous les accidents qui en sont l'effet ordinaire (tympanite, douleur, dyspepsie). Ses symptômes sont la sensibilité excessive de l'épigastre, qui ne peut supporter la moindre pression, la fréquence des mouvements respiratoires et l'anxiété.

L'épigastralgie s'observe encore dans toutes les névroses, la catalepsie, la nosomanie, l'hypocondrie, la gastralgie, la chlorose, la grossesse, dans les intoxications par le plomb, enfin dans un grand nombre d'affections organiques de l'estomac, du foie et de la rate. Quand elle est obscure ou nulle à la pression, la percussion suffit pour la faire paraître, et offre ainsi un moyen diagnostique précieux dans quelques circonstances. Le rhumatisme et la goutte se fixent souvent, lorsque la maladie est très-ancienne, dans les muscles de l'abdomen. Dans d'autres maladies.

L'hyperesthésie des muscles de la poitrine donne lieu à des douleurs qui suivent assez bien le trajet des muscles intercostaux pour faire croire à l'existence d'une névralgie. Cependant elle n'est point aussi exactement circonscrite en deux ou trois points principaux. La myosalgie pectorale est le symptôme fréquent de toutes les maladies aiguës et surtout chroniques des poumons et de la plèvre. Une hypothèse purement gratuite a fait admettre à quelque fantaisiste l'existence d'une névrite intercostale. On observe la myodynie thoracique dans la plupart des névroses, dans la gastralgie et dans toutes les affections que nous avons signalées en parlant de la myodynie épigastrique. Myosalgie thoracique.

La *miélosalgie* (de μιελος, membre, et ἄλγος, douleur), ou douleur des membres, réside dans les tissus musculaires qui présentent alors de la sensibilité et de la gêne dans les Miélosalgie.

mouvements, qui sont quelquefois impossibles. Il y a de l'engourdissement, des fourmillements, des crampes, de la contraction, de l'hyperesthésie ou de l'anesthésie cutanée, de la fièvre et de l'agitation. Cet état peut dépendre d'une inflammation du tissu musculaire, plus souvent d'un rhumatisme, de la goutte, de la syphilis, de l'hystérie, ou bien être le phénomène sympathique d'une chlorose, d'une affection plombique. La connaissance seule de la cause peut conduire au diagnostic. Souvent ces douleurs sont le prodrôme d'une myélite ou d'un ramollissement cérébral commençants : elles se montrent dans un point limité, puis disparaissent, s'étendent à tout un membre; la paralysie ne tarde pas alors à s'y déclarer.

Perte du sentiment d'activité musculaire.

Lésion du sentiment d'activité musculaire. Les individus chez lesquels la sensation d'activité est diminuée ou abolie peuvent encore se servir du membre affecté, mais maladroitement, lorsqu'on les prive du secours de la vision, parce qu'alors ils n'ont plus conscience de l'intensité ni de la direction exacte des mouvements qu'ils impriment à leur membre. Les muscles se contractent chacun isolément, avec énergie, car ils n'ont pas perdu leur motilité; mais lorsqu'il s'agit de coordonner l'action de plusieurs muscles pour produire des mouvements, le but est dépassé ou n'est pas atteint ; il y a désordre des mouvements ou *ataxie locomotrice*, comme on l'a dit. Lorsque le malade tient un objet à la main ou au bras, il le laisse tomber, à moins qu'il ne le perde pas de vue ; s'il marche, il exécute d'une manière saccadée les mouvements de flexion et d'extension, s'accroche au sol, vacille et tombe. En examinant la force d'un muscle qu'on fait agir isolément, on peut s'assurer qu'elle n'est pas diminuée, que la contraction est énergique, mais que le malade n'a pas conscience de l'effort qu'il fait (1). On voit donc qu'en définitive il n'y a pas paralysie musculaire, mais seulement paralysie d'un sens et abolition complète ou incomplète de la sensation d'activité; aussi les malades n'ont-ils plus conscience du poids, de la résistance, de la forme ni du volume des corps. La peau des membres affectés est souvent frappée d'anesthésie.

L'ensemble des symptômes que nous venons de retracer caractérise une entité morbide que M. Landry sépare des paralysies du mouvement. Leur histoire n'est qu'ébauchée : on ne possède que des documents fort imparfaits sur les causes et les lésions anatomiques de la maladie.

Un fait curieux qu'il importe de connaître est le suivant : un membre dont la peau est entièrement frappée d'anesthésie et qui est complétement paralysée du mouvement par une maladie de la moelle, peut offrir des mouvements réflexes fort énergiques, quand on pince la peau : et au moment où les mouvements ont lieu, le malade en a parfaitement conscience. Le sens d'activité musculaire n'est donc pas aboli; il peut donc se manifester en dehors de la volonté même du sujet. Ce fait donne lieu à de sérieuses réflexions sur la nature de ces mouvements réflexes et sur le sens d'activité musculaire.

§ III. Symptômes fournis par les sensations de besoin et d'autres sensations internes. Les sensations qui ont leur siége dans les viscères, comme les besoins de boire, de manger, de dormir, de respirer, de se mou- Des sensations de besoin. Divisions.

(1) C'est à M. Landry, habile et sagace observateur, qui a enrichi la pathologie du système nerveux d'études importantes, qu'on doit la connaissance et la description de cette forme curieuse de paralysie du sentiment (*Archives générales de médecine*, juillet 1852).

voir, de se reproduire, et celles qui président à l'expulsion de l'urine et des matières fécales, peuvent être troublées, par la maladie, comme toutes les autres sensations.

Elles le sont de trois manières différentes : augmentées, diminuées ou perverties. L'appétit exagéré ou boulimie, l'anorexie, le pica, sont les trois espèces d'altération que peut subir la faim. Dans les diverses sensations que nous allons étudier, l'irritation des fibres sensitives du grand sympathique ne saurait être contestée. Aussi considérons-nous tous les viscères qui reçoivent ses filets comme capables de fournir des sensations pathologiques souvent accompagnées de mouvements réflexes avec ou sans perception. Les douleurs utérines, ovariques, intestinales, sont très-nettement accusées par les malades et rapportées à leur véritable siége; dans d'autres cas, la perception n'est pas distincte, mais la sensation n'en existe pas moins. C'est ce qui a lieu, par exemple, quand la présence d'un ténia détermine la dilatation des pupilles ou des mouvements convulsifs.

Des sensations internes ;

Nous n'avons pas à nous préoccuper de la question de savoir si l'on doit considérer, en bonne philosophie, comme autant de sensations distinctes, celles que nous venons d'énumérer; il nous suffit de constater les altérations qu'elles subissent dans le cours des maladies. Or il est impossible de ne pas reconnaître qu'elles sont fréquentes et dignes de toute l'attention du pathologiste, parce qu'elles se manifestent presque toujours avant les autres troubles. La faim, la soif, sont constamment lésées au début des fièvres, des maladies générales et locales, souvent même à l'occasion d'une courbature ou d'une maladie éphémère. La rétention d'urine ou des matières fécales peut tenir ou à la paralysie des réservoirs ou à l'abolition de la sensation de besoin. Cette dernière cause n'est pas rare chez les hystériques qui n'ont aucune paralysie musculaire.

Les sensations de besoin sont quelquefois plus fréquentes qu'à l'état normal. Au lieu de revenir à des périodes régulières et éloignées comme la faim, la soif, le besoin d'uriner, elles se rapprochent ; dans d'autres cas, au contraire, elles deviennent plus rares. Comme on ne peut en tirer aucun signe diagnostique, nous nous bornons à signaler ces symptômes, d'une manière générale. La sensation qui accompagne l'acte génésique s'affaiblit, s'éteint même dans quelques maladies ; elle s'exalte dans d'autres.

La rareté ou la fréquence des mouvements respiratoires a été observée dans plusieurs affections internes. Le besoin de respirer est impérieux, incessant dans l'hystérie, l'hypocondrie ; de là cette accélération extrême de la respiration chez les hystériques. Elle est au contraire plus rare, comme si le besoin se faisait sentir moins vivement, dans la mélancolie, dans l'extase ou chez les sujets en proie à une passion profonde. — *dans les névroses.*

Les sensations auxquelles donnent lieu les besoins peuvent, dans l'état de maladie, se pervertir à un point tel, qu'elles deviennent difficilement reconnaissables. Quoi de plus différent de la faim normale que la boulimie, le pica, la malacia, le pyrosis et toutes ces douleurs gastralgiques que nous mettons au nombre des troubles de la sensation de besoin ? Nous pouvons en dire autant de celle qui avertit l'homme de vider la vessie, le rectum, etc.

Des sensations internes tout à fait pathologiques et anormales se déclarent dans le tissu musculaire de la vie animale. Sans parler de l'état de gestation pendant lequel les tissus contractiles de l'utérus sont le siége de douleurs passagères, personne n'ignore qu'en dehors du travail de la parturition, ces mêmes tissus deviennent douloureux. Il est assez singulier de voir se développer ainsi des sensations pénibles dans un organe tel que l'utérus.

Douleurs dans les muscles de la vie de nutrition;

Le sens d'activité musculaire n'existe pas dans les muscles de la vie organique; nous ne sommes pas prévenus des mouvements qui s'y passent à l'état normal; mais quand la maladie vient à s'y développer, il s'y déclare alors des douleurs très-vives. Les coliques intestinales ne sont pas autre chose que des contractions douloureuses des membranes musculeuses de l'intestin. Tous les réservoirs, tous les conduits pourvus d'un appareil musculaire peuvent, sous l'empire de l'inflammation ou de toute autre maladie, offrir un accroissement de sensibilité tel que leurs moindres mouvements s'accompagnent de douleur; la fonction des viscères se trouve alors fortement altérée. Certaines gastralgies, entéralgies, cystalgies, utéralgies, n'ont pas d'autre cause que la douleur musculaire, et nous n'hésitons pas à assigner la même origine à un grand nombre de douleurs sourdes ou violentes, continues ou intermittentes qu'on observe dans les poumons, les bronches, le cœur, les conduits d'excrétion de la bile, les reins, l'utérus, l'ovaire, le vagin, l'urètre, etc. Citons un dernier exemple; lorsque le larynx, la trachée et les bronches s'enflamment, le simple contact de l'air provoque des douleurs vives dans toute l'étendue de ces conduits aériens. Le même effet est produit dans les viscères par le contact des produits de sécrétion et d'excrétion qui les traversent. La sensation qui n'est point perçue dans l'état physiologique, est alors transmise, par action réflexe, jusqu'au cerveau et vient affecter

viscéralgies.

l'organe de la perceptivité. Ainsi s'expliquent les souffrances des viscères et des tissus de la vie animale ; les unes sont sourdes et peuvent passer inaperçues ; des altérations souvent profondes s'effectuent sans que le malade ait conscience de ce qui s'y passe ; les autres s'accompagnent de sensations internes très-nettement perçues. Nous sommes étonné que les pathologistes n'aient point compris de cette manière l'ensemble des phénomènes morbides que nous venons de passer en revue.

En résumé les sensations de besoin, lorsqu'elles s'altèrent dans le cours des maladies, produisent des phénomènes très-différents, au nombre desquels on remarque les sensations bizarres, les illusions et hallucinations internes, les douleurs de tous genres qui appartiennent aux névroses et aux altérations matérielles qui peuvent atteindre les viscères. Et de même que certaines névroses, comme l'hystérie, le somnambulisme, l'hypnotisme, frappent d'anesthésie la peau, les organes des sens et ceux de la vue et de l'ouïe plus spécialement, de même aussi elles diminuent, d'une manière remarquable, les sensations de besoin. Les mouvements respiratoires, circulatoires, les évacuations, sont à peine appréciables chez les sujets tombés dans la catalepsie, le somnambulisme et l'hypnotisme.

On retrouve dans les viscères les mêmes altérations de la sensibilité que dans les sens externes, c'est-à-dire l'hyperesthésie, l'anesthésie, la névralgie. Nous pourrions donc étudier dans ce chapitre la gastralgie, l'anorexie, le pica, l'hépatalgie, l'entéralgie, la névralgie utérine, l'anaphrodisie, chez l'homme et la femme ; mais il est plus conforme aux affinités naturelles et aux exigences de la clinique de renvoyer cette étude lorsque nous traiterons des symptômes fournis par les appareils de la vie de nutrition.

CHAPITRE III.

DES SYMPTÔMES FOURNIS PAR LES ORGANES DU MOUVEMENT.

A l'état morbide, l'appareil musculaire offre dans sa structure et ses fonctions des altérations qui se traduisent, les unes par des changements de volume, de situation de texture : les autres par le trouble des propriétés vitales qui lui sont propres comme l'extensibilité, la tonicité, la sensation d'activité, et enfin l'irritabilité.

Divisions générales.

De là résulte une division toute naturelle des symptômes. La première comprend un petit nombre de symptômes dus à une modification survenue dans la contexture anatomique des muscles ; la seconde, les symptômes déterminés par le trouble, A, de l'extensibilité ; B, de la tonicité ; C, de l'irritabilité.

Dans les lésions de l'irritabilité se trouve l'histoire, 1° des convulsions, 2° des paralysies. Nous leur avons consacré une partie de notre premier volume (p. 403 à 484) ; il ne nous reste plus qu'à en présenter l'étude séméiologique.

Symptômes tirés du volume des muscles.

I. **Symptômes tirés des lésions de structure des muscles.** *Volume.* On reconnaît assez bien l'intégrité d'une masse musculaire au relief qu'elle forme sous la peau, pendant le relâchement et pendant la contraction, à la fermeté et à la résistance qu'elle oppose à la palpation. L'augmentation de volume et de consistance d'un ou

Augmentation du volume ;

de plusieurs muscles indique l'hypertrophie et correspond à la suractivité fonctionnelle de ces organes. Lorsqu'elle est étendue à tout système locomoteur, elle est le signe positif de la constitution athlétique et du tempérament sanguin. Si elle est partielle, elle annonce l'énergie fonctionnelle d'un ou de plusieurs muscles, comme on le voit chez les danseurs, les forgerons, les terrassiers et dans d'autres professions. Quelquefois les muscles congénères sont atrophiés ou paralysés. Ainsi l'hypertrophie du biceps brachial est souvent due à l'atrophie ou du moins à la paralysie incomplète du faisceau antérieur du deltoïde. La saillie d'un muscle est le signe très-ordinaire de sa contracture passagère ou permanente ou de la rétraction de son tendon (crampes des écrivains, contracture spasmodique des doigts chez les femmes enceintes, etc.). Le volume d'un ou de plusieurs muscles peut être normal ou diminué comme dans certaine forme d'atrophie musculaire progressive; le tissu contractile est alors remplacé par de la graisse. En outre, il n'oppose plus la moindre résistance lorsqu'on cherche à le faire contracter volontairement.

générale, partielle.

La diminution de volume des muscles est le signe certain de leur atrophie. Lorsque la contraction volontaire et électrique n'augmente pas le relief qu'ils forment, à l'état normal, dans certaines régions que l'anatomie nous fait connaître, on peut être certain qu'ils sont paralysés ou atrophiés. On observe fréquemment cette diminution de volume dans la totalité d'un membre affecté de paralysie ancienne ou seulement dans une de ses parties. Dans la paralysie saturnine des extenseurs des doigts de la main, des supinateurs ou du deltoïde, la forme des parties correspondantes s'altère si complète-

Diminution de volume; signe certain de paralysie.

ment qu'on peut, sans autre examen, reconnaître à la vue et dénommer les muscles atteints de paralysie.

Le muscle grand dentelé a pour fonction de maintenir le scapulum contre le thorax et d'aider le mouvement d'élévation de l'épaule et du bras. Dans la paralysie de ce muscle, si l'on fait porter le bras en avant, le bord de l'omoplate s'écarte du rachis et de la poitrine, et le scapulum ainsi soulevé prend la forme d'une aile de papillon. Ce symptôme est caractéristique de la maladie. Ainsi les changements de forme qu'on observe dans les régions occupées par les muscles malades, suffisent pour indiquer l'atrophie et la paralysie musculaires.

Atrophie partielle.

La diminution de volume des muscles de tout un membre peut être le résultat de la paralysie ou de quelque lésion du squelette qui gêne les mouvements de l'articulation, condamne les muscles au repos et en altère la contractilité et surtout la nutrition. De ce nombre sont la coxalgie, les tumeurs blanches, les fractures, les luxations, l'emploi des appareils qui compriment les masses charnues, les tumeurs anévrismales et tout ce qui gêne le libre afflux du sang artériel, enfin les maladies des nerfs (névrômes, tumeurs cancéreuses).

Atrophie générale. Émaciation musculaire.

Dans les maladies chroniques qui lèsent, à un haut degré, les fonctions d'assimilation, comme le cancer de l'estomac et de l'intestin, la phthisie pulmonaire, le diabète et les suppurations intarissables, ou qui agissent sur le système nerveux, comme l'hypocondrie, la mélancolie, la gastralgie, dans toutes ces maladies, disons-nous, qui affectent si profondément la nutrition, le marasme s'empare de tout le système musculaire; d'abord de celui des muscles de la vie animale puis de la vie organique, et les réduisent à un tel état d'atrophie, qu'on en trouve à peine quelques vestiges sous la peau et qu'ils devient impropre au mouvement. L'atrophie musculaire n'est pas, il est vrai, la seule cause de l'amaigrissement squelettique ; la résorption des graisses y a aussi une grande part.

II. **Symptômes fournis par le trouble des propriétés spéciales des muscles.** 1° *Trouble de l'extensibilité.* La propriété qu'ont les muscles de s'allonger sans se rompre pendant qu'on les tire, et celle toute contraire en vertu de laquelle ils tendent continuellement à se raccourcir quand ils sont au repos, sont, à chaque instant lésées, dans les maladies.

Lésion de l'extensibilité.

Nul doute que les douleurs musculaires qui surviennent dans les muscles des malades condamnés depuis longtemps au repos, ne tiennent à ce que leurs tissus rétractés ne peuvent ensuite se prêter facilement à l'élongation qu'exigent les mouvements. Par contre les muscles des parois du ventre énormément tiraillés par une ascite ou par une tumeur, ainsi que les tuniques musculaires de l'estomac, de l'intestin et de la vessie, peuvent s'étendre et acquérir des dimensions considérables.

2° *Lésion de la tonicité.* A cette propriété que les uns ont appelé *rétractilité*, les autres *contractilité de tissu* (Bichat), tiennent la rétraction des chairs divisées, l'occlusion des ouvertures par les sphincters et la résultante des mouvements donnés aux membres en repos par les muscles antagonistes. On pourrait appeler la tonicité la propriété incessante, involontaire et non perçue qu'ont les muscles de se maintenir et de revenir sans cesse au repos. C'est cette force qu'on surmonte quand on cherche à étendre un muscle chez un malade endormi ou privé de son intelligence.

Lésion de la tonicité.

Déviation de la face.

On attribue généralement à cette propriété musculaire la déviation des parties molles du visage frappé d'hémiplégie. Le nez, la joue, les lèvres sont tirés du côté opposé à la paralysie, parce que les muscles sains ont conservé leur tonicité, tandis que les muscles paralysés l'ont perdue. A cette force automatique conservatrice doivent être encore attribuées, suivant nous, la situation des membres dans un grand nombre de paralysies, celle des extenseurs des doigts de la main dans la paralysie saturnine qui porte sur cette partie.

Lésion de l'irritabilité.

3° *Lésion de l'irritabilité.* L'irritabilité, appelée encore *motilité*, peut subir deux lésions principales : elle peut être accrue et pervertie (convulsion), ou diminuée et détruite (paralysie).

Dans le premier cas, le raccourcissement de la fibre musculaire est augmenté au delà de sa limite physiologique, en sorte que le mouvement produit est trop fort et dépasse le but que le malade voulait atteindre ; de plus il est involontaire, c'est-à-dire que le patient ne peut l'empêcher de se produire. Cependant il peut encore, dans quelques cas, continuer à faire mouvoir les muscles lésés, mais incomplétement et mal. L'intensité et la direction des mouvements et par conséquent la sensation d'activité musculaire sont également troublés, comme on le voit surtout dans la chorée et le tremblement des membres.

Définition de la convulsion.

On donne le nom de *convulsions* aux mouvements involontaires et anormaux qui ont leur siége dans les organes et appareils pourvus de muscles auxquels se distribuent des nerfs céphaliques, rachidiens ou ganglionnaires, et qui dépendent soit d'une lésion du système nerveux et musculaire soit d'un simple trouble des fonctions propres à ces deux systèmes. (Voyez t. I, p. 463.)

La lésion musculaire, qui consiste dans la diminution ou l'abolition de l'irritabilité, a reçu le nom de *paralysie.*

Ordre des matières. L'étude des convulsions et de la paralysie ne renferme pas tous les symptômes dont le système musculaire peut être le siége, dans le cours des maladies. D'autres signes diagnostiques essentiels sont fournis par les troubles que peuvent offrir les mouvements simples, composés ou associés, des différentes parties du corps. L'attitude, le décubitus, la situation des membres, l'expression faciale, appartiennent à l'histoire de la motilité, et l'on s'étonne que les auteurs des traités les plus récents de séméiologie leur donnent place dans des chapitres consacrés à des matières toutes différentes. Nous étudierons donc : I. *les troubles des mouvements partiels et coordonnés*, II. *la convulsion*, III. *la paralysie.*

Troubles des mouvements.

§ I. TROUBLES DES MOUVEMENTS PARTIELS OU D'ENSEMBLE, ÉTUDIÉS DANS LES DIFFÉRENTES PARTIES DU CORPS. Sans que les muscles soient convulsés ou paralysés, ils donnent à certaines parties du corps des situations qui sont commandées soit par notre intelligence et notre volonté, soit par l'instinct, si l'intelligence est abolie. Le malade atteint d'affection cardiaque a soin de tenir sa poitrine très-élevée et celui qui a un épanchement pleural se couche sur le côté affecté, etc. De ces mouvements résultent un certain nombre de signes diagnostiques auxquels les anciens devaient attacher plus d'importance que nous, parce qu'ils étaient privés des ressources précieuses que nous trouvons dans les méthodes modernes d'investigation, à l'aide desquelles nous arrivons plus sûrement au diagnostic local. Le praticien cependant doit en tenir un grand compte.

Décubitus. *Décubitus.* Dans l'état ordinaire le corps repose en *supination;* quelques personnes préfèrent à cette position le décubitus latéral droit ou gauche, dans lequel les membres sont à demi fléchis. Il est rare que la maladie ne dérange pas l'attitude du patient. L'adynamie, c'est-à-dire la diminution extrême des forces générales et de la musculaire en particulier, se reconnaît à ce que le corps est jeté comme une masse inerte, dans la supination, au milieu ou sur les bords du lit, sans que le malade puisse changer de position (fièvre typhoïde, coma, apoplexie, agonie). On le trouve parfois pelotonné sur lui-même et tombé aux pieds de son lit. L'immobilité de toutes les parties du corps et des membres, avec un certain degré de contraction volontaire et de demi-flexion, caractérisent assez bien le rhumatisme articulaire. On peut dire que la supination est l'attitude la plus fréquente dans presque toutes les maladies.

Dans les affections douloureuses, quel qu'en soit le siége, le patient change, à chaque minute, de position, et ne se trouve bien dans aucune. Dans certaines coliques violentes, dans celles des peintres, ou celles qui sont occasionnées par une concrétion biliaire ou rénale, le malade courbe fortement son corps en avant, souvent même il le serre fortement avec les mains ou se couche sur le ventre.

Décubitus latéral. Le *décubitus latéral* est souvent observé dans la pleurésie; l'épanchement occupe en général le côté sur lequel se place le malade. Dans les maladies du cœur anciennes, dans la péricardite avec épanchement, la supination et le décubitus latéral gauche sont les deux positions les plus fréquentes.

Décubitus assis. Lorsque les sujets sont forcés de se tenir assis ou la poitrine fortement relevée et soutenue par des oreillers, on peut affirmer que la respiration est gênée, mais rien de plus ; car cette situation peut être commandée : 1° par une affection du cœur ; 2° par une maladie aiguë ou chronique du poumon (pneumonie, tubercule, emphysème) ; 3° par un épanchement simple ou double de la plèvre ; 4° par une maladie quelconque du ventre qui repousse le diaphragme et limite ainsi le champ respiratoire (ascite, tumeurs enkystées, grossesse, hypertrophie du foie, ou de la rate, etc.) ; 5° par une lésion qui met obstacle à la libre pénétration de l'air (angines, croup, œdème de la glotte, etc.

Lorsque le malade prend de lui-même et conserve aisément la position assise c'est que la maladie cesse et que la convalescence commence. Ce signe est précieux dans les hôpitaux plus encore qu'à la ville.

Décubitus variable.

Le décubitus sans cesse changeant que nous présentent les malades atteints de délire, de manie, de démence ou d'une violente douleur physique ou morale, constitue un signe qui a sa valeur.

Immobilité du corps.

L'immobilité du corps, pendant plusieurs heures, indique de violentes douleurs rhumatismales musculaires ou articulaires, ou un dérangement de l'esprit. On voit des malades frappés de stupidité, de monomanie mélancolique, d'hypocondrie, d'extase, garder invariablement la même attitude et ressembler à des statues. Il faut distinguer de cette immobilité volontaire et cérébrale celle qui tient à ce que les puissances musculaires sont frappées de paralysie ou de contracture (catalepsie, tétanos, trismus).

Lésion des mouvements associés dans différentes parties du corps.

Lésion des mouvements associés, dans différentes parties du corps. Nous ne ferons que signaler les changements généraux de situation, parce que leur étude reviendra nécessairement quand nous parlerons des contractions et des paralysies.

Station verticale. L'attitude que prend le corps pendant la station verticale caractérise souvent la maladie. Les mouvements auxquels se livrent les sujets sont un moyen plus sûr encore de formuler un diagnostic. Sans parler de la paralysie et de la convulsion générale ou des membres, que l'on reconnaît à l'instant même où le malade cherche à marcher, il est encore d'autres maladies dont le siége et la nature se révèlent aisément.

Titubation. La titubation indique l'adynamie fébrile, la douleur musculaire, l'alcoolisme, le vertige, la paralysie commençante, quelle qu'en soit la cause. (Voyez *Paralysie.*) La marche peut être empêchée par la dyspnée qui se manifeste au moindre mouvement. On doit alors songer à une maladie du cœur, des gros vaisseaux on des voies respiratoires (tubercule pulmonaire, emphysème). L'effort musculaire est même un moyen de faire paraître les signes d'une de ces affections, lorsqu'elle est encore latente.

L'attitude que prend le corps, pendant la station verticale ou la marche, est également en rapport avec certains mouvements que la douleur ou d'autres causes commandent. Le lumbago rhumatismal, les adhérences péritonéales, le prolapus utérin, la névralgie sciatique, donnent à la marche quelque chose qui fait aisément reconnaître la nature et le siége du mal.

Expression faciale. *Expression faciale.* A toutes les époques, les médecins ont trouvé dans l'examen de la face des signes diagnostiques qu'il importe de ne pas négliger ; nous n'avons pas à nous occuper des mouvements des différentes parties du visage. Ils sont presque toujours troublés dans les maladies, et ces troubles se traduisent surtout par l'expression faciale. Sans accepter la théorie de Ch. Bell sur les nerfs respirateurs, théorie ruinée par les expériences physiologiques modernes, on ne peut néanmoins se refuser d'admettre qu'un grand nombre de muscles de la face prennent part aux mouvements respiratoires, et que si ces derniers deviennent plus énergiques et plus précipités par l'effet d'une gêne apportée à la libre pénétration de l'air, on voit les ailes du nez se dilater et se resserrer avec force, les joues, les lèvres, les paupières se mouvoir synergiquement ; il en résulte une expression d'agrandissement facial, de diduction des traits qui est fréquente dans l'emphysème, la pneumonie grave et les affections cardiaques. Dans la face grippée au contraire les traits convergent vers la ligne médiane et y sont ramenés par la contraction synergique des muscles, qui font exprimer au visage la douleur, l'anxiété, la crainte ; quelquefois les traits sont violemment contractés, et leur expression annonce une douleur viscérale profonde, sentie ou non, ordinairement même une lésion grave ou mortelle (péritonite, fièvre puerpérale, perforation intestinale, étranglement interne, etc.).

Face grippée.

L'ensemble des traits qui composent la face dite *hippocratique*, dont on a tant parlé, mérite à peine une mention. On la retrouve dans des maladies si diverses et à une période si avancée qu'on ne peut en tirer aucun parti pour le diagnostic. En voici les principaux signes : front plissé ; œil enfoncé dans l'orbite, humide, languissant, caché derrière les paupières entr'ouvertes ; ouvertures nasales blanchâtres, pulvérulentes ; nez pointu, contracté ; oreilles froides, relevées en haut et en arrière ; peau glacée, sèche ou gluante, grise ou plombée.

Expression faciale décrite par Hippocrate.

Diverses expressions faciales.

Nous ne ferons qu'appeler l'attention sur d'autres expressions de la physionomie qui décèlent des états morbides beaucoup mieux caractérisés. La figure exprime le contentement; elle est épanouie (*facies erecta*) dans les maladies graves du foie, l'ictère hémorrhagique essentiel plus spécialement. Dans un grand nombre de délires aigus et chroniques, le visage respire la gaieté (monomanie gaie, délire alcoolique); la tristesse la plus profonde, le découragement (mélancolie, hypocondrie); la fureur (monomanie homicide); le dédain, la hauteur (manie ambitieuse); le ravissement (extase, hallucination); la stupidité (idiotie, crétinisme); l'indifférence et la stupeur (fièvre typhoïde, état adynamique). La figure est grimaçante, mobile dans les fièvres graves ataxiques, et les affections qui déterminent de vives douleurs, etc., etc.

Rire sardonique.

Le rire sardonique, dont la description appartient aussi à l'histoire du spasme, est marqué par une forte diduction des lèvres qui s'amincissent souvent à un degré extrême et se relèvent vers les joues en laissant voir les dents (crainte de la mort, passions tristes, délire aigu et phlegmasies douloureuses du péritoine, du péricarde, de la matrice). Dans le *spasme cynique* les lèvres et la bouche sont déviées de l'un ou de l'autre côtés (délire, hystérie).

Données séméiotiques importantes fournies par l'étude des mouvements composés.

Nous pourrions encore examiner de la même manière les divers groupes de muscle dont les mouvements associés concourent à l'exécution de certains actes et de quelques fonctions. Ils sont très-fréquemment altérés dans les maladies : le médecin les néglige parce qu'il n'est pas habitué à grouper les phénomènes morbides complexes ; il préfère à tort les étudier séparément. Cependant que de signes utiles au diagnostic il retirerait de ce genre d'exploration ! Il verrait ainsi que le mode suivant lequel s'effectuent les mouvements des muscles pectoraux, diaphragmatiques, du cou et de la tête ne sont pas les mêmes dans la phthisie, l'emphysème ou la pleurésie ; il s'assurerait en outre que les troubles de certains mouvements involontaires, tels que ceux qui opèrent la déglutition, la toux, la miction, la défécation sont en rapport sympathique avec un grand nombre de maladies qui portent sur des organes et des appareils éloignés. La gêne de la déglutition qu'on observe chez les paralytiques ne tient pas à la paralysie des muscles du pharynx, mais aux troubles qu'ont subis les muscles de la langue, de la mâchoire inférieure et de l'isthme du gosier. Cette symptomatologie d'ensemble est plus nécessaire à étudier dans les lésions de la sensibilité, de la motilité et de l'intelligence que dans toutes les autres affections. Elle offre de précieuses indications dans toute maladie interne dont l'action sympathique se fait sentir sur le système nerveux plus encore que sur les autres appareils.

DES CONVULSIONS.

Des convulsions. Division des spasmes en idiopathique, symptomatique, sympathique;

Nous avons déjà décrit les convulsions d'une manière générale ; nous avons dit qu'il était utile, surtout en séméiologie, de maintenir la division nosologique des convulsions en idiopathiques, symptomatiques, sympathiques, et de les étudier successivement dans les muscles de la vie de relation et de nutrition. (Voyez t. I, p. 463.) Nous ferons remarquer que cette dernière division manque d'exactitude, dans un grand nombre de maladies qui produisent en même temps des convulsions externes et internes. Rien n'est plus commun que d'observer, dans l'hystérie et le tétanos, la contracture des membres en

en externe et en interne;

même temps que le spasme laryngien, gastrique, vésical, anal, etc. Cependant cette division un peu arbitraire des convulsions doit être conservée parce qu'elle est pratique et permet de reconnaître aisément les entités morbides. Nous en dirons autant de la forme des convulsions : les unes sont marquées par un raccourcissement plus ou moins continu de la fibre musculaire (convulsions toniques) ; les autres par une rapide succession de raccourcissement et de relâchement (convulsions cloniques). Il est encore vrai de dire que ces deux sortes de spasmes se trouvent parfois réunis dans la même affection ; et dans ce cas la prédominance de l'une de ces formes suffit pour caractériser la maladie.

en tonique et en clonique.

Nous avons dit (t. I, p. 467) que la contraction musculaire présente, dans les convulsions, des degrés fort différents d'intensité ; entre la roideur musculaire et la contracture la plus insurmontable, entre la contraction fibrillaire et les mouvements les plus désordonnés, on peut imaginer de nombreux états intermédiaires. Dans le siége, même différence : les unes sont générales, les autres partielles, limitées à un ou plusieurs muscles ; les unes externes, les autres internes et plus souvent *mixtes*, c'est-à-dire frappant à la fois les muscles de la vie de relation et ceux de la vie de nutrition. Leur marche n'est point la même ; on les voit sous forme d'accès intermittents, dans l'intervalle desquels quelques symptômes seuls persistent, ou continus, ou enfin rémittents. Nous allons tirer de ces divers caractères propres aux convulsions des symptômes utiles pour reconnaître les entités pathologiques.

Les convulsions externes et internes déterminent quelques phénomènes pathologiques sur lesquels nous avons porté notre attention et qui ne se trouvent pas indiqués dans les Traités de pathologie générale. La *douleur* musculaire se produit dans un certain nombre de convulsions toniques, dans la crampe par exemple, dans les spasmes internes, tels que ceux de la vessie, du rectum. Elle est permanente ou ne se manifeste qu'au moment où l'on cherche à étendre les muscles contracturés. C'est surtout dans l'appareil musculaire de la vie de relation que cette douleur est prononcée. Elle est due, ainsi que nous l'avons établi ailleurs (voyez *Trouble de la sensibilité*), à l'accroissement pathologique du sens d'activité musculaire. Il est probable que c'est à une propriété du même genre que tient la douleur qu'on remarque dans les muscles viscéraux, et spécialement dans l'utérus, surtout pendant l'état de gestation. A cette époque la partie contractile et musculaire de l'organe s'hypertrophie et se développe, d'où il suit que, pendant le travail de la parturition, la contraction utérine s'accompagne de douleurs très-vives. Nous n'hésitons pas à croire que cette sensation douloureuse d'activité n'appartient pas seulement à l'utérus et qu'elle se développe sous le coup de la maladie, dans la plupart des muscles viscéraux, dans le cœur et dans l'intestin, où elle est souvent vive et déchirante (névralgie cardiaque, colique sèche des mers de l'Inde), dans la vessie, les conduits excréteurs de la bile, de l'urine (colique hépatique et néphrétique). Nous expliquons ainsi un grand nombre de douleurs internes; il suffit pour qu'elles prennent naissance qu'il existe dans la composition de l'organe des tissus contractiles et des filets nerveux du grand sympathique.

De la douleur dans les convulsions,

due au sens d'activité musculaire.

Elle se développe dans les muscles de la vie organique,

dans l'utérus,

le cœur, l'intestin, etc.

Une preuve certaine que la douleur tient bien au sens d'activité et à la contraction musculaire, c'est qu'on peut

Douleur par action réflexe.

la faire paraître quelquefois sur un membre complétement paralysé du sentiment et du mouvement. Nous avons encore sous les yeux une malade qui est atteinte de paralysie consécutive à une hystérie; elle présente les phénomènes suivants : si on excite, à l'aide de certains mouvements communiqués au membre ou avec l'électricité, des convulsions toniques ou cloniques réflexes, la malade sent dans les membres ainsi convulsés une douleur très-vive. Tout cesse dès que la convulsion réflexe disparaît, et l'on peut pincer le membre sans que la malade s'en aperçoive. Dans ce cas la douleur, compagne de la contraction musculaire pathologique, paraît bien dépendre de la mise en jeu de la contractilité, puisque la sensibilité ne se développe qu'au moment même de la contraction.

1° Des convulsions toniques; § I. Convulsions toniques : *Tétanie.* Dans la convulsion tonique, les muscles contractés impriment aux membres un mouvement qu'ils conservent souvent pendant un temps assez long, et que la volonté est impuissante à faire cesser. La convulsion est éphémère ou persistante, continue, rémittente, intermittente ou par accès. (Voyez le chapitre consacré à la *Convulsion*, t. I.)

A. générales; Les convulsions générales, c'est-à-dire qui occupent la plus grande partie du tronc et des membres, sont le symptôme du tétanos, de la catalepsie et de l'hypnotisme; mais dans les deux dernières tétanies, les muscles peuvent être fléchis et conservent la situation qu'on leur donne. Dans le tétanos, on ne peut parvenir à vaincre la résistance des muscles ni à les fléchir. Les convulsions générales s'accomplissent sans douleur. Il en est d'autres qui sont très-douloureuses : telles sont les crampes générales du choléra.

B. partielles. La contracture partielle continue, ou temporaire d'un ou de plusieurs muscles, se remarque dans toutes les convulsions qu'on a distinguées et dénommées précisément d'après leur siége, puisqu'on ignore la cause qui les provoque. On les a rencontrées dans les fléchisseurs et adducteurs du pouce de la main (crampe des écrivains); dans un ou plusieurs doigts de la main; dans le releveur de la paupière supérieure, le temporal, le masséter, le sterno-mastoïdien (torticolis essentiel); dans les muscles de la cuisse et de la jambe: dans ce cas le raccourcissement du membre, sa flexion angulaire sur le bassin, et d'autres déformations encore, en imposent souvent pour une coxalgie ou une tumeur blanche. Les hystériques sont sujettes à ces désordres de la motilité, qui se rencontrent aussi chez les nouvelles accouchées.

Un assez grand nombre de névroses laissent à leur suite des contractures partielles des membres ou du tronc; l'hystérie, l'épilepsie, la catalepsie, l'hypocondrie, l'aliénation mentale sont de ce nombre. Dans l'ergotisme, les mains et les doigts sont contracturés.

Tétanie symptomatique.

La tétanie des membres inférieurs ou supérieurs ou de l'un d'eux est le symptôme de l'encéphalite partielle, de la méningo-céphalite, de l'hémorrhagie capillaire; elle précède la paralysie. Elle lui est consécutive, au contraire, dans le cas où l'encéphalite et la myélite se développent autour d'un foyer hémorrhagique. Le mélange de ces troubles opposés de la motilité, la convulsion et la paralysie doit faire craindre un travail inflammatoire ou la congestion hémorrhagique. Les tubercules, les tumeurs fibreuses, les cancers qui se développent dans la substance cérébro-spinale, s'accompagnent constamment de contracture, soit passagère, soit continue, d'un bras, d'une jambe, d'un côté du visage. Il en est de même des lésions primitives ou consécutives des nerfs, des névrômes, de la piqûre, des tumeurs fibreuses situées sur leur trajet. Enfin les contractures sont souvent le symptôme de la chlorose ou d'un empoisonnement par le plomb, par les strychnos, l'alcool, l'ergot de seigle.

Tétanie sympathique.

Les contractures, soit passagères, soit persistantes des muscles sont le signe de la cachexie rhumatismale et goutteuse. Il est plus rare de les observer comme phénomènes sympathiques d'une lésion locale; cependant nous signalerons, parmi les causes de la tétanie, les maladies de l'utérus, la pneumonie, la dysenterie, l'érysipèle, la péritonite, la fièvre typhoïde et puerpérale, les fièvres bilieuses et paludéennes. Parmi ces dernières, la forme convulsive n'est point rare lorsqu'elles revêtent un caractère pernicieux. Dans la fièvre typhoïde, la contracture a son siége dans les muscles des avant-bras et dans les fléchisseurs des doigts de la main; dans les affections utérines, elle occupe les membres supérieurs ou inférieurs. Dans les affections vermineuses, le strabisme et la convulsion de la mâchoire se présentent, comme symptômes accidentels. Il faut encore placer au nombre des spasmes, par action réflexe, la contracture qu'on observe sur les pieds des malheureux atteints d'acrodynie. Enfin nous mentionnerons les lésions traumatiques, les blessures, les brûlures, et les opérations qui donnent lieu à la convulsion des muscles des mâchoires, du cou, du larynx, à laquelle on a imposé à tort le nom de *tétanos*.

Tétanie interne ou spasmes.

Convulsions internes. Les convulsions des muscles de la vie organique ne se montrent pas moins souvent que celles de la vie de relation. Nous ne ferons qu'indiquer les principales.

Le spasme du pharynx et de l'œsophage donne lieu à un resserrement tel, que ni les boissons ni les aliments ne peuvent franchir ce conduit membraneux ; chez d'autres le bol alimentaire s'arrête à une certaine hauteur, d'où il est rejeté avec force et en provoquant des convulsions générales. L'impossibilité d'avaler la boisson, avec sentiment pénible de constriction ou terreur extrême, constitue l'hydrophobie (horreur de l'eau) qui se montre plus souvent, il est vrai, dans la rage que dans toute autre maladie, mais qui est fréquente aussi dans l'hystérie et dans la méningite rachidienne où nous l'avons observée deux fois.

Spasme pharyngien et œsophagien, dans la rage, la méningite.

La constriction œsophagienne dite *idiopathique* peut tenir à un rhumatisme qui s'est métastasé sur la membrane musculaire, ainsi que nous en avons vu plusieurs exemples. Chez les hystériques on rencontre souvent toutes les formes de la dysphagie spasmodique ; les malades ne peuvent rien avaler pendant plusieurs semaines. On sait que le caractère spécial de la constriction œsophagienne, dans cette maladie, est de donner lieu à la sensation d'un corps rond, d'une boule qui se forme primitivement à l'épigastre, dans la région utérine ou même ailleurs, gagne de proche en proche l'œsophage et le pharynx, et s'y fixe pour quelques instants. Elle caractérise parfaitement le début de l'attaque hystérique et persiste encore après. Cette sensation est prouvée par les mouvements continuels de déglutition et les efforts instinctifs auxquels se livrent les malades pour s'en débarrasser. Le sentiment de boule est un signe excellent qu'il faut toujours chercher, lorsqu'on est dans le doute, au sujet d'une maladie spasmodique. On ne saurait hésiter lorsque le mouvement de migration ou ondulatoire est bien marqué.

Boule hystérique.

Le spasme œsophagien indique parfois la présence des lombrics et surtout du ténia, dans l'intestin (spasme sympathique) ; il est le symptôme de la gastralgie simple et hypocondriaque, de toutes les dyspepsies produites par les maladies de l'estomac et des organes environnants, du pancréas et du foie (cancer gastrique, pancréatique, hépatique).

Spasme de l'estomac,

La constriction gastrique joue un rôle essentiel dans les maladies de la femme; elle est symptomatique de l'hystérie, de la gastralgie; sympathique dans les maladies de l'utérus, dans la grossesse et les troubles qui se montrent à l'époque de la puberté ou de la ménopause. Elle se traduit par un sentiment de suffocation, de serrement à l'épigastre, et par des vomissements plus ou moins répétés. Toutes les formes de l'hypocondrie et les maladies du foie sont suivies de constriction gastrique.

de l'intestin.

Aux convulsions de l'intestin se rattachent les borborygmes bruyants et souvent entendus à de grandes distances, auxquels donnent lieu l'hystérie, la gastralgie et l'hypocondrie. Le spasme de l'anus provoque une constipation opiniâtre qu'on observe dans presque toutes les maladies nerveuses. Les convulsions externes symptomatiques des maladies de la moelle ou du cerveau s'accompagnent aussi de borborygmes et de constipation.

La violente convulsion des tuniques intestinales a presque toujours pour compagne la douleur qui est très-violente dans les coliques de plomb, dans celle des pays chauds, ou qui se déclarent après une vive émotion morale.

On a noté la stricture anale comme phénomène symptomatique de l'hystérie, de la lypémanie, de la chlorose et de l'empoisonnement plombique.

Spasme des voies aériennes.

Spasme des voies aériennes. S'il est porté à un haut degré, il peut en résulter une dyspnée intense et même une suffocation qui pourrait faire croire à la présence d'un corps étranger. Le spasme laryngien détermine des altérations singulières dans la voix. Elle peut être abolie complétement pendant plusieurs jours et même plusieurs mois, comme dans l'hystérie, ou après la suppression des règles et dans le cours de la grossesse. Elle peut perdre son timbre, devenir rauque, éclatante, métallique, etc. Il suffit d'entendre parler quelqu'un de vivement impressionné pour comprendre jusqu'à quel point la voix participe à tous les changements pathologiques qui surviennent dans les viscères et surtout dans le système nerveux. On a noté comme un phénomène qui n'est point rare dans l'hystérie, pendant ou après les attaques, les cris étranges, poussés par les malades, l'engastrimisme, l'imitation de tous les cris d'animaux et d'instruments de musique. Il faut y regarder de bien près avant d'admettre que la volonté des malades n'est pour rien dans la production de ces étranges symptômes, qui ont bien souvent servi à mystifier les médecins.

La toux spasmodique involontaire, saccadée, et fatigante, qui ne cesse que pendant la nuit, a été observée dans l'hystérie, dans la chlorose, dans la grossesse. Elle est souvent sympathique d'une maladie de l'estomac, du foie ou de l'utérus.

Le spasme de la glotte donne lieu, s'il est complet, à une suffocation imminente semblable à celle qu'on observe dans un certain nombre de laryngites aiguës simples ou striduleuses, dans la coqueluche, où l'inspiration est sifflante et convulsive au plus haut degré. La même cause produit les mêmes effets dans les maladies aiguës et chroniques du larynx, telles que l'ulcération et la phlegmasie.

Spasme des organes génito-urinaires.

Spasme des organes génito-urinaires. La convulsion des muscles vésicaux amène l'incontinence d'urine ; le spasme du col en provoque la rétention. Ces deux symptômes se retrouvent plus souvent dans les névroses que dans toute autre maladie ; ils sont communs dans l'hystérie et la rétention plus encore que l'incontinence. La première résiste pendant plusieurs mois à tous les traitements et guérit souvent avec une grande rapidité au moment où l'on s'y attendait le moins. Le spasme du col vésical est un phénomène qui se lie à des maladies de la moelle ou à des affections de la vessie et des reins ; il est souvent sympathique des maladies de l'utérus, surtout de l'abaissement et de la rétroversion.

Les conduits d'excrétion de la bile étaient considérés, il y a peu de temps encore, comme pouvant se convulser ; l'ictère spasmodique était le nom qu'on donnait à cette maladie que tout concourt à faire considérer comme hypothétique. Nous en dirons autant de la suppression du lait par le fait de la constriction spasmodique des conduits galactophores.

Spasme cardiaque.

Le spasme des muscles cardiaques n'est point rare ; il s'accompagne de douleurs et surtout de palpitations. On l'observe : 1° comme symptôme des maladies du cerveau, de la moelle et des névroses (hystérie, hypocondrie, névralgie intercostale, gastralgie) ; 2° comme phénomène sympathique des affections viscérales (maladies de l'utérus, du foie, phthisie, cancer de l'estomac) ; 3° dans le cours des grandes pyrexies et dans les fièvres intermittentes. Les effets du spasme cardiaque sont la lipothymie et la syncope qui ne sont pas rares dans la chloro-anémie, le scorbut, la pléthore, les hémorrhagies graves, en un mot, dans presque toutes les maladies du sang.

Tétanie à la fois externe et interne.

Faisons remarquer en terminant ce tableau rapide des spasmes internes qu'ils se présentent souvent associés aux spasmes externes soit symptomatiques, soit sympathiques. Nous citerons comme type de cette connexion, parmi les spasmes symptomatiques à la fois internes et externes, la colique et les convulsions saturnines; parmi les sympathiques, la syncope, les palpitations, les contractures des membres dans la grossesse et les accidents puerpéraux. Nous pourrions en multiplier les exemples et nommer encore ceux que nous fourniraient, en grand nombre, l'hystérie, les monomanies, la chloro-anémie; nous avons voulu seulement établir, ce qui nous paraît digne de toute l'attention des cliniciens, le développement simultané ou successif, dans la même maladie, des spasmes internes et externes. On y verra la preuve qu'il est nécessaire de rattacher à des causes générales et prépondérantes les groupes de symptômes et les états organopathiques qui ne sont que les ombres plus ou moins accusées d'une maladie dont le siége et la cause sont ailleurs.

Convulsions cloniques.

§ II. Convulsions cloniques : *Clonisme.* On donne ce nom à des mouvements involontaires qui reviennent à des intervalles plus ou moins rapprochés, par accès comme l'hystérie, l'épilepsie, ou qui se répètent d'une manière presque continue comme la chorée et le tremblement.

Divisions.

Décrivons d'abord les particularités qui distinguent chacune de ces espèces. (Voyez t. I, p. 470.) Elles sont : 1° générales : idiopathiques, symptomatiques et sympathiques; 2° partielles : A, externes; B, internes.

1° Convulsions cloniques générales; A. paroxystiques;

1° Convulsions générales. Les unes se montrent exclusivement d'une manière rhythmique, par accès toujours distincts et d'ailleurs séparés les uns des autres par un temps de repos et de guérison apparente souvent considérable. Sous ce rapport, comme sous bien d'autres, elles affectent la marche des maladies chroniques et durent longtemps. Voilà un premier caractère qui fait reconnaître immédiatement l'épilepsie, l'hystérie, l'éclampsie puerpérale; un second consiste dans la perte de connaissance, l'oubli complet de ce qui a eu lieu pendant l'attaque. Ce symptôme est presque aussi fréquent dans l'hystérie que dans l'épilepsie (sur trois cents hystériques, trente seulements conservèrent le souvenir de ce qui s'était passé (1).

hystériques.

Convulsion hystérique. Nous n'avons à rechercher ici, que la forme de la convulsion hystérique. Elle se compose de mouvements qui s'effectuent dans les membres et le tronc avec un certain ensemble, une certaine synergie, comme les mouvements naturels. La contraction musculaire est énergique, violente, et va en augmentant jusqu'à ce qu'elle cesse tout à coup pour recommencer; on pourrait l'appeler sous ce rapport une convulsion tonique progressive. Les membres se fléchissent, s'étendent, se contournent; le tronc s'infléchit, se courbe, se plie dans tous les sens; les mouvements ont une expansion très-grande qu'ils n'offrent pas dans les autres convulsions; ils n'ont rien de saccadé.

Convulsion épileptique.

Convulsion épileptique. Combien est différente la convulsion éclamptique! Les mouvements se font d'une manière désordonnée, dans tous les sens, par secousses

(1) Briquet, *loc. cit.*, p. 358.

courtes et rapides; la bouche se tord; la langue s'agite et s'engage sous les dents; les lèvres se couvrent d'écume blanche et épaisse; l'œil se meut dans l'orbite; les avant-bras restent à demi fléchis sur les bras et dans la pronation; les membres ainsi convulsés sont agités, à chaque instant par des secousses semblables à celles que produirait une décharge électrique. Aussi a-t-on dit que les mouvements épileptiques se composent de convulsions toniques sur lesquelles sont entées des convulsions cloniques.

Les mouvements convulsifs que présentent les femmes grosses atteintes d'éclampsie ne diffèrent pas de ceux qui caractérisent l'épilepsie. Dans les convulsions saturnines, la roideur tétanique est peut-être plus marquée et l'emporte sur la partie clonique des mouvements. Enfin les convulsions générales qui ont été signalées dans le cours de l'albuminurie présentent une identité parfaite avec celles de l'épilepsie; l'écume et la morsure de la langue que nous venons encore de constater, sur un albuminurique de l'hôpital Necker, ne font même pas défaut. **Éclampsie.**

Convulsion hystéro-épileptique. On y trouve un mélange, en proportions différentes, suivant la prédominance de l'un d'eux, de symptômes à la fois hystériques et épileptiques; cependant cette combinaison des deux maladies est plus rare qu'on ne l'a dit. Il peut arriver aussi que les attaques soient tantôt épileptiques, tantôt hystériques. Le sentiment de boule, la constriction du cou, la suffocation, la céphalalgie précèdent la convulsion mixte. On observe ensuite la perte complète de connaissance et surtout une série de mouvements tantôt tétaniques, épileptiformes, qui se font sur place et par petites saccades, **Hystéro-épilepsie.**

tantôt des mouvements de flexion et d'extension plus ou moins désordonnées, l'écume à la bouche, le coma, la sterteur, les sanglots et la courbature générale. Ces convulsions indiquent trois états pathologiques différents : 1º le développement de l'épilepsie consécutive à l'hystérie, ce qui est le cas le plus rare ; 2º l'apparition de l'hystérie après l'épilepsie et par des causes différentes ; 3º le développement simultané des deux maladies. Nous n'admettons dans aucun cas la transformation pathologique d'une de ces affections dans l'autre. Nous avons chercher à établir ailleurs l'inaltérabilité des types morbides (t. I, p. 230).

Éclampsie de l'enfance.

Les convulsions éclamptiques, si communes dans l'enfance, sont presque toujours intermittentes, ou, si elles durent plusieurs heures, il existe une rémission bien prononcée. Elles sont le signe d'une névrose du mouvement qu'on ne saurait rapporter à aucune cause appréciable ; souvent elles sont sympathiques de la dentition, d'une affection vermineuse de l'intestin. Elles annoncent aussi le travail d'accroissement qui se fait à l'époque de la puberté et de l'établissement de la menstruation. Au début des fièvres éruptives de l'enfance, il n'est pas rare d'observer un ou plusieurs accès de convulsions générales qui cessent pour ne plus se reproduire (convulsions initiales des fièvres.)

Épilepsie symptomatique.

Les convulsions éclamptiques ont été observées comme *symptômes* fréquents des maladies du cerveau, de la méningite, de l'hyperémie générale, surtout dans sa forme chronique, de l'encéphalite diffuse et de toutes les tumeurs du cerveau et de ses enveloppes qui peuvent irriter, comprimer la substance nerveuse. Dans toutes ces maladies la convulsion est passagère et revient par accès, après lesquels il reste toujours quelque trouble des mouvements.

Les convulsions symptomatiques d'une altération du sang se manifestent dans la période aiguë de l'empoisonnement alcoolique, après l'emploi de la strychnine ou des céréales qui contiennent l'ergot de seigle, chez les anémiques, après une hémorrhagie abondante, une alimentation insuffisante, dans la chlorose, l'hypocondrie, l'aliénation mentale, et dans la convalescence qui suit de longues et pénibles maladies.

Les convulsions *sympathiques* ont été notées dans les exanthèmes, la rougeole, la variole la scarlatine, l'érysipèle, la fièvre typhoïde, puerpérale, intermittente, la métro-péritonite, la dentition, les vers intestinaux.

Convulsions cloniques, continues rémittentes;

Convulsions choréiques. Le type parfait de ce genre de convulsions se retrouve dans la chorée. Dans cette entité morbide bien différente de la précédente, les muscles peuvent encore se contracter sous l'empire de la volonté, mais ils ne lui obéissent plus qu'incomplétement. Ils ne peuvent soutenir la contraction ni assez longtemps, ni au degré, ni dans la direction convenables pour qu'il en résulte un mouvement régulier et normal; le sens d'activité musculaire paraît être lésé en même temps que la contractilité. Ainsi s'explique le désordre extrême, l'ataxie des mouvements, qui devient plus marqué quand on fait faire au malade des mouvements complexes qui exigent le concours d'un grand nombre de muscles.

leurs caractères.

Le sommeil diminue ou suspend tout à fait les mouvements choréiques: ceux-ci sont tantôt généraux, tantôt limités à un côté du corps, ou du moins plus marqués dans une partie. La singularité des mouvements des membres inférieurs, les contorsions faciales, la démarche incertaine, vacillante, dansante même (χορεία, danse) des malades, caractérisent cette affection convulsive. Elle se distingue des autres formes convulsives par une incohérence, une ataxie des mouvements due à la contraction en partie volontaire, en partie convulsive des muscles. Ces convulsions conservent leur même caractère quand elles sont partielles ou générales.

Convulsions hystéro-choréiques.

Il est assez commun de voir réunies les convulsions choréiques et hystériques (1). Dans ce cas, il existe deux maladies dont les symptômes convulsifs sont très-distincts : en effet, les convulsions de l'hystérie conservent leur caractère propre, et les convulsions choréiques leur irrégularité, leur incohérence fondamentale. Les convulsions choréiques sont d'ailleurs *rémittentes* et *continues*, tandis que les hystériques sont *intermittentes*, rhythmiques et par accès.

Convulsions oscillatoires ou tremblement. Ses symptômes.

Convulsions oscillatoires. La forme choréique ne constitue pas la seule modalité des convulsions cloniques générales ; une autre non moins tranchée est celle que nous nommerons la *convulsion oscillatoire.* On l'observe dans l'intoxication alcoolique, dans le tremblement mercuriel, sénile, dans les maladies adynamiques, chez les gens débilités. Elle est connue sous le nom de *tremblement des ivrognes, des doreurs, des vieillards, des convalescents.* Ces convulsions peuvent être générales, comme dans les affections précédentes, ou partielles. Elles sont dues à la contraction et au relâchement successifs non interrompus et involontaires des muscles.

(1) Voyez un bon travail de M. Sée sur ce sujet, *Mémoires de l'Académie impériale de médecine*, t. XV, p. 373, 1850.

En examinant attentivement les mouvements des parties convulsées, on peut s'assurer qu'ils sont réguliers, successifs, à peu près égaux entre eux. Il en résulte un tremblement, une oscillation continuelle des parties que font mouvoir les muscles ; tout le corps, les membres, la tête, les différentes parties du visage s'agitent sans cesse et d'un mouvement uniforme plus ou moins rapide. Les excitations cérébro-spinales le font cesser ou l'augmentent. On ne peut même l'empêcher en maintenant de force les parties qui en sont le siége.

Symptomatique d'une intoxication mercurielle, alcoolique, etc.

Cette forme convulsive caractérise particulièrement l'intoxication mercurielle et alcoolique. Les artisans qui travaillent à la dorure par les anciens procédés, ceux qui ont absorbé le mercure d'une manière quelconque, offrent un tremblement externe général léger, ou intense et qui résiste longtemps au traitement. Le tremblement aigu ou chronique avec ou sans délire est un phénomène morbide très-fréquent chez les buveurs. On le retrouve aussi chez ceux qui font un usage habituel et excessif de l'opium.

C. Symptomatique d'une maladie du système nerveux.

Dans la convulsion clonique générale, symptomatique d'une lésion du système nerveux, on observe plusieurs formes assez différentes les unes des autres ; ainsi, il n'est pas rare de rencontrer un tremblement général ou plus marqué dans un côté du corps, chez les sujets atteints d'encéphalite diffuse, de méningite, et surtout de paralysie générale ou de ramollissement consécutif à quelque hémorrhagie ancienne. Le même symptôme se voit au début de l'aliénation mentale, dans la démence sénile, la folie pellagreuse, et dans la dernière période de la manie et de l'idiotie, etc.

Tremblement sénile.

L'oscillation musculaire ne peut être considérée chez

les vieillards atteints de tremblement sénile que, comme l'effet d'une diminution de la force nerveuse et de la contractilité. Ce tremblement est plus marqué aux membres inférieurs et supérieurs. Les muscles extenseurs du tronc et de la tête, participent à ce trouble des mouvements. De là proviennent l'attitude du corps, des membres, le tremblement de la voix, etc.

Tremblement ataxo-adynamique.

C'est encore un trouble musculaire du même genre qui cause le tremblement qu'on observe chez les convalescents, les individus épuisés par les excès vénériens, la masturbation ou parvenus au dernier terme d'une maladie organique. Dans ce dernier cas, deux causes peuvent intervenir ; d'une part, le défaut ou la diminution de la force nerveuse, de l'innervation ; d'autre part, l'impuissance de l'organe qui obéit à la volonté du muscle, dont la nutrition ne peut être altérée, à un certain degré, sans que l'irritabilité le soit également. Enfin le défaut de coordination des mouvements y joue également un rôle.

Tremblement fibrillaire.

L'oscillation fibrillaire que l'on sent dans un grand nombre de muscles, et qui souvent n'est pas assez intense pour produire un mouvement manifeste, a lieu dans des conditions morbides, où l'innervation en est fortement troublée, comme dans la fièvre typhoïde, les maladies ataxo-adynamiques (fièvre puerpérale, résorption purulente, septichémie), dans les maladies graves (érysipèle pneumonie, dysenterie, ictère, hémorhagie) et dans l'aliénation mentale.

C'est aussi à des causes du même genre, à l'adynamie et l'ataxie musculaire, à la faiblesse et au désordre de la contraction, qu'il faut, suivant nous, attribuer cette sorte de rigidité et de tremblement qu'on observe chez les malades atteints de fièvre typhoïde, qu'on fait asseoir ou tenir debout. Le tronc ne peut être étendu; il existe dans les muscles de la roideur et en même temps de la maladresse : ce qui fait que le malade ne peut conserver l'attitude qu'on lui donne, et surtout qu'il ne peut ni redresser ni fléchir librement le tronc. Il en est de même des membres supérieurs; l'avant-bras est placé dans la demi-flexion et la demi-pronation; une sorte de rigidité, de roideur musculaire le tient fixé dans cette position. On observe aussi dans le tremblement des mains, que le malade élève au-dessus de son lit comme pour saisir des corps flottants dans l'air (crocidisme), un vrai mélange de convulsions toniques et d'ataxie musculaire.

Convulsions cloniques partielles. Externes.

Convulsions cloniques partielles, externes. Divisions. Les convulsions partielles accompagnent souvent et suivent les convulsions générales. Elles sont liées comme elles à des maladies du système nerveux ou à des lésions viscérales.

Divisions.

Nous diviserons au point de vue clinique, les *convulsions partielles externes*, en rhythmiques, en choréiques, et en oscillatoires. Les premières comprennent les convulsions hystériques; les secondes les choréiques; les troisièmes le tremblement partiel d'un membre ou d'une partie du corps.

A. Convulsions rhythmiques.

A. *Convulsions rhythmiques.* Elles sont caractérisées par un spasme musculaire qui se reproduit à des intervalles plus ou moins rapprochés et presque égaux entre eux. Elles indiquent l'existence de la chorée ou d'une hystérie qui a laissé, entre autres vestiges de son passage, des troubles de la contractilité. On observe chez les sujets ainsi affectés le clignement des paupières, le strabisme, la rotation continuelle de la tête (chorée rotatoire des auteurs), des grimaces, des contorsions singulières qu'on désigne sous le nom de *tics indolents de la face;* des mouvements de projection ou de claquement imprimés à la langue, un mâchonnement incessant, le reniflement, le crachotement; dans les membres des mouvements qui s'exécutent d'ordinaire dans le sens de la flexion et de l'extension seulement (chorée vibratoire ou malléatoire). Il ne faut pas croire que la distinction entre les convulsions hystériques et les choréiques soit facile à établir.

Convulsions choréiques.

B. *Les convulsions choréiques* se voient chez les sujets qui ont été déjà atteints de la maladie et qui en conservent quelque trouble musculaire partiel; parfois aussi elles s'établissent d'emblée sur une partie limitée comme nous en avons vu encore des exemples récents. Celles qui ont leur siége dans les membres ou à la face donnent lieu à des mouvements désordonnés soit dans les joues, les lèvres, la mâchoire inférieure, soit dans les bras et les jambes. La chorée qui porte sur les muscles de la langue produit des grimaces, des sons rauques et mal articulés, le bégayement.

Convulsions oscillatoires partielles.

B. *Convulsions oscillatoires.* C'est d'elles que dépendent les troubles de la motilité, parmi lesquels figurent le frémissement fibrillaire partiel que nous avons déja étudié et les soubresauts des tendons. Ceux-ci ont surtout lieu aux membres supérieurs et dans les fléchisseurs des doigts de la main. On sent de petites secousses courtes, intermittentes, irrégulières, qui ne sont autres que des convulsions cloniques transmises par les tendons. Les soubresauts se montrent dans des conditions morbides caractérisées surtout par le trouble du système nerveux, dans les maladies qui provoquent du délire, dans la fièvre typhoïde, les exanthèmes graves et les lésions locales suivies d'état ataxo-adynamique.

Soubresauts de tendon.

Un assez grand nombre de mouvements convulsifs ne peuvent rentrer dans les divisions précédentes : tels sont par exemple ceux qui tiennent à la névralgie ou au rhumatisme qui s'est porté sur un nerf et qui provoque des convulsions douloureuses, comme à la face, dans la névralgie de la cinquième paire qui a reçu pour cela le nom de *tic douloureux de la face.* Dans tous les lieux qui reçoivent des nerfs mixtes ou des nerfs du mouvement, des convulsions peuvent apparaître sous l'empire d'une lésion du nerf ou d'une maladie de la moelle. Les mouvements convulsifs de la face et ceux d'une ou des deux jambes sont le signe d'un ramollissement cérébral ou médullaire, à moins qu'il n'existe quelque lésion du nerf ou de son névrilème (rhumatisme, goutte, syphilis). C'est en pareille circonstance qu'après la contraction il se déclare parfois une paralysie.

Du tic douloureux.

Convulsions cloniques internes. Nous avons déjà parlé des convulsions toniques qui siégent dans les muscles de la vie de nutrition. Elles y sont moins fréquentes que les convulsions cloniques. Lorsque celles-ci se développent dans un ou plusieurs muscles qui concourent à la production des mouvements composés, il en résulte des désordres graves dont il faut que le praticien soit prévenu. Dans la chorée générale intense, la déglutition est quelquefois difficile, impossible même, à cause du défaut de synergie des divers muscles chargés d'accomplir cette fonction si complexe.

Convulsions cloniques internes ;

Nous considérons le vomissement nerveux si fréquent, si incoercible et parfois si menaçant dans l'hystérie, comme un symptôme de l'ataxie locomotrice de l'estomac, de l'intestin, et des muscles qui produisent le vomissement.

Vomissement : excellent signe de l'hystérie.

Borborygmes. Les déplacements bruyants de gaz dans l'intestin, qu'on entend si souvent chez les hystériques, les gastralgiques, les hypocondriaques, sont dus à la convulsion clonique de l'intestin et quelquefois à celle des parois abdominales.

Nul doute que certains vomissements ne dépendent aussi de la convulsion antipéristaltique de l'estomac et de l'intestin, et que l'on ne puisse attribuer à des convulsions intestinales certaines coliques et diarrhées nerveuses si communes dans les névroses.

Voix saccadée. Rappelons aussi que les convulsions cloniques de l'organe vocal donnent naissance à des sons discordants, à des aboiements, à des cris dont nous avons déjà parlé en traitant des convulsions hystériques qu'elles suffisent pour caractériser. La chorée et le tremblement mercuriel ou sénile donnent lieu à des modifications très-prononcées de la voix. Terminons en rappelant que la dyspnée et les palpitations sont des symptômes fréquents, 1° de maladies du cerveau, de la paralysie générale, de l'aliénation mentale; 2° de toutes les névroses, telles que l'hystérie, l'épilepsie, l'hypocondrie; 3° enfin elles peuvent être le trouble sympathique d'une maladie soit locale, soit générale, surtout apyrétique. C'est sous ce jour qu'il convient d'envisager les troubles de la respiration, de la circulation, ainsi que les contractions cloniques des réservoirs, tels que la vessie et le rectum, et de l'utérus lui-même.

DE LA PARALYSIE.

De la paralysie. On doit réserver le nom de *paralysie* à la diminution ou à l'abolition du mouvement ou, ce qui revient au même, de la contraction musculaire. Ce trouble est caractérisé par la difficulté ou l'impossibilité où se trouve le malade de remuer volontairement les parties musculaires qui sont dans un état de relâchement plus ou moins complet (*cum musculi flacciditate*, Boerhaave). Ce caractère suffit pour séparer la paralysie de la contracture et des autres lésions qui peuvent gêner le mouvement.

Divisions. Nous avons retracé dans une autre partie de ce livre (t. I, p. 488) les caractères généraux de la paralysie et les causes qui la produisent ; nous devons donc l'envisager exclusivement au point de vue de la séméiologie. Nous commencerons d'abord par étudier les phénomènes morbides qui accompagnent les paralysies, parce qu'ils fournissent des données importantes au diagnostic. Nous décrirons ensuite les trois grandes classes de paralysies qu'il nous paraît utile de maintenir (paralysies idiopathiques, symptomatiques, sympathiques). Divisions.

Caractères communs à toutes les paralysies. Toutes les fois qu'une partie du corps ne peut plus effectuer un ou plusieurs des mouvements qui lui sont naturels, on dit qu'il y a paralysie. Les tissus qui ont ainsi la propriété de se contracter sont ceux de la vie de relation à fibres striées, et ceux de la vie animale, ou à fibres lisses. De là deux ordres de paralysies qui peuvent tenir à des causes communes ou spéciales qu'il convient de rechercher (paralysies externes, internes ou viscérales). Caractères communs.

Les muscles de la vie de relation ont la propriété, lorsqu'ils sont exempts d'altération, d'obéir à la volonté ; on a considéré tour à tour comme organes du mouvement les couches optiques, les corps striés, la protubérance annulaire et le cervelet. Quoi qu'il en soit, un des signes les plus essentiels de la paralysie est la perte de la faculté que possède le système musculaire de se contracter sous l'empire de la volonté. Lésion du pouvoir excito-moteur du cerveau.

Les muscles paralysés sont soustraits au pouvoir excito-moteur du cerveau ; on conçoit dès lors que toute maladie qui altère la volonté porte une atteinte profonde aux mouvements et détermine la paralysie. Il est inutile d'ajouter que dans ce dernier cas les facultés intellectuelles sont toujours troublées à différents degrés. Dans d'autres leur intégrité n'empêche pas la paralysie, parce que des causes non cérébrales peuvent empêcher les muscles d'obéir à la volition.

Lésion du même pouvoir dans la moelle.

La moelle par ses cordons antéro-latéraux est un véritable centre d'innervation. L'intégrité des mouvements chez les anencéphales, les vivisections et surtout les mouvements réflexes le prouvent suffisamment. A la lésion de la moelle spinale et allongée se rattachent un grand nombre de paralysies.

Lésion de la motricité;

La faculté que possède et que conserve le nerf moteur, lors même qu'il est séparé du centre d'innervation, de produire des mouvements sous l'empire d'une excitation quelconque, cette faculté excito-motrice ou motricité peut être lésée, à son tour, par la maladie.

de l'irritabilité.

Enfin l'irritabilité musculaire seule peut être altérée, et la paralysie en dépendre.

Il faut donc s'attacher, dans l'étude des paralysies, à constater la diminution ou l'abolition de ces diverses propriétés dynamiques dévolues au cerveau, à la moelle, aux nerfs et aux muscles.

Soustraction des muscles à la volonté.

L'impuissance du muscle à se contracter par la volonté du malade est un premier signe facile à recueillir quand l'intelligence est conservée. Mais quand celle-ci fait défaut, on s'assure très-difficilement de l'existence de la paralysie ; en effet la perte de la sensibilité cutanée ou des sens spéciaux empêche que l'action des divers stimulants externes mis en jeu soit sentie par le malade. La perte du mouvement est simulée par tous ceux qui ont intérêt à faire croire qu'ils sont atteints de paralysie. Il n'est pas toujours aisé de les convaincre d'imposture ; les violentes excitations auxquelles on les soumet ne parviennent pas à déterminer des mouvements. Toutefois nous avons pu nous assurer dans plus d'un cas qu'il se développait des contractions que le malade n'avait pu réprimer. Ce signe n'est pas décisif; car des mouvements réflexes peuvent se produire dans les membres frappés de paralysie véritable.

Simulation de la paralysie.

Il ne faut jamais négliger, quand on veut s'assurer qu'une partie est paralysée, de soumettre la peau qui la couvre à l'action de divers irritants dont on gradue l'intensité (frottement, contact, pincement, piqûre, rubéfiants, brûlure). On doit ensuite porter l'irritation sur les muscles en traversant la peau à l'aide d'une aiguille ou en pratiquant l'acupuncture. Ordinairement les muscles qui n'obéissent plus à la volonté ne se contractent pas sous l'empire de ces irritants externes, le dernier excepté. Il peut s'y développer des mouvements réflexes sur lesquels nous reviendrons plus loin.

Insensibilité aux irritants externes.

La sensation que nous éprouvons dans les muscles lorsque nous les contractons, et qui a reçu le nom de *sensation d'activité musculaire* (voyez *Sensations*), est entièrement abolie ou seulement diminuée dans les paralysies. Il en résulte une forme particulière de paralysie dont nous donnons plus loin les caractères essentiels (voyez *Paralysie idiopathique*). Nous devons seulement noter qu'au début et à la fin des paralysies qui ont une marche lente et progressive, les malades conservent encore la sensation d'activité, mais incomplétement; ils

Troubles du sens d'activité musculaire.

sentent leurs muscles se contracter, mais d'une manière imparfaite ; ils font des efforts considérables et en partie inutiles pour arriver à produire un mouvement très-minime. L'abolition du sens d'activité est complet dans les paralysies complètes. Cependant il faut bien admettre que la faculté de sentir n'est pas éteinte, puisqu'elle se réveille dans un membre paralysé depuis longtemps, et qu'il peut s'y développer des mouvements réflexes, soit spontanés, soit provoqués à l'aide de l'électricité ou de tout autre irritant externe.

Lésions de sensibilité.

Des muscles qui seront ultérieurement paralysés deviennent parfois le siége de sensations diverses, tantôt de formication, de frissonnement, de chaleur, d'engourdissements passagers, plus rarement continus, tantôt de picotements, d'élancements et même de douleurs assez violentes pour arracher des cris aux malades. Presque toujours, en pareille circonstance, la douleur s'accompagne de convulsions toniques ou cloniques, comme dans la paralysie qui suit la contraction idiopathique des membres, dans celle des femmes en couche, ou dans la paralysie des céréales (ergotisme). Dans quelques cas, par exemple chez les enfants, les muscles sont tellement douloureux que les moindres mouvements imprimés aux membres font pousser des cris. Des douleurs plus ou moins vives se développent souvent dans les muscles paralysés ; elles présagent le développement de la contracture et indiquent un certain degré d'irritation inflammatoire du cerveau, de la moelle, ou le rétablissement prochain de la contractilité musculaire. Quelquefois les douleurs sont dues à un trouble de la sensation qui a lieu lorsque les membres anciennement paralysés s'atrophient, se déforment et se convulsent.

Sensibilité électrique. Depuis longtemps les physiologistes se servent de l'électricité comme d'un agent qui est, après l'innervation cérébro-spinale, le mieux approprié à la motricité des nerfs et à l'irritabilité musculaire. Il a été choisi par les expérimentateurs pour rendre plus sensibles, soit à l'état normal, soit à l'état morbide, les divers changements qui peuvent survenir dans ces deux facultés. Lorsqu'on fait passer un courant électrique dans la substance des muscles, à travers la peau, avec des conducteurs humides, on produit la contraction et une douleur plus ou moins vive suivant l'intensité et la rapidité du courant interrompu. Elle est beaucoup plus grande lorsqu'on place les réophores sur le trajet des nerfs. Cette *sensibilité électro-musculaire* n'est pas autre chose que celle qui est propre aux muscles ; seulement elle est provoquée par un agent spécial ; elle ne diffère, en aucune manière, de la sensibilité qu'on provoque en irritant, en excitant, en cautérisant le muscle. Elle ne représente donc pas, comme on l'a supposé, une propriété spéciale différente de celles qui ont reçu les noms de *tonicité*, d'*extensibilité*, d'*irritabilité* et d'*activité musculaire*, avec lesquelles elle se confond.

Sensibilité électro-musculaire.

Rappelons d'abord que les résultats obtenus à l'aide de l'électricité sont assez différents les uns des autres chez le même sujet, d'un jour à autre, et dans la même heure. Quand on commence à électriser, la sensibilité est nulle, puis elle devient plus distincte à mesure qu'on continue l'opération ou qu'on augmente l'intensité, la rapidité et l'intermittence du courant ; elle finit par provoquer des douleurs assez vives. Chez d'autres atteints de la même maladie un peu plus intense, ou parvenue à une période plus avancée, la sensibilité

La sensibilité varie suivant un grand nombre de causes.

est faible ou nulle. Nous supposons qu'à l'aide de bons appareils et de bons conducteurs on arrive à produire toujours les mêmes effets. Dans ce cas encore ils sont différents lorsqu'on renverse les courants ou qu'on les dirige sur les muscles ou sur les branches nerveuses.

Valeur diagnostique de la sensibilité électro-musculaire.

A l'état pathologique, la sensibilité électro-musculaire est normale, diminuée ou exaltée dans les membres paralysés. On aurait tort de fonder sur les différences de sensibilité le diagnostic des paralysies. De trop grandes variations se manifestent dans la même affection et chez le même sujet, aux différentes époques de la maladie, pour qu'on puisse en tirer quelques signes importants. On la trouve, il est vrai, assez souvent conservée, augmentée même dans la paralysie cérébrale, diminuée ou nulle dans la paralysie hystérique, saturnine, rhumatismale ; mais combien de fois n'avons-nous pas rencontré un état différent ou contraire de la sensibilité ! On ne peut donc formuler rien de général, à cet égard. La sensibilité électro-musculaire ne se modifie pas dans le même sens ni de la même manière que la contraction électro-musculaire. On trouve la sensibilité nulle ou très-faible et la contraction très-intense. Dans d'autres cas assez communs, la sensibilité et la contraction électriques sont faibles (maladies de la moelle, saturnines). Il ne serait pas exact de croire qu'elle est éteinte dans des muscles qui ne se contractent plus volontairement comme dans l'atrophie musculaire déjà très-avancée et dans laquelle tout mouvement volontaire est aboli. On trouve la sensibilité électro-musculaire augmentée et la contraction faible. Nous avons encore en ce moment sous les yeux un malade qui nous présente ces phénomènes morbides. Nous verrons d'ailleurs, en parlant des paralysies partielles, qu'il ne faut pas faire grand fond sur ce moyen de diagnostic.

Contractilité électro-musculaire. — Le même agent qui met si facilement en jeu la sensibilité des muscles est également plus apte que tout autre à exciter l'irritabilité musculaire. Sous l'influence du moindre courant électrique, les muscles se contractent avec énergie, absolument comme s'ils avaient reçu la décharge nerveuse de la volonté à laquelle on ne peut cependant comparer, que de très-loin, l'action du fluide électrique. **Contractilité électro-musculaire ;**

Du reste, elle agit à la manière de l'innervation et des autres agents physiques ou chimiques qu'on applique sur les muscles et les nerfs. Elle provoque les mouvements en excitant la motricité et l'irritabilité ; si cette dernière n'existait pas, l'électricité serait un agent inerte qu'on pourrait diriger sur un muscle sans y rien produire. C'est ce qui a lieu dans quelques paralysies musculaires rhumatismales et hystériques. **n'est pas distincte de la contractilité musculaire.**

Lorsqu'on veut mettre à profit l'emploi de l'électricité pour le diagnostic des paralysies, il faut remplir certaines conditions qu'il nous serait impossible d'examiner avec tous les développements nécessaires. Outre le choix de l'appareil électrique, qui n'a cependant pas l'importance qu'on a cherché à lui attribuer dans ces derniers temps, il faut avoir soin de faire parvenir dans les muscles le fluide électrique, en quantité suffisante au moyen de conducteurs humides appliqués sur la peau. On doit aussi les placer tantôt sur les muscles, tantôt sur le trajet des principales branches de nerfs, s'assurer avec un doigt placé près des réophores que la contraction a lieu ; enfin, avant de déclarer positivement qu'un muscle ne se contracte plus par l'électricité, il est absolument **Précautions à prendre pour la constater.** **Utilité de l'électro-puncture.**

nécessaire de l'essayer au moyen de l'électro-puncture. C'est seulement alors qu'on peut avoir la certitude qu'il ne se contracte plus.

La contractilité électrique et la volontaire sont-elles toujours altérées de la même manière.

Nous rappelons toutes ces conditions rigoureuses d'une bonne expérimentation, parce qu'il faut être sûr qu'elles ont été remplies lorsqu'il s'agit de décider si la contractilité normale, c'est-à-dire la faculté qu'a le muscle de se contracter volontairement et celle de réagir sous le courant électrique, ne marchent pas concurremment.

Il existe à ce sujet de nombreux dissentiments; les uns soutiennent que le degré de la contractilité électro-musculaire est en raison directe du degré de conservation du mouvement volontaire (1), et ils ont en leur faveur, outre des observations cliniques, l'analogie qui montre une identité complète entre ces deux actes. D'autres pensent avec M. Duchenne que la volonté peut faire contracter, même très-énergiquement, des muscles dans lesquels l'électricité est impuissante à produire le mouvement, ou n'en déterminer que de très-faibles, et réciproquement (2). Commençons d'abord par rappeler que M. Landry, qui a discuté ce point avec une sagacité extrême, s'est assuré qu'à une modification appréciable de la contractilité correspond une modification de la faculté de se mouvoir, portant tout au moins sur l'énergie et la durée du mouvement (3). Ajoutons qu'en effet le mouvement volontaire peut reparaître dans une partie avant que l'électricité y cause des mouvements appréciables,

(1) Becquerel, *Traité des applications de l'électricité à la thérapeutique médicale et chirurgicale*, p. 164, in-8°, Paris, 1850.

(2) *De l'électrisation localisée*, p. 402, in-8°, Paris, 1855.

(3) Landry, *Traité complet des paralysies*, 1re partie, p. 231, in-8°, Paris, 1859.

parce que la volition est un acte dynamique bien autrement approprié à la contraction que l'électricité. Nous ne sommes pas aussi sûrs que M. Duchenne que les mouvements puissent revenir à leur type physiologique, dans une partie dont la contractilité électro-musculaire reste affaiblie ou abolie, comme cet auteur a pu le constater chez des sujets atteints de paralysie saturnine ou d'affection rhumatismale. Cependant, nous voulons bien l'admettre ; et, loin d'en conclure « que l'irritabilité musculaire n'est pas nécessaire à la motilité, » nous en déduirons une autre proposition qui nous semble plus physiologique, à savoir que des maladies capables d'altérer l'irritablité peuvent très-bien enlever aux muscles la propriété d'être excitables par l'électricité, tandis qu'ils conservent la faculté de sentir l'influence bien autrement subtile de la volonté. Du reste, nous devons faire remarquer que dans le plus grand nombre des maladies, les contractilités volontaires et électriques disparaissent ou reparaissent presque en même temps. Souvent on croit que la contraction volontaire est abolie, parce qu'il est difficile de sentir les contractions volontaires lorsqu'elles sont très-faibles.

Valeur diagnostique de la contraction électro-musculaire.

Peut-on reconnaître la cause d'une paralysie, au moyen de l'électricité, et prononcer à coup sûr : 1° qu'elle dépend du cerveau parce que la contraction électro-musculaire est conservée ; 2° qu'elle tient à une lésion de la moelle ou des nerfs, parce qu'elle est abolie ou diminuée ; 3° qu'elle est rhumatismale, atrophique, parce que les muscles continuent à se contracter, etc., etc. Nous dirons plus loin en faisant l'étude de chaque paralysie en particulier, de quelle manière les contractions électro-musculaires sont altérées ; mais nous devons établir, avant d'aller plus loin, que les contradictions les plus complètes existent entre les divers auteurs, au sujet des altérations que subit cette contraction ; que l'un déclare qu'elle est nulle dans telle paralysie, tandis qu'un autre l'y a trouvée conservée. On conçoit très-bien qu'il en soit ainsi suivant le degré d'atrophie des muscles, suivant l'intensité de l'innervation et de la nutrition, l'action des causes et l'ancienneté de la maladie.

On a prétendu que la contraction électrique est éteinte dans la paralysie saturnine tandis que nous et beaucoup d'autres avons constaté qu'elle est conservée ou seulement plus faible. Il en est de même dans la paralysie rhumatismale. Nous avons la certitude qu'elle peut rester abolie pendant longtemps dans des muscles paralysés et, dans ce cas, la sensibilité électrique, loin d'être accrue, est au contraire faible ou nulle.

Lésion de la sensibilité cutanée.

L'hyperestésie cutanée est rare dans la paralysie, si ce n'est dans l'hystérique. Il n'en est plus de même de l'anesthésie cutanée : elle est fréquente et marque presque toujours un état plus grave ou une période avancée de la paralysie, comme dans les cas où la nutrition des parties malades s'est altérée profondément. Quant aux autres phénomènes qui accompagnent et suivent la paralysie, tels que les troubles de température, les lésions de circulation, l'atrophie, l'œdème, les douleurs consécutives, nous en avons déjà parlé avec tous les développements nécessaires (t. I, p. 492).

Température, atrophie, œdème.

Mouvements réflexes ;

Mouvements réflexes. Il se produit souvent, dans les muscles de la vie de relation paralysés, des mouvements perçus ou non perçus qu'on nomme *mouvements réflexes.* Ils succèdent à des impressions sensitives évidentes comme lorsqu'on pince la peau sensible d'un membre qui se met aussitôt à remuer, ou bien à des sensations morbides perçues ou non perçues par le malade et déterminées par le développement de quelque maladie intercurrente (phlegmasie, fièvre, affection organique). L'électricité provoque souvent ces mouvements réflexes quelques instants après qu'on a cessé de la faire agir sur les muscles paralysés. Ils se sont manifestés chez plusieurs malades lorsque nous imprimions à une ou plusieurs jointures du membre paralysé des mouvements d'extension, de flexion ou de rotation un peu brusques et un peu forcés. Des causes très-légères, une émotion morale, l'administration de médicaments stimulants ou toniques, amènent ces mouvements réflexes.

provoqués par différentes causes ;

Ils s'accompagnent d'une sensation qui est évidemment celle d'activité musculaire momentanément éteinte. Souvent cette sensation est obscure, peu distincte ; le malade déclare cependant qu'il a senti le mouvement, et il en indique exactement le siége. Si c'est la totalité d'un membre, du supérieur ou de l'inférieur, qu'on agite, le mouvement peut être perçu par les muscles non paralysés qui se rendent dans les parties paralysées ; dans ce cas, quand on ne fait mouvoir qu'une partie périphérique et limitée du membre, le mouvement n'est plus perçu par le malade. Ces diverses particularités sont dignes de l'attention du médecin, sans qu'elles fournissent toutefois des données précises au diagnostic. Dans d'autres cas les mouvements réflexes donnent lieu à des crampes, à des convulsions douloureuses. En résumé, les muscles actuellement paralysés et privés de leur sensibilité naturelle peuvent, sous des influences morbides ou des stimulations externes, recouvrer momentanément et pour un instant très-court leur contractilité physiologique et leur sensibilité propre. Malheureusement ce retour

accompagnés de sensations distinctes ;

de douleur.

n'est qu'éphémère, et bientôt la paralysie reparaît avec tous ses attributs.

Ils sont distincts des convulsions.

Il ne faut pas confondre avec ces mouvements les convulsions toniques ou cloniques qui viennent de temps à autre agiter les membres des paralytiques.

Les mouvements réflexes peuvent-ils servir au diagnostic des paralysies? en indiquer la nature? annoncent-ils l'existence d'une maladie de la moelle épinière ainsi que l'ont prétendu quelques auteurs? Il faut reconnaître que ces mouvements se voient surtout dans la paralysie spinale et la cérébrale. On ne les observe que plus rarement dans la paralysie hystérique, saturnine et rhumatismale. Quoi qu'il en soit, ce sujet n'a pas été encore assez exploré pour qu'on puisse rien établir de positif sur les signes diagnostiques qu'on peut tirer de la paralysie.

Changements qui surviennent dans les membres paralysés.

Lorsque la paralysie a duré longtemps, on trouve, dans la position, le volume des membres et les propriétés spéciales du tissu musculaire, des changements essentiels. Commençons d'abord par rappeler que, d'après des expériences décisives faites par M. Landry, l'irritabilité musculaire s'affaiblit à partir du sixième jour et cesse entièrement après la sixième semaine lorsque la moelle est lésée et que les communications nerveuses entre elle et les muscles sont interrompues.

Conservation ou perte de l'irritabilité.

L'action du cerveau n'est pas indispensable à la conservation de cette même irritabilité; aussi les muscles des membres paralysés se contractent-ils par l'électricité dans les plus anciennes paralysies cérébrales, tandis qu'ils perdent cette faculté dans la lésion de la moelle et des nerfs (1).

(1) Voyez sur ce sujet Landry, ouvr. cité, p. 20.

Ces cas exceptés, les membres depuis très-longtemps paralysés et condamnés à l'immobilité maigrissent, c'est-à-dire que le tissu adipeux sous-cutané et intramusculaire s'amoindrit, disparaît, mais il n'y a pas atrophie du tissu musculaire. Pour n'en citer qu'un exemple des plus probants, nous dirons que Bell a trouvé, sur un sujet atteint d'hémiplégie cérébrale depuis cinquante ans, les muscles avec leur couleur et leur volume naturels. Amaigrissement.

Il n'en est plus de même dans la paralysie liée à une affection des nerfs ou de la moelle, ni dans la paralysie dont la nature nous est inconnue et qui est précisément caractérisée par l'atrophie des muscles et leur dégénérescence graisseuse. Les parties pourvues de muscles présentent alors des dépressions et de l'amaigrissement dans les régions ordinairement occupées par des muscles plus ou moins volumineux, résistants, et dont on apercevait manifestement les saillies et les contractions sous la peau. Les études microscopiques ont appris qu'en pareille circonstance, c'est-à-dire dans l'atrophie réelle, les muscles se flétrissent, s'atrophient, disparaissent plus ou moins complétement, et sont remplacés par du tissu adipeux. Tant qu'il en reste quelques fibres, la contraction et la sensibilité électro-musculaires persistent, mais la contraction volontaire est complétement anéantie. On retrouve ces mêmes caractères dans la paralysie rhumatismale et dans certaines paralysies atrophiques de l'enfance. Dans toutes ces maladies, l'examen des tissus au moyen de l'électricité rend quelques services qu'on a beaucoup exagérés. Atrophie réelle.

Divers états morbides, en empêchant d'une manière plus ou moins complète le mouvement des parties musculaires, peuvent simuler la paralysie ; nous ne ferons Maladies qui peuvent simuler la paralysie.

que les indiquer parce qu'il est facile de les reconnaître. Tantôt c'est le muscle qui est enflammé, détruit par la suppuration, endolori par un rhumatisme, tantôt les jointures, la synoviale, les ligaments qui sont altérés de différentes manières (arthrite, tumeur blanche, carie, etc.).

La *résolution* est très-distincte de la paralysie, et c'est à tort qu'on l'en a rapprochée. Elle n'est que la suspension momentanée ou plus ou moins durable de la contraction volontaire due à la perte de connaissance, à l'abolition de l'intelligence ; aussi quand on presse fortement la peau on fait contracter les muscles. Nous avons déjà traité ce sujet.

Marche et durée de la paralysie.

Marche, durée de la paralysie. La paralysie s'établit graduellement, d'une façon lente et insensible, dans un ou plusieurs membres, avant de devenir complète ; elle reste ensuite dans cet état pendant plusieurs semaines, plusieurs mois ou plusieurs années. Quand elle affecte cette marche, on ne peut pas encore affirmer qu'il existe une altération matérielle du cerveau, de la moelle ou d'un nerf. Débute-t-elle au contraire subitement et en provoquant la perte complète des mouvements, on éprouve plus de difficultés pour porter un diagnostic ; car deux sortes de maladies très-différentes l'une de l'autre peuvent lui donner naissance : ou l'hémorrhagie des centres nerveux ou une simple névrose, telle que l'hystérie, la chorée, l'épilepsie, la paralysie des enfants, celle des ivrognes ou à marche ascendante, etc. La perte de l'intelligence suffit pour faire ranger la paralysie dans la première de ces deux divisions.

Marche lente et graduelle. — **Marche rapide.**

Variations dans les symptômes.

C'est surtout la marche incertaine, variable de la paralysie qui donne de précieuses indications diagnostiques. Ainsi, quand on voit la perte du mouvement cesser tout d'un coup dans une partie du corps pour se manifester dans une autre et quitter ainsi brusquement son premier siége pour en occuper un second, on doit supposer qu'il n'existe de lésion nulle part et que la paralysie est une névrose du mouvement (hystérique, rhumatismale) ou sympathique de quelque maladie qui développe et entretient cette paralysie. Même diagnostic si, de jour à autre, la paralysie change d'intensité.

Paralysie ascendante et extensive.

L'invasion rapide et l'extension de la paralysie des parties inférieures vers les supérieures indique une paralysie idiopathique rapidement mortelle en quelques jours, et sur les causes de laquelle il existe peu de documents (paralysie extensive de Landry).

En résumé les formes aiguës, chroniques, variables, et enfin rapidement extensives de la paralysie, sont autant de moyens précieux de diagnostic.

La marche de la paralysie est en général progressive, c'est-à-dire qu'une fois établie elle devient chaque jour plus intense et occupe un plus grand nombre de points. Cependant quelques-unes vont en perdant de leur gravité chaque jour et marchent vers la résolution, quoiqu'elles dépendent de lésions matérielles du cerveau ou de la moelle (hyperémie, hémorrhagie à petit foyer, etc.).

Paralysies symptomatiques.

I. **Des paralysies symptomatiques.** Sous ce nom se trouvent réunies : 1° les paralysies qui dépendent d'une lésion appréciable du cerveau, de la moelle, des nerfs et de leurs enveloppes; 2° d'une altération du sang; 3° d'une névrose, telle que l'hystérie, l'épilepsie, la folie.

Il semble peu naturel de rapprocher les unes des autres des lésions de la motilité d'origine si différente et réunies seulement par un symptôme commun, la paralysie,

Cependant il est utile de la maintenir provisoirement dans cette division parce qu'elle indique au moins que la cause et le siége du phénomène morbide sont à peu près connus, et qu'il a son point de départ dans le système nerveux ou dans le sang qui y entretient l'excitabilité. Plus tard, lorsque des recherches plus approfondies auront mieux fait connaître les maladies du système nerveux, on établira sans doute d'autres divisions et une synthèse plus conforme à la nature encore mal déterminée des différentes espèces de paralysies.

Paralysie cérébrale.

1° *Paralysie cérébrale.* Elle est le signe de maladies très-diverses par leur nature et même par leur siége dans le cerveau et le cervelet. Une forte congestion, une hémorrhagie intense qui se fait dans la substance blanche ou grise, le travail phlegmasique, le ramollissement sénile ou d'une autre nature, enfin l'induration et l'atrophie de ces substances, ont pour résultat ordinaire la diminution ou l'abolition des mouvements volontaires dans une partie du corps.

Maladies qui les produisent.

A cette liste déjà bien longue de maladies il faut encore ajouter toutes les productions morbides, comme le tubercule, le cancer, les tumeurs qui peuvent se développer primitivement ou secondairement dans le cerveau, enfin les affections aiguës et chroniques des membranes séreuses, fibreuses et osseuses qui environnent et protégent le cerveau et le cervelet (hémorrhagie, inflammation des méninges, hydrocéphale aiguë, tumeurs fongueuses de la dure-mère, altération simple, syphilitique ou scrofuleuse des os, etc.).

Quelques-unes sont suivies de paralysie.

Sans doute des maladies aussi diverses ne donnent pas lieu à la paralysie au même degré. Elle est beaucoup plus fréquente dans les lésions aiguës et inflammatoires de l'encéphale. L'hémorrhagie, la cérébrite aiguë et chronique en sont les causes les plus ordinaires ; mais tout ce qui peut provoquer de près ou de loin un de ces actes morbides et léser la contexture de la pulpe cérébrale, soit en la comprimant, soit en troublant sa nutrition (ligature de la carotide, par exemple), sera suivi du symptôme que nous étudions. La seule condition morbide qui semble entraîner à coup sûr la paralysie est la promptitude avec laquelle la texture normale du tissu cérébral est altérée, même dans une petite étendue, comme dans l'hémorrhagie. Quelques gouttelettes de sang épanché, en un instant très-court, paralysent plus sûrement un membre qu'une tumeur volumineuse, ou qu'un épanchement considérable de sérosité ou de sang dans les méninges (méningite hydrocéphale, tubercule).

Rapidité de la lésion.

L'étendue de la maladie n'a d'influence que sur l'intensité de la perte du mouvement : et encore n'est-il pas permis d'établir une corrélation exacte entre ces deux conditions morbides. Il est commun de rencontrer une hémiplégie complète avec un foyer sanguin très-petit et une paralysie limitée à un bras ou à la face avec une hémorrhagie considérable.

Étendue.

Siége de la paralysie. Elle peut être, 1° *générale*, occuper les quatre membres à la fois ; 2° *partielle*, siéger sur les deux membres d'un même côté (hémiplégie) ; 3° sur les membres inférieurs (paraplégie) ; 4° sur le membre supérieur d'un côté et sur la moitié de la face ou le membre inférieur du côté opposé (paralysie croisée ou alterne) ; 5° plus limitée encore à la bouche, à la langue, à un ou plusieurs muscles. Le caractère général des paralysies cérébrales est d'être borné très-nettement à un côté du corps. Peut-on, à l'aide de cette localisation

Siége de la paralysie.

de la paralysie, reconnaître le siége de la lésion encéphalique qui la provoque?

Localisation de la lésion.

On s'est efforcé, dès les temps les plus anciens, de découvrir la corrélation qui existe entre le symptôme et la lésion, mais toutes les tentatives ont été vaines; ce n'est que dans ces dernières années que la physiologie est parvenue à jeter quelques lumières sur cette partie obscure de la séméiologie, et encore faut-il n'admettre qu'avec réserve les données qu'elle nous fournit et qui reposent sur des expériences peu décisives encore lorsqu'elles ne sont pas entièrement contradictoires.

Résultats contradictoires au sujet de la localisation.

Si de l'étude physiologique on descend aux applications à la séméiologie, on est encore plus embarrassé parce que les faits pathologiques viennent à chaque instant donner un démenti aux expériences et aux conclusions qu'on a prétendu en tirer. Du reste, l'exposé rapide que nous allons faire suffira pour convaincre le lecteur.

Paralysie des membres.

On a cru que la lésion des couches optiques entraînait la paralysie des membres supérieurs, et celle des corps striés la paralysie des membres inférieurs. Or M. Andral, en relevant soixante-quinze cas de lésions circonscrites dans ces deux parties du cerveau, a démontré qu'il est impossible d'assigner un siége distinct aux mouvements des membres (1). Il n'est pas un praticien qui n'ait observé des faits de ce genre. Il est donc inutile d'y insister plus longuement.

Localisation dans les couches optiques et les corps striés.

Dans ces derniers temps, de nouvelles expériences habilement dirigées ont conduit quelques physiologistes à établir que l'association et l'équilibration des mou-

(1) *Clinique médicale*, t. V, p. 357, 2e édit., Paris, 1833.

vements ont leur siége dans les tubercules quadrijumeaux. Les faits pathologiques n'ont pas encore justifié cette opinion. D'autres placent le siége de cette coordination dans le cervelet, et citent à l'appui de leur opinion des cas dans lesquels le cervelet étant lésé, les malades avaient tendance à marcher toujours, à reculer, ou à dévier sur la droite ou la gauche. On a attribué aux lésions du lobe antérieur du cerveau la paralysie des muscles linguaux et la perte de la parole. Rien ne légitime cette opinion.

Dans les tubercules quadrijumeaux.

Gall et d'autres avec lui, certains que l'instinct génésique réside dans le cervelet, ont donné pour signe essentiel aux maladies de cet organe l'érection du membre viril avec ou sans éjaculation. Quelques cas particuliers semblent donner créance à cette théorie qui est en opposition avec un nombre considérable de faits. M. Hillairet regarde comme symptôme essentiel des maladies du cervelet, le vomissement.

Dans le cervelet.

Nous n'insisterons pas plus longtemps sur cet ordre de faits dignes à tous égards des études persévérantes et approfondies du médecin. Nul doute qu'il existe un siége distinct pour le mouvement des membres et de certaines régions du corps, mais il nous reste inconnu malgré les habiles vivisections instituées par les physiologistes et les données fournies par les observations pathologiques (1).

Dans le cerveau.

A l'étude des paralysies cérébrales symptomatiques d'une lésion se rattachent : 1° la paralysie générale progressive, que les auteurs les plus distingués mettent sous

(1) Ceux qui veulent lire un résumé des observations pathologiques les plus importantes et trouver leurs corrélations avec la physiologie du cerveau, doivent consulter l'ouvrage précieux de M. Longet, *Anatomie et physiologie du système nerveux de l'homme*, 2 vol. in-8°, Paris, 1842.

la dépendance d'une péri-encéphalite diffuse; 2° les paralysies qui surviennent dans le cours de la période ultime de la manie, de la démence et de l'idiotie. C'est dans leur marche et dans le trouble de l'intelligence qu'il faut en chercher les symptômes essentiels. Dans le péri-encéphalite, la paralysie est lente, incomplète, rémittente d'abord, puis continue, etc. La contractilité électro-musculaire reste normale (Brierre de Boismont, Duchenne).

La paralysie est toujours opposée à la lésion cérébrale.

La paralysie du membre supérieur ou inférieur et l'hémiplégie annoncent, à coup sûr, qu'il existe une lésion dans l'hémisphère opposé du cerveau ou du cervelet; le symptôme alterne avec la lésion. Ce point de pathologie, mis hors de doute par une masse considérable d'observations, s'explique physiologiquement par l'entre-croisement des faisceaux antérieurs de la moelle au niveau du bulbe et dans l'épaisseur de la protubérance elle-même. La découverte de cet entre-croisement remonte à Galien.

Paralysie directe dans les maladies du cervelet.

Les altérations du cervelet, quoique en général suivies, comme celles du cerveau, de paralysie opposée, offrent cependant d'assez nombreuses exceptions à la loi générale que nous avons posée pour le cerveau.

Paralysie alterne de la face et des membres.

La paralysie de la face d'un côté rentre également dans cette même loi, et prouve l'entre-croisement complet de la septième paire. Cependant, comme on a observé quelques cas où la paralysie faciale avait lieu du côté opposé à la paralysie des membres, la protubérance cérébrale étant seule lésée, on l'a expliquée par les commissures encéphaliques, mais surtout par l'entre-croisement des nerfs faciaux dans l'épaisseur de la protubérance au niveau et dans le fond du quatrième ventricule. Ainsi au-dessus de la décussation l'action est croisée comme pour tous les autres nerfs; au-dessous cette action est alors directe (1). On observe encore la paralysie directe dans la lésion des commissures et du pont de Varole.

Nous ne pourrions, sans pénétrer dans l'histoire particulière de chaque paralysie, étudier les troubles qui surviennent dans les mouvements du globe oculaire et de l'iris lorsque la lésion cérébrale comprend les origines des nerfs moteur oculaire commun, pathétique, et moteur oculaire externe. Disons seulement que le prolapsus de la paupière supérieure, le strabisme externe, l'abolition des mouvements de rotation, la dilatation et l'immobilité de la pupille font reconnaître la paralysie du moteur commun, etc., etc. Ces paralysies partielles indiquent moins sûrement que les autres une lésion cérébrale; cependant on les observe dans les ramollissements lents et chroniques du cerveau, dans la paralysie générale commençante, dans la manie et la démence. Souvent aussi leur existence se lie au développement de quelque tumeur ou de quelque lésion du tissu osseux, des méninges, et des nerfs.

Paralysies de quelques muscles en particulier.

Les muscles qui ont perdu la faculté de se contracter sous l'empire de la volonté, la conservent au plus haut degré lorsqu'on les excite à l'aide d'un courant électrique. La sensibilité électrique est également normale. On y provoque des mouvements réflexes. Il en existe aussi de spontanés très-énergiques.

Contraction et sensibilité électro-musculaire conservées.

2° *Paralysie spinale*. Les maladies auxquelles nous avons attribué la paralysie cérébrale sont également celles qui déterminent la paralysie spinale : inflammation, ramollissement, hémorrhagie, déchirure, méningite, épanchement dans le canal rachidien, tumeur fibreuse, cancéreuse, osseuse, scoliose et carie vertébrales, etc.

Paralysie spinale.

(1) Voyez sur ce sujet un travail intéressant de M. Gubler, *De l'hémiplégie alterne*, in *Gazette hebdomadaire*, 1856.

Elle est directe.

Les symptômes de ces paralysies sont plus tranchés que ceux de la paralysie cérébrale. Les lésions qui portent sur les cordons postérieurs produisent des troubles de la sensibilité sur lesquels nous avons insisté ailleurs (anesthésie). Nous n'avons à nous occuper que des troubles de la motilité. La paralysie exactement limitée à un côté du corps est très-rare ; elle annonce que la lésion a son siége dans le faisceau moteur du même côté ; presque toujours les deux membres, soit supérieurs, soit inférieurs, perdent le mouvement parce que les deux faisceaux antérieurs sont compris dans la lésion. La paralysie existe toujours du même côté que la lésion et au-dessous d'elle. La forme la plus ordinaire des paralysies spinales est la paraplégie; la maladie occupe alors les parties inférieures de la moelle et en comprend toute l'épaisseur. Cependant il arrive souvent, et nous en avons encore un exemple bien remarquable sous les yeux, que la lésion, quoique développée au-dessus du renflement thoracique, ne paralyse que les membres inférieurs, tandis que les supérieurs sont parfaitement sains. On peut expliquer cette particularité en supposant que les fibres nerveuses dont la réunion constitue le faisceau antérieur de la moelle ne sont pas toutes altérées ; que celles qui vont former les racines antérieures du renflement thoracique n'ont pas été atteintes, qu'au contraire celles qui se rendent dans la partie inférieure de la moelle sont altérées et même détruites ; d'où la paraplégie qu'on observe en pareil cas.

Hémiplégie très-rare.

Paraplégie très-fréquente dans les maladies de la moelle.

Enfin les travaux physiologiques les plus récents donnent à penser que l'intégrité de la substance grise de la moelle est nécessaire à la production des mouvements volontaires et à la transmission des impressions au cerveau (Stilling, Brown-Séquard, Schiff, Turck, etc.).

Les faits pathologiques viennent à l'appui de cette opinion.

Le trouble de la respiration indique-t-il la lésion du bulbe?

Peut-on soupçonner l'existence d'une lésion du bulbe rachidien lorsqu'on voit un désordre extrême se manifester dans les mouvements respiratoires, et surtout dans ceux du larynx, du diaphragme et des côtes, et le désordre qui en résulte finir par causer l'asphyxie? C'est aux observations pathologiques ultérieures qu'il appartient d'infirmer ou de corroborer ces vues physiologiques.

Abolition de l'irritabilité et de la contraction électro-musculaire.

Lorsqu'on soumet à un courant électrique les muscles paralysés, on ne détermine, dit-on, aucune contraction. M. Marshall-Hall, Duchenne, Becquerel affirment que ce résultat est constant dans les paralysies spinales. Cependant nous venons d'observer un malade qui a succombé avec une paralysie complète produite par une tumeur cancéreuse qui avait comprimé et atrophié, quoique légèrement, la moelle au niveau de la septième cervicale; le malade ne pouvait remuer les membres inférieurs, dans lesquels on produisait des mouvements réflexes très-énergiques. L'électricité déterminait dans les membres inférieurs de fortes contractions qui étaient très-douloureuses et aussitôt perçues. Il est vrai de dire qu'il n'existait aucune lésion de consistance ni aucune modification de texture appréciable de la moelle. Nous croyons qu'il ne faut accepter qu'avec réserve encore cette prétendue abolition constante de la contraction électro-musculaire dans la paralysie spinale.

La physiologie nous apprend que non-seulement la moelle, mais encore chacune de ses parties jouissent d'une sorte d'indépendance fonctionnelle; qu'elles sont, comme le cerveau, de véritables centres d'innervation, ayant leur sensibilité, leur motilité, leur influence sur la respiration et sur les fonctions génésiques; en sorte que, si une portion même considérable de la moelle vient à être lésée ou détruite, celle qui est immédiatement au-dessus continue à remplir ses fonctions. C'est là ce qui explique la persistance des mouvements et des sensations dans certaines parties du corps, tandis que d'autres sont paralysées. Des mouvements réflexes spontanées ou provoquées se manifestent aussi chez ces malades ; ce qui indique la persistance de la contractilité musculaire. Dans ce cas nous avons toujours trouvé la contraction électro-musculaire intacte ou diminuée. Toute trace de mouvement volontaire avait disparu dans les parties paralysées.

Enfin, la paralysie de la vessie et des muscles chargés d'expulser les matières fécales produit la rétention d'urine et une constipation opiniâtre. Elles constituent deux signes précieux des maladies de la moelle.

Les membres condamnés à l'immobilité s'amaigrissent d'une manière sensible; la peau se sèche, se durcit, l'épiderme se détache; à la longue la sensibilité y devient obtuse ou s'y éteint.

Paralysie par affection des nerfs.

3° *Paralysie par maladies des nerfs.* Les moindres lésions qui portent sur les nerfs, sur leurs enveloppes et leurs racines, soit cérébrales, soit spinales, altèrent à différents degrés la sensibilité et le mouvement des parties auxquelles ils se distribuent. Ces altérations dépendent de l'intensité de la maladie. Tantôt une simple fluxion rhumatismale marquée ou non par une congestion du névrilème ou du tissu cellulaire, tantôt l'épaississement de la membrane fibreuse, le ramollissement des filets nerveux provoqués par la maladie des os ou des parties molles qu'ils traversent; la contusion, la déchirure, le tiraillement des nerfs occasionnés par une luxation, une fracture,

Causes de ces paralysies.

une saignée ou une opération chirurgicale, sont autant de causes qui entraînent la perte incomplète ou absolue du mouvement. On peut observer des troubles de ce genre dans les tissus desservis par les nerfs encéphaliques et spinaux, moteurs seulement ou mixtes. De là autant de paralysies partielles qui ont leurs symptômes et dont nous ne devons pas aborder l'étude parce qu'elle appartient à l'histoire de chaque paralysie en particulier (nerf moteur oculaire commun, pathétique, moteur oculaire externe, facial, etc.). Nous ne présenterons que les caractères généraux communs à toutes les paralysies.

État de la contractilité et de la sensibilité électro-musculaires.

La paralysie des mouvements volontaires varie beaucoup en intensité, suivant le degré de la lésion. Si celle-ci est profonde, les mouvements volontaires et ceux qui sont déterminés par un courant électrique sont entièrement anéantis ; mais quoi qu'on en ait dit, rien n'est plus variable que l'état de la sensiblité et de la contractilité électro-musculaire sur lesquelles il n'est pas permis de faire reposer le diagnostic de ces paralysies. Souvent la contractilité et la sensibilité électro-musculaire sont parfaitement conservées, et le malade ne peut mouvoir le membre. M. Duchenne croit avoir constaté que les mouvements volontaires étant conservés dans certains muscles, la contractilité électro-musculaire peut y être abolie. M. Becquerel affirme n'avoir jamais observé de cas de ce genre (1). Quand le nerf est en grande partie détruit, la sensibilité, la contractilité, les mouvements volontaires sont complétement abolis ; mais nous considérons comme contraire aux lois de la physiologie la prétendue abolition

(1) *Traité des applications de l'électricité à la thérapeutique, etc.*, p. 185, in-8°, Paris, 1860.

e la contraction électrique dans des muscles qui se contractent volontairement.

La paralysie par lésion des nerfs est assez rapidement suivie de la diminution de volume des membres, de l'atrophie des muscles et de leur dégénérescence graisseuse. On la reconnaît à la délimitation des symptômes qui sont bornés à un ou plusieurs muscles animés par le nerf malade ou même par une de ses branches principales. En outre elle n'est accompagnée d'aucun trouble des facultés cérébrales. Si c'est un nerf mixte qui est malade, la sensibilité se trouve diminuée ou éteinte en même temps que la motilité.

Paralysie par altération du sang;

4° *Paralysie par altération du sang.* Bien différentes des précédentes les paralysies dont il nous reste à parler ne peuvent plus être expliquées par une lésion du système nerveux; elles se lient à un trouble dynamique que nous ne connaissons pas, mais qui est évidemment subordonné à l'action que le sang exerce sur le système nerveux. Ainsi, dans l'intoxication par le plomb ou par le curare, il devient manifeste que c'est par l'intermédiaire du sang que le poison agit sur les centres nerveux et sur l'irritabilité musculaire. Cette altération du sang ne suffit pas pour expliquer le développement de la paralysie, puisqu'on ne la retrouve pas constamment avec la même altération du sang : celle-ci en est du moins la cause la plus appréciable. La meilleure preuve qu'on en puisse fournir est la guérison obtenue à l'aide des moyens qui agissent sur la composition et la crase du sang.

par défaut de sang;

Nous n'hésitons pas à placer dans la même catégorie les paralysies qui tiennent à la suspension ou à la diminution des quantités du sang normal qui arrive dans le cerveau. M. Bérard a cité sept cas fort curieux d'hémiplégie causée par la ligature de la carotide pratiquée pour des anévrismes. La paralysie a eu lieu du côté opposé à la ligature.

Nous devons mettre en première ligne, parmi les causes de cette paralysie, l'altération chloro-anémique du sang. Il n'est pas un praticien qui n'ait observé des troubles du mouvement après de longues ou abondantes pertes de sang provoquées par des lésions organiques de l'utérus, de l'intestin, par des saignées répétées ou trop copieuses et par des opérations chirurgicales. A côté de ces paralysies, figurent celles qu'on rencontre chez les scorbutiques, et surtout à la suite de l'intoxication par le plomb. dans la chlorose.

Les paralysies saturnines, quoique produites par un agent toxique répandu dans tout l'organisme, sont cependant partielles, limitées aux muscles de l'avant-bras, de la main, du pouce, aux extenseurs des doigts, au cubital, au deltoïde, etc., plus rarement aux membres inférieurs. Les malades éprouvent d'abord de la lassitude, de l'engourdissement, du fourmillement; des douleurs vives, fugaces, occupent les jointures voisines; quelques mouvements convulsifs agitent les muscles dans lesquels ne tarde pas à se déclarer une paralysie. Le mouvement est nul, impossible, malgré les plus grands efforts. On a dit que la contraction électro-musculaire y était constamment abolie : c'est une erreur, rien n'est plus variable. Non-seulement nous avons constaté cette contraction dans des muscles entièrement privés de mouvements volontaires et non atrophiés, mais nous l'avons aussi retrouvée ainsi que la sensibilité dans des muscles entièrement privés de toute espèce de mouvement depuis plusieurs mois. Il n'en Paralysies saturnines spécifiques;

est plus de même lorsque la nutrition des parties est profondément altérée ; la contraction électro-musculaire cesse entièrement.

par le sulfure de carbone.

On observe rarement le trouble de la motilité dans l'intoxication mercurielle et arsenicale. M. Delpech a signalé à l'attention des médecins l'empoisonnement par le sulfure de carbone, dans lequel il a observé la paralysie des membres inférieurs et supérieurs, puis l'atrophie musculaire.

Paralysie des ivrognes ;

Quelque ignorée que soit la modification pathologique que subit le système nerveux dans l'empoisonnement chronique par l'alcool, on sait qu'il finit par déterminer, après un certain nombre d'accès de délire, une paralysie générale, graduelle et progressive qu'il n'est pas toujours facile de distinguer de la paralysie progressive des aliénés. Elle débute graduellement par de l'engourdissement et le tremblement des mains, de la langue, de tout le corps, et s'accompagne de délire et d'hallucinations.

dans diverses espèces d'empoisonnement.

La perte de la motilité se voit également dans l'ergotisme et après l'usage des maïs altérés ; très-rarement chez ceux qui abusent du tabac.

Paralysie symptomatique des névroses.

5° *Paralysie symptomatique des névroses cérébro-spinales.* A cette classe appartiennent les paralysies qui, sans être un symptôme constant des névroses, se rattachent cependant d'une manière si intime à la lésion du système nerveux qu'on peut presque annoncer le développement ultérieur d'une paralysie quand on observe la névrose, et réciproquement établir l'existence antérieure de celle-ci lorsqu'on constate une paralysie dont on cherche la cause. De ce nombre sont les paralysies qui se présentent si fréquemment dans l'hystérie, la

Maladies dont elle est le symptôme.

catalepsie, la névropathie de la puberté et de l'âge critique, l'épilepsie, l'hypocondrie, etc.

Caractères communs.

Ces paralysies ont des caractères communs qui les font reconnaître. Elles survienent chez des sujets dont les fonctions sensorielles sont déjà troublées à différents degrés, ou qui sont en proie à des souffrances névropathiques, à des attaques d'hystérie, de catalepsie, d'épilepsie. Elles ont un début rapide occasionné par des émotions morales; elles varient en intensité; se déplacent; sont ordinairement partielles, occupent un membre, la langue, l'organe de la voix; cessent tout d'un coup, mais peuvent aussi durer fort longtemps. Elles sont sujettes à récidiver; elles s'accompagnent de troubles de la sensibilité cutanée. La contractilité et la sensibilité électro-musculaires sont en général conservées.

Caractères spécifiques. Paralysie hystérique;

La paralysie hystérique est rarement générale; elle se limite à un côté du corps (hémiplégie), aux membres supérieurs des deux côtés ou d'un seul, et surtout aux inférieurs, plus rarement à la face. Elle est plus fréquente à gauche qu'à droite (Briquet); tantôt incomplète, marquée par des engourdissements et de la faiblesse du muscle; tantôt complète : la contractilité électro-musculaire y est très-rarement éteinte; la sensibilité électrique variable, conservée presque toujours, excepté lorsqu'il existe une anesthésie cutanée et musculaire complète. Le mouvement reparaît souvent avec une grande rapidité et sous l'influence de toutes les causes capables de relever le moral et de tonifier le système nerveux.

hypocondriaque.

Dans la paralysie hypocondriaque, on observe quelquefois l'abolition de la motilité dans les deux membres inférieurs et dans un bras. Il ne faut pas la confondre avec la faiblesse que les malades éprouvent souvent dans les membres et qu'ils exagèrent comme toutes leurs sensations.

Paralysie sympathique.

II. **Paralysies sympathiques.** Il faut n'appliquer cette dénomination qu'aux troubles de la motilité qui se déclarent dans le cours d'une maladie locale ou générale (1). Ces derniers se rapprochent, par la maladie présumable, mais non démontrée du sang, des paralysies symptomatiques de ces mêmes altérations. Ainsi les paralysies sympathiques, de la fièvre typhoïde, de la diphthérie, d'un exanthème pourraient être attribuées à la maladie du sang ; mais en supposant celle-ci positivement établie, la paralysie n'en fait pas moins partie des sympathiques, surtout lorsqu'elle est liée à une lésion purement locale. L'expression de *sympathique*, qu'emploient quelques auteurs pour désigner une paralysie liée à une lésion du cerveau et de ses membranes survenue dans le cours d'une autre affection, est détournée complétement du sens qu'on doit lui donner en pathologie générale. Toutes les fois qu'il y a lésion matérielle des centres nerveux, on doit dire qu'il existe un paralysie symptomatique. La sympatique exclut l'idée de lésion et entraîne l'idée d'action purement réflexe du cerveau ou de la moelle. Du reste, nous ne sommes nullement édifiés sur la corrélation qu'on a voulu établir entre certaines maladies locales, telles que la pneumonie, la dysenterie, l'angine gutturale simple, l'érysipèle facial, d'une part, et de l'autre le paralysie : nous nous fondons uniquement sur la rareté extrême de ces cas qui ne seraient alors que

(1) On doit à M. Gubler une étude fort bien faite de ces paralysies: *Des paralysies dans leurs rapports avec les maladies aiguës et spécialement des paralysies asthéniques, diffuses, des convalescents.* (*Archives générales de médecine*, p. 257, 1860.)

des complications fortuites (1). Il n'en est plus de même des maladies générales, telles que la fièvre typhoïde, le choléra, les exanthèmes, les fièvres intermittentes, surtout la diphthérie, dont la paralysie est un phénomène sympathique très-ordinaire. Nous n'avons observé, pour notre part, que la paralysie sympathique de la fièvre typhoïde, des convalescents et de l'anémie provoquée soit par l'abus de la saignée soit par des hémorrhagies foudroyantes.

Paralysie sympathique d'une maladie des organes génito-urinaires.

On les a rencontrées dans le cours des affections aiguës et chroniques des voies génito-urinaires des deux sexes, chez l'homme surtout. La néphrite aiguë et chronique, la gravelle, la pyélite et les maladies qui entraînent des désordres graves dans la vessie, la prostate, l'urètre, l'utérus, enfin les pertes séminales, sont des causes de paralysie, et surtout de paraplégie. On ignore comment s'établit cette lésion de la motilité. On sait que celle de la moelle épinière dans sa portion dorso-lombaire entraîne la paralysie et l'anesthésie de la vessie, et l'on peut admettre que la moelle qui reçoit, par le grand sympathique, l'irritation venue des reins la renvoie, en sa qualité de centre d'innervation, plus spécialement dans les nerfs des membres intérieurs, qui émergent de la moelle dans un point rapproché de ceux qui ont senti l'irritation.

Caractères communs à toutes les paralysies sympathiques.

Les paralysies sympathiques sont en général partielles, plus fréquentes aux membres inférieurs qu'aux supérieurs, quelquefois cependant étendues aux quatre membres, et alors marquées plutôt par la faiblesse que par une

(1) Voyez un livre intéressant de M. Macario, *Des paralysies dynamiques et nerveuses*, 1 vol. in-8°, 1860.

véritable paralysie. Elles sont incomplètes, augmentent graduellement, et se terminent de la même manière, souvent dans l'espace de quelques jours ou de plusieurs semaines. Quelquefois ces paralysies sont mal accusées et l'on a tort de les appeler ainsi lorsqu'elles tiennent à un amaigrissement extrême, à une atrophie réelle des tissus musculaires ou à une profonde adynamie de tout le système nerveux. On voit ces changements remarquables s'opérer chez les cholériques qui sont affectés de paralysie, chez les sujets atteints de fièvre typhoïde, enfin chez les hommes qui meurent d'inanition et dont plusieurs éléments du sang, les globules, la fibrine et l'albumine, tombent bien au-dessous de leur chiffre normal. La contractilité électro-musculaire est conservée. Les malades guérissent, en général, très-bien à mesure que les forces se rétablissent et que la nutrition se fait mieux.

Paralysies essentielles.

III. **Paralysies idiopathiques essentielles.** Nous ne ferons qu'indiquer rapidement les symptômes musculaires de cette entité morbide dont la description appartient à la pathologie spéciale. Nous nous proposons seulement de tracer les caractères de chaque espèce de paralysie.

Paralysie du sens d'activité musculaire. Ataxie des mouvements.

1º *Paralysie du sens d'activité musculaire.* En traitant des sensations morbides qui ont leur siége dans le système musculaire (p. 160), nous avons décrit les symptômes qu'entraîne avec elle la diminution ou l'abolition du sens d'activité. Nous rappellerons seulement que les malades ne peuvent plus diriger ni coordonner les mouvements des membres paralysés, quand on les empêche de se servir de leurs yeux pour guider ces mouvements. Si la paralysie occupe les membres inférieurs, le pied accroche le sol ou bien il vacille, et une chute ne tarde pas à se faire ; si c'est la main qui est affectée, elle ne peut saisir les objets, parce qu'elle dépasse le but à atteindre ; quand elle s'en est emparée, elle ne tarde pas à le laisser échapper. Ce trouble de la motilité est le seul et le meilleur signe de la maladie qu'on ne peut confondre avec aucune autre.

2° *Paralysie musculaire atrophique ; atrophie musculaire progressive* (Cruveilhier). Les muscles de la main et de l'éminence thénar et hypothénar s'atrophient et ne font plus relief ; les mouvements sont incomplets, difficiles ; les muscles des avant-bras et des épaules s'amaigrissent ; la paralysie s'étend de la même manière aux membres inférieurs et au tronc. Elle est caractérisée, par la disparition graduelle et presque complète d'un certain nombre de muscles, par la diminution correspondante de la contraction volontaire et électro-musculaire, qui ne s'éteignent que très-lentement, ainsi que la sensibilité électrique, à mesure que le muscle disparaît par atrophie et qu'il est remplacé par de la graisse.

Atrophie musculaire.

Quand cette atrophie reste limitée à un ou plusieurs muscles, on retrouve localement tous les signes que nous venons de signaler dans la paralysie générale.

3° *Paralysie rhumatismale.* Ce nom doit être réservé à la paralysie produite par la diathèse rhumatismale ou par une première invasion du mal qui porte sur le système musculaire exclusivement. Précédée ordinairement d'une douleur vive, lancinante, à forme névralgique, qui s'exaspère surtout pendant la nuit et par le moindre mouvement, la paralysie rhumatismale envahit tantôt plusieurs muscles, tantôt un seul, et se dissipe promptement sans provoquer d'autres désordres. Mais dans d'autres cas elle s'empare de tous les muscles

Paralysie rhumatismale.

qui entourent une jointure, s'étend même du côté opposé, et reste ainsi plusieurs semaines et même plusieurs mois. Il se passe alors dans les muscles des phénomènes tout à fait caractéristiques. Les mouvements volontaires y sont nuls, faibles, et rendus presque impossibles par les douleurs vives qui se produisent alors. L'irritabilité musculaire paraît être la propriété à laquelle s'attaque plus particulièrement le rhumatisme. En effet, le mouvement volontaire et la contraction électro-musculaire sont abolis ; la sensibilité électro-musculaire reste normale ou bien elle est diminuée. Nous avons constaté ces divers phénomènes un trop grand nombre de fois pour que nous n'en affirmions pas l'existence. En même temps surviennent dans la nutrition des muscles des changements essentiels. Ils diminuent de volume, s'atrophient, et quoi qu'on en ait dit, ils se contractent à peine sous l'influence des courants électriques lors même que l'atrophie est encore peu avancée. Plus tard le mouvement volontaire reparaît, très-faible d'abord et seulement à mesure que les muscles se reconstituent. La contraction électro-musculaire suit la même progression. Il faut souvent plusieurs mois et même quelques années pour que les parties musculaires retrouvent le plein exercice de leur fonction, ainsi que le prouvent plusieurs exemples que nous avons encore sous les yeux. L'électricité n'exerce pas sur la guérison une action aussi certaine ni aussi prompte qu'on l'a dit. Le rhumatisme a pour siége ordinaire les muscles du cou, des épaules, du dos et des bras, plus rarement ceux des membres inférieurs, ou d'un côté du corps (hémiplégie rhumatismale).

Paralysie goutteuse. La goutte, dans sa forme chronique et atonique, se métastase sur les muscles, et, après y avoir causé de violentes douleurs, les prive de mouvements, à la manière du rhumatisme. Quelquefois même ces deux diathèses agissent en même temps sur le même malade.

Paralysie ascendante aiguë.

4° *Paralysie ascendante aiguë* (Landry). Les cas qui en ont été recueillis par M. Landry présentent les symptômes suivants : faiblesse générale, relâchement des membres, sans tremblement, sans convulsion ni mouvement réflexe ; la paralysie se propage des pieds aux autres parties des membres inférieurs, puis aux supérieurs, au tronc, aux muscles respirateurs, à la langue. Le malade meurt asphyxié sans que l'intelligence s'altère un instant ; la sensibilité cutanée s'éteint en même temps. La mort arrive deux à trois septénaires après le début du mal (1).

Paralysie essentielle ; apoplexie nerveuse ;

5° *Paralysie essentielle; apoplexie nerveuse.* A différentes époques on a cité des cas d'hémiplégie survenue chez des sujets dont le cerveau et la moelle ne présentaient aucune lésion. Ces cas deviennent plus rares à mesure que l'anatomie pathologique se perfectionne ; cependant on ne saurait en nier l'existence. Chez quelques malades privés tout à coup du mouvement de tout un côté du corps, on ne trouve ni hémorrhagie ni ramollissement cérébral. Aucun signe ne peut faire reconnaître, pendant la vie, cette espèce nosologique.

Paralysie des navigateurs.

On doit encore placer au rang des paralysies essentielles celles qui frappent les navigateurs dans les mers de l'Inde, lorsqu'ils sont en proie à la colique sèche ou frappés du béribéri. Ordinairement elles succèdent à l'entéralgie, à des convulsions, ou au délire ; mais quelquefois aussi elles s'établissent primitivement et résistent

(1) Landry, *Note sur la paralysie ascendante aiguë* (*Gazette hebdomadaire de médecine et de chirurgie*).

à toute espèce de traitement. Elle affectent ordinairement les deux membres inférieurs, plus rarement les supérieurs.

Paralysie générale, progressive;

6° *Paralysie générale progressive.* Suivant qu'on admet ou qu'on repousse l'existence des lésions du cerveau, on fait passer la paralysie générale du rang de névrose essentielle du mouvement à celui de symptomatique d'une péri-encéphalite diffuse (Calmeil) ou d'une induration atrophique de la substance blanche. Nous avons dit que les travaux les plus récents tendent tous à faire regarder cette paralysie comme un effet du ramollissement périphérique du cerveau. Rappelons seulement que la paralysie générale survenue d'emblée, consécutive aux troubles de l'intelligence ou tout au moins contemporaine de ces troubles, est marquée par l'embarras de la parole, le tremblement et la faiblesse des mains et des pieds, l'incertitude de la marche, qui est comme choréique. Ces phénomènes vont croissant avec une lenteur extrême, avec des rémissions de plusieurs mois, et finissent enfin par une paralysie complète des membres inférieurs, supérieurs, et des réservoirs.

Paralysie générale aiguë (?). N'existe pas comme espèce à part.

On a désigné sous le nom de *paralysie générale aiguë* tantôt une véritable encéphalite diffuse et superficielle, tantôt une méningite et même le délire alcoolique. Il faut rayer du nombre des paralysies essentielles cette entité, formée d'éléments hétérogènes.

Paralysie puerpérale.

7° *Paralysie puerpérale.* Dans l'ignorance complète où nous sommes de la nature des paralysies que nous étudions, nous sommes contraints de les caractériser par une condition morbide qui paraît avoir une corrélation étroite avec leur développement. On voit peu de temps après l'accouchement, chez les femmes qui allaitent, ou indépendamment de cet état physiologique, la paralysie se déclarer dans les doigts de la main, dans les avant-bras et les membres inférieurs après avoir été précédée ou non de contracture. Cette paralysie incomplète et souvent rémittente, alterne avec la contracture et disparaît, en général, assez promptement.

8° *Paralysie des enfants.* Dans une première espèce dont les auteurs ont cité d'assez nombreux exemples, l'affection se reconnaît à des douleurs vives qui se manifestent dans un membre, le bras, la jambe ou la cuisse d'un côté, souvent l'avant-bras, et qui empêche le petit malade de s'appuyer sur le membre ou de s'en servir. Il tient d'abord contractées les parties qui plus tard sont frappées de paralysie, mais pour un temps, en général, très-court qui dépasse à peine deux ou trois septénaires. La contractilité électro-musculaire est intacte. Paralysie des enfants. A. Aiguë et passagère.

La seconde espèce de paralysie des enfants est marquée par la longue durée, souvent même par l'incurabilité de la paralysie qui finit par amener l'atrophie des muscles et leur dégénérescence graisseuse. La contractilité électro-musculaire est nulle ou encore appréciable suivant le degré d'altération des muscles. La diminution de volume, l'absence de toute saillie musculaire et de tout mouvement volontaire, permettront de reconnaître aisément cette forme. B. Chronique et atrophique.

9° *Paralysie partielle.* La liste déjà longue des troubles de la motilité auxquels nous imposons provisoirement le titre d'*essentiels*, doit encore renfermer toutes les paralysies partielles qui ne peuvent être rapportées à aucune lésion appréciable des nerfs ou de leurs racines soit cérébrales, soit spinales. On les a souvent qualifiées de rhumatismales parce qu'on a supposé qu'un refroi- Paralysies partielles.

dissement ou qu'un rhumatisme antérieur en étaient la cause. Quoi qu'il en soit les paralysies du nerf moteur oculaire commun, du pathétique, de l'oculaire externe, du nerf facial, du glosso-pharyngien, des nerfs mixtes, de tous les muscles du tronc et des membres (deltoïde, sterno-mastoïdien, grand dentelé, etc.), se développent souvent sans cause appréciable. Elles sont caractérisées par des symptômes spéciaux qu'il ne nous appartient pas de décrire, parce que ce serait pénétrer dans l'histoire particulière de chacune de ces maladies. Tout porte à croire que c'est tantôt l'irritabilité musculaire, tantôt la motricité ou la nutrition interstitielle qui est plus spécialement affectée. Dans tous ces cas l'irritabilité électro-musculaire est altérée à différents degrés.

PARALYSIES INTERNES.

Paralysie interne :

Sous ce nom doivent être comprises les paralysies qui intéressent les muscles du pharynx, du larynx, du diaphragme, de la vessie et de l'anus.

du pharynx ;

Paralysie du pharynx et du voile du palais. Elle s'annonce par la difficulté que le malade éprouve à avaler surtout les substances liquides qui reviennent, en partie, par les fosses nasales. Elle est consécutive à une angine simple ou diphthéritique, ou à une maladie cérébrale. On cite des cas d'affection de la moelle qui se sont annoncées de bonne heure par la dysphagie pharyngienne (Ollivier d'Angers).

du larynx ;

Paralysie du larynx. L'aphonie en est le signe ordinaire. La paralysie des muscles laryngiens est symptomatique, A, d'une lésion du nerf laryngé inférieur, d'un anévrisme de l'aorte, de tumeurs, d'abcès, de carie des vertèbres, etc.; B, d'une intoxication plombique, alcoolique, mercurielle; C, de l'hystérie; cette dernière cause d'aphonie est la plus fréquente de toutes.

Elle peut être *sympathique* d'une maladie de l'utérus, de la grossesse, d'une affection organique de l'estomac. Enfin, la perte subite de la voix chez une personne profondément émue, représente assez bien la *paralysie idiopathique*.

La paralysie du diaphragme se reconnaît à ce qu'au moment où l'inspiration a lieu, l'épigastre et les hypocondres se dépriment, se creusent au lieu de se dilater; et pendant l'expiration les mouvements se font en sens contraire. Le moindre mouvement provoque de la suffocation; la voix est faible. La paralysie diaphragmatique est le symptôme de maladies qui ont leur siége dans le muscle lui-même ou dans les feuillets séreux qui en couvrent les deux faces; souvent aussi de l'hystérie, de l'hypocondrie; elle est enfin sympathique d'une maladie de l'utérus. du diaphragme;

Lorsque le réservoir urinaire a perdu sa motilité normale, il survient une rétention d'urine. Il faut savoir qu'elle peut tenir également à ce que les muscles de l'abdomen sont paralysés; mais ce dernier cas est plus rare que le premier. de la vessie,

Enfin, la constipation est le résultat de la faiblesse et de la paralysie de tous les muscles qui concourent à la production de l'effort. Aussi, la trouve-t-on opiniâtre et de longue durée chez les malades atteints de paraplégie par lésion de la moelle ou du cerveau. du rectum.

En résumé, les paralysies des muscles de la vie de nutrition, quand elles se présentent à l'observateur, soit isolément, ce qui est plus rare, soit liées à d'autres troubles de la motilité, doivent être rapportées aux mêmes causes que celles que nous avons précédemment étudiées en parlant des paralysies externes ; 1° à une maladie du système nerveux (cerveau et moelle), à une névrose avec altération simple ou spécifique du sang ; 2° à quelque maladie viscérale (paralysie sympathique). Elles sont rarement idiopathiques; cependant on pourrait citer plus d'un exemple d'aphonie, de rétention d'urine, de paralysie diaphragmatique qu'il est impossible de rattacher à une cause bien déterminée.

CHAPITRE IV.

SYMPTOMES FOURNIS PAR L'APPAREIL VASCULAIRE.

Considérations générales sur les troubles vasculaires. Les recherches physiologiques et anatomiques modernes ont donné à l'étude des symptômes fournis par l'appareil circulatoire une certitude qu'elle ne pouvait avoir avant la découverte de l'illustre Harvey. C'est seulement à partir de cette époque qu'on trouve nettement déterminée l'action pathogénique des diverses parties du système circulatoire. Grâce à l'impulsion donnée par ce grand physiologiste, on ne tarde pas à suivre la voie qu'il avait ouverte. On doit citer parmi les travaux les plus importants le Traité de Senac sur la structure du cœur.

Toutefois, cette partie de la médecine fit peu de progrès. Le *Traité* de Bordeu sur le pouls (1754), bien inférieur à ceux que Galien a publiés sur le même sujet, suffirait au besoin pour prouver que la découverte de Harvey n'avait pas encore eu toute l'influence qu'on devait en attendre.

A la fin du dernier siècle, et surtout au commencement de celui-ci, parurent quelques travaux qui ont eu sur les progrès de la séméiologie une action certaine. Les recherches de Lavoisier sur la chaleur, celles de Bichat sur l'hématose, présentées avec une clarté et une rigueur que l'élégance du style rendait encore plus convaincantes, furent immédiatement suivies des monographies de Hunter, de Corvisart, de Laennec, de Bertin et de Scarpa, etc., toutes marquées au coin de la plus sévère observation. Les discussions doctrinales que Broussais avait mises à l'ordre du jour, et dont l'irritation, l'inflammation, la dissémination sympathique des phénomènes morbides faisaient le sujet principal, ont contribué, pour une bonne part, à appeler l'attention sur les troubles circulatoires et leur rôle dans les maladies. Enfin dans ces derniers temps, les études micrographiques ont jeté une vive lumière sur les changements intimes qui se passent dans la circulation capillaire. Il n'est pas une découverte en physiologie et en anatomie qui n'ait exercé quelque influence heureuse sur l'étude des maladies des organes circulatoires. Cependant aucune d'elles ne peut être comparée à celle d'Avenbrugger et de Laennec. La percussion et l'auscultation ont à elles seules fait faire plus de progrès à la séméiologie que toutes les autres méthodes réunies. Il faut enfin rendre hommage aux travaux de Corvisart, de Bertin, de MM. Piorry et Bouillaud, qui ont achevé de combler les lacunes essentielles qui existaient encore dans cette partie de la médecine.

Connexion physiologique et pathologique des diverses parties du système vasculaire.

Idées générales sur les symptômes fournis par la circulation. L'appareil vasculaire se compose de quatre organes distincts qui, réunis par les connexions les plus étroites, dans l'état physiologique, les conservent encore quand l'un d'eux vient à être frappé par la maladie. Ces quatre parties sont : 1° le cœur, organe musculaire placé sur le trajet des vaisseaux et destiné à faire parcourir au sang un cercle complet, et à lui imprimer un mouvement continu ; 2° les artères, chargées de conduire le sang à tous les tissus ; 3° un second ordre de vaisseaux centripètes qui le ramènent au cœur (veines). 4° Entre ces deux ordres de canaux se trouve le système capillaire, dans lequel se passent les phénomènes les plus importants de la circulation, dans l'ordre pathologique et physiologique. 5° Enfin comme il est impossible de séparer ce que la nature a rapproché d'une manière indissoluble, il est juste de placer à côté de l'étude séméiotique des vaisseaux celle du sang ; en d'autres termes, le contenu à côté du contenant.

Troubles de la circulation : 1° dans toutes les maladies locales.

Établissons d'abord qu'en raison même de l'existence d'une circulation complète dans tous les tissus du corps, les maladies locales ne tardent pas à troubler, à différents degrés, il est vrai, mais d'une manière constante, un ou plusieurs actes de l'appareil vasculaire. Telle est même la vigilance sympathique des vaisseaux sanguins que leurs troubles fonctionnels nous avertissent, longtemps à l'avance, et avant même que nous puissions en découvrir le siége, qu'il s'est développé quelque part une lésion locale ou une maladie générale. C'est alors que le cœur accélère ses battements et que nous voyons paraître l'état morbide connu sous le nom de *fièvre*, auquel se rattachent également, par des liens indissolubles, le trouble de la calorification. Les inflammations aiguës, les congestions actives, un grand nombre d'hypercrinies, de produits hétérologues, déterminent constamment, à une période quelconque de leur évolution, des symptômes vasculaires très-marqués. Cependant il faut reconnaître que les troubles sympathiques du système nerveux sont encore plus faciles à éveiller que ceux de la circulation.

De tous les symptômes auxquels donnent lieu les maladies générales, il n'en est pas de plus fréquents que l'accélération de la circulation, que les congestions capillaires, le trouble de la température, et les hydropisies. Les fièvres continues et intermittentes, les exanthèmes et un grand nombre de maladies virulentes pyrétiques n'ont pas de meilleur signe que ces mêmes altérations fonctionnelles.

2° Dans toutes les maladies générales; pyrexies, exanthèmes.

Si le système vasculaire participe ainsi aux moindres troubles qui surviennent dans les fonctions et la texture des organes, il les ressent plus promptement, et les accuse plus vivement encore quand le sang vient à s'altérer dans ses propriétés physiques ou chimiques. Que cette altération soit primitive, comme dans toutes les maladies essentielles du sang, ou consécutive à la maladie du solide, à la pénétration d'un agent spécifique ou à toute autre cause, le système vasculaire en éprouve aussitôt la funeste influence, dans quelques-unes de ses parties ou dans sa totalité.

3° Dans les maladies du sang.

Parmi les symptômes vasculaires, les uns sont locaux et affectent le siége même de la maladie. La dilatation, l'oblitération des vaisseaux, le ralentissement ou la suspension du cours du sang, les hémorrhagies, les hydropisies partielles sont des phénomènes morbides liés à un grand nombre de maladies, et qu'il suffit de citer pour

Symptômes vasculaires : 1° Locaux.

faire voir jusqu'à quel point les troubles vasculaires se rattachent aux maladies locales. Souvent aussi l'on ne peut découvrir leur cause, et alors on fait des troubles vasculaires des maladies à part. On a formé ainsi le groupe si important des fièvres essentielles.

2° Généraux. Troubles vasculaires idiopathiques.

Les troubles vasculaires marquent le début et la fin d'un très-grand nombre de maladies.

On voit qu'il serait difficile de trouver, si l'on en excepte le système nerveux, un appareil plus prompt à s'affecter et à manifester les souffrances de l'organisme par des symptômes plus variés et plus intenses : c'est dans cet appareil qu'éclatent les premiers signes des maladies ; c'est là qu'ils persistent, lors même que les autres se sont entièrement dissipés.

Divisions.

Division. Les symptômes dont l'appareil vasculaire est le siége doivent être étudiés dans les quatre départements dont il se compose : I, cœur ; II, artères ; III, veines ; IV, capillaires ; V, l'étude du sang doit ensuite occuper une place considérable après celle du solide.

§ I. Symptômes fournis par la circulation cardiaque.

Divisions dans l'étude des symptômes cardiaques.

Le cœur est un muscle qui renferme dans ses cavités propres une certaine quantité de sang qu'il projette dans une direction constante. Des valvules y sont disposées de manière à intercepter complétement, à des intervalles réguliers, la communication qui existe entre les quatre cavités dont est formé le cœur. Il s'y passe des phénomènes d'ordre dynamique et d'ordre physique. La maladie imprime à ces deux catégories de symptômes des modifications qui doivent être étudiées séparément.

Symptômes dynamiques.

1° *Symptômes dynamiques* ou *troubles fonctionnels.* Les troubles dont le cœur est le siége dépendent en définitive de la contraction musculaire. Le mouvement imprimé au sang, les vibrations sonores des valvules et tous les signes physiques sont subordonnés à la partie essentielle et fondamentale des fonctions cardiaques, qui consiste dans la locomotion du sang à l'aide d'un appareil musculaire puissant.

C'est donc renverser l'ordre naturel des phénomènes et intervertir les rôles que de placer, comme on le fait généralement dans les livres, les symptômes physiques avant les dynamiques ou, en d'autres termes, l'effet avant la cause. Nous décrirons les symptômes fournis par les troubles de la locomotion cardiaque et de son innervation avant de passer à l'étude des bruits.

Le cœur est animé pendant sa contraction ventriculaire, d'un mouvement de translation qui le porte en avant et que l'on sent à travers la paroi pectorale. Le mouvement systolique ou le pouls cardiaque peut être altéré *dans son siége*, *son étendue*, *son intensité*, *son rhythme*. L'innervation cardiaque peut l'être aussi de plusieurs manières.

Symptômes physiques.

Symptômes physiques. Il se passe dans les valvules et dans le cours du sang des phénomènes d'ordre physique. Les membranes valvulaires ne peuvent s'étendre brusquement sans produire des vibrations sonores qui ont reçu le nom de *premier* et de *second bruit du cœur*. Il faut étudier dans ces bruits, modifiés par la maladie : 1° les causes qui les provoquent ; 2° leur tonalité et leur timbre ; 3° leur siége ; 4° leur intensité, leur étendue ; 5° leur rhythme. Les altérations du cours du sang causées par la maladie des orifices du cœur, engendrent les bruits anormaux ou hydrauliques.

Des méthodes d'exploration employées.

Les méthodes à l'aide desquelles nous recueillons les phénomènes morbides dont le cœur est le siége sont l'inspection, la palpation, la percussion plessimétrique de la paroi pectorale et l'auscultation. Elles nous permettent de constater avec précision les troubles physiques et dynamiques que la maladie provoque dans la fonction cardiaque. Il faut accorder à ces deux ordres de phénomènes pathologiques une égale attention, et ne pas s'attacher exclusivement à l'étude des signes physiques.

Valeur comparative des phénomènes d'ordre physique ou des troubles dynamiques.

Depuis quelques années, il semble qu'en dehors de ceux-ci il n'y a pas de diagnostic possible ; que si l'on ne parvient pas à dire exactement quel est le siége, quelle est la nature d'une lésion valvulaire, on ne peut ni connaître ni traiter la maladie du cœur, encore moins en établir le pronostic.

Abus du diagnostic local.

En un mot, l'auscultation et la percussion ont pris des proportions si grandes qu'elles ont fait négliger l'étude bien autrement importante des troubles fonctionnels. Cependant nous dirons plus loin, en faisant une critique plus approfondie de cette fausse direction donnée à la seméiotique, qu'on ne peut avoir une idée exacte de la symptomatologie des organes circulatoires qu'en observant leurs troubles fonctionnels.

Supériorité des troubles fonctionnels sur les signes physiques.

Est-ce que l'étude du pouls, des congestions capillaires de la peau, des poumons, des bronches, du foie, le développement des flux, des hydropisies, des hémorrhagies, ne nous en apprennent pas plus que les bruits de souffle, de râpe, de lime au premier, au second temps? Sans doute les phénomènes hydrauliques qui se passent dans la circulation troublée par la maladie ont leur importance, mais les troubles dynamiques en ont encore bien davantage. Dans un rétrécissement de l'aorte, par exemple, si la contraction cardiaque se fait d'une manière assez puissante pour lutter victorieusement contre l'obstacle matériel qui s'oppose au cours du sang, les symptômes physiques pourront manquer; mais qu'il arrive un jour une perturbation du système nerveux, une bronchite généralisée, ou quelque chose qui altère l'innervation et la contraction cardiaque, alors on verra paraître des troubles hydrauliques et des bruits anormaux.

Ils peuvent seuls expliquer la marche des accidents,

Qu'on réfléchisse aux conséquences fâcheuses que peut avoir l'étude prédominante et exagérée des symptômes physiques. En quoi une maladie de l'orifice aortique dont les signes physiques, tels que les bruits de souffle aux deux temps, existent depuis plusieurs années, et sans produire aucun trouble fâcheux, diffère-t-elle de cette même affection qui vient tout à coup à déterminer chez le même sujet une forte congestion pulmonaire, hépatique, bronchique, une anasarque, une albuminurie, etc., auxquelles il finit par succomber ? Les symptômes locaux et physiques sont les mêmes; les conditions dynamiques seules ont changé, et les troubles de la circulation cardiaque et capillaire s'en sont immédiatement suivis.

et fournir des indications pronostiques et thérapeutiques,

Les données pronostiques et thérapeutiques qu'on peut déduire des symptômes physiques sont encore plus stériles s'il est possible. Que nous apprendra, sous ce double rapport, la constatation d'un bruit au premier temps produit par un rétrécissement de l'orifice aortique? Rien absolument. Nous trouverons au contraire des indications précieuses pour le pronostic et le traitement dans l'affaiblissement de la contraction cardiaque et de tous les capillaires généraux, dans les congestions sanguines et séreuses, qui s'accroissent d'heure en heure jusqu'à ce que, l'hématose cessant, la mort arrive. Ces remarques, qui nous ont été suggérées bien des fois au lit du malade lorsque nous cherchions la lumière dans les signes physiques et dans le diagnostic local, nous les recommandons aux praticiens qui n'ont pas tout sacrifié aux dieux du jour.

Idée générale qu'il faut prendre de ces troubles.

Le cœur est tout à la fois le commencement et la fin d'un vaste cercle que le sang doit parcourir, d'une manière fatale et avec une vitesse déterminée, depuis la naissance jusqu'à la mort de l'homme. Il subit, avec une promptitude extrême, les moindres changements pathologiques qui surviennent dans les organes situés sur le trajet des vaisseaux ainsi que dans la composition du sang. Aussi trouverait-on difficilement un organe plus facile à émouvoir et qui traduise plus vite les souffrances sympathiques ou directes qui lui arrivent. Les troubles les plus importants portent sur sa motilité; ses mouvements prennent plus d'énergie ou deviennent plus faibles, s'accélèrent ou se ralentissent, ou présentent des irrégularités extrêmes.

Nature et division des symptômes dynamiques. A. Troubles de la contraction cardiaque.

Il faut étudier successivement : 1° le siége, 2° l'accroissement, 3° la diminution, 4° l'ataxie ou le désordre des contractions du cœur considéré comme un muscle de la vie de nutrition, c'est-à-dire soustrait à l'empire de la volonté, et offrant comme eux la convulsion, la paralysie et l'ataxie. Aux premiers troubles se rapportent les symptômes fournis par l'étendue et le siége des battements; aux seconds leur degré d'énergie; aux troisièmes leur faiblesse (syncope) ; aux quatrièmes les palpitations et tout ce qui concerne les altérations du rhythme (irrégularité, intermittence, etc.). Une cinquième espèce d'altération des battements consiste en ce que ceux-ci sont remplacés par des vibrations tout à fait anormales qui se passent dans le cœur, et qui doivent naissance à des causes pathologiques.

On reconnaît ces modifications pathologiques à l'aide des bruits et de la pulsation thoracique. Aussi les a-t-on souvent étudiés à l'occasion des bruits; mais cette méthode nous paraît peu philosophique. Elle subordonne l'accessoire au principal, et tend à faire perdre de vue le trouble dynamique en le plaçant sur un plan secondaire, après les bruits qui ne sont en définitive que le résultat de ces troubles sans lesquels ils n'existeraient pas.

La sensibilité du cœur, obscure et nulle dans l'état normal, peut s'accroître au point de produire des sensations pénibles et des douleurs violentes. B. De la sensibilité.

Causes des troubles dynamiques. Comme dans toute maladie viscérale, les symptômes cardiaques dynamiques peuvent dépendre : 1° d'une maladie du cœur, de ses annexes ou du sang (phénomène symptomatique); 2° de la maladie d'un organe éloigné ou d'une maladie générale (phénomène sympathique); 3° enfin, exister seuls, à titre de maladie ou de phénomènes morbides idiopathiques. Les douleurs, les palpitations, l'angine de poitrine, appartiennent à cette dernière catégorie. Causes des symptômes dynamiques.

1° *Phénomènes cardiaques symptomatiques d'une maladie du cœur ou de ses annexes.* Il nous suffit de rappeler que longtemps avant que les signes physiques des maladies du cœur apparaissent, des sensations pénibles, des palpitations, des douleurs et surtout la fréquence et l'irrégularité des battements avertissent l'observateur qu'il se développe une maladie cardiaque. C'est parce que le récit des malades est souvent incomplet ou erroné, ou parce qu'on les observe à une période déjà avancée de leur mal, qu'on a pu croire le contraire. Dans le cœur plus que dans tout autre organe, les troubles fonctionnels sont certainement les premiers en date, et souvent même les seuls qui existent pendant toute la durée de la mala- 1° Maladie du cœur et de ses annexes.

die. Combien de sujets qui ne présentent actuellement aucun signe physique d'affection cardiaque, mais seulement quelques palpitations, et qui succombent tout à coup avec une rupture du cœur ou d'un gros vaisseau! On reconnaîtrait, plus sûrement et de meilleure heure, les maladies si l'on négligeait moins les symptômes dynamiques; souvent alors on pourrait instituer une thérapeutique efficace et prévenir le développement de lésions qu'on ne découvre qu'à une période trop avancée pour qu'elles soient curables. L'hypertrophie du cœur, liée aux lésions des valvules, s'accompagne toujours de l'accroissement des contractions musculaires; celles-ci doivent être considérées comme proportionnelles à l'hypertrophie et à l'intensité de la gêne circulatoire qu'elles sont destinées à combattre. L'endocardite rhumatismale, la péricardite, une communication entre les deux cœurs produisent le même symptôme.

2° Maladies du sang.

2° *Phénomènes cardiaques symptomatiques d'une maladie du sang*. Le sang ne peut s'altérer dans ses quantités ou ses qualités, ou physiquement et chimiquement, sans qu'aussitôt les fonctions du cœur se troublent. Comment pourrait-il en être autrement? Ce liquide n'est-il pas le stimulant normal qui entretient la contractilité des muscles cardiaques? Supposez-le altéré spontanément comme dans l'anémie et la pléthore, ou modifié par la pénétration d'un agent spécial, comme dans les maladies virulentes, aussitôt les mouvements du cœur s'accélèrent: on observe la fièvre, des palpitations, etc.

3° Maladies locales et générales.

3° *Phénomènes cardiaques sympathiques d'une maladie d'un organe éloigné ou d'une maladie générale.* Pour bien comprendre le mode de production des signes *fonctionnels sympathiques* et en donner la formule générale, il faut d'abord rappeler en quelques mots les faits physiologiques qui doivent servir de base à la séméiologie. Le cœur est en communication nerveuse avec la protubérance cérébrale par le pneumo-gastrique, et avec la moelle épinière par la portion cervicale et dorsale supérieure du grand sympathique. Aucune partie de la physiologie n'a donné lieu à plus de controverses que celle qui a pour but de préciser l'action de chaque partie du système nerveux sur les mouvements du cœur. On en a nié et admis tour à tour l'influence exclusive, et cependant les faits pathologiques ne laissent aucun doute à cet égard. Toutes les lésions cérébrales, les névroses du sentiment et du mouvement (hystérie, chorée, épilepsie, etc.), les passions troublent à différents degrés, d'une manière continue ou intermittente, le rhythme des battements du cœur. Il en est de même de toutes les lésions qui peuvent exciter l'action réflexe de la moelle épinière; elles n'agissent sur le cœur qu'au moyen du grand sympathique. Ce qui est digne de remarque, c'est que les maladies des viscères qui en reçoivent directement leurs nerfs comme le foie, l'estomac, les reins, la vessie et l'utérus, sont loin de troubler aussi fréquemment et avec autant d'intensité la motilité et la sensibilité du cœur que les maladies des organes animés par le système nerveux cérébro-spinal. Il existe sous ce rapport de très-grandes différences que le praticien ne doit pas oublier parce qu'il resterait dans une sécurité dangereuse s'il attendait que les troubles cardiaques se manifestassent, pour diagnostiquer une affection viscérale. Les maladies de l'utérus font exception à cette règle; elles excitent très-souvent les troubles sympathiques du cœur (palpitations, irrégularité des battements, douleurs). Lorsque la physiologie

Action très-différente des deux systèmes nerveux sur la circulation.

n'était pas encore parvenue à découvrir la cause de l'innervation cardiaque, cette influence sympathique des lésions viscérales n'en avait pas moins été reconnue par les médecins et les philosophes anciens. Ils en avaient même exagéré l'importance au point de placer dans le cœur le siége et la cause d'un très-grand nombre de passions, de mouvements impétueux de l'âme, etc. Ils avaient vu, comme nous, que les palpitations, les douleurs cardiaques, la dyspnée, la syncope même mortelle, toutes les sensations si variées que la sympathie morbide fait naître avec tant de promptitude et de violence dans la région précordiale, n'ont pas d'autre origine qu'une maladie d'un viscère éloigné.

3° Troubles dynamiques, idiopathiques du cœur.

3° *Phénomènes cardiaques idiopathiques*. Les phénomènes morbides que nous avons cités précédemment peuvent exister à titre de maladies lorsqu'on ne parvient pas à en trouver la cause dans la lésion du cœur ou d'un autre organe. Tous les signes physiques, depuis l'impulsion du cœur jusqu'aux bruits anormaux, peuvent dépendre d'un simple trouble vital de la circulation cardiaque. Il n'est pas un praticien qui n'ait eu occasion de rencontrer des palpitations nerveuses, des bruits de souffle intermittents et des douleurs cardiaques très-vives uniquement déterminés par un simple trouble de la contractilité et de la sensibilité.

Altération de la contraction cardiaque. État normal.

Symptômes tirés du siége des battements cardiaques. Le cœur appendu dans le médiastin, à la colonne vertébrale, au moyen des gros vaisseaux, se meut pendant la systole, uniquement par le fait de la contraction des muscles ventriculaires. A ce moment la cavité musculaire s'efface ; le cœur se porte d'arrière en avant, de bas en haut, de gauche à droite, par un léger mouvement de torsion; sa pointe se relève et l'organe vient s'appliquer en se durcissant contre la paroi thoracique dans le cinquième espace intercostal (cinquième et sixième côte), à trois centimètres en dedans et un peu au-dessous du mamelon gauche. Sa base est au niveau de la jonction de la troisième côte avec son cartilage.

Transmission du mouvement cardiaque à la paroi pectorale.

L'impulsion cardiaque donne lieu au soulèvement des muscles intercostaux dans une étendue très-minime (1 à 2 centimètres au plus). Les doigts placés sur ce point y sentent un choc, ou plutôt la pression et la résistance d'un corps dur qui vient se placer rapidement contre la paroi pectorale pour s'en écarter ensuite. Faisons remarquer que l'expression de *choc du cœur* est impropre en tant qu'elle implique l'idée d'une percussion contre les côtes. Dans l'état normal rien de pareil n'a lieu. Le cœur s'applique fortement contre les parties solides de la région précordiale, qui jouent le rôle de corps conducteur du mouvement et ne font que le transmettre absolument comme elles conduisent les bruits valvulaires. Le soulèvement de la paroi pectorale est suivi immédiatement d'une dépression isochrone à la diastole, au moment où le cœur se retire en arrière, dans la loge pratiquée au milieu du médiastin. Le pouls cardiaque est tout à fait identique au pouls de l'artère radiale; dans le premier l'impulsion systolique est transmise par les parois flexibles du thorax absolument comme la pulsation diastolique artérielle l'est par les téguments qui recouvrent le vaisseau.

Le mouvement est dû aussi à la tension valvulaire.

L'impulsion cardiaque n'est pas seulement produite par la systole ventriculaire; elle l'est aussi par la tension extrême, par la vibration des deux valvules auriculo-ventriculaires arrêtées par le sang. Le mouvement brusque qui en résulte arrive à la paroi pectorale, et s'ajoutant au mouvement musculaire, contribue à l'impulsion pectorale. Rien n'est perdu dans les forces vives pas plus que dans les ondulations sonores des corps.

Les phénomènes physiques qui se passent sur la paroi thoracique représentent assez bien les modifications qui ont lieu dans l'impulsion cardiaque. Celle-ci peut se faire sentir dans le sixième et même le septième espace intercostal, dans la région épigastrique ou bien au contraire dans des parties situées au-dessus de la ligne sterno-mamelonnaire gauche, enfin à droite de la ligne médiane dans la région sterno-mammaire correspondante.

Causes des altérations du choc cardiaque.

Les modifications de siége de la systole tiennent au déplacement du cœur. Les causes morbides qui peuvent les déterminer résident : 1° dans le cœur et ses annexes; 2° dans les organes thoraciques; 3° dans les organes abdominaux; elles agissent, soit en éloignant ou en rapprochant le cœur du thorax, soit en augmentant ou en diminuant la propriété conductrice des corps interposés entre le cœur, d'une part, la main, l'œil ou l'oreille, de l'autre.

Maladies du cœur et des gros vaisseaux.

1° *Causes placées dans le cœur et ses annexes.* Nous ne ferons que mentionner : A, les vices de conformation dans lesquels le sternum absent ou divisé laisse apercevoir les battements du cœur, sous la peau; la transposition congénitale des viscères, auquel cas les pulsations occupent la région sterno-mammaire droite et d'autres points encore de la poitrine.

B. L'hypertrophie de la substance musculaire et l'agrandissement des cavités cardiaques sont les lésions qui altèrent le plus souvent le siége de l'impulsion, en abaissant la pointe du cœur, en la portant du côté gauche et en bas. La dilatation avec amincissement des parois est suivie du même effet. Dans tous les cas, l'impulsion se voit, tantôt dans le sixième ou septième espace intercostal, tantôt en dehors et à gauche du mamelon ou dans le creux épigastrique, sans qu'on puisse conclure que l'hypertrophie siége plus spécialement sur les cavités gauches ou droites.

C. Les maladies de la portion ascendante de l'aorte, la dilatation surtout, en allongeant ce vaisseau, permet au cœur de s'abaisser au-dessous de ses limites naturelles.

Du péricarde.

D. Si l'organe central de la circulation est repoussé vers la partie supérieure du péricarde par l'épanchement d'un liquide (péricardite, hydro-péricarde) qui gagne nécessairement les parties déclives du sac fibro-séreux, alors la systole thoracique a lieu beaucoup plus haut que dans l'état normal. Les adhérences anciennes des deux feuillets du péricarde peuvent-elles amener une dépression isochrone à la systole, soit dans la région précordiale, soit à l'épigastre? Ce phénomène, affirmé par quelques auteurs, ne s'est jamais montré dans ces circonstances.

Maladies des organes thoraciques;

2° *Causes placées dans les organes thoraciques.* Le poumon gauche fortement hyperémié ou dilaté par un emphysème intra ou extravésiculaire, l'épanchement d'une grande quantité d'eau ou de pus dans la plèvre gauche, déplacent le péricarde et le cœur. On entend et l'on sent alors ses battements derrière le sternum, dans la région sterno-mammaire droite et plus haut encore. Il en est de même de l'hydro-pneumo-thorax : il refoule le cœur du côté opposé. Dans le cas où les maladies que nous venons de signaler occupent le côté droit, l'organe dévie fortement à gauche.

abdominaux.

3° *Causes placées dans les organes abdominaux.* Le diaphragme est souvent repoussé dans la poitrine par les viscères abdominaux tuméfiés et déplacés. Nous avons vu le lobe gauche du foie, converti en une vaste poche par une acéphalocyste, repousser le cœur jusque sous la clavicule gauche. L'hypertrophie considérable du foie, la distension de l'estomac ou de l'intestin par des gaz, les kystes séreux de l'ovaire ou de tout autre organe, l'ascite enfin, peuvent porter le cœur loin de son siége naturel. Dans l'écrasement du thorax, celui-ci peut pénétrer dans le ventre, à travers la déchirure du diaphragme.

Intensité et étendue du pouls cardiaque.

B. **Symptômes tirés de l'intensité et de l'étendue de l'impulsion cardiaque.** Dans toutes les maladies que nous venons de passer en revue le battement cardiaque n'a fait que changer de siége ; nous allons voir maintenant son intensité et son étendue s'accroître ou diminuer en même temps et presque toujours sous l'influence des mêmes causes.

Si l'on veut bien se rappeler que la vibration thoracique n'est en définitive que le mouvement du cœur lui-même que nous transmet la paroi pectorale et que nous apercevons ou sentons, en quelque sorte, à l'extérieur, il s'ensuit que la force et l'étendue de cette vibration représentent tout à la fois : 1° l'état dynamique ou la force de contraction du cœur ; 2° le degré de conductibilité des parois thoraciques saines ou altérées. Toute la physiologie des signes cardiaques est là.

Accroissement de l'impulsion cardiaque.

1° *Accroissement de la force du pouls cardiaque.* Une condition physique qui rend plus sensible la vibration thoracique dans l'état normal est la minceur des parois pectorales qu'on observe chez les sujets maigres, nerveux et à poitrine grêle. La région précordiale est mise en rapport à chaque battement avec le cœur, dans une étendue de 4 centimètres carrés. Cette étendue est moindre chez les personnes chargées de graisse, ou dont les muscles pectoraux sont épais, et chez les femmes dont la glande mammaire est développée. Les causes physiologiques qui augmentent l'intensité de la vibration sont : l'état nerveux, les émotions morales, les excès vénériens, certaines dispositions congénitales, la faiblesse, la convalescence, la digestion, la marche. La lenteur de toutes les fonctions, l'adynamie, produisent un effet contraire.

Dans l'ordre pathologique, nous trouvons un très-grand nombre de causes capables de modifier l'impulsion du cœur. Tantôt ce sont des maladies de l'organe et de ses annexes (phénomènes symptomatiques), tantôt des maladies locales ou générales (phénomènes sympathiques). Maladies qui le produisent.

1° L'augmentation de l'impulsion se voit surtout dans les hypertrophies du cœur avec accroissement ou conservation des cavités, dans la dilatation anévrismale, dans l'endocardite, et dans toutes les altérations valvulaires qui contraignent l'organe à redoubler d'énergie, etc. C'est alors que la paroi pectorale est soulevée dans une étendue considérable qui comprend le sternum, la région précordiale, les côtes gauches et l'épigastre. La main placée dans les mêmes lieux reçoit un coup sec et violent, et si l'on vient à appuyer la tête sur la poitrine, elle est fortement soulevée ainsi que le stéthoscope ou tout autre corps qu'on vient à y appliquer. La voussure et l'agrandissement des espaces intercostaux peuvent être le résultat des battements du cœur lorsque celui-ci acquiert des dimensions considérables (cœur de bœuf). L'organe alors ne frappe plus seulement par sa pointe, il repousse par toute sa masse la poitrine qui l'emprisonne. Quelquefois le choc est sourd, profond et même nul dans tous les points de la poitrine. Symptômes qui l'annoncent.

On sent un second choc au niveau de la troisième côte

et pendant le diastole. Laennec connaissait ce signe, et l'attribuait à la contraction auriculaire ; ce qui est vrai dans un petit nombre de cas. Dans d'autres, le cœur très-hypertrophié frappe alternativement par sa pointe et sa base, par un mouvement de bascule, deux points différents de la paroi pectorale. Cette impulsion diastolique n'est pas détachée comme la systolique.

État fébrile.

On doit s'attendre encore à rencontrer des vibrations cardiaques plus intenses toutes les fois que la fièvre s'allume, par conséquent dans les inflammations et dans toutes les maladies générales fébriles, ou lorsque le stimulant naturel des vaisseaux, le sang, est modifié dans ses quantités et ses qualités. Le cœur bat avec force chez les pléthoriques aussi bien que chez les anémiques, les chlorotiques et les femmes enceintes, après les hémorrhagies, enfin toutes les fois que le système nerveux est fortement excité (palpitations nerveuses). Il faut être prévenu de ce fait pour ne pas attribuer à des lésions organiques du cœur les battements énergiques et pénibles qu'on observe en pareil cas.

Affaiblissement de l'impulsion cardiaque.

2° *Affaiblissement de la force du pouls cardiaque.* La contraction du cœur peut être diminuée par les lésions qui portent sur son tissu propre. Le cœur très-volumineux, mais gêné par les organes ambiants, ne donne qu'une impulsion faible ou nulle. Il en est de même dans l'atrophie, la dégénérescence graisseuse, le ramollissement jaunâtre, la dilatation avec amincissement, les concrétions sanguines et quelques maladies du système nerveux, telles que le ramollissement du cerveau, la paralysie générale, etc. Le ralentissement de la circulation peut déterminer le même symptôme.

La vibration diminue ou cesse lorsque les parois thoraciques sont infiltrées de sérosité, emphysémateuses; lorsqu'il se fait un épanchement dans le péricarde, enfin dans toutes les maladies des organes thoraciques dont l'effet est d'interposer un corps mauvais conducteur entre le cœur et les côtes (pleurésie, pneumo-thorax).

De la syncope.

Syncope. L'affaiblissement et le ralentissement de la contraction cardiaque, à différents degrés, produisent l'état pathologique connu sous le nom de *syncope*. La cessation du pouls, la diminution extrême des battements artériels, l'affaiblissement des contractions cardiaques, la perte du sentiment et du mouvement, la décoloration des tissus et le refroidissement des extrémités sont les principaux symptômes de cet état morbide, dont l'étude appartient à la pathologie spéciale. Nous devons seulement indiquer les causes qui en provoquent le développement. La lipothymie (*via ad syncopem*) n'est qu'un degré plus faible de la syncope; ses symptômes sont les mêmes, mais plus légers, et le pouls faiblit sans cesser de battre.

Cessation des bruits du cœur.

On a prétendu dans ces derniers temps qu'on entendait toujours les bruits du cœur dans la mort apparente. Rien n'est si faux, et des observations nombreuses sont là pour témoigner contre une pareille erreur. Sans doute il n'est pas douteux que les contractions du cœur plus éloignées et plus faibles continuent encore; mais si elles sont capables de faire avancer le sang, elles ne peuvent plus faire vibrer les valvules assez fortement pour produire un bruit sensible à l'oreille, ni un battement perceptible à la main ou à la vue.

La cause de tous les symptômes qu'on observe alors est l'asthénie musculaire cardiaque, comme la palpitation en est la convulsion clonique. Elles dépendent l'une et l'autre des mêmes causes, et ce que nous dirons plus loin des palpitations nous dispense d'en parler avec détail.

Syncopes symptomatiques;

A. *Syncopes symptomatiques.* Une longue étude des affections du cœur nous a convaincu qu'en dernière analyse elles s'accompagnent plus rarement de syncope qu'on serait en droit de le supposer d'après la nature et le siége des obstacles à la circulation. C'est qu'en effet l'hypertrophie et l'excès de nutrition qui s'emparent alors des muscles cardiaques leur apportent une énergie plus grande, accroissent leur contractilité et remédient, jusqu'à un certain point, à la syncope. Cependant, dans la période avancée des lésions des valvules et de l'aorte, dans la péricardite, dans les accidents causés par la pénétration de l'air dans les veines, il n'est pas rare de voir la suspension de la circulation cardiaque produire instantanément la mort.

des maladies du cœur;

et du sang.

L'asthénie cardiaque se rencontre souvent lorsque le sang altéré et privé en partie de ses globules (anémie) perd ses propriétés stimulantes normales. Aussi peu de maladies exposent-elles plus à la lipothymie et à la syncope que les hémorrhagies répétées, le scorbut et toutes les maladies qui diminuent la quantité des globules et de la fibrine. Viennent ensuite les maladies du poumon, surtout les épanchements de la plèvre, le pneumo-hydrothorax, etc., en un mot toutes les affections qui gênent la circulation cardiaque et pulmonaire. Telle est encore la cause des syncopes qu'on observe à la suite de la thoracentèse, de la ponction abdominale, d'une parturition rapide. Dans tous ces cas la perturbation qu'excite dans la circulation l'agrandissement ou la diminution rapide du champ respiratoire, explique les troubles de la motilité cardiaque.

B. *Syncopes sympathiques.* Nous désignons ainsi celles qu'on observe dans les maladies d'un grand nombre d'organes animés, soit par les nerfs cérébro-rachidiens, soit par le grand sympathique. Une vive douleur causée par la lésion traumatique d'un membre, ou par une affection de l'ovaire, de l'utérus, par la grossesse ou par d'autres maladies douloureuses, peuvent amener la syncope. L'hystérie, l'hypocondrie, les névroses de l'âge critique, la dysménorrhée, les troubles de la menstruation, doivent être rangés parmi ses causes les plus fréquentes. C'est par le grand sympathique que s'effectue, dans ce cas, l'irradiation pathologique.

Syncopes sympathiques.

C. *Syncopes idiopathiques.* Si la syncope est toujours cardiaque en ce sens qu'il faut nécessairement que la contractilité de cet organe soit altérée, elle n'en est pas moins souvent provoquée par une cause qui a son siége dans le système nerveux cérébro-spinal. Parmi celles qui agissent ainsi, nous citerons toutes les émotions morales, le sentiment d'une grande douleur, d'un plaisir trop vif, la crainte, etc. Il est inutile d'insister sur ce sujet, connu de tous les médecins et des philosophes anciens qui avaient placé dans le cœur la source de ces émotions.

Syncopes idiopathiques.

Rappelons aussi qu'à l'époque de la puberté chez l'homme et la femme, sous l'empire d'une idiosyncrasie inexplicable, d'impressions produites par certaines odeurs, par la vue d'objets repoussants, la syncope arrive, et qu'elle constitue alors, en pareille circonstance, le symptôme de la maladie et la maladie même, qu'on doit alors considérer comme une névrose, c'est-à-dire comme un trouble d'innervation portant sur la motilité du tissu cardiaque et la diminuant tout à coup, à un degré extrême.

Idiosyncrasies.

Altération du rhythme cardiaque.

C. **Symptômes tirés des altérations du rhythme des mouvements du cœur.** La succession périodique des contractions et des dilatations cardiaques, ainsi que de celles des bruits qui leur correspondent et des intervalles qui les séparent, constitue le rhythme du pouls cardiaque.

Phénomènes successifs et isochrones.

On sait que dans l'état normal, 1° la systole des ventricules, la vibration sourde des valvules auriculo-ventriculaires transmise au thorax et le premier bruit sont isochrones et marquent le premier temps; 2° qu'un silence très-court lui succède; 3° que la dilatation ventriculaire et le second bruit forment le second temps; 4° qu'un silence beaucoup plus grand que le premier, ou pause du cœur, se trouve entre le second et le premier temps. Qu'on fasse de la révolution totale des mouvements du cœur une espèce de mesure musicale à trois ou à quatre temps, ce qui nous paraît d'une faible importance pour la séméiologie, on doit se rappeler que la dilatation ventriculaire, le second bruit et le grand silence réunis, ont une durée à peu près double de la durée de la contraction ventriculaire et du petit silence, et que si le bruit systolique est plus prolongé que le diastolique, le petit silence est infiniment moins long que le grand silence, dont la plus grande partie représente le repos du cœur avec la dilatation ventriculaire. On peut encore figurer la révolution cardiaque comme s'effectuant en trois temps égaux: le premier correspond au bruit sourd et au petit silence; le deuxième au bruit clair avec quelque chose du grand silence; le troisième au grand silence. Le nombre des battements ou des révolutions cardiaques est de soixante à soixante-douze par minute chez l'adulte.

La maladie peut faire varier : 1° le nombre des battements; 2° la durée réciproque des contractions et du relâchement du muscle cardiaque.

Fréquence des battements.

1° *Altération du nombre des battements.* A. La plus fréquente des altérations porte sur l'accroissement du nombre ou sur le degré de fréquence des pulsations cardiaques, comme dans la fièvre. On a remarqué que l'accélération des mouvements diminuait la durée des silences et surtout du second, ou grand silence, qui représente, en partie, le repos du cœur. En d'autres termes, cet organe se repose moins longtemps lorsqu'il bat plus vite. Nous croyons cependant que la contraction ventriculaire s'accomplit aussi avec plus de promptitude et d'une manière convulsive. On a parlé d'un bruit de souffle léger au premier temps qui serait dû à la rapidité avec laquelle le sang est projeté par le ventricule; mais ce fait est douteux.

Quand on ausculte le cœur pendant la fièvre, le petit silence n'est plus appréciable, et les deux bruits se succèdent avec une telle rapidité qu'on les distingue à peine l'un de l'autre. Toutes les fièvres symptomatiques et essentielles, quelques névroses, l'endocardite et la péricardite, les concrétions fibrineuses intracardiaques, donnent lieu à l'altération fonctionnelle que nous venons d'étudier. (Voyez *Circulation artérielle.*)

Ralentissement des battements.

B. Des phénomènes tout à fait contraires accompagnent le ralentissement des mouvements cardiaques, qui peuvent tomber à quarante et même vingt-cinq par minute. C'est alors qu'on peut étudier avec une facilité extrême la durée des bruits et des silences. Tous se prolongent d'une manière marquée, mais surtout le second bruit et le grand silence, pendant lesquels l'organe se repose. Le premier bruit a aussi une durée plus grande qu'à l'état normal. On a rencontré le ralentissement des battements dans l'angine de poitrine, dans l'hémorrhagie et le ramollissement cérébral, dans quelques maladies de la moelle épinière, dans la manie, l'hypocondrie, la catalepsie, l'extase, dans l'ictère, très-rarement dans les affections des valvules du cœur, après l'usage de la digitale, etc.

Pluralité des battements et du bruit.

C. Quelquefois au lieu d'un simple bruit on en perçoit trois. Le troisième est supplémentaire. On l'appelle bruit de rappel (Bouillaud), parce qu'il ressemble assez bien à trois coups de baguette de tambour, ou mieux encore au triple choc du marteau qui retombe sur l'enclume. Plus rarement on en compte quatre, dont deux alors supplémentaires. On les a attribués tantôt à la contraction séparée et non isochrone du cœur droit et gauche ou des deux valvules auriculo-ventriculaires (hypothèse qui compte peu d'adhérents), tantôt à la double ou triple contraction du ventricule ou même d'une des oreillettes.

Leur cause mal connue.

En effet, il est plus probable qu'ils dépendent d'un double ou d'un triple mouvement du ventricule et de la vibration correspondante des valvules auriculo-ventriculaires, qui, au lieu de se fermer en une fois, opèrent cette occlusion en deux ou trois temps. Aussi observe-t-on ce phénomène morbide surtout dans la lésion valvulaire mitrale, plus rarement dans les maladies des valvules sygmoïdes. On a prétendu que c'est le second bruit qui le détermine, mais le redoublement du premier bruit n'en est pas une cause moins fréquente. Dans ce cas, les deux premiers sont systoliques, le troisième est diastolique.

Les triples ou quadruples bruits n'ont pas le timbre normal des bruits naturels : souvent ils sont clairs et et comme métalliques, ou bien, ce qui est le cas le plus ordinaire, l'un deux systolique ou diastolique est soufflant, râpeux, prolongé. Quelquefois le premier est sourd, et l'on entend très-distinctement les deux autres. Le dédoublement du second bruit du cœur est le symptôme d'une maladie des valvules avec hypertrophie ou avec péricardite aiguë ou chronique. Ordinairement ce bruit anormal est temporaire et n'a lieu que quand la circulation vient à se troubler plus fortement ; puis tout rentre dans l'ordre. Quelquefois ces bruits affectent une sorte de régularité et reviennent, par exemple, après quatre ou cinq battements, comme l'intermittence des battements cardiaques.

Unité des battements et des bruits.

D. Les deux bruits cardiaques se confondent parfois en un seul bruit, soit parce que l'un d'eux, et c'est presque toujours le second, est nul ou très-affaibli, soit parce qu'un bruit sanguin systolique ou plus rarement diastolique a une durée et une intensité telles qu'il couvre et masque entièrement l'autre. On observe un bruit unique, surtout lorsque les battements du cœur sont précipités. Si l'un des bruits n'est qu'affaibli, ou bien remplacé par un bruit de courant, on trouve, en plaçant le stéthoscope sur divers points de la poitrine, un endroit où les deux bruits sont distincts. On peut en déterminant le temps avec lequel coïncide ce bruit unique, soufflant ou rapeux, reconnaître une lésion de l'orifice auriculo-ventriculaire ou aortique. Un bruit unique se manifeste aussi dans les cas où la circulation cardiaque est très-précipitée, irrégulière, tumulteuse, et dans le cas où elle est l'effet d'une lésion de l'aorte, d'une communication congénitale ou accidentelle entre le cœur droit et gauche, ou d'une affection du sang et du solide qui a provoqué une asthénie extrême.

Modifications dans le mode de succession des battements et du bruit.

2° *Altération portant sur le mode de succession des batte-*

ments et des bruits. Une révolution complète de la circulation cardiaque se compose de la contraction et du relâchement des muscles, séparés par un temps de repos et toujours disposés dans le même ordre. La maladie seule peut troubler ce cycle harmonique en modifiant spécialement un ou plusieurs des phénomènes normaux. L'unité et la pluralité des bruits appartiennent en réalité aux troubles que nous étudions.

Une première altération du rhythme qu'il convient d'indiquer d'abord est celle qui résulte de ce que les contractions des ventricules se font, à des intervalles irréguliers, avec une force variable, tantôt avec énergie et tantôt avec une mollesse qui ressemble plutôt à une faible ondulation qu'à une systole distincte. On désigne sous le nom d'*irrégularités des battements* cet état pathologique. Un autre consiste dans la suspension momentanée d'une révolution cardiaque d'où résulte ce qu'on appelle *l'intermittence* du cœur.

Irrégularité, ataxie, cardiaques.

L'irrégularité de la contraction cardiaque ou l'ataxie des mouvements du cœur peut être reconnue par l'auscultation ou la palpation, c'est-à-dire par les vibrations et les bruits. On s'assure ainsi que les battements sont faibles, incomplets; qu'ils se suivent au nombre de trois, quatre ou cinq sans interruption, les uns forts, les autres faibles. L'accroissement des contractions est quelquefois régulier, soit ascendant, soit descendant; plus ordinairement irrégulier. L'inégalité dynamique des contractions, et l'allongement ou le raccourcissement des repos qui les séparent, produisent un tumulte extrême dans les mouvements et dans les bruits du cœur, surtout quand ceux-ci sont remplacés par des bruits anormaux. Il est alors impossible de déterminer avec quel temps ils coïncident; dans ce cas il faut explorer la circulation artérielle afin d'y trouver des points de repère, pour établir l'isochronisme du bruit anormal avec tel ou tel mouvement du cœur.

Intermittence; vraie ou fausse.

Dans l'intermittence *vraie* on ne sent pas la pulsation thoracique; on n'entend pas le bruit correspondant; enfin la pulsation artérielle manque. Dans la *fausse* le bruit existe, mais on ne sent pas le pouls radial, ni l'impulsion cardiaque parce que la contraction est seulement affaiblie. L'intermittence offre parfois une certaine régularité; c'est-à-dire qu'elle revient après quatre, cinq ou vingt battements; mais ordinairement elle est irrégulière. Les intermittences sont souvent perçues par le malade qui en a conscience, et qui sent, chaque fois qu'elles arrivent, un peu de gêne, d'anxiété à la région précordiale, et un état pénible qui peut conduire à l'hypocondrie.

Les irrégularités et les intermittences modifient la durée relative des deux silences : souvent même le grand diminue à un degré extrême; il en résulte alors une sorte de mouvement d'ondulation et de bruit de va-et-vient qui changent tout à fait le le caractère de la circulation.

Maladies qui les produisent.

Les conditions morbides locales que nous avons signalées en parlant de la fréquence des battements, sont les mêmes qui produisent les irrégularités et les intermittences (lésion des valvules, concrétions). On doit les regarder, avec Corvisart, Laennec et l'école française, comme d'excellents signes de toutes les lésions de l'aorte et surtout du rétrécissement de ce vaisseau, de la péricardite aiguë et chronique, de l'endocardite simple ou rhumatismale. Il faut que le praticien se rappelle sans cesse que de pareils troubles se remarquent sous l'influence des causes physiques et morales qui agissent passagèrement sur la circulation; que les sujets hypocondriaques, gastralgiques, hystériques, chloro-anémiques, rhumatisants et goutteux, les présentent souvent.

Dans ce cas ces troubles purement fonctionnels n'ont rien de durable, et s'ils se reproduisent facilement ils se dissipent aussi avec une grande promptitude. Ils ne sont pas accompagnés de bruits anormaux, comme dans les lésions matérielles du cœur, de l'aorte et du péricarde.

Des palpitations.

Palpitations. Dans les palpitations, c'est surtout le rhythme des contractions qui est troublé en même temps que la sensibilité de l'organe. Les palpitations sont des contractions cardiaques, en général, plus fortes, plus fréquentes qu'à l'état normal, mais toujours irrégulières, inégales, et qui s'accompagnent d'un sentiment de malaise perçu à la région précordiale; cette sensation anormale se passe évidemment dans le tissu cardiaque. Ainsi, trois éléments morbides se trouvent réunis dans la palpitation : 1° une sensibilité insolite qui se développe pendant la contraction cardiaque; à l'état normal, celle-ci a lieu sans qu'on en ait conscience; 2° le caractère convulsif et ataxique de la contraction; 3° enfin le trouble du rhythme des battements. L'expression de *chorée du cœur* dont s'est servi M. Bouillaud représente exactement le véritable caractère des palpitations qui sont en effet des convulsions cloniques, intermittentes et passagères des muscles cardiaques. Les palpitations ne se montrent qu'à des intervalles plus ou moins rapprochés, par accès ou paroxysme, comme tous les phénomènes convulsifs. Nous nous étonnons qu'on n'ait pas insisté sur ces caractères qui les différencient des palpitations chroniques, dans lesquelles les battements du cœur restent toujours irréguliers, inégaux et intermittents.

Leur caractère propre; leurs symptômes.

Les battements du cœur soulèvent souvent avec force la région précordiale, l'épigastre ou toute la poitrine ; on entend quelquefois, à distance, la vibration thoracique causée par le choc du cœur, et à l'auscultation un bruit clair, métallique, dû à l'altération de timbre du premier bruit ou à la consonnance thoracique dont nous indiquerons les causes. (Voyez *Bruits anormaux.*) Le passage plus rapide du sang sur l'orifice aortique est accompagné d'un bruit de courant sanguin lointain et doux.

Les malades éprouvent de la dyspnée, de la pesanteur, et un serrement dans les régions précordiale et épigastrique. Ils sont en proie à une grande agitation, à un sentiment de tristesse, de crainte, qui augmente encore l'intensité et la durée des palpitations. Lorsqu'elles sont violentes et répétées, la face pâlit et s'altère ; le corps se refroidit aux extrémités, se couvre d'une sueur abondante, puis se réchauffe pour se refroidir de nouveau. L'anxiété et le malaise sont portés au point qu'il survient de la défaillance ou une syncope. La mort survient ainsi chez un grand nombre de malades atteints d'affections du cœur, et qui perdent la vie en quelques minutes sans qu'on ait parfois soupçonné la gravité de leur affection.

Palpitations symptomatiques d'une maladie du cœur ;

Les palpitations sont le symptôme : 1° de toutes les maladies du cœur et de l'aorte accompagnées de gêne de la circulation et d'une hypertrophie salutaire destinée à combattre ou tout au moins à neutraliser celle-ci ; 2° de concrétions polypeuses, d'endocardite simple ou rhumatismale, d'atrophie et de dégénérescence graisseuse du cœur ; 3° d'une phlegmasie aiguë ou chronique du péricarde et de l'hydropisie de sa séreuse. Rappelons que toutes les altérations du sang, la pléthore et surtout l'anémie, donnent lieu aux palpitations. Telle est la cause

du sang.

de ces pénibles et fréquentes convulsions cardiaques chez les femmes atteintes de pâles couleurs ou épuisées par des métrorrhagies, et chez les sujets en proie à la cachexie cancéreuse, syphilitique ou à l'intoxication alcoolique, plombique, paludéenne. Dans tous ces cas les palpitations sont symptomatiques, puisque c'est sur l'endocarde qu'agit le sang qui a perdu ses propriétés physiologiques pour en contracter de morbides.

Palpitations sympathiques.

On observe les *palpitations sympathiques* dans toutes les maladies aiguës et chroniques du poumon, surtout dans la phthisie tuberculeuse commençante, dans la pleurésie qui affecte le feuillet diaphragmatique ou celui qui passe sur le médiastin.

Palpitations rhumatismales.

Rien de plus commun que d'observer les palpitations dans les maladies de l'estomac, de l'utérus, dans la grossesse, dans les névroses, telles que l'hystérie, la chorée, l'épilepsie, l'hypocondrie. Nous devons insister sur les palpitations pénibles et quelquefois alarmantes qui accompagnent la diathèse rhumatismale, la goutteuse et qu'on ne peut attribuer à aucune lésion appréciable. Elles sont de même nature que les déterminations morbides rhumatismales qui amènent dans les muscles de la vie de relation la douleur, la contraction et la paralysie. Elles peuvent se dissiper rapidement, augmenter à plusieurs reprises ou persister pendant longtemps. Une douleur profonde dans la région mamelonnaire gauche est un symptôme concomitant très-ordinaire.

Palpitations idiopathiques ou nerveuses.

Les *palpitations idiopathiques*, véritable névrose due à un simple trouble de la contractilité musculaire se montrent, par accès plus ou moins éloignés et avec tous les symptômes que nous avons décrits précédemment, chez des sujets qui n'offrent aucun signe de lésion organique du cœur, mais valétudinaires, nerveux, faciles à émouvoir, portés à concevoir des craintes sur leur santé ou adonnés habituellement à des travaux de l'esprit ou à des plaisirs qui surexcitent fortement le système nerveux (excès vénériens, onanisme, usage du tabac, du café, des alcools). On les observe aussi comme symptômes prédominants chez les étudiants en médecine atteints de cette singulière nosomanie qui leur fait croire qu'ils sont atteints de maladies du cœur. Une fois les palpitations entièrement passées, les malades sont rendus à la santé ou conservent à peine un peu de dyspnée, de tristesse. Ils ne sont pas plus exposés que d'autres aux affections cardiaques. Rarement les palpitations se terminent par une syncope mortelle.

Vibration hydraulique ou frémissement cataire.

Remplacement de la pulsation thoracique normale par un frémissement vibratoire. Lorsqu'on explore la région précordiale avec la main, on trouve que dans l'état normal la paroi pectorale est repoussée par une sorte d'ondulation plutôt qu'elle n'est percutée ou choquée, comme on le dit généralement. Il n'en est plus de même quand il se produit un courant sanguin sur un des orifices malades du cœur qui transmet alors à la paroi thoracique un frémissement vibratoire et un bruit de râpe, de lime ou de soufflet. On ne peut mieux comparer la sensation qu'on éprouve qu'à celle qui est produite par la vibration d'un courant d'eau qui passerait sur un orifice rétréci. La vibration est isochrone tantôt à la systole, tantôt à la diastole, mais dans tous les cas constamment intermittente pour des motifs que nous ferons connaître plus loin. (Voyez *Bruits veineux.*) Ce frémissement indique une lésion d'un ou des deux orifices cardiaques.

Un autre frémissement vibratoire distinct du précédent

se passe dans le péricarde. (Voyez *Symptômes tirés du péricarde*).

Altération de la sensibilité du cœur.

D. **Symptômes tirés de l'altération de la sensibilité cardiaque.** Nous avons déjà vu les contractions du cœur s'effectuer en excitant des sensations pénibles chez les malades (palpitations). Elles deviennent parfois très-douloureuses, s'accompagnent d'une vive anxiété, de jactitation, d'une dyspnée extrême lorsque le principe morbide de la goutte ou du rhumatisme se fixe primitivement sur le cœur ou y vient par métastase. Les émotions morales longues, concentrées ou subites, produisent des douleurs violentes. Les traités de médecine renferment des exemples de mort survenue dans ces circonstances. L'innervation cardiaque exaltée d'abord à un degré extrême se suspend et une syncope mortelle peut avoir lieu.

Douleur cardiaque; fréquente dans les maladies du cœur;

La douleur cardiaque est fréquente dans les affections du cœur, dans l'hypertrophie, les lésions valvulaires, dans l'inflammation aiguë ou chronique du péricarde et dans l'anévrisme de l'aorte. En interrogeant des malades éclairés et capables de se bien observer eux-mêmes, nous nous sommes assuré que la plupart avaient éprouvé, à différentes reprises, et au début surtout, des douleurs sourdes, continues ou intermittentes, dont le siége était évidemment l'organe central de la circulation. Nous attachons une valeur séméiologique très-grande à ces troubles de la sensibilité. Dans quelques cas la percussion les développe pour la première fois ou les rend plus distincts chez le plus grand nombre des malades. Ces douleurs sont quelquefois aiguës, déchirantes, accompagnées de la suspension des mouvements respiratoires (cardialgie rhumatismale, goutteuse) ; ordinairement elles sont obscures et il faut appeler fortement sur elles l'attention des malades pour qu'ils s'en rendent compte.

Il n'est pas rare de les rencontrer chez les chloro-anémiques et chez les sujets atteints de névroses telles que l'hystérie, l'hypocondrie. Elle est un des signes les mieux caractérisés de l'angine de poitrine. Nous l'avons vue d'abord localisée pendant quelque temps dans la région précordiale chez un homme qui offrait les signes les plus évidents de cette maladie, et chez lequel un effort violent et longtemps soutenu avait causé la déchirure des valvules aortiques et les avait rendues insuffisantes. dans les névroses.

Ordinairement la douleur part de la région précordiale et s'irradie dans le côté gauche de la poitrine, le bras, l'avant-bras et la main du même côté. C'est une véritable névralgie ascendante ayant son point de départ dans le cœur. Elle est si violente que les malades poussent des cris déchirants et appellent la mort de tous leurs vœux.

En résumé l'accroissement de la sensibilité constitue la douleur cardiaque ou une véritable névralgie des filets du ganglion cardiaque. Cette douleur est symptomatique des maladies du cœur ou sympathique d'une maladie générale, d'une souffrance placée dans le système nerveux céphalo-rachidien ; plus rarement idiopathique.

A-t-elle son siége dans le cœur, dans les nerfs phréniques et intercostaux, ou enfin dans les muscles des parois pectorales? Il n'est pas facile de distinguer les unes des autres ces différentes espèces de douleurs ; cependant on est porté à admettre qu'elles viennent du cœur lorsque ni la pression opérée sur la paroi pectorale ni les mouvements respiratoires ne les provoquent. Elles correspondent aux contractions cardia- Son siége?

ques et s'accompagnent d'anxiété, de palpitations, d'inégalités, d'intermittences dans les battements du cœur.

SYMPTÔMES TIRÉS DES PHÉNOMÈNES PHYSIQUES DONT LE COEUR EST LE SIÉGE. Les contractions successives et ondulatoires qui se passent dans les muscles auriculo-ventriculaires produisent dans leurs membranes d'attache des vibrations sonores qu'on appelle *les bruits du cœur.* La pulsation de l'organe peut à son tour en déterminer un d'une autre nature. A l'état morbide le cours du sang qui est silencieux peut également devenir la cause de bruits. Tous ces phénomènes purement physiques exigent une étude approfondie.

Des bruits du cœur. Étude physiologique.

Des bruits du cœur à l'état physiologique. Nous nous garderons bien de reproduire une fois de plus les dissertations interminables auxquelles l'étude des bruits du cœur a donné lieu. Aux ouvrages de physique médicale, de physiologie ou consacrés à l'auscultation, revient, de plein droit, l'examen de toutes les théories proposées tour à tour pour en expliquer le mode de production. Ces théories ont une influence très-grande sur la manière de comprendre les phénomènes pathologiques; cependant il ne faut pas s'en exagérer l'importance en séméiotique. Comme nous n'avons pas à faire prévaloir une théorie spéciale, et que celle que nous avons adoptée appartient à tout le monde, nous insisterons sur les faits qui sont au-dessus de toute discussion et qui peuvent conduire à un diagnostic probable. Il nous serait facile de consigner dans ce travail le résultat des expériences physiques et des vivisections nombreuses que nous avons poursuivies avec le plus grand soin, pendant trois années, dans le but de nous former une opinion sur la cause de ces bruits, mais ce serait rentrer dans des études physiologiques qui nous semblent inopportunes (1).

La théorie qui nous paraît conforme à ce qu'enseignent l'acoustique et l'étude des maladies du cœur est celle qui fait dépendre, 1° le premier bruit, de la vibration sonore des valvules auriculo-ventriculaires droite et gauche; 2° le second de la vibration des valvules sygmoïdes percutés par le sang et tendus par les muscles du cœur. Les bruits anormaux tiennent ou à une modification de tonalité de ces vibrations ou une cause toute différente, à la vibration des molécules sanguines. Expliquons-nous d'abord sur ce point fondamental.

Nous montrerons ailleurs (voyez *Appareil respiratoire*) que les bruits qui se forment dans le corps humain proviennent de trois causes différentes :

Trois espèces de bruits dans l'organisme : 1° solidien, 2° aérien, 3° hydraulique.

1° De ce qu'un tissu solide, excité d'une certaine manière, devient le siége de mouvements vibratoires sonores; telles sont les cordes vocales dans le larynx et les valvules du cœur. Nous appellerons, avec les physiciens, bruits solidiens ceux qui reconnaissent pour cause cette vibration sonore des corps solides.

2° Il y a d'autres sons qui proviennent de la vibration de l'air ou des gaz. Dans la voix humaine, la vibration de la colonne d'air sus-laryngienne a lieu par l'effet du rétrécissement et de l'agrandissement alternatif de la glotte. Cette vibration concourt, avec le mouvement des cordes vocales, à la production de la voix. Le larynx

(1) *Études sur les bruits cardiaques et vasculaires dans l'état physiologique* : — In. *Revue médico-chirurgicale*, p. 129 et 193, 1850. On trouve un résumé complet et lucide de toutes les théories, dans l'excellent *Traité pratique d'auscultation* de MM. Barth et Roger.

est une anche membraneuse qui parle à la manière de l'anche des orgues.

3° On doit enfin reconnaître une troisième cause de bruit dans l'organisme ; elle consiste dans la vibration sonore des liquides qui parcourent différents canaux. On les appelle des *bruits hydrauliques*. Les borborygmes, les râles humides, les bruits de courants ou de souffle qui se passent dans le cœur ou les vaisseaux, ne sont autre chose que des bruits hydrauliques ou mixtes, c'est-à-dire hydroaériques. Nous professons ces doctrines depuis plus de douze années dans nos cours publics, et nous en avons reproduit les principaux corollaires dans le mémoire que nous avons cité (*Étude sur les bruits cardiaques*, etc., 1850) et dans la discussion dont il a été le sujet au sein de la Société des médecins des hôpitaux de Paris (1850). Depuis, plusieurs physiologistes, et dernièrement encore MM. Faivre et Chauveau (1858), ont soutenu cette théorie sur la cause des bruits de courants sanguins, de souffle, etc.

Selon que le corps qui fait entendre un son est solide, gazeux ou liquide, le son produit est très-différent pour une oreille même peu exercée ; elle sait en reconnaître immédiatement l'origine. De même qu'un son d'anche ne ressemble pas à un son de violon ou de flûte, de même le bruit normal du cœur ne peut être confondu avec un bruit de courant sanguin intermittent ou avec un râle.

Les bruits du cœur normaux ne sont pas des bruits hydrauliques.

Dans le cœur à l'état normal, il n'existe pas d'autres corps susceptibles d'entrer en vibration, que les valvules ou le sang en circulation. Commençons d'abord par éloigner cette dernière cause. Faisons remarquer que la longueur de l'excursion de l'onde sanguine est trop minime pour qu'il puisse se produire un bruit hydraulique.

D'ailleurs le liquide sanguin ne trouve pas d'issue à travers les valvules auriculo-ventriculaires, hermétiquement fermées pendant la systole. Quant à l'orifice de l'aorte et de l'artère pulmonaire, il est trop considérable pour que le sang puisse y faire entendre un son. Il faudrait qu'il fût animé d'une vitesse bien autrement grande ou que l'orifice artériel fût bien petit pour qu'il se formât un son, comme cela a lieu dans la sirène.

Ce sont les vibrations sonores des valvules auriculo-ventriculaires et artérielles.

Il faut donc attribuer les bruits du cœur aux vibrations des seuls corps qui puissent parler, à savoir des deux valvules auriculo-ventriculaires et des valvules artérielles. Nous repoussons d'une manière formelle l'espèce de compromis anti-acoustique, à l'aide duquel on a voulu concilier les différentes théories émises sur la cause des bruits du cœur. La contraction musculaire, la percussion du cœur contre le thorax, la vibration des molécules sanguines entre elles et contre les parois ventriculaires ou les valvules, n'ont aucune espèce de part à la production des deux bruits cardiaques. Le son collectif et discordant qui résulterait de la réunion de tous ces bruits, ne se rapprocherait, en aucune manière, des deux sons si nets et si bien timbrés que font entendre les valvules cardiaques et artérielles.

Mode de production du premier bruit ou systolique;

Le premier bruit a lieu pendant la contraction du cœur, au moment où sa pointe vient se presser contre la paroi thoracique. Le maximum d'intensité de ce bruit se trouve précisément dans le point de contact du cœur avec les côtes. Il est sourd, intense, et plus long que le second bruit. La hauteur et le timbre du son s'expliquent par les conditions physiques qu'offrent les valvules auriculo-ventriculaires droite et gauche. En effet ces membranes, en passant de l'état de flaccidité à un état de tension extrême opérée par la contraction vigoureuse des piliers charnus, et surtout par le sang qui tend à s'échapper par l'orifice auriculo-ventriculaire, ces membranes, disons-nous, font entendre un son sourd et grave. Le ton de ce bruit tient d'abord au degré de tension de ces valvules, à la présence du liquide à travers lequel se transmet le son, enfin à la propagation de ce même bruit dans le tissu du cœur, qui est fortement contracté, dur, et par conséquent bon conducteur. Les cartilages costaux, les parties charnues des espaces intercostaux sur lesquelles vient s'appliquer le cœur forment, pendant un instant très-court, un système de corps solides conducteurs du premier bruit, qui doit être, pour toutes ces raisons, plus fort et avoir un autre timbre que le second bruit.

Du second bruit ou bruit diastolique.

Le bruit diastolique ou second bruit est déterminé uniquement par la vibration sonore des valvules sygmoïdes fortement tendues, et abaissées par le sang qui se précipite sur les orifices droit et gauche. Nos études anatomiques et nos recherches acoustiques ne nous laissent pas le moindre doute sur les faits suivants. Chaque valvule sygmoïde est munie d'un appareil musculaire complet : 1° de muscles transversaux et à fibres parallèles insérés sur le raphé médian jusqu'au nodule d'Aranzi; 2° de muscles à fibres verticales, moins considérables que les premières. Ils servent à assurer le double mouvement d'élévation et d'abaissement des valvules, qui est d'ailleurs produit par le mouvement du sang. Quand celui-ci tend à revenir dans le ventricule par l'effet de sa diastole, par la contraction synergique de tout le système artériel et par le poids du sang, les valvules retombent; et comme elles sont placées très-obliquement suivant l'axe

Structure et jeu des valvules sygmoïdes.

du vaisseau, elles se touchent par une partie de leur face inférieure. Plus le sang fait effort, en raison de sa pesanteur et du vide diastolique pour se précipiter en arrière, plus il applique solidement ces valvules les unes contre les autres. Il leur donne la forme d'un cône dont le sommet divise la colonne sanguine, qui glisse sur les trois plans inclinés formés par les valvules, et vient enfin heurter contre le cul-de-sac qu'elles constituent à leur insertion sur l'artère. Le nodule d'Aranzi n'est point destiné à obturer l'ouverture qu'on a supposée gratuitement exister au milieu de trois valvules ; il ne fait qu'assurer leur solidité, la résistance de leurs bords libres, et donner un point d'appui aux muscles transverses.

Cause du second bruit.

Au moment où le sang abaisse les valvules sur l'orifice artériel, les trois membranes, en passant de l'état flaccide à la tension, font entendre un bruit clair, sec, court, isochrone à la diastole ventriculaire, et plus intense au niveau de la base du cœur et du côté du sternum que vers le mamelon. Ce bruit solidien membraneux peut être imité parfaitement avec les valvules aortiques que l'on place à l'extrémité d'un tube de verre dans lequel on fait mouvoir une colonne d'eau. Il existe une telle identité entre le bruit artificiel que l'on provoque de cette manière et le second bruit cardiaque, qu'il suffit de l'avoir entendu une seule fois pour ne pas conserver le moindre doute sur la cause et le siége de ce second bruit (1).

En résumé, il se développe dans le cœur deux vibrations sonores solidiennes ; l'une a son siége dans les valvules auriculo-ventriculaires exclusivement, l'autre dans les valvules sygmoïdes : le premier bruit devrait seul retenir

(1) Monneret, *Études sur quelques points de la physiologie du cœur de l'homme*, présentées à l'Académie des sciences le 12 août 1850.

le nom de *cardiaque*, et le second celui de *bruit artériel.*

Résumé : Phénomènes isochrones.

Il faut aussi noter l'isochronisme des phénomènes suivants, qui importe beaucoup au diagnostic : 1° pendant la durée du premier bruit, c'est-à-dire pendant la tension des valvules, contraction des deux ventricules, accolement du cœur contre la paroi pectorale, glissement réciproque des deux feuillets du péricarde, abaissement des valvules artérielles, entrée *silencieuse* du sang dans l'aorte et l'artère pulmonaire, diastole des artères du cou, pouls radial ; 2° second bruit provoqué par la vibration des valvules sygmoïdes fortement tendues par le sang ; vibration isochrone au relâchement des fibres musculaires des ventricules, à leur diastole, à la contraction des oreillettes, à l'abaissement des valvules auriculo-ventriculaires et à la systole des grosses artères. Le premier silence correspond très-exactement à l'intervalle qui sépare la contraction ventriculaire de l'instant où les muscles ventriculaires commencent à se relâcher ; ou, pour être plus exact, au temps qui sépare le claquement valvulaire cardiaque du claquement valvulaire artériel ; le second silence au temps que met le sang à remplir la cavité ventriculaire dont les muscles sont relâchés ; c'est le temps de repos du cœur. Pendant ce silence, le sang arrive sans bruit des oreillettes dans les cavités ventriculaires relâchées.

Division dans l'étude des bruits cardiaques.

Division dans l'étude des bruits cardiaques. Des signes diagnostiques précieux découlent des modifications survenues : 1° dans le ton et le timbre des bruits normaux ; 2° dans leur siége ; 3° dans leur intensité et leur étendue ; 4° dans leur rhythme ; 5° un autre genre d'altération consiste dans le développement des bruits anormaux.

Altération du ton et du timbre des bruits.

Des bruits du cœur à l'état pathologique. — 1° *Altération de ton et de timbre.* Tant que les valvules cardiaques et artérielles conservent leur texture normale, elles font entendre le tictac naturel et les bruits indiqués plus haut. Il n'en est plus de même quand elles sont altérées par la maladie ; quand elles se convulsent, s'épaississent, s'incrustent de sels calcaires, de matières grasses, de fibrine ; quand elles se déforment, se raccourcissent, se déchirent, en un mot quand elles cessent de fermer complétement les deux orifices naturels et surtout quand elles perdent la propriété de produire des vibrations sonores pour devenir des corps solides, incapables de rendre par eux-mêmes un son. Il se passe dans ce cas quelque chose d'identique à ce qui a lieu lorsqu'on fait courir sur une membrane vibrante une lame de plomb ou un corps quelconque qui anéantit les vibrations ; le son s'obscurcit de plus en plus et finit par s'éteindre. Il en est de même quand les valvules auriculo-ventriculaires et artérielles deviennent malades ; le ton du claquement valvulaire change ; le son devient plus sourd, plus bas, plus sec, parcheminé, et il finit par cesser entièrement.

Causes physiques d'altération des bruits valvulaires.

L'altération de contexture des valvules amène des changements bien autrement graves que ceux qui portent sur leurs propriétés élastiques et vibrantes. Elles perdent leur mobilité, leurs dimensions naturelles, leur extensibilité. Au lieu de boucher hermétiquement les orifices, elles laissent passer le sang ; elles deviennent *insuffisantes.*

Remplacement du bruit solidien par un bruit nouveau de courant sanguin.

Ainsi le résultat le plus constant de la lésion des valvules est de convertir, soit l'orifice auriculo-ventriculaire, soit l'artériel en une ouverture accidentelle permanente ou non, qui laisse passer le sang au moment même où elle devrait empêcher complétement son passage, c'est-à-dire pendant la systole si c'est la valvule auriculo-ventriculaire qui est malade, pendant la diastole si c'est la valvule sigmoïde qui est affectée.

Un second effet très-ordinaire de ces altérations des valvules est de rétrécir les orifices, et par conséquent d'opposer un obstacle réel au libre passagée de l'ondée sanguine quand elle entre dans le ventricule ou dans les artères.

Division vicieuse des altérations valvulaires en insuffisance et rétrécissement.

On a désigné la première altération par le nom d'*insuffisance valvulaire* et la seconde par celui de *rétrécissement des orifices*. Ces deux mots représentent les idées les plus fausses qu'on puisse avoir au sujet de la nature des maladies valvulaires, et l'on peut affirmer que tous les raffinements d'un diagnostic impossible, toutes les distinctions subtiles qu'on a voulu établir, tous les efforts qu'on a tentés, n'ont pas d'autre source que cette fatale opinion, à savoir qu'une lésion des valvules doit constituer une insuffisance ou un rétrécissement. De là ces tours de force d'acoustique médicale sur les bruits pré-post-intra-systoliques. Hâtons-nous de dire que les véritables cliniciens n'ont pas besoin de tous ces signes d'ailleurs incertains pour asseoir le diagnostc des affections cardiaques, et surtout pour les traiter.

Il existe toujours quelque part un orifice rétréci qui fait parler la veine fluide.

Établissons quelques propositions générales qui nous permettront ensuite d'exposer, en termes clairs, les signes fournis par l'altération des bruits cardiaques. Quand une valvule est malade de manière à ne plus pouvoir fermer un orifice, elle peut encore, quoique très-rarement, rendre un son plus ou moins analogue à celui qu'on entend à l'état normal; mais si la lésion est plus intense; la membrane ne vibre plus, elle est insonore. Dans ce cas, le premier ou le second bruit peut manquer entièrement. Il peut n'exister aucune autre altération des bruits; mais comme la valvule est déformée il en résulte une ouverture permanente formée par l'orifice naturel, souvent rugueux, inégal, induré, rétréci, et alors le sang qui le traverse vibre avec force et produit un son qui remplace complétement le bruit valvulaire normal.

On conçoit que ce bruit peut être systolique ou diastolique : 1° systolique, A, si l'orifice aortique est rétréci, induré, inégal, ou si ses valvules font obstacle au passage du sang ou en brisent les molécules liquides ; ce qui est le cas le plus fréquent; les valvules altérées jouent ainsi le rôle d'obstacle permanent à la circulation; B, si les valvules auriculo-ventriculaires déformées et insuffisantes laissent passer le sang; 2° diastolique; A, si le sang repasse de l'artère dans le ventricule à travers les valvules sygmoïdes malades et altérées; B, si ce liquide pour pénétrer dans les ventricules franchit l'orifice auriculo-ventriculaire étroit et rétréci ; enfin systolique et diastolique, lorsque sur le même orifice se produit un double bruit de va-et-vient, parce que le sang entre en vibration sur l'orifice à la fois rétréci et insuffisant; ce qui est le cas le plus ordinaire.

Bruit de courant sanguin intermittent, isochrone : 1° à la systole; 2° à la diastole.

Si l'on veut bien faire attention à la cause de ces différents bruits, on verra qu'en dernière analyse elle est unique et consiste toujours, quels que soient le siége et la forme de la lésion, en un orifice anormal sur lequel la veine fluide se brise en produisant une vibration hydraulique sonore.

Ces bruits tiennent à un courant sanguin direct ou récurrent.

Tantôt le lieu rétréci est au-dessous du courant sanguin, en aval (rétrécissement des auteurs), tantôt au-dessus ou en amont (insuffisance des auteurs); dans ce dernier cas, la lésion qui cause ce bruit est encore en réalité un rétrécissement, puisque c'est un orifice anormal qui s'est établi dans une valvule qui devrait être imperméable au sang et que celui-ci traverse en remontant vers sa source. En un mot, il suffit qu'un orifice rétréci se trouve quelque part sur le trajet d'un courant sanguin *direct ou inverse* pour que la contraction de la veine fluide détermine un bruit hydraulique, soit systolique, soit diastolique.

Conditions physiques et mode de production de ces bruits hydrauliques.

Par conséquent l'*unique cause* des bruits anormaux, tels que ceux de scie, de rape, de lime, de soufflet, qui remplacent le premier et le second claquement, est la vibration intermittente et saccadée du sang ; en un mot, un bruit hydraulique ou plutôt analogue à celui des courants d'eau, et auxquels il convient de donner le nom de *bruits de courant sanguin*. Il est préférable à ceux de bruit de lime, de rape, de scie, de soufflet, qu'on lui a donnés, et qui tendent à établir une comparaison vicieuse entre des bruits qui tiennent à des causes aussi différentes que le sont la vibration d'une membrane et la vibration de molécules liquides.

Loi de Savart sur les courants.

Toutes les variations de ton, et d'intensité des *bruits de courant sanguin cardiaque* ou des bruits anormaux, reproduisent fidèlement la *gamme* des bruits hydrauliques qu'on peut produire artificiellement avec un courant d'eau envoyée en minces parois. On sait qu'il est admis en acoustique que l'intensité du son ne dépend que de la vitesse de l'écoulement à laquelle il est directement proportionnel et du diamètre de l'orifice auquel il est inversement proportionnel (1). Une autre condition phy-

(1) Savart, *Mémoire sur la constitution des veines liquides lancées par les orifices circulaires en minces parois ; Annales de chimie et de physique*, t. LIII, 2e série, 1833.

sique importante est le degré de fluidité du liquide. Plus celle-ci est grande, plus le liquide mouille aisément les parois, plus facile est la production du son, et celui-ci plus intense. (Voyez *Bruits veineux.*)

Tonalité des bruits produits par la veine fluide pathologique.

Ton des bruits de courants sanguins. Les bruits de courant sanguin sont des bruits de nouvelle formation complétement étrangers à la vibration des valvules, et produits par un orifice anormal d'écoulement qui se trouve sur un des quatre orifices du cœur. On peut donc être sûr que lorsqu'il se manifeste un ou plusieurs de ces bruits, il existe quelque part une lésion qui a altéré le rapport normal qui doit exister entre les cavités du cœur et la grandeur des orifices d'écoulement. Nous désignerons sous le nom de *bruits intrinsèques* ou cardiaques les bruits de courants intermittents qui se produisent sur les orifices du cœur ; *extrinsèques*, tous ceux qui se passent dans la région précordiale ou qui ont un autre siége que le cœur. Cette distinction est de la plus haute importance pour le diagnostic ; nous ne parlerons que des premiers (Voir *Symptômes péricardiques.*)

Bruits de courants à tons aigus ou graves.

On a distingué dans les bruits anormaux du cœur des bruits anormaux de souffle, de râpe, de lime, de scie, de piaulement et de sifflement Cette division, tout à fait arbitraire, qui repose sur la tonalité différente de ces bruits, n'a qu'une importance secondaire et ne peut conduire à aucun diagnostic précis sur la nature ni sur le siége des altérations. Les variations de ton des bruits de courants dépendent du degré d'étroitesse de l'orifice ou de la veine fluide, ce qui est la même chose, et de la rapidité de l'écoulement sanguin par cet orifice. Dans les cas où le rétrécissement est grand, et à son maximum, on a la gamme des sons aigus ; dans le cas où il est à son minimum, on a la gamme des sons graves (bruits de souffle doux, de ronflement, de râpe, de lime à bois, etc.)

Bruits de scie de piaulement, de sifflement musical.

Toute la physiologie pathologique des bruits de courant se déduit de la formule précédente, et peut être réduite à un petit nombre de propositions que voici. On admet généralement que les bruits aigus de courant dépendent d'un rétrécissement surtout aortique et sont systoliques, parce qu'en effet le sang est poussé, à ce moment, avec une plus grande énergie par le cœur hypertrophié. Au contraire, les bruits graves et bas de courant dépendent d'une insuffisance, soit des valvules aortiques, soit de la mitrale, parce que le sang n'est pas animé d'une vitesse aussi grande que quand il s'échappe avec force par un orifice rétréci.

Séméiologie. Valeur des bruits anormaux et des autres signes physiques.

Avant d'aller plus loin, expliquons-nous d'une manière générale, et une fois pour toutes, sur la valeur séméiotique des bruits anormaux. Malgré les efforts tentés jusqu'à ce jour, on ne peut annoncer sûrement, d'après les symptômes, ni la forme nila nature de la lésion cadavérique. On éprouve même une difficulté extrême pour dire quel en est le véritable siége. Montrez à trois observateurs un cœur dont la valvule mitrale est altérée; s'ils n'ont pas recueilli eux-mêmes les symptômes pendant la vie, il arrivera fréquemment que le premier se prononcera en faveur d'un rétrécissement, le second pour une insuffisance, et le troisième pour une double altération, et celui-ci sera souvent dans le vrai. Ce n'est qu'en prenant le change de bonne foi ou pour faire concorder le signe avec la lésion qu'il avait annoncée à l'avance, qu'un clinicien trouvera, soit un rétrécissement, soit une insuffisance. Si de pareilles difficultés s'élèvent au sujet de la nature

On a exagéré la valeur des bruits anormaux.

de la lésion, combien elles sont plus grandes encore, insurmontables même, quand il s'agit de deviner le siége de cette même lésion! Si nous ajoutons que les conditions physiques et dynamiques font paraître et disparaître ce bruit, qu'il manque souvent, quoique la lésion existe, à un haut degré, chez les vieillards, les sujets affaiblis, reposés ou sous l'influence de maladies du sang, ou de quelque viscère thoracique, nous aurons réduit à leur juste valeur les signes tirés de l'étude des bruits, et plus d'un vieux praticien viendra ratifier les remarques que nous venons de formuler. A son entrée dans la carrière, il voulait comme les autres arriver au diagnostic local de la lésion, mais il a été déçu tant de fois qu'il a renoncé à faire de stériles efforts, surtout quand il a pu se convaincre qu'ils n'étaient suivis d'aucune déduction importante pour le pronostic ni pour le traitement. Tout en reconnaissant les services rendus par l'auscultation, on doit dire cependant qu'on a trop sacrifié à cette méthode d'exploration et trop accrédité une opinion répandue parmi les jeunes médecins, à savoir qu'il n'est pas de lésion du cœur qu'on ne puisse diagnostiquer, à l'aide des signes physiques, avec une précision qu'on a appelée mathématique. Il est temps de faire tomber les erreurs de ce genre et de proclamer qu'on arrive non moins sûrement et plus vite au diagnostic de la maladie en tenant compte de l'état de la circulation capillaire, du pouls, des congestions viscérales, des hydropisies, etc., en un mot, des troubles généraux qu'on devrait placer, en première ligne et avant les signes locaux, parce qu'ils sont une source bien autrement féconde de déductions utiles pour le pronostic et pour le traitement. Grâce à ces symptômes, Senac, Bertin, Corvisart, et tant d'autres n'étaient pas plus embarrassés que nous lorsqu'il s'agissait de reconnaître une affection du cœur. Ce n'est pas à la légère que nous avons adopté et formulé l'opinion pécédente; elle est fondée sur l'observation écrite et recueillie par nous de deux cent quarante malades, sur celle de plus de quinze cents autres sujets qui ont passé tour à tour sous nos yeux depuis que nous sommes dans les hôpitaux de Paris. Quoi qu'il en soit, nous allons indiquer les signes acoustique dont l'étude clinique peut offrir quelque intérêt.

Altération de ton des bruits anormaux.

2° *Altération des bruits normaux sous le rapport du timbre et de l'intensité.* Avant que les bruits de claquement valvulaire soient remplacés par ceux de la veine sanguine, ils subissent des modifications importantes dans leur timbre et leur intensité. Ils peuvent devenir l'un ou l'autre ou tous les deux en même temps plus sourds, plus graves. Le ton baisse, et alors si c'est le premier qui est altéré de la sorte, au lieu du claquement sec et grave qu'on doit entendre, on ne perçoit plus qu'un bruit sourd, lointain, enroué, qui peut même cesser complétement. Il en est de même pour le second bruit; il acquiert un timbre qui le rend assez semblable au premier. Si au contraire le ton du bruit s'élève, il peut devenir sec, éclatant, comme parcheminé (Bouillaud), etc. Il arrive très-souvent dans les maladies des orifices que les bruits s'assourdissent au point de cesser de se faire entendre. On ne sent plus alors que le choc du cœur contre la paroi thoracique. Le mouvement des valvules est tout à fait aphone, et cette lésion, lorsqu'elle est persistante, est un signe aussi sûr des maladies du cœur que l'existence d'un bruit anormal.

Bruits sourds.

On trouve ces altérations de timbre et l'abaissement du

ton, surtout dans l'endocardite valvulaire rhumatismale, dans tous les cas d'épaississement, d'induration crétacée des valvules, de concrétions fibrineuses, d'atrophie, dans toutes les maladies qui affaiblissent la contraction du cœur, telles que la lipothymie, la pléthore, l'hydro-péricarde, ou bien quand les parois cardiaques s'épaississent (hypertrophie). Le bruit est clair dans les palpitations, la dilatation des cavités du cœur avec amincissement des parois, dans la chlorose, l'anémie, les névroses, telles que l'hypocondrie, l'hystérie, etc., ou quand les parois thoraciques se sont amincies, en raison de causes physiologiques ou morbides.

Altération de timbre des bruits normaux par un autre bruit concomitant.

Il ne faut pas confondre avec les modifications précédentes que peut offrir le timbre des bruits cardiaques celles qui dépendent de ce que le bruit normal est couvert par un autre bruit. Lorsque la systole cardiaque a lieu, nous avons dit que la partie inférieure de l'organe vient s'appliquer sans bruit contre les côtes. Cependant si la contraction est rendue plus violente par l'accroissement de volume ou de force des muscles cardiaques (hypertrophie, palpitations nerveuses, hystérie, chlorose, épilepsie, fièvre, etc.), la percussion du cœur contre la paroi pectorale, et surtout contre le sternum, est suivie d'un bruit manifeste de choc, de chiquenaude, toujours isochrone à la systole et qui peut couvrir le bruit valvulaire.

1° Bruit de chiquenaude ou de percussion costale.

2° Altération du bruit normal par consonnance.

Le son devient clair et peut être comparé à celui qu'on détermine en percutant l'estomac ou les joues gonflées d'air; il a reçu le nom de *bruit* ou *cliquetis métallique*. Il s'entend à l'aide de l'oreille placée sur la poitrine, plus rarement à distance, et se montre dans les mêmes conditions pathologiques que le bruit précédent.

Il tient à ce que le cœur frappe avec force un corps capable de résonner à l'unisson et d'accroître l'intensité du bruit valvulaire. L'estomac ou l'intestin distendus par des gaz, les parois pectorales maigres et flexibles, une caverne remplie d'air, servent en quelque sorte de caisse d'harmonie dans laquelle le claquement valvulaire vient se renforcer tout en prenant un timbre plus clair. On peut produire le même effet en mettant sur la région précordiale une table harmonique du même genre.

Nous ne faisons que marquer ici la place du bruit de frottement péricardique qui accompagne et couvre parfois les bruits du cœur. (Voyez *Symptômes péricardiques.*)

Signes tirés de la coïncidence des bruits de courant sanguin avec la systole et la diastole.

L'existence d'un bruit de courant cardiaque, persistant et durable, est un signe certain de l'altération d'un orifice du cœur. Il peut faire entièrement défaut, quoique cette altération existe, chez les vieillards, par exemple. Il coïncide avec la systole ou la diastole. Dans le premier cas il peut dépendre d'une maladie de l'orifice aortique, ou de ses valvules, ou de l'occlusion imparfaite de la valvule tricuspide ou mitrale (insuffisance des auteurs). Le bruit diastolique est produit par la vibration du sang à son passage sur l'orifice auriculo-ventriculaire malade ou, ce qui est plus fréquent, de la non-occlusion de l'orifice aortique par les valvules sygmoïdes malades (insuffisance des auteurs). Souvent enfin le bruit de courant est double, systolique et diastolique; il a alors une très-grande valeur séméiotique, et porte à penser que le sang est animé d'un mouvement vibratoire de flux et de reflux sur un orifice malade ou sur un orifice de communication entre les cavités droites et gauches (maladie bleue). Il pourrait cependant tenir à la lésion simultanée de deux orifices. On éprouve parfois de sérieuses difficultés pour déterminer exactement l'isochronisme d'un bruit anormal avec le mouvement correspondant du cœur. Il se prolonge souvent dans le grand ou le petit silence qu'il couvre entièrement. Quant au souffle qui précède la systole cardiaque, qui se fait entendre pendant le grand silence, et qu'on a regardé comme un signe de rétrécissement auriculo-ventriculaire, il ne nous a jamais paru annoncer bien sûrement cette lésion.

Symptômes tirés de l'altération de siége et d'étendue des bruits anormaux.

3° *Altération de siége et d'étendue des bruits anormaux.* A l'état normal, le bruit systolique a son maximum d'intensité au-dessous et en dedans du mamelon vers la pointe du cœur. Le bruit diastolique s'entend dans toute sa force au niveau du cartilage de la troisième côte, vis-à-vis des valvules semi-lunaires, à la base du cœur. Ces deux points sont si rapprochés l'un de l'autre et si sujets à varier suivant les malades, qu'on ne peut en tirer aucune donnée bien rigoureuse pour le diagnostic. Outre la proximité des deux corps qui entrent en vibration (les valvules), il existe une autre cause qui tend à faire attribuer à un orifice le bruit qui se produit dans l'autre. En effet, nous avons établi par de nombreuses recherches consignées dans un mémoire déjà cité (1) que les bruits de courant sanguin s'entendent à de grandes distances, soit au-dessus, soit au-dessous de l'orifice où ils se produisent. Le bruit supérieur est plus faible et a un ton plus bas que le bruit inférieur emporté dans la direction du courant. Les physiciens ont prouvé que les bruits qui se passent au sein de la veine fluide à l'orifice d'écoulement sont perçus à des distances très-considérables. Tout porte à croire

(1) *Revue médico-chirurgicale*, p. 197, 1850.

que les bruits anormaux qu'on entend dans le système vasculaire se produisent à leur orifice d'écoulement, c'est-à-dire au cœur. (Voyez *Signes artériels*.)

Diagnostic d'après le siége du bruit anormal.

Cependant on peut mettre à profit quelques-unes des conditions physiques précédentes de la vibration des liquides pour diagnostiquer le siége de la maladie cardiaque. Si la lésion occupe l'orifice auriculo-ventriculaire gauche, le bruit de courant, systolique ou diastolique, a son maximum d'intensité vers la pointe du cœur, ou au-dessous et en dehors du mamelon gauche; si elle a son siége à l'origine de l'aorte, le bruit systolique ou diastolique est surtout très-fort en dedans du mamelon, au niveau de la troisième côte et sur le sternum. Il peut même se propager de là jusqu'à l'échancrure sternale et dans les gros vaisseaux du cou, tandis que les bruits de courant auriculo-ventriculaire se font entendre dans le côté gauche de la poitrine vers la sixième et la septième côte.

La détermination du maximum d'intensité du bruit, sa diminution à mesure qu'on s'éloigne d'un point donné, la tonalité aiguë ou grave du son et enfin sa coïncidence avec la systole ou la diastole, tels sont, en résumé, les principaux éléments du diagnostic local.

Causes qui modifient ce bruit.

Diverses causes morbides peuvent propager au loin un bruit anormal ; ces causes ont leur siége 1° dans le cœur lui-même ; 2° dans les organes thoraciques ; 3° abdominaux.

A. Si le cœur est volumineux, placé bas ou caché derrière le sternum, les bruits morbides se feront entendre dans les points correspondants. Ils seront anéantis par un épanchement séreux du péricarde.

B. Les indurations tuberculeuses ou inflammatoires du poumon rendent le parenchyme meilleur conducteur des vibrations sonores, qui se transmettent alors dans toute la partie antérieure gauche et même droite de la poitrine, ainsi que dans la région dorsale. Au contraire l'emphysème pulmonaire empêche qu'on les entende, et il importe d'être prévenu de ce fait pour éviter des erreurs de diagnostic. Cependant si, au lieu de s'étendre au devant de la région précordiale, le poumon repousse le cœur vers le sternum et l'épigastre, comme nous en avons vu de nombreux exemples, les bruits s'entendent avec force dans ces deux régions.

C. Nous avons dit que les tumeurs de l'abdomen et le refoulement du diaphragme par le foie, la rate ou un liquide, pouvaient changer la situation naturelle du cœur ; il est facile de comprendre que les bruits anormaux suivront la même modification dans leur intensité et dans leur étendue.

SYMPTÔMES TIRÉS DE L'ÉTUDE DU PÉRICARDE ET DE LA RÉGION PRÉCORDIALE.

Bruits péricardiques.

Dans l'état normal, l'ondulation cardiaque s'opère à l'aide du glissement réciproque et aphone des deux feuillets du péricarde l'un sur l'autre. Il n'en est plus de même quand la membrane séreuse s'enflamme ; il s'y dépose alors des fausses membranes qui, en s'organisant, épaississent la tunique séreuse, la rendent inégale, rugueuse, et sont la cause d'une vibration sonore toute solidienne, transmise par la paroi thoracique jusqu'à l'oreille de l'observateur. On l'appelle *bruit de frottement péricardique.*

Timbre et caractères du bruit de frottement

Le timbre de ce bruit anormal est différent suivant les cas 1° il est sourd, rude et semblable à celui d'une râpe (bruit de grattement, de raclement); 2° il imite le froissement de papier fin, de taffetas, de parchemin, le souffle (bruit de frôlement) ou le craquement et le tiraillement d'un cuir neuf. Ces bruits s'entendent pendant la systole ou la diastole, surtout pendant la première ; ils sont superficiels, très-rapprochés de l'oreille ; nous les avons toujours trouvés circonscrits et ne couvrant qu'incomplétement les deux bruits du cœur ; quelquefois cependant ils sont assez intenses pour qu'on ne puisse plus entendre les bruits anormaux.

Signification de ces bruits.

Ils sont produits, comme les vibrations de la plèvre et du péritoine, par le frottement réciproque des exsudats plastiques qui s'organisent, s'incrustent même de plaques cartilagineuses ou de sels de chaux. Il serait imprudent de vouloir diagnostiquer par le timbre du bruit la nature de la lésion et de rapporter aux concrétions anciennes et solides le bruit de râpe, et aux concrétions nouvelles le bruit de frottement.

Il n'est pas toujours facile de distinguer le bruit péricardique du frottement pleural voisin de la région précordiale. Le premier est isochrone aux pulsations cardiaques, le second aux mouvements de la respiration.

Bruit de flot, de gargouillement péricardique.

Morgagni, Laennec, Bricheteau et Andral ont signalé l'existence d'un bruit de *flot* ou *de gargouillement* très-distinct dans des cas où le péricarde contenait en même temps des gaz et de la sérosité que le cœur dans ses mouvements faisait vibrer. Il est rare, et peut être aisément confondu avec le gargouillement et le tintement métallique cardiaque que nous avons déjà signalés.

Frémissement vibratoire.

Dans les conditions morbides précédentes, le frottement péricardique est tel qu'on peut quelquefois le sentir à la main. Ce cas est rare ; on a souvent confondu avec le frottement péricardique le frémissement vibratoire ou cataire du à une lésion des orifices et de l'aorte spécialement.

Symptômes précordiaux.

Les symptômes que fournit l'exploration de la région précordiale tiennent à ce que cette région transmet à la main et à l'oreille les divers mouvements et bruits qui se passent dans le cœur lui-même. Nous avons parlé de l'impulsion en traitant des symptômes dynamiques; il nous reste à noter les changements que présente la configuration de la région précordiale dans les maladies du cœur et de son enveloppe.

Voussure.

Modification de forme; voussure. Dans l'état naturel la région sterno-mammaire droite offre une configuration semblable à celle du côté opposé. Quand il y existe une voussure manifeste, celle-ci peut tenir à un état congénital de la poitrine ou à la maladie. Quelquefois la voussure est considérable, limitée à la région précordiale ou étendue au mamelon gauche et à la région sterno-claviculaire. Tous les accroissements durables de volume du cœur produisent cet effet. L'hypertrophie, la dilatation doivent avoir acquis un certain degré de développement pour donner lieu à ce signe qui, pour avoir quelque valeur, doit être confirmé par d'autres symptômes tirés de l'intensité et de l'étendue du pouls cardiaque.

La dépression de la région précordiale et épigastrique a été donnée comme un signe de l'adhérence des feuillets pariétal et viscéral du péricarde; nous le considérons comme douteux.

Matité.

Modification du son normal. La matité normale qui est de 2 à 3 centimètres carrés et la demi-matité d'à peu près autant, peut s'accroître au point d'occuper 12 à 14 centimètres carrés dans les hypertrophies excentriques, dans la dilatation avec amincissement et surtout dans les épanchements séreux aigus et chroniques ; c'est alors qu'elle occupe non-seulement la région sterno-mammaire gauche, mais tout le sternum jusque vers la clavicule, ou descend vers l'épigastre. Le cœur lui-même, en se déplaçant, peut donner lieu à des matités semblables par leur siége.

Son clair.

Elles sont remplacées par un son clair lorsque le cœur est très-petit, couvert par le poumon sain ou emphysémateux, par un épanchement d'air dans le plèvre ou dans le péricarde, ou refoulé en haut par le diaphragme et les intestins que distendent les gaz.

§ II. SYMPTÔMES FOURNIS PAR LA CIRCULATION ARTÉRIELLE.

Circulation artérielle.

Généralités. Le courant sanguin artériel est composé d'une série d'ondes intermittentes produites par la contraction cardiaque et transformées par la contraction synergique et continue des artères en un courant sanguin *continu rémittent*, comme disent les physiologistes allemands. Le cœur donne l'impulsion saccadée qui se traduit par le battement diastolique des artères. La contraction de la tunique musculaire des vaisseaux ou leur élasticité propre, si l'on ne veut pas admettre la première propriété, est la force qui transforme l'onde sanguine intermittente en une onde continue rémittente. Cet écoulement rémittent se voit d'une manière évidente quand on divise une artère. Il sort par l'orifice du vaisseau un jet continu et saccadé de sang, qui tient à ce que ce liquide possède une tension considérable et égale. Dans tout le système artériel, la cause de cette tension se trouve dans l'obstacle qu'oppose au cours du sang rouge le système capillaire intermédiaire aux artères et aux veines. Elle

Le courant sanguin y est continu rémittent.

se trouve donc ainsi placée au-dessus ou en amont de l'obstacle.

Ainsi l'onde *intermittente* au cœur devient *rémittente* dans les artères, *continue* dans les veines.

Il est intermittent au cœur ; continu dans les veines.

Tel est le résumé clair et abrégé des recherches hydrauliques les plus récentes sur la circulation du sang et sur l'influence de l'élasticité artérielle (1). Faute de comprendre et d'accepter ces propositions fondamentales, on court le risque de commettre dans la séméiologie de la circulation artérielle des erreurs graves. Pour n'en citer qu'une sur laquelle nous reviendrons en parlant des symptômes tirés de la circulation veineuse, n'a-t-on pas fait produire au courant rémittent des artères les bruits et les frémissements continus qui ne peuvent se passer que dans les veines, c'est-à-dire dans les seuls vaisseaux où l'écoulement soit continu ?

La circulation artérielle s'accomplit donc suivant certaines lois d'hydraulique semblables à celles qui régissent l'écoulement des liquides dans les tubes inertes. Cependant à côté de ces propriétés physiques s'en trouvent d'autres subordonnées à la vie, et qu'on aurait le plus grand tort d'omettre ou de placer sur le second plan : telle est par exemple la contractilité vitale des parois artérielles parfaitement démontrée aujourd'hui et sans laquelle on ne pourrait comprendre l'action de la chaleur et du froid, ni les phénomènes les plus remarquables du pouls. Le nerf grand sympathique forme, comme on le sait, un plexus très-abondant sur tous les vaisseaux artériels qu'il accompagne partout. C'est à son influence

Lésion de la contractilité artérielle.

(1) Voyez sur ce sujet le mémoire de M. Poiseuille; et celui de M. Marey : *Recherches hydrauliques sur la circulation du sang* ; *Mémoires de la Société de Biologie*, t. VIII.

Elle est sous l'empire du trisplanchnique.

qu'est due la contraction de la membrane moyenne. La section du grand sympathique opérée par Pourfour Petit et M. Cl. Bernard amène la dilatation, la rougeur des vaisseaux, l'élévation de température des tissus, tous les signes, en un mot, de la congestion.

Le rôle essentiel du grand sympathique est de maintenir dans toute l'étendue du système artériel cette systole synergique qui fait circuler le sang régulièrement et d'une façon continue, pendant la diastole cardiaque. On a donc lieu d'être surpris d'entendre Bérard dire que l'existence des mouvements spontanés de systole et de diastole dans les artères serait plus nuisible qu'utile à une circulation régulière (1). L'existence du mouvement de systole artérielle, est tout au moins indispensable pour produire la partie continue de l'écoulement sanguin dans les artères. Sans l'étude physiologique des principaux phénomènes hydrauliques et dynamiques de la circulation artérielle, il serait impossible de se faire une idée exacte de la cause, de la nature et du mode d'enchaînement des symptômes dont nous avons à présenter la description.

Divisions.

Division Il faut étudier dans la circulation artérielle : 1° les altérations que peuvent subir les pulsations artérielles ; 2° les bruits qui se passent pendant l'écoulement du sang dans ces conduits membraneux.

Étude du pouls. Définition.

Du pouls. Les altérations du rhythme des battements comprennent l'étude séméiologique du pouls. On donne le nom de *pouls* (*pulsus*, *pulsare*, frapper) au choc produit contre la paroi artérielle par l'onde sanguine intermittente envoyé par le cœur. Les membranes artérielles ne font que transmettre à nos sens le mouvement ondu-

(1) *Cours de Physiologie*, t. III, p. 740, 1851.

latoire, les vibrations qui se passent dans le sang. Nous pouvons sentir, voir, entendre le pouls, ou en d'autres termes, apercevoir les vibrations hydrauliques qui sont communiquées aux parois de l'artère par le flot sanguin. Telle est la manière générale et philosophique d'envisager le pouls qu'on aurait tort de restreindre à la seule diastole artérielle perçue par le toucher. Le mouvement saccadé de l'onde sanguine correspondant à la diastole artérielle est suivi d'un autre mouvement continu et peu marqué dû à la contraction des parois vasculaires. L'étude du pouls doit comprendre non-selement la diastole, mais aussi la systole artérielle et les phénomènes hydrauliques qui se passent pendant le *premier* et le *second* temps de la circulation du sang rouge.

Choix des artères sur lesquelles doit porter l'étude du pouls.

Nous rappellerons en quelques mots les notions générales relatives au pouls. Pour reconnaître ses modifications pathologiques les plus importantes on examine de préférence les artères d'un volume suffisant, facilement accessibles au doigt, par conséquent superficielles et compressibles contre un corps résistant. L'artère radiale offre ces différents avantages ; mais il vaudrait mieux porter son exploration sur une artère plus volumineuse, sur la carotide ou la fémorale par exemple, parce que l'onde plus puissante traduit mieux le véritable état de la circulation ; des raisons de plus d'un genre rendent cette étude difficile et inusitée. Toutefois, nous conseillons au praticien de ne jamais la négliger lorsqu'il veut se rendre un compte exact des fonctions du cœur et des gros vaisseaux.

Influence de la distance de l'artère au cœur.

On ne sait pas assez que plus l'artère sur laquelle on étudie le pouls est éloignée du cœur, plus la pulsation est retardée, et plus aussi elle est affaiblie. On a calculé que cette retardation est pour la sous-clavière de 8 tierces, la faciale de 10, la radiale de 15, la métatarsienne de 20 (Weber). On a donc un double intérêt à tâter le pouls très-près du cœur et sur une grosse artère. Le mouvement diastolique y est plus intense ; il est faible sur les petits vaisseaux.

Il faut savoir qu'en tâtant le pouls on se propose de substituer la pulpe des doigts à un ou plusieurs points de la paroi artérielle, afin de recevoir l'onde sanguine, et de mesurer, par le degré de pression qu'on est obligé d'imprimer à cette paroi, la force de tension du sang pendant la systole cardiaque à laquelle cette tension correspond spécialement. Nous estimons donc tout ce qui a rapport à la vélocité, à la force du courant sanguin, non-seulement pendant la diastole, mais aussi pendant la systole de l'artère, et même dans les intervalles qui séparent chaque ondée de sang rouge : ce qui constitue le rhythme de la circulation. Nous ne pouvons y trouver autre chose, à moins de tomber dans les subtilités.

Causes des pouls pathologiques.

Causes pathologiques des modifications que présente le pouls. Avant de dire en quoi consistent les changements que peut offrir le pouls, indiquons-en les causes afin d'en apprécier la valeur d'une manière générale. Loin d'établir avec la plupart des auteurs des traités de séméiotique que les signes tirés du pouls sont du nombre de ceux qui éclairent le plus le diagnostic des maladies, nous commencerons par affirmer le contraire. En effet, si nous exceptons les troubles que présente le pouls dans la fièvre et dans les maladies des organes circulatoires et du sang, il nous serait difficile de dire de quelle affection locale ou générale les variations du pouls peuvent être considérées comme les signes certains. Nous n'avons pas mission de reproduire les redites

Exagération de leur valeur diagnostique. La vérité à cet égard.

inutiles qu'on trouve dans tous les livres, encore moins les subtilités dont les études historiques du pouls sont remplies. Bornons-nous à décrire exactement les symptômes réels, positifs, qui peuvent guider le praticien dans le diagnostic. Nous considérons comme d'heureux hasards, pour ne pas dire plus, les célèbres diagnostics dont l'histoire nous a conservé l'intéressante relation. Si l'on nous objectait que le pouls n'est plus étudié avec le soin qu'on y apportait autrefois, et qu'il faut des sens très-délicats et longtemps exercés pour saisir les différences fugaces qu'il présente dans les maladies, nous répondrions que le temps qu'on passerait pour obtenir ce résultat très-problématique serait mieux employé à la recherche de signes plus importants et plus facilement appréciables.

Cause cardiaque des altérations du pouls.

Voici d'abord les maladies des organes circulatoires dans lesquelles le pouls est altéré. La contraction cardiaque étant la cause de l'onde sanguine intermittente, chaque fois que celle-ci se fait faiblement ou incomplétement, on a lieu de croire qu'un obstacle est placé sur le trajet de l'onde sanguine, et que celle-ci est affaiblie ou anéantie, parce l'impulsion intermittente du cœur a diminué, et que la circulation est presque réduite au mouvement continu ou de tension. Le rétrécissement de l'orifice aortique, l'insuffisance de la valvule auriculo-ventriculaire, et l'anévrisme de l'aorte ou d'une grosse artère, produisent cet effet hydraulique. Ils rendent le pouls insensible, intermittent ou inégal ; au contraire, l'hypertrophie cardiaque et l'accroissement purement dynamique de la contraction cardiaque en augmentent la force et l'ampleur. Nous dirons plus loin les maladies dont ces modifications du pouls sont les symptômes ; nous ne voulons en ce moment qu'en développer la physiologie pathologique.

Cause artérielle.

Le second ordre de causes qui modifient le pouls réside nécessairement dans les maladies du système artériel, où se trouve la cause du mouvement continu de l'onde sanguine, c'est-à-dire la contraction et l'élasticité des parois membraneuses. Tout ce qui gêne ou diminue cette contraction, comme l'inflammation, l'induration, les dépôts de matière calcaire ou grasse, qu'on rencontre dans l'aorte et les grosses artères, ainsi que les hémorrhagies, les concrétions fibrineuses, etc., etc., diminuent le mouvement du sang et forcent le cœur à pourvoir, à lui seul, à la locomotion de ce liquide; de là ce ralentissement, cette gêne qu'éprouve la circulation artérielle qui peut aller jusqu'à produire la gangrène. Le cœur hypertrophié remédie à cet état, jusqu'à un certain point et pendant un certain temps.

Causes placées dans le système capillaire.

La tension du sang ou la force avec laquelle ce liquide circule dans les artères est due surtout à l'obstacle permanent que les capillaires opposent au libre écoulement du fluide. L'énergie plus grande du pouls nous indique que cet obstacle s'est accru au-dessous de lui; c'est ce qui arrive dans la congestion, l'inflammation et les obstacles matériels placés dans les organes sur le trajet des capillaires. Le pouls est alors vibrant, dur, résistant, large, et l'artère pleine.

Causes placées dans le système veineux. Obstacle à la circulation hydraulique placé à différentes hauteurs;

Enfin le ralentissement de la circulation veineuse quand il est limité, comme dans un membre, ou général, comme dans un certain nombre d'affections du cœur et du poumon, produit les mêmes effets et par le même mécanisme. L'obstacle au libre passage du sang est toujours placé au-dessous de l'endroit où ce liquide subit un arrêt, un ralentissement ou un accroissement de tension; seulement il faut savoir le trouver. Souvent il existe très-loin, au cœur par exemple. La modification du pouls radial, ses intermittences, ses inégalités, ses variations, peuvent indiquer un rétrécissement aortique ou une insuffisance de la valvule mitrale. Dans ce dernier cas, c'est le reflux sanguin qui a lieu à chaque contraction ventriculaire et constitue l'obstacle à la libre progression de l'ondée artérioso-veineuse. Chez un autre malade le rétrécissement de l'ouverture auriculo-ventriculaire produit le même effet, parce que la quantité de sang qui passe de l'oreillette dans le ventricule est trop petite pour en remplir la cavité et aller de là distendre le système artériel. Le pouls, dans tous les cas, devient inégal, variable, intermittent ou faible, au point de manquer complétement.

à l'arrivée du sang dans le cœur gauche.

Résumé. Mode d'action des causes qui siégent dans le système vasculaire.

Ainsi, en résumé, toutes les causes morbides situées dans le système vasculaire, le cœur compris, ne peuvent agir, 1° qu'en augmentant ou diminuant l'énergie de la propulsion cardiaque, par conséquent la tension du flot sanguin et du pouls; 2° qu'en déterminant le même effet dans la contraction systolique de l'artère; 3° qu'en altérant la quantité du liquide en circulation, d'où résultent surtout les changements qu'on observe dans la portion continue et dans la portion intermittente du courant sanguin.

Maladies du sang et générales.

De toutes les maladies qui affectent le système vasculaire, celles qui modifient le plus souvent le pouls sont les inflammations et les pyrexies, en un mot les maladies locales et générales qui troublent constamment et toujours d'une manière violente un ou plusieurs départements du système vasculaire. Les altérations du sang, ce stimulant naturel des vaisseaux, sont très-certainement celles qui amènent le plus de désordre dans l'état du pouls, et ce serait se priver des plus utiles enseignements cliniques que d'assimiler le sang à un liquide inerte qui n'agit pas sur les parois vasculaires. Que ce liquide vienne à se modifier dans ses qualités et ses quantités, aussitôt le pouls traduit ces modifications par des changements très-appréciables.

Nous terminerons par cette remarque ; le cœur est, par le pneumo-gastrique et le grand sympathique, l'aboutissant de toutes les sympathies envoyées par les viscères. Il n'est pas un seul organe qui les accuse plus sûrement et plus vite ; nous ne croyons pas, néanmoins, que ces sympathies se traduisent par des qualités du pouls capables de faire reconnaître l'organe affecté et la nature de l'affection. Telle était cependant la prétention de Galien, de Bordeu, Solano, Nihell, Fouquet et d'autres encore.

Étude des différents pouls.

Études des différents pouls ; divisions. Galien est un des auteurs anciens qui ont étudié avec le plus de prédilection tout ce qui a rapport au pouls. L'idée de Galien et des écoles plus anciennes (celle d'Alexandrie) est que le cœur reçoit toutes les sympathies envoyées par les autres organes. Cette opinion, confirmée par tous les grands observateurs, n'est plus vraie lorsqu'on prétend que les maladies de chaque organe influencent le cœur d'une manière spéciale, et que des différences dans le pouls correspondent aux différences d'âge et de nature des maladies. De cette doctrine sont sorties toutes les erreurs et le subtilités dont la sphygmique ancienne et moderne s'est trop souvent rendue coupable. Malgré les fausses doctrines que renferment les quatre traités du pouls de Galien, il faut reconnaître qu'il s'y montre réellement un grand observateur lorsqu'il est mis en demeure de décrire les principales espèces du pouls. Il admet à peu près celles que nous considérons encore aujourd'hui comme fondées sur l'observation. Le praticien alors se montre bien supérieur au savant et au systématique.

Division des pouls.

Les modifications réelles que peut offrir le pouls portent : 1° sur le nombre des pulsations artérielles (fréquence, lenteur du pouls) ; 2° sur le degré d'amplitude de la diastole (large, petit, ondulant, etc.) ; 3° sur l'accroissement ou l'affaiblissement de la contractilité des parois artérielles agissant en vertu de leur vitalité propre ; à cette modification nous paraissent devoir être rapportés les pouls vite et lent, dur et mou, fort ou faible, etc. ; 4° sur le rhythme, c'est-à-dire la succession des battements (pouls redoublé, irrégulier, intermittent).

Pouls simples et composés.

Nous allons décrire séparément chaque espèce de pouls, en prévenant toutefois que plusieurs qualités du pouls se trouvent presque toujours associées ensemble, en proportions diverses. On appelle *pouls composés* ceux qui offrent réunis les caractères d'un ou de plusieurs pouls.

Lésion du nombre des pulsations artérielles.

1° *Altération du nombre des pulsations. Fréquence et rareté du pouls.* On admet généralement, d'après les dernières recherches, que dans les deux premières années de la vie le pouls varie de 140 à 120 ; de deux à dix ans on porte le nombre des pulsations de 120 à 100 ; chez l'adulte à 72 ; chez le vieillard à 76. Il est plus fréquent de 10 à 12 pulsations chez la femme. La position horizontale le ralentit de 12 à 14 ; enfin il serait plus fréquent le matin que le soir, et plus lent chez les hommes de haute taille. On peut établir, en règle, que dans l'état de santé on compte 3 pulsations et demie pour une respiration, ce qui donne 70 pulsations et 20 respirations par minute. Ce rapport cesse d'exister dans l'état de maladie quoiqu'on ait dit le contraire. (Voyez *Respiration*). Nous ne ferons que rappeler combien sont nombreuses et incessantes les causes hygiéniques qui font varier la fréquence du pouls. Faute d'en tenir compte on s'expose à commettre de nombreuses erreurs de diagnostic. Il est utile aussi d'être prévenu que le traitement exerce une influence constante sur le nombre des pulsations, afin de ne pas attribuer ces changements à la maladie.

Usage de la montre à secondes.

La seule manière de calculer rigoureusement le degré de fréquence du pouls, est de compter avec une montre à secondes pendant un quart ou une demi-minute. Si l'accélération est extrême, comme il est difficile de l'apprécier lorsque le pouls dépasse le chiffre de 150, on compte alors pendant cinq secondes à plusieurs reprises. Il faut une augmentation persistante de 20 pulsations, au-dessus du nombre physiologique pour qu'on admette qu'il existe une accélération morbide et persistante du pouls. On dit qu'il est *fréquent* ou *rare* suivant qu'il excède ou n'atteint pas le chiffre normal. Le pouls rare doit être distingué du pouls lent.

Fréquence du pouls : signe de fièvre.

La fréquence du pouls est un des signes les plus importants de la fièvre. Le nombre des pulsations est même ordinairement proportionné à son intensité, en sorte que le praticien se règle sur cette fréquence pour juger de la violence et des progrès de la maladie.

Dès les temps les plus reculés, et probablement dans les anciennes écoles grecques, l'exploration du pouls a été le moyen le plus usité pour reconnaître les fièvres et les phlegmasies. On tire de la fréquence du pouls d'autres signes précieux. Il indique la nature et la forme du mouvement fébrile; il sert à caractériser les trois grandes classes de pyrexies marquées par la continuité, l'intermittence, la rémittence du mouvement fébrile. Nous n'avons pas encore aujourd'hui de moyen plus rapide et plus facile de diagnostic. Cependant nous avons montré ailleurs que le meilleur signe de cet état morbide est l'accroissement de la température du corps. (Voyez *Fièvre*, t. II, p. 16.)

L'accélération du pouls marque l'invasion des maladies fébriles, leur période d'état et d'augment, la recrudescence, le développement d'une complication, les effets de certains agents thérapeutiques, etc. Quand le nombre des battements dépasse 150, on doit redouter une terminaison funeste; le danger est même assez généralement en raison directe de la fréquence du pouls. L'accélération vespérienne et nocturne du pouls est ordinairement un mauvais signe; elle est un des éléments de la fièvre hectique. (Voyez l'article *Fièvre*, t. II, p. 16.

La fréquence du pouls est loin de se rattacher toujours à l'existence de la fièvre : la convalescence, les débilités nerveuses, la chloro-anémie, la douleur, un grand nombre de névroses (hystérie, folie), accélèrent le pouls sans qu'il y ait fièvre. On voit même cette fréquence du pouls, pendant l'exercice de certaines fonctions ; l'éruption menstruelle la produit chez un certain nombre de femmes. Il en est de même d'un travail actif de l'intelligence ou de la digestion.

Et de quelques autres maladies non fébriles.

Il faut aussi que le praticien sache que l'accélération du pouls dépend souvent de la diète prolongée à laquelle il tient le malade et de la débilité que produisent certains traitements. S'il n'est pas prévenu de ce fait, la circulation devient plus rapide à mesure qu'il poursuit la médication.

Le pouls s'accélère lorsqu'il se forme quelque part un produit morbide homologue ou hétérologue. Toutes les souffrances de l'organisme dont le malade n'a pas toujours conscience se traduisent par un trouble de la circulation. Sentinelle vigilante et avancée de l'organisme, le cœur est le premier de tous les viscères à ressentir les troubles les plus légers, les plus latents, et à donner au praticien d'utiles avertissements. On comprend très-bien qu'en présence de cette facile sympathie de la circulation, il soit venu souvent à l'esprit des médecins la pensée que la nature place dans le système vasculaire une force qui s'oppose à l'action nocive des causes morbifiques et aux progrès de la maladie, qui prépare l'expulsion des matières nuisibles et amène les mouvements critiques qui servent de solution heureuse à un certain nombre de maladies.

Pouls rare ; Le pouls *rare* ne se trouve que dans un petit nombre de maladies. L'abaissement du nombre des battements est parfois de 30 à 40 pulsations par minute. Le ralentissement extrême peut être congénital. On ne sait pas pourquoi dans les ictères par congestion hépatique, ou par maladie des voies d'excrétion biliaire, le pouls est **dans l'ictère.** rare. C'est ordinairement le matin qu'on observe ce symptôme, qui est presque toujours précédé d'un accès fébrile nocturne terminé par de la sueur. Tel est du moins le résultat de nos observations. La rareté du pouls est souvent causée par une accélération antérieure de la circulation : c'est ce qui a lieu dans la période de sueur des fièvres ; le pouls sudoral est rare et en même temps ondulant. On retrouve le même état du pouls dans les épanchements séreux ventriculaires et sous-arachnoïdiens du cerveau, liés ou non à une méningite, dans l'hydrocéphale, les hémorrhagies du cerveau, les affections comateuses et soporeuses produites par le ramollissement cérébral, dans la forme lente nerveuse de la fièvre typhoïde et dans un grand nombre d'asthénies. Il est le signe peu ordinaire des maladies des orifices cardiaques.

Altération de la grandeur de la diastole arterielle. Pouls grand.

2° *Altération portant sur l'amplitude du mouvement artériel. Pouls grand, large, plein.* Il semble quand on explore un pouls *grand, large, ample, développé*, qu'on a sous les doigts une artère volumineuse remplie, sans effort, par une ondée sanguine abondante. Les sujets sanguins, musculeux, pléthoriques et de grande taille nous en présentent les caractères les plus tranchés. La grandeur du pouls indique que la systole cardiaque s'accomplit avec force, et que la paroi artérielle cède aisément au courant sanguin dont l'écoulement est facile. On observe cette espèce de pouls dans la chloro-anémie, les inflammations parenchymateuses du poumon et de la plèvre surtout : ce qui l'a fait appeler par Bordeu *pouls supérieur* (par rapport au diaphragme) ; dans les hémorrhagies, dans les crises, pendant la sueur fébrile, dans les affections comateuses et hémorrhagiques du cerveau, et enfin dans les dilatations de l'orifice aortique avec insuffisance.

On peut pronostiquer une issue favorable dans les inflammations aiguës, tant que le pouls reste large et régulier ou quand il présente ce caractère après avoir été dur et fréquent. Le pouls large est en même temps accéléré dans les inflammations, dur et résistant sous le doigt.

Pouls ondulant.

Il faut aussi considérer comme une espèce de pouls large, le pouls *ondulant* qui se compose d'une succession régulière de diastoles larges, égales, liées entre elles et non saccadées. La comparaison qu'on a établie entre le mouvement ondulatoire de l'eau et l'impression qui en résulte pour le toucher ne manque pas d'exactitude. Le pouls ondulant est un symptôme qui se présente dans les mêmes maladies que le pouls large.

Pouls petit ;

Pouls petit. Le pouls est naturellement petit chez les femmes, les sujets gras, les enfants ; il peut tenir à une disposition purement congénitale. Les doigts explorateurs sentent un vaisseau dont le diamètre paraît rétréci ; cependant il renferme une quantité suffisante de sang et ne se laisse pas aisément déprimer. On lui a donné les noms de *pouls filiforme*, *insensible*, *vermiculaire*, *formicant* qui expriment les diverses sensations que peut produire la faiblesse du pouls. La petitesse est souvent associée à la mollesse, à la dureté, à l'inégalité, à l'irrégularité. Il en résulte un *pouls composé.*

Dans les affections vasculaires.

La petitesse permanente du pouls est un symptôme important des maladies vasculaires : 1° d'une lésion de l'orifice aortique (rétrécissement ou dilatation) ou de ses trois portions ; 2° d'une anomalie artérielle ; 3° d'un rétrécissement ou d'une ossification de l'artère qu'on explore ; 4° de la dilatation avec amincissement des ventricules, de la dégénérescence graisseuse du cœur ; 5° de la péricardite.

Dans les névroses et les adynamies.

On l'observe fréquemment dans l'hystérie, l'hypochondrie, la gastralgie, les névralgies et les douleurs vives quelle qu'en soit la cause, dans les phlegmasies membraneuses (péritonite, pleurésie, métrite, etc.), dans la gangrène, le ramollissement et les maladies marquées par une asthénie du système nerveux et l'affaiblissement de la calorification (maladies séniles, syncope, asphyxie, choléra, algidité et période de froid des fièvres, etc.)

Le pouls *nul* ou complétement *insensible* mérite une attention spéciale à cause de sa valeur diagnostique et pronostique. Souvent les pulsations ne peuvent plus être senties sur la radiale et les artères périphériques, tandis qu'elles sont encore très-distinctes sur les grosses artères, celles du cou par exemple, où il ne faut jamais négliger de les chercher. On a constaté cette disparition du pouls dans la phlegmasie et les maladies des artères qui donnent lieu à la gangrène; dans quelques cas d'anévrisme considérable de la crosse de l'aorte ou de rétrécissement extrême de son orifice par lésion des valvules ou par coarctation congénitale; dans la formation de caillots dans le cœur. Dans plusieurs cas de ce genre, il faut bien admettre qu'il passe encore une certaine quantité de sang dans les vaisseaux, puisque la mort n'a pas lieu immédiatement, et qu'on ne voit pas non plus paraître la gangrène. Ce même signe se présente dans le choléra algide, dans la période ultime des affections du cœur avec cyanose, dans les syncopes en apparence mortelles, dans les fièvres graves, dans les gangrènes et les autres accidents adynamiques qui marquent la fin du croup et des diphthérites malignes. Il est vraiment extraordinaire de voir de pauvres malades vivre ainsi sans pouls pendant plusieurs jours et jouir jusqu'à la fin de la plénitude de leurs facultés mentales. Le pouls cesse de se faire sentir à différentes hauteurs; il *remonte*, comme on dit vulgairement, aux approches de la mort.

Absence de pouls.

Dans les maladies vasculaires;

longtemps avant la mort.

On a signalé dans quelques cas l'absence du pouls d'un côté ou une différence très-marquée de force et de fréquence entre les deux côtés. Un obstacle partiel à la circulation peut seul expliquer une pareille anomalie.

Du pouls différent.

Altération de la contractilité des parois vasculaires.

3° *Altération portant sur la vitesse et la force de la diastole artérielle.* L'accroissement et la diminution de la contraction des artères pendant leur mouvement de diastole et de systole impriment au pouls des caractères particuliers qui font reconnaître les pouls fort et faible, vite et lent, dur et mou, égal et inégal.

Pouls vite.

Pouls vite, rapide, véloce. Les deux mouvements d'ampliation et de rétraction de l'artère se font avec une promptitude convulsive ou bien au contraire avec une lenteur remarquable, sans que les battements soient pour cela plus nombreux ou plus rares. Il s'ensuit que le repos ou l'intervalle qui les sépare doit être plus long ou plus court. Il semble que la contraction des tuniques prend alors une part plus grande et exagérée à la circulation du sang. Les irradiations sympathiques que la moelle ou le cerveau envoient au cœur expliquent pourquoi le pouls vite se montre dans les mêmes conditions morbides que le pouls fréquent (phlgmasies, névroses, fièvres ataxo-adynamiques). Cependant il caractérise surtout les états nerveux et convulsifs, les douleurs perçues par le malade, les émotions morales, profondes et contenues, et tous les états morbides qui se développent chez des sujets nerveux, irritables et mélancoliques.

Pouls lent.

Le *pouls lent* se manifeste dans les maladies du cerveau, et spécialement lorsque du sang ou de la sérosité s'épanche et comprime la substance cérébrale, comme dans l'hydrocéphale chronique, l'idiotie, etc.

Pouls fort et faible.

Pouls fort et faible. Il se distingue des autres pouls en ce que la diastole artérielle frappe avec énergie le doigt explorateur et oppose une grande résistance en même temps qu'elle a une ampliation normale. Les pulsations artérielles paraissent plus superficielles. Le pouls faible, qu'on appelle encore dépressible, offre des qualités tout à fait opposées.

On observe de nombreux exemples de la première espèce de pouls chez les sujets jeunes, vigoureux, les adultes, les pléthoriques (pouls large et fort), dans toutes les phlegmasies des organes riches en vaisseaux (poumon, foie), les hémorrhagies, les affections des capillaires, celles des parois veineuses et artérielles, enfin dans l'hypertrophie du cœur, avec libre passage du sang à travers les orifices.

Nous décrirons sous le nom de *pouls oscillant* une espèce de pouls qui se voit souvent dans les maladies des valvules aortiques où existe un reflux diastolique manifeste. On sent alors au pouls un double mouvement de va-et-vient, de flux et de reflux très-marqué et égal qui se produit dans l'onde sanguine pendant la diastole et la systole, et qu'on peut rendre plus prononcé dans la radiale, en élevant le bras. Il tient à ce que l'ampliation diastolique est accrue et suivie d'une contraction systolique également très-grande. Nous l'avons aussi observé dans l'anémie intense, dans la débilité accompagnée d'accidents nerveux, après les hémorrhagies, etc. Le pouls *oscillant* est une variété du pouls fort et grand. Sa vitesse est normale ou peu augmentée. Il nous paraît différer des autres pouls et en particulier de l'*ondulant*. Pouls oscillant.

La faiblesse du pouls annonce, d'une manière générale, surtout quand elle est jointe à la fréquence, des altérations organiques profondes et lentes (phthisie, cancer) qui épuisent l'organisme, quelques maladies du sang marquées surtout par la diminution de la fibrine (scorbut, purpura), de l'albumine (maladie de Bright) ou de ses globules (anémie, leucocythémie). Après les maladies Faiblesse du pouls.

du sang et les dégénérescences organiques, viennent un grand nombre de névroses qui débilitent secondairement le système vasculaire (hystérie, chorée, mélancolie, manie, etc.)

Pouls dur.

Pouls dur et mou. Les pouls *dur*, *vibrant*, *roide*, *tendu*, *concentré*, *résistant*, *serré*, sont des variétés du même pouls; ils donnent la sensation d'une corde tendue qui vibre et frappe les doigts avec force, ou même encore d'une colonne de mercure qu'on promène dans le vide barométrique. L'artère résiste sous le doigt; la colonne de sang ne se laisse déprimer qu'à grand'peine. Le pouls *mou*, *dépressible*, *subflaminable*, présente des caractères physiques opposés. Le premier offre souvent un caractère de vélocité, de fréquence, de petitesse, d'inégalité, d'intermittence, qui appartiennent à d'autres pouls. Le pouls concentré et serré est un pouls petit, qui laisse passer une petite colonne de sang.

La dureté du pouls peut dépendre de la petitesse normale ou acquise de l'artère; d'une phlegmasie aiguë soit des parenchymes, soit des membranes (péritonite, pleurésie, métrite, dysenterie, érysipèle), d'une fièvre typhoïde, d'une névrose, de l'imminence d'une hémorrhagie critique ou non critique, ou d'une éruption exanthématique, etc. Elle est encore le signe de l'ossification sénile ou morbide des artères et très-souvent de l'hypertrophie du cœur.

La mollesse du pouls existe surtout à la fin des maladies dont nous avons parlé précédemment. Elle annonce que le foyer d'irritation dans lequel le cœur puise ses contractions synergiques perd de sa force et que la maladie tend à sa solution, soit par résolution, soit par crises. Elle est donc un bon signe pronostique.

Pouls égal et inégal.

Pouls égal et inégal. Dans l'état normal, la circulation artérielle se compose de pulsations qui ont toutes la même force, la même hauteur, et qui sont séparées entre elles par un temps de repos qui a toujours la même durée (article Pouls, *Compendium de médecine pratique*, p. 156). Le pouls peut être inégal de bien des manières différentes : 1° parce que toutes les pulsations n'ont pas la même force; 2° parce qu'elles sont plus rapprochées ou éloignées les uns des autres qu'à l'état normal. La seconde modification est presque toujours liée à l'altération de rhythme dont nous parlerons plus loin.

Le pouls égal appartient à toutes les maladies aiguës qui suivent leur marche naturelle. Il devient inégal dans les affections ataxo-adynamiques, dans les maladies cérébro-spinales, dans les névroses, les maladies convulsives, lorsque les phlegmasies s'aggravent et tendent à une terminaison fatale, alors que leur marche est irrégulière, anormale, dans toutes les maladies du cœur caractérisées par une lésion valvulaire, dans la péricardite, etc. Quand ce symptôme artériel se présente, d'une manière durable, chez un sujet qui n'est point actuellement affecté d'une maladie aiguë, on doit songer à une lésion des orifices cardiaques dont il est le meilleur signe. Cependant les troubles nerveux de la circulation peuvent aussi le produire. L'inégalité du pouls dans les affections aiguës ou chroniques, les maladies du cœur exceptées, est toujours d'un mauvais présage.

4° Altération du rhythme du pouls.

4° *Altérations portant sur le rhythme des pulsations artérielles.* Les pulsations sont séparées les unes des autres par des temps égaux comme les mouvements du cœur auxquels elles sont isochrones; seulement elles se font en sens inverse. A la systole cardiaque correspond la diastole artérielle, à la diastole cardiaque la systole de l'artère. On a placé un temps de repos après ce double mouvement, dont l'amplitude peut être représentée par une dentelure dont la ligne ascendante ou diastolique est beaucoup plus longue que la ligne descendante ou systolique. Ce temps de repos est marqué lorsque les pulsations tombent à 36 et 40, et presque insensible lorsqu'elles sont à 72 et à plus forte raison à 100 par minute.

Pouls différent. Une première variété du pouls est constituée par l'existence de pulsations plus nombreuses d'un côté que de l'autre. On l'a appelée *pouls différent*. Quoique ce symptôme paraisse fort extraordinaire et qu'on puisse dire que peut-être on a pris pour des pulsations absentes (4 ou 5 par minute) des battements peu sensibles de l'artère, il n'est pas, à tout prendre, plus extraordinaire que le pouls redoublé qui n'existe qu'aux membres supérieurs. On a observé ce pouls dans les affections nerveuses et les paralysies symptomatiques de l'hémorrhagie cérébrale.

Pouls redoublé. Le pouls redoublé, rebondissant, martelé, double, dicrote (δις, deux fois, et κρουω, je frappe, *bis feriens*), est caractérisé par deux battements qui se suivent comme les deux coups du marteau qui rebondit sur l'enclume (Avicenne) ; ils sont séparés par des intervalles égaux. On ne saurait expliquer la formation de ce pouls par les contractions cardiaques, puisqu'on ne l'observe que sur les artères des membres supérieurs. Il semble que la diastole arrêtée par la convulsion de la paroi artérielle se décompose en deux temps. La contraction propre de la paroi vasculaire doit prendre une grande part à la production de ce pouls, dont la cause reste encore inconnue malgré les théories nombreuses dont il a été le sujet, tout récemment encore.

On ne sait pourquoi il est si constant dans la fièvre typhoïde dont il est un des signes les plus importants. Il se montre aussi dans les pneumonies, les hémorrhagies et quelques fièvres continues, telles que la synoque. Bordeu en avait fait le signe des maladies sus-diaphragmatiques et des sécrétions critiques. On ne saurait assigner aucune valeur certaine à ce pouls, non plus qu'aux suivants que nous ne ferons que nommer.

Pouls incident et myure.

De temps à autre, à des intervalles plus ou moins éloignés, on trouve une ou deux pulsations plus fortes que les autres; ou bien les pulsations vont en augmentant de force jusqu'à la quatrième pour diminuer ensuite (*pouls incident*); ou au contraire elles vont en s'affaiblissant et en diminuant de volume (*pouls myure*, ou en queue de souris). Il manque quelquefois une pulsation (*pouls défaillant*).

Pouls irrégulier ;

Pouls irrégulier. Le pouls irrégulier se compose de pulsations qui se succèdent sans ordre; tantôt elles sont très-rapprochées, puis se ralentissent pour s'accélérer de nouveau; tantôt elles deviennent si précipitées qu'on ne peut plus en calculer le nombre, et comme il arrive presque toujours que le pouls est en même temps *inégal*, et *intermittent*, il en résulte un désordre tel dans les battements qu'il faut renoncer à les compter avec ou sans la montre à seconde. Quand on y parvient, le nombre des battements varie d'une minute à l'autre : on a remarqué que la fièvre ou une excitation forte faisaient disparaître momentanément les irrégularités du pouls. Elle sont permanentes ou passagères; les premières sont sous la dépendance d'une maladie organique du cœur et de ses valvules, (concrétions fibrineuses, communication de deux cœurs, palpitations, syncopes, lipothymies). L'irrégularité du pouls est, avec l'intermittence, le

Sa valeur séméiotique est très-grande.

signe le plus précieux des affections du cœur, et c'est avec juste raison que l'école française, à la suite de Corvisart et de Laennec, a toujours soutenu que la lésion des valvules aortiques et les rétrécissements qui siégent sur cette artère sont la cause la plus fréquente du pouls que nous étudions. Nous affirmons, avec l'observation des malades placés sous nos yeux, que les signes offerts par un pouls irrégulier, inégal, intermittent, dur, oscillant, ont une certitude bien autrement grande pour le diagnostic que les signes tirés de la nature, du siége et du temps auquel se passent les bruits anormaux du cœur. Nous nous sommes déjà expliqué sur ce point et nous ne saurions trop y insister, parce que nous voyons trop souvent les médecins courir après des symptômes fort incertains et négliger ceux qui peuvent les faire arriver sûrement et facilement au diagnostic.

Le pouls irrégulier se montre comme un trouble congénital chez un certain nombre de sujets, chez les vieillards, ou par l'effet d'une mauvaise conformation thoracique, d'une excitation habituelle du système nerveux, dans la diathèse goutteuse et rhumatismale, enfin dans un grand nombre de maladies aiguës, lorsque les forces tombent ou qu'il se prépare quelque complication fâcheuse (gangrène, hémorrhagie), ou dans les fièvres ataxo-adynamiques. Il est alors d'un fâcheux présage.

Pouls intermittent.

Pouls intermittent. Aussi important que le pouls irrégulier, le pouls intermittent est caractérisé par l'absence complète d'une ou de plusieurs pulsations à des intervalles plus ou moins rapprochés. Tantôt il faut compter pendant une et plusieurs minutes pour trouver une intermittence, tantôt celle-ci revient toutes les quatre ou cinq secondes, avec une régularité parfaite. Le plus ordinairement l'intermittence est irrégulière. Il faut toujours, quand on étudie l'intermittence, chercher si elle existe en même temps au cœur et à l'artère, ou seulement dans celle-ci. Les intermittences à la fois cardiaques et artérielles sont plus fréquentes que celles du pouls seul. Ces dernières ont leur cause dans une contraction incomplète ou insuffisante du cœur, un rétrécissement ou une dilatation de l'aorte, dans la présence d'un caillot sanguin, enfin dans une lésion qui réduit la colonne sanguine à une petitesse extrême, ou ralentit sa vitesse au point que les ondes liquides ne peuvent plus soulever la paroi artérielle. Le même effet est produit par une compression exercée sur le trajet des artères, par un obstacle momentané ou permanent au passage du liquide sanguin. Souvent aussi le pouls intermittent est un pouls dont une ou plusieurs pulsations ne peuvent être senties à cause de leur faiblesse extrême. On n'a pas toujours bien compris le mode de production du pouls intermittent. Il faut d'abord poser en principe que la circulation ne peut s'arrêter, même quelques secondes, sans que la mort survienne aussitôt; mais la partie saccadée, intermittente qui représente la tension de la colonne sanguine, peut être supprimée, et le flot sanguin se trouver alors réduit à un écoulement uniforme et systolique que nous ne sentons pas. Nous disons alors que le pouls est insensible, nul. Cet état peut durer deux à quatre secondes jusqu'à ce que le cœur retrouve une énergie suffisante pour vaincre l'obstacle ou jusqu'à ce que celui-ci cède, pour une raison quelconque. Le pouls peut être nul dans les artères périphériques pendant plusieurs jours, comme dans un grand nombre de maladies valvulaires du cœur; cependant les contractions de cet organe continuent, quoique affaiblies

De l'intermittence cardiaque et artérielle.

Sa cause physiologique et pathologique.

et même insensibles. Nous avons trouvé cette absence du pouls chez les sujets emportés par une perforation intestinale, par une péritonite simple ou puerpérale, par le choléra, et dans la période asphyxique d'un grand nombre de maladies.

Il faut distinguer l'intermittence qui se présente comme un symptôme durable de celle qui n'est que passagère. On n'observe le pouls intermittent de la première espèce que dans les maladies organiques du cœur, de ses orifices, du péricarde et des artères. L'intermittence est alors presque toujours associée à d'autres altérations de force et de volume du pouls. Celui-ci est inégal, irrégulier, faible, petit, variable à chaque minute. Il caractérise si bien les maladies du cœur qu'il suffit le plus ordinairement pour les faire reconnaître; il a la même valeur séméiotique que le pouls irrégulier. Même dans ce cas il n'annonce aucun danger imminent, puisqu'on voit des malades atteints d'affection cardiaque présenter ce pouls pendant plusieurs années et même leur vie entière, sans autre accident ou avec les symptômes très-mitigés d'une maladie du cœur.

Pouls intermittent dans les maladies vasculaires;

Quant au pouls intermittent qui ne s'offre que comme un symptôme passager, quoique revenant à des époques plus ou moins rapprochées, il a une signification toute différente. Il se rattache très-souvent à des troubles nerveux, à des craintes exagérées des malades sur leur santé, à la nosomanie, à des excès vénériens, à des travaux de l'esprit, à l'hypocondrie, à l'hystérie, à toutes les formes de névroses du sentiment, du mouvement, de l'intelligence. Il est sympathique de la gastralgie, des affections cancéreuses de l'estomac; nous l'avons rencontré dans l'ictère. Les névroses du cœur, les palpitations nerveuses,

dans les maladies nerveuses.

donnent lieu à de fréquentes intermittences du pouls qui peuvent faire croire à l'existence d'une maladie organique du cœur. Le caractère de ce pouls intermittent et nerveux est d'être influencé par toutes les causes qui troublent l'innervation cérébro-spinale, et de s'accroître à mesure qu'on débilite ce système par un traitement inopportun.

Viennent en troisième lieu un grand nombre de maladies très-diverses dans le cours desquelles on trouve le pouls intermittent. Elles agissent toutes en gênant la circulation cardiaque et pulmonaire, soit immédiatement, soit par l'intermédiaire du système nerveux : tels sont les fièvres typhoïdes, les fièvres avec gangrène et hémorrhagies, la diphthérie, la pleurésie diaphragmatique, les épanchements considérables de sérosité dans la plèvre, les affections du cerveau, les hémorrhagies et le ramollissement, la méningite tuberculeuse, etc.

Le pouls intermittent, faible, inégal et petit dans les affections aiguës, fébriles surtout, indique un danger imminent. Il est d'un fâcheux augure comme le pouls irrégulier avec lequel il se trouve souvent associé, ou qu'il remplace.

Signes tirés des bruits artériels.

Symptômes tirés des bruits qui se produisent pendant la circulation artérielle. Nous prouverons en traitant des symptômes fournis par la circulation veineuse que les bruits anormaux que l'on rapporte habituellement aux artères se passent au contraire dans les veines. Nous n'avons donc à nous occuper que des bruits artériels proprement dits.

Double bruit dans les grosses artères voisines du cœur.

Phénomènes physiologiques. Lorsqu'on ausculte une grosse artère, la carotide, par exemple, on entend deux bruits, un diastolique et un systolique, qui ne sont évidemment que les deux bruits du cœur transmis par le sang. Le premier est lointain, sourd, plus ou moins intense, suivant la nature même du bruit cardiaque ; le second plus clair, plus bref et plus rapproché de l'oreille. Ils sont différents dans les artères éloignées du cœur et dans celles d'un petit volume. Le bruit diastolique ressemble au bruit excité par un coup sec donné par le doigt (bruit de chiquenaude), par le marteau d'eau ou par une colonne liquide poussée vivement contre les parois d'un tube. Dans les artères brachiales, radiales, fémorales, et à plus forte raison dans celles qui ont un diamètre plus petit, on entend faiblement le bruit diastolique ; le second manque complétement. Une pression plus ou moins forte exercée sur l'artère exagère l'intensité du premier bruit et peut même y faire naître un bruit hydraulique ou de courant sanguin ; il suffit de la simple pression du stéthoscope sur ce vaisseau pour le déterminer. On a ainsi sous l'oreille deux bruits aussi différents par leur ton et leur timbre que par leur cause. Au-dessus du stéthoscope on entend le bruit ordinaire produit dans la paroi artérielle par le choc du sang, et au-dessous un bruit de courant ou de souffle plus ou moins intense provoqué par l'écoulement du sang à travers l'orifice rétréci que l'on forme artificiellement avec l'instrument.

Un seul bruit dans les autres artères.

On peut se demander si les deux bruits entendus dans l'aorte ne sont pas les deux bruits du cœur transmis à l'oreille. Pour le deuxième isochrone à la systole artérielle, la réponse doit être affirmative, puisqu'on cesse de le percevoir dans les vaisseaux un peu éloignés du cœur ; quant au bruit diastolique artérielle, le doute est tout au moins permis. Il n'en est plus de même lorsqu'il s'agit des autres artères du corps : quoique les bruits se propagent, comme on le sait, à de très-grandes distances de l'orifice d'écoulement où ils se produisent, par l'intermédiaire des liquides, on entend trop faiblement le premier claquement valvulaire même dans la carotide, pour qu'on puisse le considérer comme la cause du bruit diastolique artériel. On est conduit par les expériences faites sur les tubes inertes à admettre qu'il est uniquement dû à la vibration sonore des parois artérielles, au moment où elles sont frappées par l'onde sanguine. Si c'était un bruit de courant qui se produisît à l'orifice aortique comme on l'a supposé, il conserverait son timbre spécial partout ; or rien ne ressemble moins à un bruit hydraulique que le bruit de percussion isochrone à la diastole artérielle, qu'on perçoit sur l'humérale ou la fémorale.

Il est dû à la vibration diastolique artérielle.

Bruits anormaux. Lorsque les parois artérielles s'altèrent, s'agrandissent ou se rétrécissent, la vitesse de l'écoulement sanguin est changée et il en résulte des bruits de courants analogues par leurs causes et leur timbre à ceux qui se forment sur les orifices altérés du cœur. Nous ne traiterons de ces bruits que d'une manière générale sans les étudier dans les différentes artères où ils peuvent se montrer ; ce serait pénétrer dans le domaine de la pathologie spéciale. Cependant comme les lésions de l'aorte nous offrent les types les plus tranchés de ces bruits morbides, nous serons contraint d'en parler souvent.

Bruits anormaux artériels.

Les seuls bruits anormaux propres aux artères (on sait que nous ne parlons pas des bruits continus qui appartiennent aux veines) sont des bruits de courant sanguin intermittents, 1° à timbre doux et grave (bruit de souffle, de rouet), 2° à timbre aigu (bruit de scie), qui se produisent de la même manière que ceux du cœur. Nous

Leur tonalité.

n'avons pas à revenir sur la cause de ces bruits; nous y avons consacré de longs développements.

Bruit de courant à timbre doux;

Le bruit de souffle ou de courant sanguin a son siége ordinaire dans les carotides, les sous-clavières, axillaires, fémorales; il peut aussi exister dans les autres artères un peu volumineuses. Il est toujours plus intense dans le premier de ces vaisseaux et à droite qu'à gauche; le plus souvent il ne se retrouve que dans cette seule partie du système vasculaire. Il est encore plus commun de l'observer dans l'aorte ascendante, d'où il se transmet aux vaisseaux artériels du cou.

à timbre rude.

Le bruit de courant, au lieu d'être doux et moelleux comme le précédent, peut être râpeux, analogue à celui d'une lime, d'une scie. L'aorte et les grosses artères du cou en sont le siége le plus fréquent.

Les bruits anormaux des artères sont toujours intermittents; c'est là ce qui les distingue des bruits veineux. Ils sont simples ou doubles : dans le premier cas constamment diastoliques; dans le second, isochrones à la diastole et à la systole.

Signification des bruits artériels simples, à timbre doux ou des murmures.

Les bruits simples diastoliques, à timbre doux et soufflant, ayant leur maximum d'intensité et leur origine dans l'aorte et la carotide, appartiennent plus spécialement : 1° à la chloro-anémie, et par conséquent à toutes les maladies dont la diminution des globules du sang est l'effet ordinaire; 2° à la leucocythémie; 3° à la diminution de quelques principes essentiels du sang (albumine, sérum et fibrine); 4° à toutes les névroses sans exception; 5° plus rarement à l'artérite ou à a formation de matières grasses, calcaires ou fibrineuses. On voit donc que les maladies générales, et spécialement les altérations du sang, sont la cause fréquente des bruits de courants diastoliques.

Nous devons distinguer ces bruits artériels des bruits de souffle d'origine cardiaque ; ceux-ci se transmettent dans les vaisseaux du cou, où ils s'entendent encore avec une grande intensité. Mais on s'aperçoit facilement qu'ils sont déjà diminués et qu'ils ont leur cause de production au cœur. Ils peuvent être simples ou doubles, et coïncider avec la systole ou la diastole. Nous en avons parlé ailleurs avec tous les détails nécessaires. (Voyez *Bruits anormaux du cœur.*)

Distinction des bruits cardiaques transmis.

La cause des bruits à timbre doux reste encore aujourd'hui complétement ignorée, malgré les théories nombreuses à l'aide desquelles on a prétendu les expliquer. On peut dire seulement que le changement de composition chimique et des propriétés physiques du sang paraît jouer un grand rôle dans la production de ces bruits. Le sang ainsi altéré mouille plus facilement les parois des vaisseaux, et peut-être alors y coule-t-il moins silencieusement que quand il est visqueux, plus chargé de globules et de matière colorante. Les expériences hydrauliques militent en faveur de cette idée. L'innervation générale troublée et toujours en excès dans les maladies qui accompagnent le murmure sanguin, doit agir aussi en modifiant la contraction des parois et le calibre des vaisseaux artériels.

Cause ignorée du murmure sanguin, diastolique.

Il est très-probablement hydraulique.

Les bruits de courant diastoliques, à timbre aigu ou rudes et sibilants qui imitent le frottement de la râpe ou de la lime, et même le bruit de souffle déjà décrit, se rencontrent dans les maladies qui altèrent la texture des membranes artérielles, en même temps qu'elles en rétrécissent ou en augmentent le calibre, en un point limité. De

Bruits de courant à timbre aigu et rude. Leurs propriétés physiques.

ce nombre sont l'artérite, le dépôt de matières grasses ou de sels calcaires, les tissus pseudo-cartilagineux, le rétrécissement partiel, l'anévrisme vrai ou faux avec un sac plus ou moins spacieux. Dans tous ces cas le bruit rude, accompagné de frémissement vibratoire, est simple, diastolique, plus ou moins sibilant, selon l'intensité de la lésion. Il a son maximum au niveau de celle-ci, mais se propage au-dessus et au-dessous, plus loin dans ce dernier sens que dans le premier. Il s'entend avec le stéthoscope et même avec l'oreille placée à une petite distance de l'artère malade. Il se transmet au loin sur les membres, par l'intermédiaire des parties dures et molles, qui conduisent aussi les bruits pathologiques.

Ils indiquent une maladie de l'artère, et surtout le rétrécissement.

La cause organique des bruits artériels est toujours un rétrécissement semblable à celui qu'on détermine artificiellement dans un tube. Ce rétrécissement est dû à un développement de produits morbides homologues ou hétérologues qui siégent dans la paroi des vaisseaux (ossification, concrétions, induration cartilagineuse) ou à la compression exercée sur elle par une tumeur, par un organe induré, hypertrophié, dont les connexions naturelles ont changé. Les tumeurs cancéreuses, les dilatations anévrismales avec leurs caillots peuvent produire cet effet.

Ils sont hydrauliques.

Rappelons ce que nous avons dit ailleurs (voyez *Bruits anormaux du cœur*), à savoir, que l'intensité du son ne dépend que de la vitesse de l'écoulement à laquelle elle est directement proportionnelle, et du diamètre de l'orifice auquel elle est inversement proportionnelle. C'est ainsi qu'agissent les ossifications et toutes les altérations si variées qu'on trouve dans le sac anévrismal. On sait qu'il existe alors un double bruit; le second provoqué, dit-on, par la sortie du sang pendant la systole du sac et de l'artère. Nous avons quelque peine à croire que telle soit la cause du second bruit, qui est d'ailleurs très-rare, et mis en doute par plus d'un auteur, excepté dans l'anévrisme artérioso-veineux. Le caractère fondamental de ces deux bruits est d'être intermittents, c'est-à-dire séparés par un silence très-appréciable : il n'en saurait être autrement si l'on veut bien admettre ce que nous démontrerons plus loin (voyez *Bruits veineux*), à savoir que la partie saccadée de la veine fluide est la seule qui, dans les artères, soit animée d'une vitesse suffisante et qui fasse une excursion assez longue pour produire un bruit sensible. La partie continue, systolique, rémittente de la circulation du sang artériel ne peut pas déterminer de bruit, à moins qu'une lésion des parois ou des orifices d'écoulement ne donne au liquide une vitesse tout à fait insolite. Cela n'arrive que dans la lésion de l'orifice aortique (rétrécissement et insuffisance des auteurs) et dans l'anévrisme artérioso-veineux.

Bruit double diastolique et systolique très-rare; douteux même.

Dans les anévrismes dont le sac continue à être traversé par le sang ou dont la cavité contient quelques caillots, un bruit diastolique plus ou moins rude se fait entendre; il peut même s'en former un second : ce cas est rare. Il n'en est plus de même quand une communication s'établit entre l'artère malade et une veine voisine. Dans un mémoire sur l'anévrisme artérioso-veineux, publié à l'occasion d'un malade qui offrait, sur le trajet de l'artère fémorale, un double bruit survenu sans lésion traumatique actuelle, nous avons cherché à démontrer : 1° que le bruit intermittent, rude, râpeux, sibilant et saccadé, isochrone à la diastole, est dû à une altération de la paroi artérielle par des concrétions, et à un rétré-

Association d'un bruit intermittent avec un bruit continu.

Signe d'une lésion simultanée d'une artère et d'une veine.

cissement constant situé quelque part; 2° qu'il est accompagné d'un autre bruit plus doux, parfaitement continu, semblable à un murmure sourd; que celui-ci tient à l'écoulement du sang veineux rendu sonore parce qu'il est mû avec une vitesse plus grande dans une paroi malade et artérialisée; 3° qu'il existe en même temps un frémissement vibratoire continu sensible à la main et dû au courant veineux (1).

Dans quelques cas assez rares, le bruit intermittent de soufflet ou de râpe s'entend à une petite distance des vaisseaux, à l'oreille nue, ou par l'intermédiaire du stéthoscope placé loin de l'artère.

Symptômes fournis par la palpation.

Symptômes tirés de la palpation des artères. Il importe, dans toutes les maladies d'une portion quelconque du système vasculaire, d'explorer les parois des grosses artères accessibles à la main, telles que les carotides, l'axillaire, l'aorte abdominale et le tronc brachio-céphalique derrière le sternum. On saisit le vaisseau avec les doigts, et l'on peut ainsi découvrir les dilatations partielles, les poches anévrismales, l'ossification des parois, l'augmentation et la diminution de volume de l'artère. On se rend aussi un meilleur compte des divers mouvements qui se passent dans les anévrismes. Tantôt le sac est simplement soulevé par le flot sanguin qui ne fait que repousser la tumeur anévrismale, sans pouvoir pénétrer à l'intérieur rempli de caillot; tantôt on y sent très-distinctement un mouvement d'expansion dû à la réplétion de la partie dilatée de l'artère, et un autre de retrait systolique dont l'amplitude est proportionnée

(1) Observation d'anévrisme artérioso-veineux, lue à la Société de chirurgie des hôpitaux; *Mém. de la Société*, p. 54, 1850.

à la diastole et à la systole. Ce signe appartient à toutes les dilatations anévrismales; il indique la pénétration facile du sang dans la cavité anormale, et l'intégrité, ou tout au moins une altération très-légère des parois. Lorsqu'elles sont épaissies, doublées de fibrine et de caillots, ou altérées d'une autre manière, il peut y exister un soulèvement en masse, mais non une véritable dilatation diastolique, et encore moins une rétraction systolique.

Frémissement vibratoire. La main placée sur l'artère malade perçoit un mouvement vibratoire intermittent, isochrone à la diastole, et qui ressemble à celui que provoque un coup de lime, de râpe ou de scie donné sur un corps dur ou mieux encore, un courant sanguin produit par le bord du stéthoscope, qui comprime une grosse artère. Il est distinct du frémissement vibratoire continu ou cataire que nous décrirons plus loin. (Voyez *Veines.*) Le frémissement n'est pas autre chose que la vibration des molécules sanguines transmise par les tissus jusqu'à la main, et dû à un écoulement intermittent et rapide du liquide sanguin.

Frémissement vibratoire intermittent.

Il tient à la vibration du sang.

Les causes de sa production sont le rétrécissement relatif ou absolu, l'état rugueux du tube artériel ou la saillie que font dans l'intérieur de celui-ci les caillots sanguins que contient le sac anévrismal. On trouve le frémissement plus souvent dans l'aorte et les carotides que partout ailleurs. Il est aussi le symptôme d'une forte compression exercée sur ces vaisseaux par des altérations diverses. Il s'accompagne d'un bruit de courant sanguin intermittent.

Symptômes fournis par les troubles dynamiques des artères. On doit rapporter aux troubles de la sensibilité, les contractions spasmodiques et les douleurs

Symptômes tirés de l'innervation artérielle.

Douleur artérielle.

vasculaires. Il est rare d'observer la douleur même dans l'artérite et les lésions les plus aiguës des artères. Cependant les douleurs sourdes que ressentent les malades dans les anévrismes, dans les maladies de l'aorte pectorale, ne sont pas seulement occasionnées par la compression exercée par les vaisseaux sur les tissus ambiants. Celles qui sont si déchirantes dans l'angine de poitrine ont leur source dans les nerfs du cœur et de l'aorte.

Battements nerveux.

Nous nous sommes expliqué sur le rôle important que joue la contraction de la tunique moyenne des artères dans la production de certaines espèces de pouls ; un autre phénomène morbide, tout aussi tranché, consiste dans l'accroissement local de la diastole artérielle. Les malades ont une sensation très-pénible de pulsation dans les grosses artères, dans celles du cou, de la tête ou dans l'aorte ventrale plus spécialement. Cette sensation s'accorde souvent avec une augmentation réelle de la diastole. Les doigts qui explorent ainsi que les vêtements sont soulevés par les battements. Les artères situées à côté de nerfs frappés de névralgie battent avec force. On sait que les battements épigastriques de l'aorte ou du tronc cœliaque sont accrus dans l'hystérie et l'hypocondrie. L'attention du malade qui en est vivement préoccupé, se concentre sur eux et en accroît, jusqu'à un certain point, l'intensité en troublant l'innervation.

La sensation de battements peut être perçue dans presque toutes les artères du corps, en même temps que la vibration pathologique y est réellement augmentée. C'est ce qui a lieu dans l'insuffisance des valvules aortiques et dans la dilatation générale de presque toutes les artères du corps avec hypertrophie cardiaque. Nous en avons observé plusieurs exemples bien tranchés.

§ III. SYMPTÔMES TIRÉS DE LA CIRCULATION VEINEUSE.

Symptômes veineux.

Symptômes tirés de la circulation veineuse. Les vaisseaux chargés de ramener le sang au cœur doivent être étudiés avec plus de soin encore que les artères. Tandis que le sang artériel est presque partout identique dans sa composition, au contraire celui des veines, d'après les dernières recherches, renferme des proportions différentes de certains éléments. L'eau, pour n'en citer qu'un seul, est en quantité moindre dans les grosses veines que dans les artères. Le sang veineux du rein contient moins d'eau que le sang artériel qui afflue dans cet organe (Simon, de Berlin). Le glucose est en grande proportion dans le sang que renferment les veines sus-hépatiques. La fibrine du sang diminue ou disparaît même après que ce liquide a traversé certains organes sécréteurs. Ces exemples montrent jusqu'à quel point la circulation veineuse est modifiée dans ses divers départements. Ces modifications ont surtout trait à la composition du sang ; il ne saurait en être question en ce moment. La vitesse et les quantités de ce liquide éprouvent dans le système veineux des variations qu'il importe de rechercher dans les maladies. La suspension du courant sanguin ou son ralentissement extrême, son reflux par les veines collatérales, fournissent des signes précieux pour le diagnostic.

Leur importance extrême.

Les veines comme les artères doivent être explorées à l'aide de la vue, de la main et de l'auscultation. C'est ordinairement sur les veines du cou qu'on rencontre les phénomènes morbides les plus tranchés, parce qu'elles sont en connexion physiologique très-étroite et très-directe avec la circulation et la respiration.

Symptômes fournis par le volume des veines. Dans l'état normal ces vaisseaux font une saillie peu considérable, mais évidente, sous la peau des membres, aux mains, aux jambes et aux pieds plus spécialement. Ils offrent un volume qui est, en général, en rapport avec la quantité de sang qui les parcourt.

Accroissement du volume des veines.

Accroissement de volume. Quelquefois tout le système veineux est distendu par une quantité surabondante de sang : les veines alors se dessinent fortement sous la peau. Quand on les vide en pressant sur elles, elles se remplissent avec une grande promptitude. L'élévation du membre produit le même effet. Quand la veine est située au cou et le cours du sang favorisé ainsi par la pesanteur, il faut l'intercepter avec le doigt placé vers la base du crâne afin de savoir si la veine se remplit par le sang qui gagne le cœur ou par celui qui y reflue.

La dilatation d'une veine par le sang ne peut tenir qu'à deux ordres de causes : 1° à ce que ce liquide est en quantité trop grande par rapport à la capacité de tous les vaisseaux; 2° à ce qu'il existe en un point du cercle, non pas veineux, mais circulatoire, un obstacle au libre passage du sang. Étudions ces deux ordres de causes.

1° Dans la pléthore.

1° On dit et l'on répète encore que dans la pléthore la quantité de sang est accrue; d'après cette hypothèse la distension du système veineux tiendrait à cette altération de quantité du liquide circulatoire (*plethora ad vasa*). On regarde l'anémie comme un état morbide qui se traduit par des symptômes tout à fait différents. Ce n'est pas le lieu de discuter ce point de pathogénie tant controversé : nous admettons le fait indépendamment de l'explication. Nous signalerons l'accroissement d'activité fonctionnelle de tout le système circulatoire, l'agrandissement des vaisseaux et la richesse plus grande du sang lui-même dans la pléthore.

2° Distension partielle des veines.

2° La distension veineuse est causée le plus ordinairement par un obstacle placé sur le cours du sang noir. Cette distension veineuse peut être partielle ou générale.

Dilatation veineuse partielle. Elle peut avoir son siége dans les veines d'un membre, du tronc, du cou ou de la face, se circonscrire ainsi à une partie très-limitée du corps. Les veines dans lesquelles la circulation est ralentie, mais qui sont encore perméables, s'agrandissent, deviennent variqueuses et se dessinent sous la peau; les ramuscules veineux qui s'y rendent se dilatent, à leur tour, jusqu'au système capillaire le plus voisin. C'est surtout quand une veine principale est tout à fait imperméable que ces phénomènes morbides acquièrent une grande intensité. La distension des vaisseaux est permanente, on ne peut plus les vider par la pression, à moins de faire remonter le sang jusqu'aux veines collatérales au moyen desquelles s'établit alors une circulation supplémentaire. Celle-ci est caractérisée par le développement des veines les plus petites et invisibles auparavant qui font communiquer deux parties souvent éloignées du système veineux. Aux membres, on voit la circulation se rétablir au moyen des veines profondes, ou réciproquement. Au tronc, les vaisseaux oblitérés des viscères, du foie, de la veine porte sont remplacés par une circulation sous-cutanée superficielle. On ne connaît pas encore toutes les ressources dont la nature dispose pour remédier à l'oblitération des veines principales telles que les veines porte, cave inférieure et supérieure. Des injections

Développement d'une circulation supplémentaire.

Ressources infinies de la nature.

faites avec soin pourraient seules faire connaître cette partie presque ignorée de l'anatomie pathologique.

Formation de l'hydropisie.

Un autre résultat de la gêne de la circulation veineuse est l'épanchement de sérosité ou l'œdème des parties situées au-dessous de l'obstacle au cours du sang. La gangrène serait aussi un signe de cette lésion suivant quelques auteurs. Nous reviendrons sur ces deux actes morbides en parlant de l'examen des capillaires auxquels ils se rapportent plus spécialement. La distension veineuse est un signe important qui annonce la lésion vasculaire d'un organe situé profondément. Elle indique la cirrhose, la phlébite de la veine porte, l'existence de tumeurs abdominales, ou la phlébite et l'oblitération des veines profondes.

Reflux du sang dans les veines.

Reflux du sang dans les veines. Lorsque le sang est arrêté en un point de son trajet, il reflue nécessairement vers les capillaires ; il s'ensuit une ampliation de la veine souvent considérable. Les veines jugulaires externe et interne, les sous-clavières présentent plus souvent que d'autres ce *reflux du sang*. On voit les vaisseaux distendus se dessiner sous la forme d'une tumeur bosselée, sinueuse, du volume de deux à trois doigts ou d'un œuf de pigeon, augmenter pendant l'expiration, les efforts, la toux, diminuer pendant l'inspiration, ou quand on les vide en exerçant sur elles une pression de haut en bas. En empêchant ensuite le sang de couler des parties supérieures vers le cœur, on s'assure que la réplétion des vaisseaux se fait de bas en haut, ce qui indique sûrement que l'obstacle existe au cœur ou entre cet organe et la veine distendue, c'est-à-dire dans la veine cave supérieure, les cavités droites ou dans l'appareil respiratoire. Le reflux dans les membres cesse au niveau de la veine collatérale

Il indique la gêne de la circulation veineuse.

qui donne passage au sang, et fournit un moyen précieux de reconnaître l'étendue et le siége réel de la maladie qui fait obstacle à la circulation veineuse.

Pouls veineux. Les veines présentent des pulsations auxquelles on a donné le nom de *pouls veineux*. Ce symptôme n'offre avec le pouls artériel qu'une ressemblance éloignée. Il se montre ordinairement dans les veines du cou, les deux jugulaires et la sous-clavière. Quelquefois il se manifeste dans les veines des membres ou du crâne qui communiquent avec une artère malade (anévrisme artérioso-veineux). Pouls veineux. Son siége.

La veine affectée présente une série de soulèvements ou mieux encore d'ondulations qui, en général, n'ont pas le rhythme du pouls artériel. Ces ondulations se succèdent à des intervalles souvent inégaux, et dans tous les cas il est rare que la diastole veineuse soit toujours égale à elle-même : tantôt elle augmente et tantôt s'affaiblit graduellement, semblable à la vague qui s'abaisse et disparaît. On s'aperçoit facilement que ces variations d'intensité de l'onde tiennent à deux causes, aux mouvements de la respiration et à ceux du cœur. S'ils agissent parfois dans le même sens, ils se contrarient dans d'autres : de là l'accroissement ou la diminution du pouls veineux. Ses caractères.

Ce symptôme est rarement continu et persistant ; toutefois il peut exister pendant plusieurs jours. Il est plus fréquent à droite qu'à gauche : ce qui tient sûrement à ce que les veines jugulaires de ce côté sont plus rapprochées de la veine cave supérieure et situées dans la direction du courant qui parcourt le tronc brachio-céphalique. On doit chercher à déterminer si la diastole veineuse est isochrone au premier ou au second bruit du cœur. Cependant il ne faut pas s'attendre à en tirer de signe bien certain pour le diagnostic, quoiqu'on ait prétendu que les maladies des valvules tricuspides et même sygmoïdes de l'artère pulmonaire, qui sont d'ailleurs très-rares, donnent lieu à ce symptôme. Nous dirons plus loin que les maladies du cœur gauche et du poumon en sont la cause la plus fréquente. Souvent on ne peut découvrir aucun synchronisme entre le pouls veineux et le pouls artériel, non plus qu'avec le bruit cardiaque et les mouvements respiratoires. Il nous paraît être, comme les bruits veineux dont nous parlerons plus loin, favorisé par les mouvements et la contraction de l'aponévrose cervicale moyenne, qui maintient béantes l'ouverture des veines jugulaire interne et sous-clavière.

Dilatation partielle des veines.

La dilatatation variqueuse partielle est un état morbide caractérisé par la dilatation permanente d'une veine avec déformation de son calibre et ralentissement de la circulation dans le vaisseau ainsi altéré. Elle se rattache tantôt à la maladie même des parois veineuses qui se relâchent et se laissent distendre par le sang, tantôt à un obstacle mécanique qu'il faut chercher dans un point plus ou moins éloigné.

Maladies dont la distension partielle des veines est le signe.

Dire les causes matérielles et dynamiques de la distension partielle des veines, c'est indiquer les maladies dont elle est le symptôme. La réplétion de la veine avec ou sans reflux, le pouls veineux, et les symptômes qui annoncent une oblitération complète ou incomplète des veines, dépendent des maladies telles que : A, la phlébite aiguë, soit simple, soit puerpérale, primitive ou consécutive ; B, la dilatation variqueuse ou varice ; C, les phlébolithes ; D, les concrétions fibrineuses formées dans ces vaisseaux ou apportées par le courant sanguin (embolie?) ; E, l'anévrisme artérioso-veineux.

4° Maladies des veines.

Ces mêmes effets peuvent être dus à la compression exercée sur la veine par un organe plus lourd, plus volumineux qu'à l'état normal, ou dont les rapports normaux ont changé (hypertrophie du foie, de la rate, de l'utérus, etc.). Les lésions de ce genre agissent comme une ligature placée sur un vaisseau. Telle est la cause des varices si fréquentes dans les membres inférieurs, chez les femmes grosses et les sujets dont les veines du bassin sont comprimées par des tumeurs situées sur leur trajet (kystes de l'ovaire, tumeurs cancéreuses, fibreuses de l'utérus). **2° Compression exercée sur ces vaisseaux.**

Viennent se placer, en troisième lieu, toutes les lésions du cœur capables de gêner le libre retour du sang veineux (maladies du cœur droit, puis du cœur gauche ou de l'aorte, des veines cave supérieure et inférieure). **3° Maladies du cœur ;**

En quatrième lieu les affections aiguës ou chroniques des voies respiratoires. Le reflux des jugulaires, le pouls veineux dépendent très-souvent de ce dernier ordre de causes morbides que nous examinerons plus loin (*Dilatation générale*). **4° des voies respiratoires. Gène de la circulation cardiaco-pulmonaire.**

Enfin nous n'hésitons pas à considérer dans certains cas la dilatation veineuse comme un effet de la perte ou de la diminution de la contractilité propre à la tunique moyenne des veines dont la contexture musculaire est aujourd'hui bien démontrée par les recherches anatomiques et physiologiques. Cette paralysie de la tunique contractile explique la dilatation veineuse qu'on observe dans les membres inférieurs chez les convalescents, à la suite des maladies graves, des pertes de sang, dans la chloro-anémie, après la fatigue et les efforts musculaires longtemps soutenus et qui agissent de la même manière. Les varices reconnaissent pour cause un ou plusieurs de ces éléments pathogéniques. **5° Diminution de la contractilité propre.**

Dilatation générale du système veineux.

Dilatation générale du système veineux. Il se manifeste par la dilatation des principales branches du système veineux, et de tous ses ramuscules qui deviennent visibles et à peu près uniformément distendus par le sang. En même temps le système capillaire auquel font suite les veines ainsi altérées se dilate aussi et présente une coloration violacée plus ou moins intense,qu'on observe dans certaines espèces de cyanose. (Voyez *Signes fournis par le système capillaire.*) Le gonflement et l'infiltration séreuse sont l'effet direct de cet état morbide du système veineux, dont la cause ne peut être cherchée que dans le cœur ou dans le poumon.

Diminution du canal veineux.

La *diminution de volume des veines* ne se présente que dans un petit nombre de maladies, après les pertes de sang considérables, dans toutes les affections qui apauvrissent ce liquide ou qui produisent la consomption (phthisie, cancer gastrique, cachexie). Les veines sous-cutanées deviennent grêles, pâles, bleuâtres, transparentes, pleines d'une eau faiblement rougie, s'affaissent sous la moindre pression du doigt ou par l'élévation des membres, disparaissent même entièrement.

Coloration morbide.

Coloration des veines. Dans l'état de santé une coloration bleuâtre indique le trajet des veines et la quantité de sang qui y est contenue. Si le sang renferme moins de globules et plus d'eau, la coloration bleue est à peine indiquée par une ligne et le vaisseau rétréci ou presque oblitéré. Il semble, après de grandes et rapides hémorrhagies, que le calibre de toutes les veinesdiminue. On ne découvre plus que les grosses branches dans l'anémie, la chlorose et dans un grand nombre de maladies chroniques.

Le trajet des veines est marqué par une rougeur très-exactement limitée, marchant de la périphérie au centre et accompagnée d'empâtement, de douleurs vives, quand il se déclare une inflammation spontanée ou consécutive dans un de ces vaisseaux.

Frémissement vibratoire des veines. On donne ce nom au mouvement vibratoire continu rémittent qu'on sent sur le trajet des veines du cou. Il nous est impossible d'en séparer l'étude de celle des bruits veineux.

Bruits veineux. A l'état normal, le sang coule silencieusement dans toutes les parties du système veineux. Il n'en est plus de même lorsque la maladie détermine une altération notable dans la composition du sang. On sent alors, avec le doigt placé sur le trajet des vaisseaux du cou, un frémissement vibratoire, et l'on entend en même temps un bruit qu'on a désigné sous le nom de *bruit de souffle*, *de diable*, de *bruit musical*, etc. Commençons par bien établir la cause de ce bruit anormal, à l'aide d'une expérience que nous avons souvent reproduite dans des leçons publiques.

Bruits veineux.

On ouvre sur un cadavre la veine jugulaire interne ou externe, ou bien encore la carotide, à leur partie supérieure; on y adapte un tube de même calibre qui communique avec un vase plein d'eau. On pratique une ouverture d'écoulement, soit sur la veine cave supérieure, soit même pour éviter toute cause d'erreur, sur la veine cave inférieure, l'aorte ventrale ou même sur les vaisseaux du creux poplité. Il faut avoir seulement la précaution de s'assurer que le liquide passe dans les vaisseaux et ne s'égare pas dans les organes altérés par la maladie. L'expérience ainsi disposée, dès que le courant d'eau est établi, si l'on vient à ausculter sur le trajet des vaisseaux du cou, on entend un bruit de cou-

Bruits de courant continu rémittent. Expérience qui en fait connaître le mode de production.

rant continu et renforcé, à des intervalles égaux, par des vibrations sonores dont le timbre est clair et musical. Ce bruit hydraulique, tantôt modulé et en quelque sorte chantant, tantôt plus sourd et semblable au murmure des eaux, est tellement identique au bruit musical et au souffle de la chloro-anémie, qu'il est impossible de trouver la moindre différence entre le bruit artificiel et le bruit morbide.

Continuité et modulation du son ;

En faisant varier la vitesse d'écoulement, on augmente ou diminue l'intensité et le timbre du bruit. On détermine les mêmes effets en pressant avec le stéthoscope, en tournant la tête du cadavre, en tendant l'aponévrose cervicale, en éloignant ou en rapprochant le larynx, en un mot en reproduisant les conditions physiques qui changent aussi l'intensité et le timbre des bruits de souffle chez les malades. On sait, d'après Savart, que pour les liquides circulant dans des vaisseaux encore plus que pour les veines liquides lancées par des orifices circulaires en minces parois, la vitesse de l'écoulement, au lieu d'être uniforme, est périodiquement variable, et que dès lors les bruits sont aussi périodiquement variables. Or dans les bruits de courants continus, il est facile de distinguer une série de renforcements du son qui reviendraient à des temps égaux, si mille conditions physiques, physiologiques et morbides qui modifient la vitesse du courant sanguin, ne venaient pas changer l'intensité et le timbre des bruits.

comme dans les bruits hydrauliques. Loi de Savart.

Les bruits dits de souffle continu sont des bruits hydrauliques et veineux.

Leur cause doit donc être cherchée dans les veines, les seuls vaisseaux où la circulation soit continue, et non dans les artères où elle est rémittente, et où cependant beaucoup d'auteurs persistent encore à placer le siége de ces bruits. Les expériences que nous avons instituées et rapportées plus haut, bien différentes de celles qu'on a pratiquées avec des tubes et des instruments grossiers, nous semblent prouver, de la manière plus péremptoire, que les bruits de souffle vasculaires sont des bruits *hydrauliques* et *veineux*.

Frémissement vibratoire; sa cause identique à celle du bruit de courant.

Un autre phénomène qui accompagne le bruit anormal prouve également qu'il se passe dans le courant sanguin veineux. Les doigts, placés sur le trajet de la veine que l'eau parcourt, y sentent très-distinctement une série non interrompue de vibrations semblables à celles qu'on perçoit quand on touche avec les doigts une corde de violon qui accomplit ses vibrations sonores. Ainsi la même cause, l'écoulement continu du liquide, produit un son continu avec renforcement et un frémissement vibratoire qui se transmet jusqu'à la main. Les phénomènes se passent exactement de la même manière dans les veines sur lesquelles on entend le bruit de courant sanguin. Celui-ci s'accompagne *constamment* d'un frémissement vibratoire. Nous ne l'avons jamais vu manquer depuis un grand nombre d'années que nous nous livrons à ce genre de recherche. Chaque fois que le bruit existe, le frémissement existe aussi, et réciproquement. Comment pourrait-il en être autrement, puisque c'est le même phénomène perçu seulement par deux sens différents, par l'oreille et par le toucher? Le frémissement, comme le bruit, se montre exclusivement à droite, à la jonction de la veine jugulaire interne et sous-clavière, auprès de l'insertion claviculaire du sterno-mastoïdien. Quand on s'est exercé, on le trouve aussi facilement que le bruit de souffle. Il faut, pour arriver à le constater, quelques études préliminaires, et observer les mêmes précautions que pour l'étude du bruit. Ce

Le bruit et le frémissement existent toujours en même temps.

que nous dirons de l'un de ces phénomènes s'applique donc très-exactement à l'autre.

Le bruit de courant sanguin a presque exclusivement son siége dans la jugulaire interne droite, à son confluent dans la sous-clavière, plus rarement dans la jugulaire externe. On l'entend quelquefois à gauche ; presque jamais dans les veines des membres supérieurs et inférieurs.

Il faut placer le doigt ou le stéthoscope immédiatement au-dessus de l'extrémité interne de la clavicule droite pour bien sentir le frémissement et pour trouver le bruit morbide avec toute son intensité et tous ses caractères. Il faut aussi tourner la tête du malade du côté gauche en la redressant assez pour allonger les muscles du cou. On ne peut leur faire prendre cette situation sans qu'aussitôt l'aponévrose omo-claviculaire ne soit également tendue. Les anatomistes ont montré que les veines jugulaires interne, sous-clavière et le tronc brachio-céphalique veineux sont maintenus béants, pendant l'inspiration, par l'aponévrose cervicale profonde ou omo-hyoïdienne et par l'effet de la contraction du muscle omo-hyoïdien et de quelques autres muscles (1). Les veines ainsi ouvertes ressemblent aux sinus veineux de la dure-mère. Il est bien certain que cette condition anatomo-physiologique favorise la production du courant sanguin et qu'elle le rend plus rapide, surtout lorsqu'il s'y joint quelques-unes des causes que nous allons énumérer.

Tension de l'aponévrose cervicale propre à accélérer la vitesse du sang veineux.

Causes physiques qui produisent le bruit de courant sanguin. 1° Diminution de la quantité du sang.

De ce nombre sont : 1° la diminution de la quantité de sang comme dans la chloro-anémie où elle est admise par plus d'un auteur. La pléthore, au contraire, en

(1) Ph. Bérard, *Archives génér. de médec.*, T. 23, 1re série ; — Richet, *Traité pratique d'anatomie médico-chirurgicale*, 2e part., p. 482, in-8°.

ralentissant le cours du sang, empêche la production de ce bruit et du frémissement. L'ignorance des lois physiques les plus élémentaires a pu seule conduire à émettre une opinion opposée.

2° La seconde condition physique est que le liquide qui parcourt la veine possède une fluidité plus grande et *mouille* les parois des vaisseaux. Le sang, privé de ses quantités normales de globules et plus riche en eau, remplit cette condition. Aussi les bruits de souffle sont-ils constants dans la chloro-anémie même légère. La viscosité du liquide empêche la formation des vibrations sonores, ainsi que nous avons pu nous en assurer par un grand nombre d'expériences. Le sang des pléthoriques se rapproche sous quelques rapports des liquides visqueux.

2° Fluidité plus grande du sang.

3° La flaccidité des parois membraneuses facilite singulièrement leur consonnance avec le corps vibrant qui est le liquide sanguin ainsi que l'ont démontré Savart, Muller, Corrigan, Laharpe, J. Roux et d'autres. Les membranes détendues passent facilement d'un mode de vibration à un autre, s'accommodent aux ondes sonores les plus faibles, et en font baisser le ton. Ces propriétés acoustiques se rencontrent précisément dans les parois un peu flasques des veines des chloro-anémiques (1).

3° Flaccidité des parois veineuses.

Les bruits de courant sanguin qu'on a désignés improprement sous les noms de *bruits de soufflet à double courant*, ou encore de *bruit de diable*, *musical*, de *chant modulé des artères*, offrent des variétés nombreuses qui n'ont par elles-mêmes aucune valeur séméiotique. Et en effet, nous avons dit que les causes physiques et dynamiques

Maladies dont le murmure sanguin est le symptôme.

(1) Tous ces faits sont appuyés sur de nombreuses expériences que renferme mon mémoire : *Etudes sur les bruits cardiaques et vasculaires dans l'état physiologique*, *Revue médico-chirurgicale*, p. 192 et suiv., 1850.

Variétés du ton et du timbre du bruit.

qui modifient la vitesse du courant sanguin (exercices, efforts, marche, digestion, émotions morales, contraction d'un muscle, mouvement de la tête, etc.), changeaient l'intensité, la tonalité du son, et la force du frémissement vibratoire qui en est inséparable. Tantôt le son est sourd, grave, lointain comme le murmure de l'eau qui coule doucement : tantôt bruyant, aigu, sibilant, avec des ronflements ou des mugissements, comme dans le bruit de *diable*, ou bien encore semblable au bourdonnement d'une mouche ou d'une ruche, au sifflement plaintif du vent qui traverse une étroite ouverture, au son d'un instrument, etc.

Le bruit veineux varie d'intensité et de ton, chez le même sujet, de jour à autre; disparaît et reparaît quelquefois sans cause appréciable, souvent aussi, sous l'empire des conditions physiques et dynamiques que nous avons indiquées. On ne peut l'entendre qu'avec le stéthoscope dont il faut savoir varier le degré de pression. Il suffit dans quelques cas de mettre l'instrument à un ou à deux centimètres du cou pour que le son parvienne à l'oreille. Nous l'avons même perçu trois ou quatre fois à l'oreille nue placée à la même distance. Le bruit possède alors une grande force, et la vibration des tissus est également très-marquée.

Maladies dont le murmure sanguin est le signe.

Le murmure sanguin n'annonce pas toujours un état morbide bien prononcé. On l'observe chez presque tous les enfants jusqu'à douze ou quatorze ans, même sans qu'ils soient malades. Cependant l'état anémique du sang en est la cause ordinaire, et on le rencontre dans toutes les maladies où existe une altération du sang caractérisée par la diminution des globules et l'hydroémie. Voici les causes ordinaires des bruits de courant : la

Altérations du sang.

grossesse, la convalescence, toutes les maladies capables, 1° de déterminer des hémorrhagies plus ou moins répétées (scorbut, métrorrhagie, hémoptysie) ; 2° d'empêcher le travail d'assimilation (maladie de l'estomac, de l'intestin, du foie, du pancréas, etc.) ; 3° de porter obstacle à l'hématose (phthisie) ; 4° de soustraire au sang des éléments essentiels comme l'albumine (maladies de Bright), le sucre (diabète), l'urée et l'acide urique en trop grande proportion (goutte, rhumatisme) ; 5° d'y jeter certains agents toxiques (cachexies saturnine, mercurielle, paludéenne). En un mot toutes les affections qui soutirent au sang ses principes normaux, qui s'opposent à l'assimilation de ceux qui sont nécessaires à la nutrition, qui portent obstacle à l'élimination de quelques-uns d'entre eux ou qui en introduisent de nuisibles, provoquent la formation des bruits de courant continu.

Troubles du système nerveux.

En regard et sur la même ligne que les maladies précédentes, doivent figurer toutes celles qui troublent, à différents degrés, les fonctions du système nerveux céphalo-rachidien et même trisplanchnique. Nous placerons en tête les névroses qui, toutes sans exception, depuis la névralgie jusqu'à l'hystérie, la chorée et l'hypocondrie, s'accompagnent de bruits de souffle. Les gastralgies, l'hystéralgie, toutes les viscéralgies donnent lieu à ce même symptôme. Est-ce en altérant le sang ? On peut répondre par l'affirmative pour un grand nombre de ces maladies. Cependant la contraction convulsive des parois veineuses participe aux troubles dont les tissus sensibles et contractiles sont également le siége, et prend certainement une part importante à la production des bruits anormaux. Il est difficile de croire qu'il en soit autrement dans l'éréthysme nerveux et dans quelques-uns de ces troubles éphémères où l'altération du sang est nulle et fort contestable.

On peut mettre en opposition avec les affections précédentes la classe des phlegmasies, des exanthèmes et des pyrexies dans le cours desquels on ne voit jamais paraître les bruits de souffle, comme si l'accélération de la circulation, l'élévation de la température et l'intégrité du sang ou sa plasticité plus grande, étaient des conditions dynamiques contraires à la production de ce bruit.

Douleurs des veines.

Douleur des veines. La pression opérée sur le trajet des veines profondes et superficielles y excite une douleur assez vive lorsqu'il s'y fait un travail plegmasique, ou lorsqu'il s'y forme un coagulum. Cette douleur est souvent spontanée, elle s'accroît par les mouvements du membre ou pendant l'exercice de la fonction dont l'organe est chargé. La douleur veineuse acquiert, en général, une intensité extrême. L'oblitération par un caillot est moins douloureuse que la phlébite qui est d'emblée suppurative. Elle réagit sympathiquement sur le système nerveux cérébral et provoque souvent le délire.

CHAPITRE V.

SYMPTÔMES FOURNIS PAR LA CIRCULATION CAPILLAIRE.

De la circulation capillaire. Physiologie pathologique.

Le système vasculaire sanguin forme un ensemble de canaux entièrement fermés. Les vaisseaux capillaires ne communiquent ni avec les lymphatiques ni avec l'origine des conduits excréteurs. Ils constituent un ordre à part de canalicules très-fins intermédiaires aux artères et aux veines, et empruntent ou perdent quelque chose de la contexture propre à ces deux ordres de vaisseaux, suivant qu'ils sont plus ou moins rapprochés des uns ou des autres. L'anatomie microscopique ne laisse aujourd'hui aucun doute sur l'existence parfaitement distincte de cet ordre spécial de vaisseaux caractérisés par leur structure et par leurs fonctions propres. Réduits à une membrane homogène dans laquelle on aperçoit des noyaux de cellules, les vaisseaux capillaires affectent des formes différentes, suivant les organes, et ont pour support une substance intermédiaire plus ou moins abondante. Le sang avec ses corpuscules y circule librement, d'une manière continue, uniforme, et non plus saccadée comme dans les artères. La propulsion cardiaque est la cause qui le fait avancer; les faits pathologiques confirment cette vérité fondamentale admise par tous les physiologistes. Aussi, quand la stase du sang vient à se produire dans les capillaires, devons-nous rechercher d'abord si l'affaiblissement de la contraction cardiaque n'est pas la cause des troubles circulatoires. L'étude des affections du cœur nous montre tous les jours les stases capillaires les plus nombreuses et les plus intenses uniquement provoquées par ces maladies. Toutefois on ne pourrait comprendre qu'une partie très-restreinte des faits pathologiques si l'on s'en tenait à cette cause unique des troubles de la circulation capillaire. Croire avec quelques physiologistes que la contraction cardiaque suffit pour expliquer le mouvement du sang dans les capillaires, c'est supprimer systématiquement tout un ordre de faits physiologiques et morbides qui ne peuvent être expliqués autrement que par la contraction propre des capillaires.

Rôle important joué par la contraction propre des capillaires dans la circulation du sang.

Sans parler de l'afflux du sang dans les mamelles et l'utérus pendant la menstruation, de la congestion sanguine des os du front pendant la pousse du bois chez les cerfs, des rougeurs partielles par émotion morale, et des expériences qui prouvent qu'après la section des nerfs il survient des congestions, des modifications de température, des gangrènes, si nous étudions les désordres dont la circulation capillaire peut devenir le siége, nous trouvons immédiatement une série considérable de faits qui montrent combien est puissante l'action des capillaires et du médium organique sur le mouvement du sang. En effet, comment se rendre compte, d'une autre manière, des phénomènes qui se passent dans les capillaires pendant l'inflammation, l'hydropisie, l'hémorrhagie, la gangrène et un grand nombre de congestions uniquement dues à l'altération du sang comme dans le scorbut, la fièvre typhoïde, la pyoémie, dans la morve, etc.? N'insistons pas sur la nature et le mode de génération de ces troubles de la circulation capillaire, dont nous aurons à nous occuper plus loin; mais faisons remarquer que leur caractère distinctif est précisément de créer un obstacle à la circulation, et de s'opposer plus ou moins complétement à ce que le sang obéisse à la contraction du cœur, à cette force puissante qui fait avancer le sang, d'une manière uniforme dans tous les capillaires. On conçoit combien doivent être grands les changements que subit ce liquide lorsqu'il est ralenti ou arrêté dans sa marche.

De la stase du sang dans les capillaires; ses effets funestes.

L'épanchement de sérosité, de plasma et des principaux éléments du sang, la formation de pus, le ramollissement et la gangrène des molécules organisées, sont autant d'altérations morbides, qui se développent parce que le liquide circulatoire n'est plus en libre communication dans les capillaires avec les autres parties de la grande circulation. Nous ne disons pas que toute la pathologie se résume dans ce fait très-général, l'arrêt de la circulation, puisque nous avons cherché à établir que la composition du sang et l'innervation jouent un rôle essentiel dans les maladie; mais nous reconnaissons, avec les physiologistes, qu'il domine tous les autres, et qu'il faut le placer en première ligne.

On a lieu d'être étonné du silence que gardent les traités de séméiologie sur les symptômes fournis par la circulation capillaire, et cependant on peut dire qu'il n'en est pas de plus essentiel ni de plus grande valeur. Parmi ces symptômes, ou plutôt parmi les actes pathologiques qui servent de symptômes à des maladies bien caractérisées, nous placerons : 1° les congestions de différente nature avec leurs symptômes spéciaux, tels que le changement de volume, de couleur (rougeur, anémie, cyanose); 2° l'inflammation; 3° la gangrène et le ramollissement; 4° les hémorrhagies; 5° l'hydropisie. Les phénomènes d'absorption, d'exhalation et de calorification pourraient même être étudiés après ces troubles de la circulation capillaire, puisqu'ils ont leur siége dans cet ordre de vaisseaux et leur cause dans les actions moléculaires qui s'y passent. Nous en renvoyons l'étude après celle de la respiration pour des motifs faciles à comprendre. Phénomènes morbides qui ont leur siége dans les capillaires.

Causes des troubles de la circulation capillaire. Ce que nous avons dit précédemment nous permet d'exposer, en peu de mots, le mode de développement et la cause des phénomènes morbides. Causes des troubles de la circulation capillaire.

1° Les maladies nombreuses dont les orifices du cœur et leurs valvules d'occlusion peuvent être affectés, met- 2° Maladie du cœur;

tent obstacle à la circulation du sang dans les capillaires: 1° en empêchant le libre écoulement de ce liquide par les orifices d'émission, et par conséquent en diminuant la vitesse et la quantité du sang (rétrécissement et insuffisance du cœur aortique), en diminuant la contraction cardiaque, ce qui produit le même effet (anévrisme passif, atrophie, lipothymie, syncope).

B. du cœur veineux et lésion de la circulation pulmonaire et cardiaque.

2° L'obstacle peut être situé sur l'orifice d'écoulement du sang noir, c'est-à-dire dans la cavité veineuse du cœur ou, ce qui revient au même, sur le trajet que suit le sang pour aller du poumon au cœur gauche (lésions valvulaires, maladies aiguës ou chroniques du poumon, emphysème, asphyxie).

C. Maladie des artères;

3° Les canaux chargés de conduire le sang dans les capillaires peuvent devenir imperméables, et alors le ramollissement ou la gangrène s'y développent (artérite, caillots, compression, anévrisme).

D. des veines;

4° Cette même circulation est profondément altérée quand le sang cesse de pouvoir traverser librement les veines. Les capillaires ne peuvent plus se vider par leur force contractile, et alors le sang stagne et laisse échapper sa sérosité. L'hydropisie, dans ce cas, annonce la retardation du sang dans la portion veineuse du système circulatoire. Le développement d'une circulation supplémentaire peut seul y apporter quelque remède et faire cesser l'hydropisie.

E. des capillaires;

5° A ces quatre ordres de causes se joignent les maladies propres aux capillaires, telles que les hyperémies dynamiques ou vitales, l'inflammation, la suppuration, le ramollissement et la gangrène, que des symptômes spéciaux permettent de facilement caractériser.

F. du sang.

6° Il est certain que le sang dont les quantités de

fibrine sont moindres ou les qualités plastiques diminuées, comme dans le scorbut, les fièvres graves, le typhus, la fièvre jaune, ou altérées par du pus (phlébite simple, puerpérale), par des matières septiques (syphilis, charbon, morve), par des miasmes spéciaux (fièvres paludéennes, simples et pernicieuses, etc.), que le sang ainsi altéré ne peut circuler dans le capillaire sans qu'il s'y produise bientôt des stases, des hémorrhagies, des gangrènes; preuve certaine que l'intégrité du sang est indispensable à l'accomplissement régulier de tous les actes normaux qui se passent dans les capillaires. Veut-on une preuve bien décisive de l'action qu'exerce sur la circulation capillaire la composition du sang, on la trouvera dans l'hydropisie symptomatique de la dégénérescence des reins. Les vaisseaux laissent transsuder dans le tissu cellulaire ambiant le sérum du sang privé d'une proportion notable de son albumine. Il en est de même dans les congestions des fièvres, la cyanose, les hémorrhagies et les gangrènes.

4° Trouble de la contractilité dans les capillaires.

7° La propriété dynamique des capillaires, c'est-à-dire la faculté qu'ils ont de se contracter activement et de faciliter la progression du sang, se trouve momentanément lésée dans un grand nombre de maladies du système nerveux, surtout du trisplanchnique. Presque toutes agissent d'une manière complexe; 1° elles altèrent le sang; 2° elles frappent d'adynamie le système nerveux céphalo-rachidien; 3° elles vicient l'hématose pulmonaire d'où résulte une asphyxie lente. Le choléra nous présente réunies presque toutes les altérations de ce genre; la faiblesse de la circulation cardiaque, la suspension de l'hématose et de toutes les absorptions, la stase du sang dans les capillaires frappés d'inertie, sont autant d'actes morbides qui prouvent jusqu'à quel point la circulation capillaire est solidaire de tout ce qui se passe dans le cœur, dans le poumon, dans le sang et dans le système nerveux trisplanchnique.

Le praticien qui n'aurait pas sans cesse présentes à l'esprit les conditions pathogéniques dont nous venons de parler, ne comprendrait rien aux manifestations morbides dont le système capillaire est le siége. Au contraire, s'il sait remonter par une judicieuse analyse des symptômes aux causes qui peuvent les produire, il saura en pénétrer sûrement la nature et le siége et asseoir le pronostic et le traitement des maladies.

Signes tirés de la circulation capillaire.

1° *Symptômes tirés de la circulation capillaire des organes.* Le trouble de cette circulation se révèle, d'une manière générale, par le changement de volume, de température et de couleur, si l'organe est accessible à nos sens et par des lésions de l'absorption et de l'exhalation. Nous n'avons pas à présenter l'histoire de diverses espèces de congestions, elle a été faite ailleurs (voyez *Hypérémie*, t. II). Nous allons seulement indiquer la signification que peut avoir en séméiologie la congestion d'un tissu.

Détermination morbide très-fréquente dans les maladies générales, la congestion doit être toujours recherchée par les méthodes ordinaires d'investigation, dans les différents organes que renferment les cavités splanchniques. Il faut, à l'aide de la percussion plessimétrique, apprécier les dimensions des organes vasculaires, surtout du foie et de la rate.

L'accroissement rapide que prend tout à coup un de ces viscères, les variations qu'il subit en un temps très-court, sans que les troubles fonctionnels soient toujours proportionnés à l'intensité de la congestion, tels sont les caractères de ces hyperémies auxquelles on a donné le nom de *congestions passives*.

Symptômes tirés de la coloration des capillaires de la peau.

2° *Symptômes tirés de la coloration de la peau.* L'examen des capillaires extérieurs conduit à une appréciation assez rigoureuse de l'état des capillaires situés plus profondément. Quand on voit sur la peau des rougeurs dues à l'hyperémie des vaisseaux, on peut croire qu'il en existe de semblables sur les membranes muqueuses et dans les viscères splanchniques. Les fièvres graves, le typhus, la peste, la fièvre jaune, etc., nous offrent des exemples de ces congestions généralisées. Cependant il arrive aussi que les vaisseaux cutanés pâlissent et renferment moins de sang, tandis que ceux des viscères se congestionnent à un haut degré et réciproquement.

Pâleur cutanée générale.

Ordinairement la pâleur générale de la peau, plus marquée sur les lèvres, les gencives et la conjonctive, se lie à l'altération du sang qui caractérise la chlorose et les anémies. Dans ce cas les capillaires revenus sur eux-mêmes, et ne contenant plus qu'un sang pauvre en globules, sont à peine visibles ; on n'aperçoit plus qu'une teinte pâle et mate sur toute la surface cutanée. Cette pâleur est un signe précieux qui met à lui seul sur la voie du diagnostic et fait soupçonner l'existence d'une de ces maladies locales ou générales qui provoquent ordinairement l'anémie, telles que les hémorrhagies, les cachexies spécifiques ou consécutives au cancer, au tubercule et aux productions homologues ou hétérologues. La pâleur générale s'observe encore dans tous les cas où existe un affaiblissement de la circulation, comme dans la syncope, la lipothymie et dans un très-grand nombre de maladies nerveuses. Elle dépend de l'hyperémie des viscères ou d'une hémorrhagie interne (hémoptysie, hémorrhagie cérébrale, entérorrhagie).

Pâleur partielle.

La décoloration de la peau due à l'anémie des capillaires est souvent *partielle*, circonscrite dans les doigts de la main, des pieds ou à la face. Le froid produit cet effet naturel chez tous les individus qui s'exposent à son action prolongée. Ceux qui sont affaiblis, par une cause quelconque, offrent une pâleur habituelle des mains et des pieds. Elle cesse lorsque les forces générales reviennent et lorsque la nutrition reprend plus d'activité. La pâleur étendue à un doigt, à un ou plusieurs orteils est aussi le symptôme des lésions qui amènent la pâleur générale ou d'une maladie de l'artère; elle est le signe de la gangrène appelée *blanche*, en raison de cette coloration spéciale. Un simple trouble nerveux peut produire la décoloration de la peau dans une région limitée, chez un sujet en proie à une hémorrhagie cérébrale et surtout à une paralysie symptomatique, hystérique, ou hypocondriaque, etc. Une douleur violente névralgique s'accompagne parfois de pâleur et de froid dans les parties qui en sont le siége.

Rougeur cutanée.

Rougeur cutanée. Nous ne ferons que mentionner la coloration rose générale qui se montre sur le tégument externe lorsque la fièvre s'allume avec une grande intensité, ou en d'autres termes lorsque le cœur accélère le cours du sang dans les capillaires généraux, ou bien lorsqu'il se prépare une éruption exanthématique. A la coloration rose générale succède souvent une teinte pâle, assez commune après les accès de fièvre et dans la période de desquammation des exanthèmes.

Rougeurs partielles de la peau.

Parmi les *rougeurs partielles* que nous devons nous borner à signaler se trouvent celles qui caractérisent: 1° les diverses formes de la congestion active de la peau dans les fièvres ; 2° l'inflammation simple et toutes les phlegmasies spécifiques de la peau dont elles sont le signe caractéristique (érythème, érysipèle, eczéma, impétigo, etc.). Chacune de ces rougeurs a une forme, un siége différents, et s'accompagne de phénomènes qui font reconnaître la maladie cutanée. Leur étude appartient à la pathologie spéciale.

Taches rosées lenticulaires.

Nous devons cependant marquer la place de quelques symptômes cutanés qui servent de signe à des maladies générales. De ce nombre sont les taches rosées, lenticulaires ou ponctiformes, qui se développent chez les sujets atteints de fièvre typhoïde. On les observe du huitième au quinzième jour, à partir du début, sur le ventre et à la base de la poitrine. Elles se présentent sous forme de petites élevures à peine saillantes, rosées, subarrondies, pâlissant sous la pression du doigt ; elles persistent pendant plusieurs jours et se succèdent à la manière des éruptions cutanées. Elles ne laissent après elles aucune desquammation appréciable ni coloration insolite de la peau. Au nombre de huit à dix, quelquefois de plusieurs centaines, et constituant alors un véritale exanthème, elles occupent le ventre, la base de la poitrine, les lombes, plus rarement les membres supérieurs et inférieurs. Elles sont un signe diagnostique très-précieux de la fièvre typhoïde.

Signe de fièvre typhoïde.

Roséole rhumastimale.

Une teinte rouge ou rosée assez vive, au niveau des jointures, indique l'existence d'un rhumatisme articulaire ou, tout au moins, d'une détermination rhumatoïde à la peau, quelquefois d'une arthrite puerpérale ou d'un épanchement de pus dans les jointures, comme dans la phlébite simple, puerpérale et les diverses espèces de pyohémie.

Éruption scarlatineuse.

Signalons aussi l'existence, dans un grand nombre de maladies générales, telles que la fièvre typhoïde, puerpérale, le typhus, la diphthérie, la grippe, d'une roséole ou d'une éruption éphémère, scarlatiniforme ou de miliaires rouges.

Rougeurs cutanées par plaque et par ligne.

On fait naître quelquefois, en pressant la peau qui couvre la partie antérieure de la poitrine et du ventre, des plaques rouges ou des raies de même couleur lorsqu'on appuie avec l'ongle ou un corps dur. L'irritation qu'on détermine ainsi appelle rapidement la congestion dans le système capillaire de la peau. Il faut, pour qu'il en soit ainsi, qu'il existe une prédisposition toute particulière, une sorte de turgescence comme dans la fièvre typhoïde, dans la période d'invasion des exanthèmes, dans les fièvres synoque et sudorale, le rhumatisme, la méningite simple ou tuberculeuse des enfants. Dans la scarlatine, la strie rouge est souvent côtoyée par deux lignes blanches qui contrastent avec elle. On a voulu faire de ces rougeurs cutanées le signe de la méningite ou de la scarlatine ; mais on peut aussi les obtenir dans d'autres maladies. On sait que ces rougeurs apparaissent souvent au début des fièvres catarrhale, synoque, gastrique et bilieuse, et qu'elles sont parfois assez prononcées pour faire croire à l'éruption prochaine d'un exantèhme qui cependant n'a pas lieu (erythème papuleux fébrile).

Cyanose.

Cyanose ; coloration bleuâtre, violacée de la peau (de κύανος, bleu). Nous désignerons sous le nom de *cyanose* les différentes espèces de colorations morbides du tégument externe qui varient du rouge clair à la teinte noirâtre et qui dépendent de l'hyperémie du système capillaire. Ainsi se trouvent exclues du nombre des cya-

Fausse cyanose.

noses des altérations très-différentes par leur nature, par

leur siége et qu'on s'étonne encore de voir confondues dans les traités récents de pathologie générale (1); telles sont les colorations dues : 1° à l'extravasation du sang (ecchymoses, vergetures, pétéchies, apoplexies, gangrène) ; 2° une lésion de sécrétion des glandes sébacées de la peau : dans ce cas la coloration pigmentaire est partielle, limitée aux paupières, au visage ; dans un seul cas elles siégeaient en même temps au cou et à la partie supérieure de la poitrine ; 3° il faut encore en distinguer la coloration ardoisée que présentent les malades soumis à l'usage prolongé dn nitrate d'argent ; 4° on ignore la cause d'une teinte bronzée semblable à celle du mulâtre, que prend parfois le tégument externe et qu'on a attribuée à la maladie des capsules surrénales (maladie bronzée d'Addison). Sans nier absolument l'existence de cette affection fort problématique, il resterait à montrer en quoi consiste le changement de couleur de la peau ; d'ailleurs, si elle consiste en une lésion de sécrétion, elle ne doit pas figurer dans les troubles du système capillaire. Nous ne ferons que mentionner la teinte verte et bronzée que contracte la peau dans certaines espèces d'ictère, et les teintes grisâtre, jaune paille ou verte, qui ne sauraient en imposer pour la coloration cyanique.

Cyanose par stase des capillaires.

La cyanose par trouble de la circulation capillaire, la seule que nous étudions, se lie à l'existence d'un nombre considérable de maladies qui agissent, en définitive : 1° en altérant la composition chimique et la couleur du sang qui reste en partie veineux, c'est-à-dire qui retient

(1) Qui croirait qu'on décrit encore la cyanose parmi les symptômes fournis par l'habitude extérieure du corps à côté des plicatures, des tumeurs et des gerçures (!!) (Chomel, *Pathologie générale*, p. 121, 4e édit., 1856, Paris) ; *ab uno disce omnes.*

le gaz acide carbonique dont il est chargé, et ne prend pas, en échange, l'oxygène de l'air; 2° elles agissent encore, en ralentissant et en arrêtant la circulation du sang dans le système capillaire. Nous allons développer avec soin ce point difficile de physiologie pathologique sur lequel les séméiotiques se taisent complétement, et qu'on aurait peine à comprendre sans une exposition raisonnée de tout ce que les faits physiologiques et pathologiques nous ont appris, dans ces derniers temps.

1° Cyanose par altération du sang.

1° *Cyanose par altération du sang.* On ne doit pas s'exagérer la distinction établie entre le sang noir et le sang rouge. On sait que le sang veineux peut s'écouler noir ou rouge du tissu glandulaire suivant que celui-ci est au repos ou en fonction et qu'il est noir à sa sortie des muscles qui se contractent (expériences de Cl. Bernard) (1). Cette coloration du sang nous fournit de précieux documents sur l'état dynamique et statique des capillaires.

Si le sang, pour une des causes que nous allons indiquer, reste veineux dans le système capillaire, il en résulte une coloration d'un rouge violacé qui peut aller jusqu'au bleu noirâtre et qui est surtout manifeste sur les membranes muqueuses qui tapissent l'entrée des ouvertures naturelles et sur les extrémités périphériques les plus éloignées du centre circulatoire, telles que le nez, les oreilles, les mains, les pieds, etc. C'est donc là qu'il faut chercher les premiers signes de la cyanose; c'est là aussi qu'elle se montre avec toute son intensité et accompagnée de ses symptômes principaux, l'abaissement de

(1) *Leçons sur les propriétés physiologiques et les altérations pathologiques des liquides de l'organisme*, t. I, p. 279 et suiv., in-8°. Paris, 1859).

température, la transsudation de la sueur, la diminution de la sensibilité cutanée, de la contractilité et de la tonicité des tissus.

A. Maladies du poumon.

A. La physiologie nous apprend que c'est dans le poumon qu'a lieu l'échange de gaz entre le sang et l'air, que tandis que le sang lui cède son acide carbonique, il lui prend une proportion déterminée d'oxygène, et de noir qu'il était, il devient rouge à la suite de cet échange. Toutes les maladies du poumon capables d'empêcher cette action chimique amènent nécessairement une cyanose plus ou moins considérable. On trouve en effet ce symptôme dans les affections suivantes : 1° l'asphyxie, qui est constituée essentiellement par la suspension complète ou incomplète des actes physico-chimiques de la respiration ; 2° la pneumonie, surtout lorsqu'elle est étendue ou parvenue au troisième degré ; 3° la bronchite générale et capillaire ; 4° l'emphysème généralisé, principalement quand il est compliqué de catarrhe aigu ou chronique ; l'emphysème extra-vésiculaire produit à plus forte raison et plus rapidement encore la cyanose asphyxique ; 5° la phthisie, surtout quand elle est aiguë et à marche rapide.

B. Maladies du larynx.

B. Tous les obstacles intra ou extra-laryngiens qui gênent la libre entrée de l'air provoquent la cyanose avec une promptitude qui est en rapport avec l'intensité de la cause (laryngite aiguë, croup, œdème de la glotte, phthisie laryngée, corps étranger, anévrisme de l'aorte ou du tronc brachio-céphalique).

C. Des plèvres.

C. La surface sur laquelle se fait l'échange des gaz entre le sang et l'air peut être réduite à un espace très-resserré, nul même, par la compression exercée de dehors en dedans sur le poumon. C'est ce qui a lieu dans les vastes épanchements de la plèvre, ou qui s'effectuent avec une grande rapidité et dans les cas de tumeurs du ventre ou de collection séreuse formée dans cette cavité et qui refoule le diaphragme. La vénosité du sang, prise à un point de vue général, est l'aptitude que possède ce liquide à céder son acide carbonique et à absorber l'oxygène. Or il ne peut plus exercer cette fonction, ou du moins il ne le peut qu'incomplétement, lorsque la disposition anatomique ou plutôt physique du poumon est altérée par une des affections précédentes. Disons que les troubles du système nerveux céphalo-rachidien et trisplanchnique concourent en même temps à produire la cyanose.

D. Cyanose par mélange des deux sangs. Cyanopathie, maladie bleue.

D. Une maladie dont le mode d'action est au fond le même, consiste dans la comunication des deux cœurs ou des deux ordres de vaisseaux qui en partent. Cette lésion détermine le mélange incessant des sang rouge et noir. Ce liquide alors arrive dans les capillaires avec des propriétés mixtes; il en résulte une teinte bleue ou violacée, augmentant sous l'influence de toutes les causes qui rendent plus complet et plus rapide le mélange des deux sangs ou qui provoquent sa stase dans les capillaires (persistance du trou de Botal, du canal artériel, communication entre les deux cœurs ou entre les veines et les artères).

Il faut remarquer que dans la production de cette cyanose on a fait intervenir avec juste raison : A, la gêne de la circulation centrale et capillaire; B, le défaut de stimulation imprimée aux organes par le sang qui leur arrive en partie noir, c'est-à-dire non suffisamment dépouillé de son acide carbonique; etc. Il nous semblerait peu physiologique d'attribuer tous les symptômes de la cyanose, à la gêne mécanique de la circulation, et de ne pas faire jouer le rôle essentiel à l'altération du sang.

E. Diminution de l'influence nerveuse.

E. La cyanose se montre plus fréquement encore dans toutes les maladies qui diminuent ou abolissent la fonction des capillaires. On sait que le sang sort des tissus, des glandes principalement, avec une coloration noirâtre, chargé par conséquent d'une forte proportion d'acide carbonique, excepté lorsqu'il traverse rapidement ces organes, auquel cas il est moins noir et presque rutilant. Or toutes les affections du système nerveux céphalo-rachidien et du trisplanchnique peuvent porter atteinte à la circulation capillaire et amener la cyanose, en diminuant ou en abolissant l'innervation dans une ou plusieurs parties du système glandulaire ou des autres tissus. C'est ce qu'on observe dans l'hémorrhagie cérébrale étendue et grave, dans le ramollissement aigu et chronique, les hémorrhagies méningées, la méningite chronique, l'hydrocéphale congénitale, l'idiotie et l'imbécillité. La teinte livide des pieds et des mains se voit aussi très-fréquemment dans les affections de la moelle épinière. Quelquefois même elle s'établit, avec une telle promptitude, qu'on a lieu de soupçonner que le mal s'étend jusqu'aux racines du nerf pneumo-gastrique. On sait que la section de ce cordon nerveux produit le même effet sur les animaux.

F. Maladies générales.

Un très-grand nombre de maladies générales s'accompagnent de cyanose, parce qu'elles excitent une perturbation profonde dans les deux systèmes nerveux de la vie de relation et de nutrition. Elles suspendent l'influx nerveux dans la plupart des capillaires, sinon dans tous, y rendent le travail de nutrition très-faible, et par conséquent n'y font plus éprouver aussi complétement la combustion dont l'acide carboniqueux est le produit. Le sang alors stagne dans tous les capillaires.

2° Cyanose par obstacle à la circulation du sang.

2° *Cyanose par gêne de la circulation du sang.* Une des causes les plus fréquentes de la cyanose est sans contredit l'altération qu'un grand nombre de maladies ne manquent pas d'amener dans les propriétés hydrauliques du sang. Une ligature appliquée sur la veine principale d'un membre fait naître l'ampliation des veines sous-cutanées, la coloration bleue ou livide et plus tard l'œdème. Même effet dans les capillaires de la face et des membres supérieurs et inférieurs, lorsqu'une altération, capable de gêner le mouvement du sang, vient à se développer sur un des orifices du cœur, à l'embouchure d'une grosse artère ou d'une veine importante. Nous avons déjà montré que le système capillaire, quoique doué d'une contractilité propre, ne peut se débarrasser du sang qui y circule si la propulsion cardiaque ne vient l'aider à surmonter l'obstacle, situé sur un point quelconque du cercle artérioso-veineux. Toutes les maladies du cœur, à une période avancée, ont pour symptômes la cyanose partielle ou générale. C'est pour remédier à la gêne de la circulation que le cœur s'hypertrophie et redouble de vigueur. Lorsque l'artère principale d'un membre cesse de livrer passage au sang, les capillaires ne peuvent plus se débarrasser de ce liquide ; de là une cyanose intense, et bientôt une couleur livide et noire, précurseur de la gangrène. Dans ce cas, l'affaiblissement de la propulsion cardiaque produit le phénomène que nous étudions.

Maladies du cœur.

Ainsi, plusieurs genres de causes interviennent pour causer cette coloration : 1° le trouble hydraulique de la circulation du sang ; 2° la diminution de la contractilité du cœur ; 3° la stase du sang, qui perd de plus en plus ses qualités chimiques et par conséquent ses propriétés stimulantes ; 4° enfin l'excitabilité des nerfs qui est atteinte à son tour. Aussi, l'affaiblissement de la circulation capillaire et la cyanose se présentent-ils presque constamment dans la dernière période des maladies aiguës et chroniques.

3° *Cyanose par lésion complexe de la circulation et de l'innervation des capillaires.* La clinique nous apprend tous les jours que la cyanose ne saurait être attribuée toujours à une seule des causes que nous venons d'étudier, et qu'il faut faire la part de leur action combinée. Telle est la nature de la cyanose dans le choléra, si terrible dans ses effets, si fécond en enseignements divers. L'altération du sang, sa stase dans les capillaires frappés d'inertie et paralysés, le ralentissement de toute la circulation, l'affaiblissement extrême des contractions cardiaques, la suspension du pouvoir absorbant des vaisseaux, le froid de la mort et une déperdition très-grande des liquides par l'intestin et la peau : voilà les caractères de cette cyanose qui résume à elle seule tous les troubles de la circulation capillaire et générale. Ajoutons que la sidération qui s'empare du système nerveux cérébral et splanchnique, qu'elle soit primitive ou consécutive à l'altération du sang, doit arrêter les mouvements qui s'effectuent dans tous les vaisseaux capillaires.

3° Cyanose produite par l'action complexe des trois ordres de causes.

Cyanose cholérique.

D'autres maladies dont le mode d'action nous échappe et qui portent soit sur le sang, soit sur le système nerveux, ont pour symptôme la cyanose. On l'observe dans les formes graves des exanthèmes, de la rougeole, de la scarlatine, de la variole, lorsque l'éruption se fait mal ou dans la période de desquammation. Cette teinte livide due à une forte hyperémie des capillaires à l'altération

Cyanose des maladies générales.

du sang est, en général, d'un mauvais augure. Elle se voit sur les membres et à la face; dans le typhus grave, dans la fièvre typhoïde à forme pectorale ou adynamique vers son déclin; dans la fièvre puerpérale et dans l'ictère grave.

Cyanose dans quelques maladies locales.

Elle est encore le symptôme de quelques maladies locales, de la péritonite puerpérale ou par perforation de l'intestin, de la phlébite avec pyohémie, de la phlébite oblitérante et de la suppression menstruelle. On l'observe partiellement sur la peau des membres, dans les points où l'érythème noueux est en voie de résolution et sur les jointures qui sont le siége de la goutte. La cyanose des membres et du visage se montre plusieurs jours avant la mort chez ceux qui meurent par le cœur et le poumon (affection cardiaque, pneumonie, phthisie, catarrhe chronique; emphysème; vaste épanchement thoracique); ou quand le système nerveux a perdu son empire sur l'hématose pulmonaire, et qu'alors le sang chargé d'acide carbonique arrive dans cet état dans les capillaires généraux.

Symptômes de la cyanose.

Caractères de la cyanose. La teinte bleue et violacée de la peau a son siége manifeste dans le réseau capillaire du derme gorgé de sang, ainsi que dans les vaisseaux sous-cutanés. Elle s'accompagne souvent de congestions viscérales du même genre. Elle ne s'efface que pendant quelques secondes, lorsqu'on vient à presser fortement sur la peau; souvent même il est impossible de la faire disparaître quand elle existe depuis quelque temps. On pourrait la confondre avec la couleur noire des hémorrhagies sous-épidermiques; mais outre que la cyanose ne présente jamais ces dégradations de couleur qui viennent autour des ecchymoses et des taches hémorrhagiques, elle n'est jamais bornée comme ces dernières a une partie circonscrite, mais au contraire diffuse, et occupant presque toujours à la fois le visage, les ouvertures naturelles et les extrémités. La position élevée du membre fait disparaître ou diminue l'intensité de la couleur; au contraire le froid, la position déclive, en attirant le sang vers les points cyanosés, augmente la congestion et la teinte livide qui en dépend.

Des hémorrhagies.

Hémorrhagies. De même que l'hyperémie des capillaires, au point de vue de la séméiotique, se rattache à l'étude des maladies locales et générales, de même la sortie du sang hors de ses vaisseaux est souvent liée aux mêmes causes pathogéniques. Quand le praticien se trouve en présence d'une hémorrhagie, il doit chercher : 1° si elle est *symptomatique* d'une maladie des organes circulatoires ou du sang; 2° si elle dépend d'un simple trouble dynamique (hémorrhagie sympathique et idiopathique). Chacune de ces hémorrhagies, quel que soit son siége, est caractérisée par des symptômes que nous avons décrits dans une autre partie de ce livre, avec les plus grands détails (t. II, p. 353). D'ailleurs, elles ne sauraient être envisagées comme symptômes, si ce n'est quand la peau ou les fosses nasales en sont le siége; nous avons donc à étudier les hémorrhagies cutanées et l'épistaxis comme signes de maladie.

De l'ecchymose.

Des hémorrhagies cutanées. De l'ecchymose et de la pétéchie. Si l'arbitraire le plus complet existe au sujet des définitions qu'on a données des mots *ecchymose* et *pétéchie*, on doit s'en prendre à ce qu'on s'est arrêté à des différences fugaces et variables de couleur, de forme, d'étendue, tandis qu'il fallait ne tenir compte que du siége et surtout des causes qui sont les mêmes pour tous les épanchements sanguins. Le nom générique d'*ecchymose* (dérivé de ἐκχυμόω, extravaser), doit servir à désigner toute espèce d'épanchement de sang dans le derme ou à sa surface, quelle que soit la forme de la coloration pathologique. L'expression d'*hémorrhagie cutanée* lui serait préférable.

De la pétéchie. On a désigné plus spécialement par *pétéchies* les petites taches circulaires, rouges ou bleuâtres, semblables à des piqûres de puce, qui sont dues à l'extravasation du sang à la surface du derme. Souvent on trouve, en même temps que ces taches hémorrhagiques, des stries, des plaques irrégulières, des croix, des vergetures, en un mot des ecchymoses de forme très-différente. Quelquefois enfin le sang s'épanche dans le tissu cellulaire sous-cutané, puis s'endosmose dans la peau et la colore en noir, en bleu, en jaune; autre cause de coloration sanglante du tégument externe.

Des taches bleues cutanées. Il est une autre ecchymose qui se présente sous forme de taches, tantôt séparées les unes des autres, tantôt réunies en groupe, au nombre de quatre ou cinq. Ces taches sont arrondies, un peu déprimées au-dessous de la peau ambiante, d'un bleu ardoisé si clair qu'on a souvent quelque peine à les apercevoir. Elles ne s'effacent pas sous la pression du doigt, et en enlevant l'épiderme à l'aide des vésicatoires, ainsi que nous l'avons fait plusieurs fois, on ne découvre aucune hémorrhagie à la surface du derme. On peut donc conserver quelque doute sur la cause de cette coloration morbide. Elle occupe la paroi antérieure de la poitrine, du ventre et plus rarement la partie interne et antérieure des cuisses, les lombes et les membres supérieurs.

Les caractères communs à toute les hémorrhagies de la

peau consistent dans les dimensions variables des taches sanglantes, la persistance de la coloration lorsqu'on cherche avec le doigt à expulser le sang combiné avec les tissus, dans les variations de la couleur qui passe du rouge au bleu et au jaune, à mesure que la matière colorante du sang se dissout et s'étend davantage entraîné, au loin, par l'absorption ; enfin, dans l'absence de toute desquammation ou d'autre lésion de texture de la peau et de l'épiderme.

Grâce aux progrès de la science, on peut aujourd'hui mettre quelque méthode dans l'étude des causes qui produisent les hémorrhagies cutanées et les rapporter à un nombre bien déterminé de maladies. Elles sont : **Causes des hémorrhagies cutanées.**

1° Le symptôme ordinaire d'une altération du sang qui consiste surtout dans une diminution de la quantité normale de fibrine. On l'observe dans les affections scorbutiques, le purpura et toutes les maladies dont l'altération du sang est l'élément essentiel, telles que la fièvre jaune, les maladies du foie, la peste, la fièvre puerpérale, la diphthérie, les diathèses et les cachexies. **1° Altération du sang.**

Quelquefois les pétéchies constituent le symptôme principal de la maladie, sinon la maladie même, comme dans le *purpura simplex* exempt de fièvre ; et encore faut-il le rattacher à une altération du sang, quoique la proportion normale de la fibrine ne soit pas changée. Il n'en est plus de même dans la maladie tachetée de Wherloff, qui appartient à la classe des typhus. L'altération du sang a été positivement établie par l'analyse, et la clinique le prouverait au besoin. On sait que l'ecchymose est très-rare dans la fièvre typhoïde et fréquente dans le typhus contagieux. La tache bleuâtre dont nous avons parlé précédemment se montre dans les fièvres gastriques simples **Des pétéchies dans les typhus.** **Taches bleues dans les fièvres gastriques épidémiques ou sporadiques.**

ou continues et dans les rémittentes bilieuses. Nous les avons constatées un assez grand nombre de fois dans ces fièvres, qui ont été très-fréquentes, depuis quelques années, dans les hôpitaux de Paris. Ces taches sont rares dans la fièvre typhoïde, qu'elles ne peuvent servir à caractériser.

2° Maladie du solide.

2° Certaines maladies locales du solide et des capillaires qui s'y distribuent, s'accompagnent d'hémorrhagie cutanée. On sait que l'hémorrhagie est un acte pathologique très-rapproché de l'inflammation et qui lui succède dans certains tissus très-fragiles, par exemple, le cerveau (ramollissement hémorrhagique), la rate, le poumon, A la peau il se montre dans l'urticaire (*purpura urticans*), dans l'érythème noueux, plus rarement dans les exanthèmes, et alors il annonce une altération concomitante du sang (scarlatine, variole, rougeole, érysipèle, etc.).

Les ecchymoses sont rarement liées à la phlegmasie franche.

Ils sont les symptômes fréquents des gangrènes de la peau.

On le retrouve dans les points de la peau qui se mortifient par l'effet d'une artérite, dans les cas de gangrène par cause générale, comme à la suite de la pénétration du venin de la vipère, ou enfin de quelques agents chimiques appliqués sur la peau. Nous citerons parmi ces agents le sulfate et l'arséniate de cuivre et le tartre stibié, que nous avons plus spécialement expérimentés.

On ne peut se refuser à admettre que l'apparition de pétéchies se rattache, dans quelques cas rares, à une violente perturbation du système nerveux cérébro-spinal. Nous avons observé ce phénomène sur deux hystériques. La suppression des règles et les fréquentes hématémèses qui existaient chez ces malades ont eu certainement une grande part au développement des pétéchies.

En résumé, la manifestation d'une hémorrhagie cutanée doit porter le praticien à croire qu'il existe une maladie générale du solide ou du sang, et ce n'est que lorsqu'il s'est assuré que cette cause ne peut expliquer l'hémorrhagie qu'il doit la chercher dans une lésion de la peau et de son système capillaire sanguin.

Des hydropisies.

Hydropisies. Un autre acte pathologique essentiel qui a également son siége dans le système capillaire consiste dans l'extravasation de la sérosité du sang et l'épanchement de ce liquide dans le tissu cellulaire des organes ou dans les cavités séreuses (hydropisie). La sérosité qui s'écoule ainsi diffère par sa composition chimique de celle qui fait partie intégrante du sang.

Leur siége fait reconnaître la maladie qui les provoque. Hydropisies partielles;

Le siége de la suffusion séreuse offre un moyen précieux de reconnaître la nature et la cause de la maladie dont elle est le symptôme ; si elle est bornée à une cavité splanchnique, à un membre ou à une partie limitée d'un membre, on est sûr que la cause est locale. La phlegmasie, l'irritation sécrétoire, la compression déterminée par le développement d'un produit morbide homologue ou hétérologue, dans le voisinage d'une membrane séreuse, suffisent pour causer un flux séreux. Telle est même la cause la plus fréquente de l'hydropisie, de la plèvre, des méninges et du ventre (tubercule de la plèvre, de la pie-mère, du péritoine, etc.), et de l'infiltration du tissu cellulaire sous-cutané (érysipèle, érythème, brûlure), etc.

dues à une maladie des veines.

Viennent ensuite les hydropisies produites par une maladie des veines ou par toute autre affection capable de ralentir ou d'empêcher la circulation du sang noir dans ses vaisseaux propres. Cette cause d'hydropisie est si fréquente que c'est à elle qu'il faut songer d'abord quand on rencontre une suffusion séreuse. Nous avons indiqué dans une autre partie de cet ouvrage toutes les maladies dont elle est le symptôme (t. II, p. 487); nous devons y renvoyer le lecteur afin de ne pas nous répéter.

La tumeur séreuse limitée a reçu le nom d'*œdème* lorsqu'elle occupe les membres, celui d'*ascite*, d'*hydrothorax*, d'*hydrorachis*, d'*hydrocéphale*, d'*hydarthrose*, lorsqu'elle siége dans la poitrine, les cavités rachidienne, cérébrale et articulaire.

Hydropisie générale; symptomatique A, d'une maladie locale.

L'anasarque est l'hydropisie générale du tissu cellulaire sous-cutané. Les deux maladies qui la produisent sont celles du cœur et de Bright, ou plutôt la déperdition symptomatique et idiopathique de l'albumine du sang. La lésion rénale ne cause l'anasarque qu'en enlevant au sang une portion de son albumine; c'est donc en réalité la maladie du sang qui est la cause de l'hydropisie. On peut en citer pour preuve l'anasarque qui se développe sous l'influence de la destruction spontanée ou de la non-formation de l'albumine du sérum, sans lésion appréciable du solide. Les maladies du cœur, en troublant profondément la circulation générale et surtout celle des capillaires, forcent le sérum à transsuder à travers les parois vasculaires.

B, d'une maladie du sang.

L'anasarque et les collections séreuses splanchniques, qui se forment en même temps ou successivement, se rencontrent dans les maladies du sang produites par l'inanition, dans la leucémie, la cachexie paludéenne et toutes les causes qui paraissent s'attaquer à l'albumine du sang. Elles agiraient, suivant les auteurs, d'une manière toute physique; mais nous avons lieu de croire que leur action ne se borne pas là et que la composition du sang est altérée dans les capillaires. Nous avons dit que la sérosité hydropique n'a pas la même composition chimique que le sérum du sang; il faut donc qu'il se passe dans les capillaires une action spéciale qui modifie la composition du sérum et trouble les fonctions de sécrétion et d'absorption. L'hydrémie, c'est-à-dire l'accroissement des quantités d'eau dans le sang, ne peut jamais produire l'hydropisie. On devra donc supposer l'existence d'une autre cause morbifique lorsque ce symptôme paraîtra dans la chlorose ou l'anémie.

L'hydropisie réprésente dans quelques cas rares et encore mal déterminés un flux idiopathique de sérosité, une hypercrinie, une lésion de sécrétion tantôt essentielle, tantôt supplémentaire de quelque flux supprimé ou diminué. L'œdème des nouveau-nés, les hydropisies métastatiques et par trouble de l'innervation appartiennent à cette classe d'hydropisies. (Voyez t. II, p. 499.)

Gangrène. C'est encore dans les capillaires que se passe le travail morbide qui produit la gangrène ; mais tandis que l'hydropisie paraît avoir son siége plus spécial dans la partie veineuse du système capillaire et porte à croire que la cause morbifique agit plus spécialement sur elle, la gangrène, au contraire, semble être sous l'empire d'une lésion de la partie artérielle du système capillaire. L'artérite en est la cause la plus fréquente. (Voyez *Gangrène*, t. II, p. 555.) On peut considérer comme problématique l'existence de la gangrène par oblitération veineuse. Quand les gangrènes sont multiples, elles se rattachent à une cause générale et ne sont que les effets d'une maladie qu'il faut placer dans le sang ou dans une intoxication spécifique (*loc. cit.*, p. 557).

Gangrène.

Gangrène unique ou multiple.

La gangrène partielle *limitée* à un tissu est le symptôme de la phlegmasie oblitératrice ou spécifique d'une artère ou d'une lésion qui porte obstacle à la libre circulation du sang artériel, comme un anévrisme ou la compression exercée par une tumeur, et par la ligature des vaisseaux. Les gangrènes extensives (phagédénisme) ou

Gangrène limitée ou disséminée.

disséminées, et surtout celles qui gagnent de proche en proche ou se multiplient, en différents points, ne peuvent tenir qu'à une cause générale (typhus, fièvre typhoïde et puerpuérale, pourriture d'hôpital, gangrène de la bouche, diphthérie, scarlatine, rougeole maligne, peste). Cependant un agent spécifique inséré dans les tissus peut également déterminer une gangrène extensive; c'est ce qu'on observe dans le charbon, la pustule maligne, le chancre phagédénique.

Gangrène sèche et humide.

On reconnaît la gangrène à la lésion des propriétés physiques de l'organe mortifié, telle que la couleur, l'odeur, le degré d'humidité et surtout le ramollissement porté parfois jusqu'à la liquéfaction du solide. On a distingué une gangrène humide et une sèche ou momifique (gangrène par artérite, sénile); une gangrène *blanche* qui frappe spécialement la peau (voyez t. II, p. 540). Ces distinctions n'ont point d'importance au point de vue du diagnostic; elles se rencontrent dans les mêmes conditions pathologiques. Quelquefois les organes sont rouges, infiltrés de sang, et il est difficile de dire si la lésion est une gangrène ou une hémorrhagie. Ordinairement c'est la gangrène qui s'est développée d'abord et qui entretient l'épanchement du sang (gangrène pulmonaire, scorbutique, diphthéritique, etc.). Dans plusieurs maladies la mortification se trouve associée à la formation de fausses membranes comme dans les angines maligne et croupale, dans la diphthérie. Nous avons présenté l'histoire complète de toutes ces conditions morbides dans une autre partie de ce livre (t. II, p. 539); nous devrions seulement marquer ici la place de la gangrène comme symptôme.

CHAPITRE VI.

SYMPTOMES TIRÉS DE L'ÉTUDE DU SANG.

L'étude clinique du sang ne doit pas comprendre l'histoire particulière des altérations que subit ce liquide dans la pléthore, la chloro-anémie, la leucémie ou l'urémie. Les auteurs qui ont renfermé dans leur livre de pareilles descriptions, n'ont pas remarqué qu'ils faisaient ainsi de la pathologie spéciale, ou tout au moins qu'ils étudiaient le sang comme élément de maladie; or le sang ne doit pas être envisagé sous ce point de vue dans une séméiotique. Nous avons indiqué ailleurs son rôle dans la production des maladies; nous supposerons également connus l'état physiologique du sang et les altérations complexes qui appartiennent à chaque maladie pour ne nous occuper que de ce qui a trait à la séméiotique (voyez t. I, p. 531).

Divisions.

Divisions. Il faut adopter un ordre qui soit d'une application facile à la clinique; or la première étude qu'il convient de faire porte : 1° *sur les propriétés physiques du sang*, telles que A, sa quantité; B, sa couleur; C, sa température; D, sa coagulabilité; 2° *sur ses propriétés chimiques.* Celles-ci comprennent les proportions diverses de chaque élément constitutif : 1° globules; 2° fibrine; 3° eau; 4° albumine; 5° quantité de sels. 3° *Une autre altération du sang* consiste dans la présence d'un principe qui ne s'y trouve pas normalement et qui peut être homologue ou hétérologue (caséine, cholestérine, pus, cancer, entozoaire).

Symptômes fournis par les propriétés physiques du sang.

1° **Symptômes tirés de l'examen des propriétés physiques du sang.** Les plus grands observateurs ont été frappés du rapport intime qui existe entre le sang et les diverses maladies. Avant même que sa composition chimique fût connue ils étaient convaincus qu'un liquide qui va se mettre en conflit avec la substance d'un organe malade, doit subir des modifications qui révéleront le siége et la nature de la maladie. Telle est l'idée fondamentale qui a excité l'ardeur légitime de tous ceux qui se sont occupés d'hématologie jusque dans ces dernières années. Le plus ordinairement ils se contentaient d'étudier les changements physiques qui surviennent dans la couleur, la densité du sang et du caillot de la saignée. S'ils n'en ont pas tiré toute la lumière désirable, c'est qu'ils ignoraient la composition chimique de ce liquide, la nature de chacun de ses éléments et le rôle qu'ils jouent dans l'état normal et morbide. L'étude clinique des propriétés physiques du sang sur lesquelles nos prédécesseurs se sont souvent trompés, tire toute sa valeur de la connaissance approfondie des propriétés chimiques de ce liquide. Si nous commençons par l'examen des propriétés physiques, c'est uniquement parce qu'il est plus facile de les constater sur le sang de la saignée que de recourir à une analyse chimique toujours fort longue, mais répétons que, pour bien comprendre ces changements physiques, il faut connaître les altérations des propriétés chimiques de ce liquide.

Quantité de sang.

A. *Quantités du sang*. On ignore si les quantités de sang varient dans l'état de santé ; on a supposé qu'elles sont plus grandes pendant la digestion. On a également admis qu'elles sont accrues dans la pléthore, et que la réplétion apparente du système vasculaire (artères et veines) l'indique suffisamment. Il est difficile, en effet, de ne pas croire que les maladies avec consomption lente ou rapide ne diminuent pas la proportion du sang contenu dans le corps humain. La vacuité des vaisseaux, l'effacement des capillaires et la décoloration de tous les tissus caractérisent cette diminution (anémie, inanition dans les maladies).

Couleur du sang.

B. *Couleur.* On a donné généralement comme caractère des sangs veineux et artériel, la coloration noire du premier, rutilante ou vermeille du second. Le sang de retour, le sang chargé d'acide carbonique, le sang veineux en un mot sort noir des organes. Burdach a écrit depuis longtemps que le sang est vermeil lorsque la sécrétion et la nutrition sont augmentées. M. Cl. Bernard a confirmé cette opinion du physiologiste allemand. Il a montré, à l'aide d'expériences, que le sang offre une couleur vermeille, artérielle, en sortant des glandes lorsqu'elles fonctionnent activement et qu'il reste noir pendant que l'organe est au repos : il n'en est plus de même dans les muscles d'où il s'échappe avec une couleur foncée pendant la contraction (1). Quoi qu'il en soit, la couleur que présente le sang au sortir d'un tissu ou d'un vaisseau indique assez exactement sa source : s'il provient d'une artère ou des capillaires, il est vermeil ; noir lorsqu'il est fourni par les veines.

Artériel et veineux suivant que les organes sont en activité ou en repos.

On ne peut apprécier les divers degrés de coloration du sang que par l'inspection de ce liquide au moment où il sort de la veine, pendant la saignée, des capillaires pendant l'application des ventouses, ou par l'examen du sang menstruel qui offre aussi de précieuses indica-

(1) *Leçons sur les propriétés physiologiques et sur les altérations pathologiques des liquides de l'organisme*, t. 1, p. 330, in-8°. Paris, 1859.

tions séméiotiques. Les hémorrhagies nous fournissent un moyen facile d'apprécier la couleur et la plasticité du sang qui s'échappe par les ouvertures naturelles (épistaxis, hématémèse, hémoptysie).

Cause de la coloration : 1° Physiologie.

Les hommes vigoureux, sanguins, pléthoriques ont un sang noir, épais, poisseux, tandis qu'il est rose, clair et fluide chez les sujets débiles, nerveux, convalescents ou affaiblis par une cause quelconque : ce qui tient à la quantité plus grande de globules chez les premiers, moindre chez les seconds. La quantité de fibrine ou de tout autre élément est étrangère à cette coloration. S'il est bien établi que la principale différence entre les deux sangs tient à la présence d'une quantité plus grande d'acide carbonique dans le sang veineux, ou plutôt à la proportion plus forte de ce gaz par rapport à la quantité d'oxygène, on sera porté à croire que la nutrition se fait mal quand on trouvera le sang veineux, en quelque sorte artérialisé. On connaît l'expérience qui consiste à couper la branche nerveuse du grand sympathique qui se rend à un tissu. Le sang en sort vermeil et redevient noir quand on électrise le nerf coupé, c'est-à-dire quand on rend à l'organe l'excitation qui lui est indispensable pour accomplir sa fonction. Voici quelques applications de ces principes généraux à la séméiotique.

2° Causes pathologiques coloration claire, vermeille.

Le sang sort rutilant de la veine au point qu'on peut croire à la blessure de l'artère : 1° chez des sujets qui tombent en syncope par frayeur ou par toute autre cause (Hunter) ; 2° à la fin d'une saignée trop copieuse ; 3° chez les individus qui ont été saignés un grand nombre de fois ; 4° dans toutes les maladies où l'innervation est diminuée ou momentanément suspendue ; 5° dans tous les cas où le sang est altéré dans son élément globulaire surtout dans la chlorose, l'anémie, les cachexies, les névroses, la convalescence, la leucémie, l'albuminurie, etc. On peut reconnaître l'état chlorotique chez la femme, à la diminution de quantité du sang menstruel, à la décoloration de ce liquide qui ressemble à de l'eau rougie, aux anneaux d'un rouge sale qu'on aperçoit sur les linges imprégnés de ce sang. 6° Telle est encore sa couleur dans les pyrexies, dans la fièvre typhoïde, le typhus, les exanthèmes graves, les affections gangréneuses, le croup, la diphthérie ; dans tous ces cas le sang hémorrhagique menstruel et de la saignée est diffluent, très-pâle ou d'un rose vermeil. 7° Nous signalerons encore ces mêmes phénomènes à l'époque de la puberté chez la femme et chez l'homme ; dans ce cas c'est surtout par les fosses nasales ou par la bouche que se fait l'écoulement d'un sang séreux (épistaxis, hémoptysie).

Sang pauvre.

On peut établir que le sang est pauvre lorsqu'il est d'un rouge vermeil, d'un rose clair ou d'une teinte sale qui le fait ressembler à une eau faiblement rougie ou violacée ; lorsqu'en même temps il est diffluent, aqueux, c'est-à-dire semblable à du sérum à peine coloré. Il reste quelquefois fluide, parfois aussi se coagule très-vite et le caillot s'entoure d'une couche jaune de sérum. A la vue d'un sang altéré de cette manière, on doit affirmer qu'il existe une maladie générale.

Coloration noirâtre du sang.

Le sang noir, épais, poisseux, consistant se voit lorsqu'une cause empêche le sang d'échanger son gaz acide carbonique avec l'air atmosphérique et de recevoir l'oxygène qui doit l'artérialiser ; or, c'est ce qui a lieu dans toutes les maladies des voies respiratoires ou circulatoires qui altèrent l'hématose et gênent la circulation du sang. L'asphyxie, l'emphysème, la bronchite généralisée,

Maladies qui les produisent.

capillaire surtout, la pneumonie lobulaire étendue et les lésions des orifices cardiaques sont les causes ordinaires de cette coloration du sang. Rappelons qu'on l'observe aussi lorsqu'un trouble de l'innervation, du trisplanchnique ou du pneumo-gastrique altère brusquement ou lentement les fonctions d'hématose (hémorrhagie cérébrale, myélite, foudroiement). Rien de plus commun que cette coloration noire du sang dans la fièvre intermittente pernicieuse, la diphthérie, le typhus, le charbon, la peste, la fièvre jaune, les épizooties et surtout dans le choléra-morbus. Il offre dans cette dernière affection une couleur d'un noir foncé qui constitue un des meilleurs signes de la maladie. Nous ne connaissons pas la cause chimico-physique de ce changement de couleur, et en disant que le sang n'est ni oxygéné ni décarbonisé, nous ne fournissons pas une explication bien claire du phénomène. On sait seulement que la proportion des globules rouges n'est pas augmentée; celle des sels est diminuée dans le choléra.

Sang blanc, laiteux. La coloration grisâtre, laiteuse, blanchâtre ou opaline du sang qui s'écoule par une veine, ou plutôt de son sérum, est due, non pas à la présence du lait comme on l'avait supposé, mais à des matières grasses, en plus forte proportion qu'à l'état normal (Christison). On l'a cependant rencontrée, surtout dans la maladie de Bright, la chlorose, les cachexies, dans le sang de la digestion.

Température. C. *Température.* On sait aujourd'hui, d'une manière positive, que la température du sang n'est pas la même dans toutes les parties du corps. MM. Cl. Bernard et Walferdin ont trouvé qu'elle atteint son maximum dans la veine cave inférieure au confluent des veines sus-hépatiques, et qu'elle est plus élevée dans le ventricule droit que dans le gauche ; dans l'artère d'un membre plus que dans la veine.

On ignore entièrement la cause des modifications que subit la température du sang soit dans les organes malades soit dans les parties plus éloignées du siége de la maladie. Il faudrait instituer des expériences délicates pour déterminer si le sang est plus chaud ou plus froid qu'à l'état normal dans certaines maladies, telles que l'algidité, le choléra, les inflammations, etc. Ce n'est pas en recevant le sang d'une saignée sur la boule d'un thermomètre, ou en faisant d'autres expériences aussi imparfaites, qu'on peut résoudre une pareille question.

D. *Consistance.* Le sang qui s'écoule par la veine offre parfois une diffluence extrême ; dans d'autres cas il est épaissi : il ressemble à de l'eau rougie noire et visqueuse, et s'échappe difficilement des vaisseaux. On a beaucoup écrit autrefois sur l'épaississement du sang. La théorie Boerhavienne a joui d'une grande vogue et servi à expliquer l'inflammation et la fièvre. Les sangs riches en globules ou en fibrine représentent les deux espèces de sang qui pourraient retenir le nom de sang épais, visqueux. Celui qui est diffluent et séreux ne renferme qu'une minime proportion de fibrine ou de globules. On trouve l'épaississement du sang porté à un haut degré dans le choléra, l'asphyxie, dans les affections qui gênent l'hématose pulmonaire (emphysème, maladies du cœur), à la suite d'une déperdition grande et rapide du sérum du sang, dans le typhus, les fièvres paludéennes, et surtout dans les inflammations. L'augmentation de consistance du sang, surtout lorsqu'elle se rattache à l'inflammation, peut-elle donner lieu à la formation de caillots dans le cœur et les veines, peut-elle aller jusqu'à la provoquer pendant la

Consistance.

Augmentée.

vie ou dans les heures qui précèdent la mort? Cette embolie dont on a composé une histoire si fantastique est encore à démontrer : mais ce n'est pas le lieu d'agiter cette question.

Diminuée.

La fluidité plus grande du sang se remarque dans toutes les maladies qui s'attaquent à l'élément fibrineux ou globulaire, telles que le purpura, le scorbut, la fièvre intermittente, la fièvre jaune et la cachexie, dont on pourrait presque affirmer l'existence lorsqu'on voit le sang sortir vermeil et liquide par l'ouverture d'une veine, par le nez, par les capillaires divisés accidentellement ou brisés par l'hémorrhagie.

Nous ne faisons que mentionner la *saveur et l'odeur* du sang, parce qu'il est impossible d'en retirer aucune espèce de donnée importante pour la séméiotique.

Coagulation du sang.

E. *Coagulation du sang.* Les recherches récentes dont la composition chimique du sang a été le sujet, sans dissiper entièrement l'obscurité qui couvre encore plusieurs points de la séméiologie hématologique, ont cependant révélé la cause d'un grand nombre de phénomènes mal connus jusqu'à ce jour et spécialement de la coagulation du sang. Bornons-nous à étudier ce qui a un rapport direct avec la séméiologie. Nous avons exposé ailleurs les phénomènes propres à cette coagulation du sang (t. I, p. 545).

Utilité des études de l'altération.

Quoique la valeur des propriétés physiques du sang ait été réduite dans ces derniers temps à de faibles proportions, elle mérite cependant d'être prise en sérieuse considération par le praticien, qui y trouvera un moyen rapide et commode de découvrir les altérations du sang qu'une analyse chimique fort délicate et toujours longue pourrait seule lui faire connaître. S'il sait se mettre à l'abri des causes d'erreur que nous avons signalées (t. I, p. 550), il tirera de l'examen du caillot des signes qui, sans avoir la même rigueur que ceux fournis par l'analyse chimique, lui suffiront, dans la plupart des cas, pour asseoir un diagnostic rapide et général et rectifier quelques erreurs.

Phénomènes de la coagulation du sang.

En se coagulant dans un vase, le sang se sépare en deux parties distinctes ; une liquide ou sérum, une solide qui surnage l'autre et qu'on appelle *caillot* ou *cruor*. Celui-ci est composé : 1° de la fibrine qui gagne en partie la face supérieure du caillot, pour y constituer la couenne ; 2° des globules qui en forment la plus grande portion avec le reste de la fibrine, dans les mailles de laquelle les globules et le sérum restent emprisonnés. La cause de la coagulation est la propriété qui n'appartient qu'à la fibrine, de passer, de l'état liquide où elle est dans le sang vivant, à l'état solide lorsqu'elle est sortie des vaisseaux. Nous ne pouvons rechercher ici la cause de la coagulation du sang ; malgré les travaux les plus recommandables entrepris sur cette matière, on ne la connaît pas encore bien. Mais il suffit pour l'étude clinique qu'on soit d'accord sur la réalité d'un certain nombre de faits irrécusables et qui se présentent toujours de la même manière. Voici ces faits : 1° la totalité de la fibrine du sang normal se trouve dans le caillot ; 2° la totalité des globules sanguins est interceptée dans les mailles de ce caillot ; 3° l'albumine, les sels et les matières grasses, existent en dissolution dans l'eau qui constitue le sérum du sang. Dans le cadavre du sang que représentent le caillot et le sérum, les phénomènes se disposent toujours ainsi que nous venons de le dire pourvu que la composition du sang soit normale. S'ils viennent à changer on doit supposer qu'il existe une maladie primitive ou consécutive du fluide sanguin. Voici ce que le praticien doit rechercher dans l'inspection du caillot : 1° il

La cause.

Propriétés physiques du cruor.

est volumineux ou petit et fortement rétracté; 2° consistant, mou ou diffluent; 3° la fibrine est rassemblée : A en presque totalité, à la face supérieure du caillot; B répartie dans toute son étendue; C absente; 4° les globules et la matière colorante sont contenus dans le caillot ou dans le sérum; 5° le sérum est abondant ou en petite proportion.

Volume du caillot augmenté; diminué.

1° *Volume du caillot.* La fibrine en se coagulant constitue la totalité du caillot. La propriété qu'elle a de revenir sur elle-même, de se contracter fortement de manière à n'occuper qu'un très-petit espace, à la manière du gluten des farines, sert à expliquer toutes les variétés de volume et de forme du cruor. En effet, si la quantité de fibrine est accrue, d'une manière absolue ou relative, comme dans les inflammations et l'anémie, le caillot est petit, ferme, résistant et vient occuper la partie supérieure du vase qui renferme le sang; presque constamment aussi la fibrine en couvre la surface sous forme d'une couche plus ou moins épaisse appelée *couenne* du sang; nous allons revenir sur ce phénomène. Dans les conditions inverses le caillot est volumineux, mou, friable; souvent il supporte à peine son poids, de telle sorte qu'il se déchire quand on veut le sortir du vase. Le sérum très-abondant autour du caillot petit et rétracté, est, en très-minime proportion, quand le caillot a un grand volume.

Un caillot petit indique un sang plastique, c'est-à-dire riche en fibrine; un caillot volumineux indique un sang pauvre en fibrine abondamment pourvu de globules ou de sérum, ou renfermant des matières septiques, virulentes, du pus, etc.

Maladies indiquées par un caillot petit, rétracté.

Il résulte de ce qui précède que les médecins ont eu raison de considérer le caillot petit, rétracté, fibrineux, comme le signe d'un sang plastique, et parconséquent des inflammations ; mais à côté de cette grande vérité sè trouve une erreur facile aujourd'hui à réparer. Les mêmes observateurs voyant un caillot qui offrait les mêmes propriétés physiques dans certaines maladies telles que la chlorose, l'anémie, l'intoxication saturnine ou paludéenne, en ont conclu, à tort, qu'il existait toujours une phlegmasie, chaque fois qu'on trouvait ce sang riche et plastique et qu'on devait recourir à l'emploi de la saignée. On peut dire aujourd'hui qu'un caillot de petite dimension, dense, résistant, couenneux à sa surface, se lie à un travail phlegmasique, aux congestions et aux hémorrhagies qui dépendent de ce travail ; mais que cette même altération physique du caillot se voit dans les nombreuses maladies du solide ou du sang, qui diminuent le nombre des globules (chloro-anémie, cachexie, albuminurie, etc.). On peut donc rencontrer un caillot petit, rétracté, très-consistant dans la pneumonie, le rhumatisme, aussi bien que dans l'anémie et la chlorose après des hémorrhagies répétées, en un mot dans des maladies très-différentes par leur nature et leur siége. Une fois prévenu, le praticien saura surmonter les difficultés qu'offre l'inspection du sang, et même en tirer un grand parti pour les études cliniques.

Maladies indiquées par un caillot volumineux.

Nous avons dit que le caillot contient les globules sanguins qui, pendant la coagulation, descendent par leur propre poids vers la partie inférieure du vase ou sont retenus par la fibrine qui les rassemble comme dans un réseau. S'ils sont plus nombreux qu'à l'état normal, d'une manière absolue ou relative, on obtient par la saignée un caillot volumineux, bien formé, mais un peu mou, noirâtre et sans couenne. On rencontre ces caractères physiques, dans le sang des sujets forts, athlétiques, dans la pléthore, les congestions, les hémorrhagies asthéniques et le scorbut. Il en est de même dans la fièvre typhoïde, les exanthèmes, les fièvres intermittentes, et les affections septiques, putrides, ou miasmatiques.

2° Consistance du caillot.

2° *Consistance du caillot.* Le caillot le plus petit, le plus fibrineux, est en même temps le plus dense et le plus résistant. Il contient une très-minime proportion de sérum. Il supporte les plus fortes tractions en raison de son élasticité et de sa ténacité. On peut le couper en lamelles minces avec un instrument tranchant. Telle est la forme du caillot dans les phlegmasies, la chlorose et l'anémie.

Le caillot mou offre différents degrés de consistance; tantôt il supporte son poids et l'on peut encore y pratiquer, avec les ciseaux, des sections qui le partagent en plusieurs parties solides; tantôt il ne peut être soulevé sans se rompre. Quelquefois il est réduit à ne plus avoir que la consistance d'une gelée ou d'une bouillie dans laquelle tous les éléments sont confondus, fibrine, globules, sérum. Le sang peut être noirâtre entièrement, liquide comme s'il venait d'être tiré de la veine; ou bien après s'être pris en caillots peu de temps après la saignée, il redevient *diffluent.*

Sang mou, diffluent; ce qu'il indique.

Des déductions cliniques très-importantes se rattachent à cette dernière altération du caillot. Quand on l'observe, on peut annoncer sûrement qu'il existe une maladie générale du solide et du sang, et que des accidents redoutables en seront la suite. Tous agents septiques, les venins, le pus et certaines substances chimiques mêlés au sang, l'empêchent de se coaguler en s'attaquant à l'élément fibrineux et aux globules sanguins dont elles séparent la matière colorante. A un degré extrême, le sang n'est plus qu'un liquide d'un rouge vermeil, clair, ou une bouillie brunâtre et sale.

Parfois même la fibrine est entièrement absente. Lorsqu'on soumet au battage le sang ainsi altéré, il ne donne pas de fibrine et l'on ne peut, en le jetant sur un filtre, en extraire la plus petite quantité de ce principe. Il faut bien admettre alors qu'il a subi une altération profonde ; qu'il existe dans le sang un agent spécifique qui en opère la dissolution ou en empêche la formation. Aussi, quand il se fait quelque hémorrhagie dans de telles conditions morbides, on ne peut l'arrêter qu'avec peine. Après la mort, on trouve dans tout le système vasculaire, en place du sang, une eau rougie très-fluide qui souvent imprègne, par endosmose, tous les tissus environnants. Les maladies dans lesquelles on observe la diffluence du caillot à différents degrés, sont les typhus, le scorbut, la diphthérie, les exanthèmes à forme grave, toutes les maladies caractérisées par des gangrènes et des hémorrhagies multiples. Ces diverses altérations du sang dépendent, ou de la diminution de la fibrine, d'une altération profonde que cet élément subit dans sa constitution chimique propre, ou de la dissolution des globules sanguins.

Dans le choléra, le sang est autrement altéré; il est noirâtre, consistant, sirupeux et non coagulable; il ressemble à une gelée épaisse et noire. Il reste veineux, c'est-à-dire qu'il est inapte à absorber l'oxygène, peut-être aussi à exhaler l'acide carbonique.

3° Quantité de la fibrine du caillot.

3° *Quantité de la fibrine du caillot.* On peut juger approximativement de la quantité de fibrine contenue dans le sang : 1° par l'épaisseur et la forme de la couenne; 2° par le volume et la consistance du caillot sanguin. On désigne sous le nom de *couenne du sang* la couche solide, blanche ou verdâtre qui se forme à la surface du caillot. Elle est entièrement composée de fibrine; sa face supérieure est lisse, mouillée par le sérum; l'inférieure adhère aux globules et au reste de la fibrine qui forme les aréoles du caillot.

Couenne inflammatoire.

La couenne *vraie*, *parfaite*, *inflammatoire*, a une consistance très-grande; elle est blanche, nacrée ou bleuâtre, infiltrée d'une petite quantité de sérum, qu'on en fait sortir par la pression; son épaisseur varie de trois à quatre millimètres jusqu'à deux centimètres. Les bords circulaires de la couenne sont de niveau avec la surface du sérum qu'ils affleurent, ou fortement retroussés et même renversés vers la face supérieure du caillot, de sorte que celle-ci est concave et en forme de cupule. Dans la pneumonie, le rhumatisme et la pleurésie, le sang offre, à un haut degré, cette couenne inflammatoire; cependant elle existe presque au même degré dans la chlorose et l'anémie. On conçoit dès lors à quelles erreurs peut conduire l'étude de la couenne lorsqu'on s'opiniâtre à voir dans sa formation incessante une indication pour pratiquer la saignée et pour y revenir jusqu'à ce que cette couenne cesse de se former à la surface du caillot.

La couche fibrineuse, sans être aussi épaisse, présente encore des caractères physiques qui la rapprochent de la couenne parfaite, dans toutes les phlegmasies légères ou commençantes, ou après de fréquentes émissions de sang (érysipèle, angine, érythème).

Couenne imparfaite.

La couenne est dite *imparfaite* ou *incomplète* lorsqu'elle est disposée en couche très-mince, bleuâtre, irisée, glaireuse et molle, à la surface dn caillot ou lorsque la couche fibrineuse n'est point continue, mais réunie seulement par îlots ou par plaques. Quelquefois enfin elle constitue une membrane gélatineuse, blanche ou verdâtre, qui n'a aucune consistance.

On ne trouve aucune trace de couenne sur les caillots mous ou diffluents, et à plus forte raison quand les divers éléments du sang, sont confondus en une masse noirâtre homogène.

Maladies dans lesquelles on l'observe.

La couenne imparfaite n'a aucune valeur ; elle constitue un signe négatif de l'inflammation, et à ce point de vue elle peut être utilement consultée par le praticien. Elle existe dans l'état de santé, dans les congestions simples, la pléthore et la plupart des pyrexies, telles que le typhus, la fièvre typhoïde, le scorbut, etc. Elle doit faire supposer que l'élément globulaire est prédominant sur la fibrine, d'une manière absolue ou relative.

4° Quantité et qualité du sérum.

4° *Quantité et qualité du sérum.* Si le sang est très-plastique, le caillot est petit et le sérum très-abondant, parce que la fibrine, en se solidifiant et en se contractant, exprime la sérosité et la fait sortir en presque totalité du cruor. Le caillot nage alors dans un liquide abondant, lorsqu'il a été fourni par un malade frappé d'une forte phlegmasie (rhumatisme, pneumonie, pleurésie). La quantité du sérum ne saurait être appréciée exactement au moyen du rapport qui existe entre le caillot et la partie liquide, parce que celle-ci est retenue en totalité ou en partie dans le cruor. Dans la pléthore, les fièvres paludéennes, le scorbut, les typhus, le sérum ambiant est en petite quantité. Il fait partie du caillot et lui donne un degré variable de consistance et un assez gros volume.

Couleur jaune, bilieuse.

La couleur citrine, opaline du sérum caractérise l'état normal. Si le sérum renferme la matière jaune de la bile, en forte proportion, sa couleur est d'un jaune ambré ou verdâtre. Ce signe de l'ictère prend plus de valeur encore si on fait coaguler l'albumine du sérum, par quelques gouttes d'acide nitrique ; dans ce cas, la matière verte se précipite avec l'albumine qu'elle teint en vert. Une quantité minime de globules sanguins reste toujours mêlée au sérum dans lequel on peut les retrouver, à l'aide du microscope. Pour peu qu'ils se séparent du caillot, en proportion notable, ils tombent à la partie inférieure du vase où ils constituent une couche pulvérulente rouge.

Sérum coloré par les globules rouges.

Sang laiteux.

Quelquefois le sérum, à peine sorti de la veine, contracte une teinte trouble, blanche, lactescente ; ce sang *laiteux* a été observé dans des maladies très-différentes, dans celle de Bright, dans la leucémie et les affections cachectiques. Cette couleur tient à la présence d'une assez grande quantité de matière grasse qui émulsionne l'urine.

5° Globules rouges et matière colorante.

5° *Globules rouges et matière colorante.* On ne peut juger qu'approximativement de la proportion des globules rouges contenus dans le sang, par le volume du caillot. Il est petit dans la chlorose et l'anémie où le nombre des globules diminue d'une manière si remarquable, grand dans la pléthore, la congestion, les hémorrhagies.

Étude des altérations des propriétés chimiques du sang Nul doute qu'on ne doive ranger l'analyse chimique parmi les moyens d'exploration les plus sûrs pour parvenir à déterminer la nature des maladies. Il suffit de trouver dans un sang 3 à 5 de fibrine sur 1,000 parties de sang pour pouvoir déclarer sans hésiter que l'affection dont on cherche la nature est une inflammation. Nous ne dirons rien ici des différents modes d'analyse du sang, parce qu'ils rentrent dans l'étude de chaque maladie en particulier ; nous n'indiquerons pas davantage les altérations de chaque élément puisqu'elles constituent le caractère d'une maladie du sang. Nous en avons longuement traité dans notre premier volume auquel nous renvoyons le lecteur (tome I, p. 528).

Examen microscopique. Avant qu'on possédât des notions certaines sur les caractères microscopiques du sang, on croyait que l'altération des globules rouges et blancs, ou la présence d'un élément morbide tel que le pus, allait jeter une vive lumière sur le diagnostic. Malheureusement ces espérances ne se sont pas réalisées jusqu'à ce jour; on a seulement réussi à détruire les erreurs qu'une étude trop superficielle avait d'abord accréditées. On s'est assuré, par exemple, que les altérations si variées de forme, de volume, de couleur que prennent les globules rouges chez les malades atteints de typhus, de fièvre typhoïde, de choléra, de scorbut, etc., se manifestent également dans d'autres maladies et même dans le sang tout à fait normal. Il est donc inutile de revenir sur ce point actuellement acquis à la science. Bornons-nous à indiquer quelques rares applications de l'étude microscopique du sang à la séméiologie.

Examen microscopique, peu fécond en données séméiotiques.

Quand on veut étudier le sang d'un malade, on l'extrait par une piqûre faite au doigt et on le reçoit sur une plaque de verre; on le mêle à une solution alcaline ou sucrée et on l'examine à l'instant même. On peut alors découvrir deux altérations : 1° l'existence d'un nombre anormal de globules blancs ou de ceux qui caractérisent le pus. La première altération, dont la nature intime reste ignorée jusqu'à présent, se lie à l'affection qu'on appelle *leucémie* ou *leucocytémie*. (Voyez t. I, p. 603.) Elle indique ordinairement une maladie du foie, de la rate, des ganglions mésentériques, ou une cachexie profonde dont le pronostic est toujours grave,

Globules blancs; leucémie.

parce que la cause en est inconnue et la thérapeutique vacillante et incertaine.

Globules de pus dans la pyémie.

Le pus, ou plutôt ses corpuscules, ne peuvent être retrouvés dans le sang que lorsqu'ils y sont en assez grande quantité. Les caillots du cœur, le sang fluide que renferment cet organe et les grosses veines centrales, peuvent servir à ce genre d'exploration. Nous avons plusieurs fois constaté la présence des globules caractéristiques dans la pyémie quelle qu'en fût la cause, mais nous ne les avons jamais rencontrés dans le sang extrait des vaisseaux pendant la vie. Cependant d'autres observateurs disent les avoir vus très-distinctement dans le sang de la saignée. La fluidité du sang, l'absence de couenne et les autres signes physiques dont nous avons parlé précédemment indiquent, d'une manière plus tranchée, l'existence de la pyémie.

Le microscope seul pourrait faire découvrir dans le sang les entozoaires tels que le polystome et les filaires.

CHAPITRE VII.

SYMPTÔMES FOURNIS PAR L'APPAREIL RESPIRATOIRE.

Considérations générales.

Il faut se représenter, au point de vue de la physiologie pathologique, l'appareil respiratoire comme destiné spécialement à mettre, d'une façon continue, le sang en contact avec l'air atmosphérique afin qu'il puisse y prendre un élément indispensable à l'accomplissement de la nutrition (24 à 26 litres d'oxygène en vingt-quatre heures), et y rejetter l'acide carbonique formé dans les capillaires (20 litres). On conçoit que tout ce qui peut troubler la solidarité fonctionnelle établie entre le poumon, le cœur et le sang, doit déterminer des phénomènes morbides considérables. Ainsi, lorsque le sang s'altère, les actes physico-chimiques qui se passent dans le poumon ne tardent pas à se troubler, et réciproquement, quand l'hématose pulmonaire cesse de s'accomplir normalement, il en résulte des troubles dans les fonctions du système vasculaire, des altérations du sang et des symptômes variés (cyanose, modification de la température, anasarque, albuminurie, etc.) A plus forte raison les effets de cette solidarité se manifestent-ils lorsqu'une maladie du système nerveux cérébro-spinal gêne ou diminue l'intensité des fonctions respiratoires. Les affections générales, les grandes pyrexies, les maladies virulentes ou miasmatiques et contagieuses, accomplissent rarement leurs périodes sans que des phénomènes morbides très-divers se montrent dans l'appareil respiratoire; tels sont ceux qui se rattachent aux congestions passives du poumon, aux lésions, de la sécrétion bronchique (râles), aux apoplexies et aux gangrènes pulmonaires. Les modifications de la température, les hydropisies, les hémorrhagies, les hétérocrinies n'ont souvent pas d'autre origine que les lésions de l'appareil circulatoire. Le tableau des symptômes qui seront décrits plus loin achèvera de montrer l'étendue des rapports sympathiques qui existent entre le poumon et les autres viscères.

Influence sympathique et réciproque de la respiration, de la circulation et du sang.

L'appareil respiratoire se compose d'un très-grand nombre d'organes dont les actes partiels concourent à la fonction d'hématose. Les uns servent à introduire l'air dans le poumon et à l'en expulser lorsqu'il a été modifié dans sa composition chimique : tels sont les organes de locomotion qui produisent les phénomènes mécaniques et physiques, l'élévation et l'abaissement des côtes, les bruits respiratoires, les vibrations sonores du larynx, du thorax, etc.; les autres sont chargés d'accomplir les actes purement chimiques : de là les altérations de quantité d'oxygène et d'acide carbonique. A tous ces phénomènes président les contractions rhythmiques des muscles respirateurs : ainsi se produisent les actes connus sous les noms de *toux*, d'*expectoration*, de *dyspnée*, de *bâillement*, de *hoquet*, etc.; enfin la sensibilité des cordons nerveux thoraciques peut acquérir une intensité extrême (douleurs pectorales). Voilà autant de symptômes différents qu'il faut rapporter à trois ordres de causes : 1° dynamiques; 2° physiques; 3° chimiques, et que nous devons étudier à part.

Divisions à introduire dans l'étude des symptômes :

Divisions. Pour apporter quelque méthode dans l'exposition des symptômes qui appartiennent à l'appareil respiratoire, nous décrirons sous le titre de :

1° Phénomènes dynamiques;

1° *Phénomènes morbides dynamiques*, les troubles des mouvements d'inspiration et d'expiration et les lésions de la sensibilité (douleurs thoraciques, etc.).

2° physiques;

2° *Phénomènes morbides d'ordre physique ;* nous rattachons les modifications survenues : A, dans la configuration et le volume de la poitrine; B, dans le son qu'elle rend à la percussion; C, dans les bruits que fait entendre l'air à son passage (bruit de souffle et râle); D, dans la vibration vocale transmise à l'oreille ou à la main appliquées sur les parois pectorales (voix normale et pathologique, vibration thoracique).

3° chimiques.

3° *Phénomènes d'ordre chimique ;* Ils sont relatifs aux

différentes quantités d'oxygène absorbé et d'acide carbonique exhalé, à l'odeur.

La description des symptômes qui ont leur siége dans l'appareil respiratoire a pris depuis quelque temps un développement tel, qu'elle occupe la plus grande place dans les livres consacrés à la pathologie générale. Il semble que tout l'art du diagnostic se soit concentré dans l'auscultation et la percussion de la poitrine. Notre intention n'est pas de suivre de pareils errements; nous voulons seulement présenter, dans un tableau synthétique, les symptômes thoraciques les plus essentiels et surtout en faire connaître les causes, le mode de production, toute la pathogénie en un mot. Aux auteurs de traités d'auscultation et de percussion incombe le soin de les décrire minutieusement. Qu'on remarque d'ailleurs que cette tâche est remplie par ceux qui s'occupent spécialement des maladies de poitrine (1). Ils insistent, avec juste raison, sur toutes les particularités que présentent les râles, la bronchophonie, la toux, la matité dans la pneumonie, la pleurésie, la bronchite, etc. Les symptômes physiques tels que la bronchophonie, le souffle et la pectoriloquie n'appartiennent qu'à des maladies de poitrine. Commençons par mettre en évidence les troubles pectoraux dynamiques qui se rattachent à des maladies générales ou qui ont leurs causes dans des lésions des organes thoraciques.

§ I. Symptômes tirés des troubles dynamiques de l'appareil respiratoire.

Troubles dynamiques.

Les différentes parties dont se compose le thorax exé-

(1) Nous avons déjà cité l'excellent *Traité d'auscultation et de percussion*, de MM. Barth et Roger.

cutent pendant l'inspiration et l'expiration des mouvements qui sont sous l'empire des puissances locomotrices dont la poitrine est entourée de toutes parts. Les phénomènes mécaniques sont donc tellement subordonnés à l'action dynamique des muscles et à l'innervation, que nous n'hésitons pas à les faire rentrer dans l'étude des troubles fonctionnels.

Nous présenterons successivement la description des phénomènes morbides qui procèdent : 1° de l'altération du rhythme des respirations, ou du mode suivant lequel se succèdent l'inspiration et l'expiration ; 2° des troubles que subissent certains actes à la production desquels concourent l'innervation cérébro-spinale et différentes parties de l'appareil musculaire, tels que le rire, le sanglot, le soupir, le bâillement, l'éternument, le hoquet ; 3° les troubles de la sensibilité (douleurs thoraciques, névralgie).

Altération du rhythme des respirations.

1° *Altération du rhythme des respirations.* Nous comprenons sous ce titre les troubles qui portent : 1° sur le nombre ; 2° sur le mode de succession et la durée de l'inspiration ; 3° sur l'activité prédominante ou sur la faiblesse de certaines parties de l'appareil locomoteur, d'où les respirations costales et diaphragmatiques ; 4° enfin, sur l'accomplissement de la respiration elle-même ; la dyspnée avec ses différentes formes représente ces derniers troubles.

Nombre des respirations. État physiologique.

A. *Nombre des respirations.* Une respiration se compose d'un mouvement d'inspiration immédiatement suivi d'un mouvement d'expiration ; après celui-ci vient un temps de repos très-court. On sait que le poumon est inactif et se repose pendant le premier temps, et qu'il se resserre en vertu de son élasticité et de sa contractilité propres, pendant le second temps. Au contraire, les muscles qui concourent à former le thorax entrent fortement en action pendant l'inspiration et se reposent presque pendant l'expiration.

On doit admettre, d'après les recherches les plus récentes et les plus précises (1), qu'il existe 20 respirations et 72 pulsations par minute chez l'adulte ; ce qui donne $\frac{C}{R} = 3{,}60$, ou un peu plus de trois pulsations pour une respiration. Il faut toujours compter avec la montre à seconde le pouls et la respiration ; afin d'avoir leur rapport exact. Pendant que le médecin observe l'état du pouls, une personne présente et attentive peut calculer le nombre des respirations.

La durée de l'inspiration est trois fois plus grande que celle de l'expiration (ou :: 3 : 1). La maladie altère, à différents degrés, le nombre et la durée des respirations.

Accélération de la respiration.

L'*accélération* des mouvements respiratoires peut offrir divers degrés d'intensité. On compte depuis 36 jusqu'à 72 et 96 respirations par minute, et ce qui est digne de remarque, c'est que les maladies de l'appareil respiratoire et du cœur ne précipitent pas autant la respiration que les névroses et les maladies générales. Il n'est pas rare de trouver 50 ou 60 respirations dans l'hystérie, la chorée, l'hypocondrie, la chlorose, ou après les hémorrhagies copieuses, dans la période d'invasion des exanthèmes, dans la fièvre typhoïde, dans quelques maladies du cerveau, telles que le ramollissement aigu ou chronique dans diverses formes de délire, etc. Toutes les fois qu'il

A. Sympathique.

(1) Marcé, *Recherches sur les rapports numériques qui existent entre le pouls et la respiration*, *Archives générales de médecine*, juillet, 1855. — Hardy, *De la température animale dans quelques états pathologiques*, thèse, mars, Paris 1859.

se développe un état ataxo-adynamique, une vive douleur, une émotion morale, les mouvements respiratoires s'accélèrent.

B Symptomatique

Cette fréquence des respirations est le symptôme de toutes les maladies des bronches, des poumons, de la plèvre et du cœur. Il est peu de lésions qui la provoquent à un plus haut degré que la bronchite capillaire, que les tubercules lorsqu'ils sont nombreux, crus et disséminés, que la pneumonie lobulaire; celle qui est lobaire n'excite très-souvent qu'une faible augmentation du nombre des respirations. Au contraire la pleurésie, surtout diaphragmatique, la péricardite, la péritonite, soit générale, soit limitée à la face inférieure du diaphragme, accroissent les respirations, ainsi que toutes les maladies qui déterminent ces phlegmasies (perforations intestinales, pulmonaires, endocardite rhumatismale, etc.).

Ralentissement de la respiration.

Le *ralentissement* de la respiration est porté quelquefois à un degré extrême. On compte trois à quatre respirations par minute, quelquefois même à peine une seule toutes les cinq minutes, comme dans certaines formes d'hystérie, dans la catalepsie et l'extase. Le ralentissement se voit dans le cas où une fièvre intense subit une rémission très-prononcée, dans le stade de sueur des fièvres paludéennes, dans les affections comateuses, dans le carus, dans les hémorrhagies cérébrales ou méningées qui compriment la substance du cerveau, dans la méningite simple ou tuberculeuse (troisième période), le ramollissement de la moelle (portion cervicale), la période ultime du choléra et l'œdème des nouveau-nés. Il semble, dans un grand nombre de cas, que les malades n'éprouvent plus le besoin de respirer ou qu'ils oublient d'opérer cette fonction (extase, monomanie, délire, etc.). Il est à peine besoin de rappeler que dans l'agonie le nombre des respirations va diminuant, à chaque minute, jusqu'à ce que la dernière expiration se produise. La respiration est quelquefois ralentie parce que le malade l'arrête volontairement, afin d'empêcher la douleur pleurale ou névralgique de se manifester. On dit alors que la respiration est enchaînée.

Absence de mouvements respiratoires.

Les mouvements du thorax ne sont plus perceptibles dans la lipothymie, la syncope, la catalepsie, l'extase, l'asphyxie et dans tous les cas de mort dite apparente. Très-souvent ils ne sont qu'affaiblis à un degré extrême ou séparés par des intervalles très-éloignés. Peut-on admettre que la respiration est réellement suspendue et que la circulation seule persiste ? Il est impossible de supposer que celle-ci puisse s'effectuer quelque temps si l'hématose pulmonaire a cessé. On sait qu'on peut, chez les animaux, entretenir pendant plusieurs heures la circulation au moyen de respirations artificielles. Si donc la vie n'est point éteinte et si l'on parvient à la rappeler, comme dans le cas d'asphyxie, c'est que la respiration, quoique insensible, continue à avoir lieu.

Rapport de la respiration avec la circulation.

Il est indispensable d'agiter, en cet endroit, une question qui a été vivement débattue et l'objet de travaux récents d'une grande importance. Les mouvements respiratoires éprouvent-ils les mêmes altérations que la circulation ? En d'autres termes, le nombre des respirations concorde-t-il avec celui des pulsations cardiaques ? Commençons par reconnaître, avec les physiologistes modernes, que dans l'état normal il existe un rapport très-exact entre l'intensité fonctionnelle du poumon et celle du cœur, nous dirons même de la calorification (voyez *Température*) ; de telle sorte qu'étant connu le nombre qui représente l'une d'elles, on peut en déduire à coup sûr celui qui correspond aux deux autres fonctions. On a cru, et beaucoup d'auteurs soutiennent encore, que la maladie ne change rien à la loi physiologique posée ; nous reviendrons sur ce sujet en parlant de la température ; nous voulons seulement établir que la maladie a précisément pour effet de détruire le parallélisme normal qui existe entre les mouvements de la respiration, le pouls et la chaleur animale. Nous citerons comme exemple bien remarquable de ce trouble rhythmique ce qui se passe dans le choléra, où le nombre des pulsations, celui des respirations et le degré de chaleur n'ont aucun rapport exact ; même remarque pour les fièvres éruptives et les phlegmasies. (Voyez *Calorification.*)

Défaut de rapport érigé en loi générale.

Durée des inspirations et des expirations.

B. ***Durée des inspirations et des expirations.*** On peut difficilement décider, par l'inspection des parois thoraciques, si l'inspiration et l'expiration ont leur durée normale ; on y parvient plus sûrement par l'auscultation. (Voyez ***Bruits respiratoires.***) La première est courte, avortée toutes les fois qu'il existe une maladie douloureuse de la plèvre, du poumon ou du ventre (pleurésie, pneumonie, péritonite, colique hépatique, saturnine, rhumatismale, néphrétique, etc.) ; elle est convulsive, saccadée, accompagnée d'un soupir, dans les affections cérébrales ou de forme ataxo-adynamique, dans les maladies du larynx qui mettent obstacle à la libre entrée de l'air (croup, spasme de la glotte, laryngite striduleuse) ; elle offre surtout ce caractère à un très-haut degré dans l'emphysème. (Voyez ***Dyspnée.***) L'inspiration est longue, sifflante, dans l'angine striduleuse, la coqueluche, l'œdème de la glotte, souvent l'emphysème.

L'expiration, à son tour, est plus courte chaque fois

qu'une douleur, une émotion morale arrête les mouvements thoraciques, et dans le cours des maladies indiquées précédemment. Les respirations sont alors plus nombreuses qu'à l'état normal.

On observe l'expiration prolongée dans les affections nerveuses, dans le délire, toutes les maladies qui enchaînent la respiration comme l'emphysème et l'épanchement séreux de la plèvre.

Il faut aussi tenir compte du mode suivant lequel s'accomplissent l'inspiration et l'expiration. Elles peuvent se faire avec *vitesse* ou *avec lenteur*, être larges profondes ou courtes et faibles, égales ou inégales.

La *respiration vite* est presque toujours en même temps accélérée, *fréquente*, c'est-à-dire que la locomotion thoracique s'effectue à la fois avec rapidité et un plus grand nombre de fois (phlegmasie, fièvres, douleurs thoraciques ou abdominales, névrose). La respiration *lente* est très-souvent *rare* (névroses commotion et hémorrhagies du cerveau, épanchement séreux, coma, etc.). **Respiration vite ; lente ;**

Quand il se fait une respiration forcée, l'inspiration et l'expiration sont prolongées, complètes, et portées aussi loin que possible ; ce mode de respiration s'observe dans le bâillement et le soupir. On le trouve, chez les sujets dont la circulation ou la respiration sont gênées, dans l'asphyxie commençante, la syncope, la lipothymie, pendant l'attaque d'hystérie et de catalepsie, l'hémorrhagie cérébrale, l'asthme, l'emphysème pulmonaire, certaines affections telles que l'œdème de la glotte, les phlegmasies du larynx, le croup. Ces respirations grandes et forcées annoncent souvent le délire et les convulsions (Hippocrate). **profonde ;**

Les respirations courtes, avortées, en même temps vites, entrecoupées et inégales, sont en général le symptôme **entrecoupée.**

des affections douloureuses du poumon, de la plèvre, des bronches (pneumonies, pleurésies, bronchites, tubercules du poumon ou des plèvres), du péricarde et de l'endocarde. Elles se rattachent aussi, à titre de phénomènes sympathiques, aux névroses de la sensibilité et du mouvement, aux phlegmasies de l'utérus, à la phlébite, à la fièvre puerpérale, etc. Ces exemples suffisent pour prouver que les fonctions des systèmes nerveux excito-moteur et cérébral ne peuvent être troublées sans qu'aussitôt le centre médullaire qui préside à la respiration ne le soit en même temps. C'est ce qui rendait si difficile, presque impossible même, le diagnostic uniquement fondé sur les signes fonctionnels, avant la découverte de l'auscultation et de la percussion.

Respiration égale ou inégale.

Le rhythme respiratoire subit encore d'autres modifications. Au lieu des mouvements égaux, réguliers et successifs d'inspiration et d'expiration, on voit souvent les respirations se faire d'une façon irrégulière, tantôt vite et par saccade, à des intervalles rapprochés, tantôt très-lentement, puis être remplacés par des mouvements précipités. En un mot, l'inégalité, l'irrégularité des mouvements caractérisent alors les respirations. Une ou plusieurs peuvent manquer.

Il est rare que le rhythme de la respiration ne soit pas troublé dans les maladies du système encéphalo-rachidien, dans l'asphyxie, le choléra et les maladies générales comme la fièvre typhoïde, les exanthèmes, la peste, le typhus, en un mot, chaque fois que le système nerveux est modifié d'une manière primitive ou consécutivement à une autre altération.

Respiration entrecoupée, interrompue.

La respiration *entrecoupée* consiste dans une série de petites inspirations courtes, rapprochées, qui se succèdent sans interruption jusqu'à l'expiration suivante, comme dans le sanglot et les affections douloureuses en général. On appelle respiration *interrompue* celle dans laquelle l'inspiration ou l'expiration est arrêtée avant qu'elle ait eu le temps de s'accomplir d'une manière complète.

Des différentes espèces de respirations.

On distingue, en physiologie, plusieurs modes de respiration, suivant la prédominance fonctionnelle de certains leviers qui servent à effectuer la locomotion thoracique. On retrouve ces différents modes dans l'état morbide. La respiration est dite *costale supérieure*, quand elle a lieu par le mouvement plus spécial d'élévation des clavicules, du sternum et des côtes supérieures, comme chez les femmes, qu'elles soient serrées ou non par un corset ; elle constitue chez elles la respiration normale. On l'observe portée au maximum toutes les fois que la respiration est fortement gênée (orthopnée, dyspnée). On voit alors les régions sus et sous-claviculaires se creuser et se gonfler tour à tour. Il en est de même du creux sus-sternal. Toutes les maladies qui produisent la dyspnée s'accompagnent de cette respiration, spécialement l'hypertrophie et les lésions valvulaires du cœur, la pleurésie aiguë, surtout celle qui a son siége sur le diaphragme.

Respiration costale supérieure.

Le même symptôme se retrouve toutes les fois que le diaphragme est refoulé dans la cavité thoracique ou immobilisé par des tumeurs considérables du ventre, par un épanchement de liquide dans cette cavité, par le météorisme, par des kystes de l'ovaire, l'hypertrophie de la rate, ou la péritonite chronique.

Les mouvements thoraciques supérieurs cessent ou sont réduits à leur minimum chez les phthisiques, lorsque les adhérences de la plèvre avec le poumon creusé de cavernes ont immobilisé, en quelque sorte, les pièces supérieures du thorax. Cette immobilité se remarque ordinairement, en avant, sous les deux clavicules, au niveau des trois ou quatre premières côtes ou dans une étendue plus considérable d'un seul côté. Cet état pathologique peut faire reconnaître l'existence de la tuberculisation pulmonaire.

Respiration costale inférieure. Dans la respiration *costale inférieure*, les mouvements respiratoires se passent surtout dans les sept dernières côtes, et le malade respire par la partie inférieure du thorax. C'est ce qu'on observe dans la phthisie pulmonaire, la pneumonie des lobes supérieurs, dans la péricardite. Cette respiration est au contraire diminuée ou suspendue par la pleurésie pectorale ou diaphragmatique, par les épanchements de liquide ou d'air dans la cavité des plèvres, par les affections du foie et la péritonite diaphragmatique.

Respiration diaphragmatique. Chez les enfants des deux sexes, jusqu'à l'âge de deux ans environ, la respiration est *abdominale*, c'est-à-dire qu'à chaque inspiration le ventre devient saillant, les flancs se dilatent, et des mouvements opposés se manifestent lorsque l'expiration a lieu. Les malades qui respirent ainsi par le ventre sont ordinairement en proie à des maladies du poumon et de la plèvre qui arrêtent le mouvement des côtes (pneumonie, pleurésie, phthisie), à des douleurs névralgiques ou rhumatismales de la paroi pectorale. Dans les différents espèces d'asphyxie, on retrouve la respiration abdominale.

La diminution de l'amplitude des mouvements, et même l'immobilité qu'on observe dans certaines régions du thorax, indiquent souvent une lésion correspondante du poumon et de la plèvre. Les pleurésies partielles ou la tuberculisation étendue d'un poumon donnent lieu à ce symptôme.

Quelquefois l'inspiration ou l'expiration se fait par un mouvement brusque, convulsif et en totalité de la poitrine, par exemple dans l'agonie et dans la dernière période d'une pneumonie ou d'une pleurésie avec épanchement considérable. La poitrine est soulevée convulsivement tout d'une pièce, puis elle retombe de même, et un temps de repos assez prolongé sépare ainsi chaque locomotion thoracique. Ce signe se manifeste aussi dans la pneumonie des enfants du premier âge et dans les maladies du cerveau et des méninges.

Dyspnée. Définition.

Difficulté de respirer, dyspnée (essoufflement, anhélation (de δύσπνοια difficulté de respirer.) La dyspnée, ou la difficulté de respirer, est un trouble de la respiration marqué par l'accroissement du besoin de respirer et par la contraction plus énergique et pénible de tous les muscles qui servent à la respiration normale et forcée. Il faut retracer les caractères propres de la dyspnée, afin de donner à cette expression médicale un sens bien déterminé.

Trouble de la sensation du besoin de respirer.

Parlons d'abord de l'élément le plus essentiel qui est le trouble de l'innervation marqué par le besoin de respirer. Ainsi que le fait si bien remarquer Laennec, il varie suivant chaque individu comme les autres sensations internes. Il a en général plus d'intensité chez les femmes, les jeunes gens et les individus dont le système nerveux est facile à émouvoir. Souvent on est surpris de rencontrer ce symptôme, porté à son maximum pour une lésion légère ou une simple névrose, tandis qu'il manque ou n'est que fort léger chez des malades dont tout un poumon est envahi par les tubercules, par l'inflammation, ou la plèvre remplie par un vaste épanchement. Il ne faut donc pas oublier que la violence de la dyspnée n'est pas toujours proportionnée à celle du mal. Du reste, nous avons déjà insisté, dans le courant de cet ouvrage, sur le défaut fréquent de corrélation entre la lésion et les troubles fonctionnels. La dypsnée, plus que tout autre symptôme, rentre dans cette règle générale.

Description des symptômes dyspnéiques.

Dans l'état normal, les mouvements respiratoires s'exécutent sans effort et sans exciter la moindre sensation appréciable chez l'homme. Il n'en est plus de même lorsqu'il y a dyspnée ; le malade éprouve le besoin instinctif de respirer, et comme il n'est pas satisfait, malgré l'accomplissement de l'acte respiratoire, il en résulte un état de malaise, d'anxiété, et la crainte d'étouffer et de mourir.

Accès violents.

En même temps, toutes les puissances musculaires qui servent à l'inspiration et à l'expiration forcées entrent synergiquement en jeu, d'abord dans un mode qui ne s'écarte pas beaucoup de l'état normal ; mais bientôt interviennent d'autres muscles qui opèrent avec énergie la dilatation de la poitrine : ce sont, pour les inspirations, les deux scalènes, le grand dentelé, le grand et le petit pectoral, le grand dorsal, quelques muscles qui vont de la tête ou du larynx à la poitrine, comme les sterno-hyoïdien, thyroïdien, mastoïdien. Pour donner un point fixe à ces différents muscles, les malades saisissent, avec le membre supérieur, un objet résistant, tandis qu'ils renversent la tête en arrière. Quelques muscles qui ne s'insèrent ni sur les côtes ni sur le sternum, comme le trapèze, le rhomboïde, l'angulaire de l'omoplate, concourent aux inspirations forcées. Dans les cas ordinaires, les intercostaux inspirateurs, les surcostaux, les scalènes, le diaphragme suffisent à l'accomplissement régulier des mouvements respiratoires.

Les symptômes sont presque les mêmes dans les différentes espèces de dyspnée; leur intensité seule varie. Lorsqu'elle est à un faible degré, les malades ressentent un serrement ou de la pesanteur au milieu du sternum, de l'épigastre et des parties extérieures de la poitrine. La respiration s'accélère, et les mouvements du thorax peuvent aller jusqu'à 60, 90 et même au delà; ils sont alors incalculables. Dans ce cas, la contraction des muscles inspirateurs s'effectue avec une promptitude extrême; la sensation d'angoisse, de constriction pectorale et la fréquence des respirations caractérisent cette forme de dyspnée. En même temps, la parole est brève, écourtée, impossible même, si les respirations sont très-fréquentes.

Forme plus légère.

Quand la dyspnée est peu *intense*, les symptômes précédents ne se manifestent que pendant la marche, ou quand le malade parle, mange ou se couche horizontalement. Tous cesse par le repos, l'immobilité et l'élévation du thorax; quelquefois, bien que la respiration soit difficile et accélérée, le sujet n'a pas conscience de son état; il assure que sa respiration est libre et facile. Ce symptôme, qui annonce le délire ou une grave perturbation du système nerveux, est d'un fâcheux présage.

Il faut remarquer que l'accélération de la respiration est loin d'être toujours en rapport avec l'intensité de la dyspnée. Quelquefois, en même temps que les mouvements respiratoires sont d'une violence extrême et accompagnés d'anxiété, ils sont ralentis.

Orthopnée ou respiration haute.

A un plus haut degré, la dyspnée, qui prend alors le nom d'*orthopnée* (dérivé de ὀρθὸς, droit, et de πνέω, je respire), détermine les symptômes suivants : le malade ne peut parvenir à respirer qu'en se plaçant sur son séant, sur une chaise ou debout, et en saisissant quelque objet qui lui sert de point d'appui. Pour vaincre l'obstacle qui s'oppose à la libre entrée de l'air, toutes les puissances contractiles qui servent à produire des inspirations et des expirations forcées sont mises en jeu. Le visage exprime la tristesse et le découragement ; les ailes du nez se dilatent ; les yeux sont injectés, humides, saillants, les pupilles agrandies ; la face est pâle, couverte de sueur ; la parole brève, entrecoupée ; quelquefois même les sujets ne peuvent articuler un seul mot, ou ils ne parlent qu'à voix basse. L'anxiété, la jactitation succèdent souvent à l'orthopnée. Tous les autres symptômes, tels que le gonflement du visage, le refroidissement général, la faiblesse et l'irrégularité du pouls, etc., la distension des veines du cou, la cyanose, le coma ou le délire, les sueurs profuses, les déjections involontaires, caractérisent l'asphyxie et indiquent l'existence d'une maladie dont la dyspnée n'est elle-même qu'un symptôme.

De l'asthme.

On décrit sous le nom d'*asthme*, une dyspnée intense qui se présente avec tous les caractères de l'orthopnée, souvent sous forme d'accès réguliers ou irréguliers, et qui se termine par l'expectoration d'une quantité assez considérable de mucus bronchique mousseux, ou de matière muqueuse transparente, blanchâtre et épaisse. Le temps n'est plus où, en l'absence de signes locaux stéthoscopiques précis, on était contraint de réunir des symptômes à peu près semblables pour en faire des entités morbides distinctes. L'asthme était ainsi considéré comme une dyspnée essentielle dont on ignorait la cause et le siége. Les travaux ultérieurs tendent à le rattacher à

Manière d'envisager les espèces de dyspnée.

l'emphysème pulmonaire, à une bronchorrhée ou à un spasme des bronches capillaires. Quand il est lié à une autre maladie, d'autres symptômes s'ajoutent à la dyspnée. Dans la phthisie tuberculeuse, celle-ci s'accompagne de toux, d'expectoration purulente, de douleurs pectorales, de sueur, de fièvre hectique ; dans les lésions valvulaires du cœur, avec hypertrophie, l'orthopnée est intermittente ou continue, augmentant par le mouvement ; dans l'emphysème pulmonaire, elle est marquée par des accès de dyspnée avec menace de suffocation, par la toux et l'expectoration muqueuse, etc. ; dans la pneumonie, la pleurésie, la pleurodynie, par une douleur souvent très-vive. Ces exemples suffisent pour montrer qu'on ne peut ériger en espèce nosologique aucune des dyspnées décrites par les auteurs. La dyspnée nerveuse seule doit être conservée, mais seulement à titre de trouble idiopathique des fonctions respiratoires ; elle ne diffère par aucun phénomène morbide spécial des autres dyspnées.

Dypsnée idiopathique.

Difficulté de l'inspiration ou de l'expiration.

La gêne de la respiration peut porter sur l'inspiration ou l'expiration. Qu'un obstacle existe à l'ouverture supérieure du larynx, qu'il empêche la libre entrée de l'air et non sa sortie, l'inspiration seule sera difficile, impossible même, tandis que l'expiration sera aisée. C'est ce qui a lieu dans l'œdème de la glotte, dans le croup, dans quelques cas de laryngite striduleuse et d'anévrisme de l'aorte.

L'expiration reste presque toujours facile dans toutes les maladies où il existe de la dyspnée. Cependant elle est pénible, avec menace de suffocation chez les sujets atteints de laryngite chronique ulcéreuse, simple ou syphilitique. En même temps elle s'allonge, devient sifflante, râlante ou rauque, etc.

Continuité et intermittence de la dyspnée.

La difficulté de respirer peut être continue ou paroxystique. Il est rare que la première n'éprouve pas des rémissions et des exacerbations quotidiennes, ou même qu'elle ne se manifeste pas à des époques souvent éloignées, quoique la lésion matérielle des organes respiratoires ou circulatoires soit ancienne. Souvent un malade atteint de maladie avancée du cœur, et soumis à une vive émotion morale, est pris pour la première fois d'une violente attaque de dyspnée à laquelle il succombe. Cependant il est plus fréquent de voir ce phénomène morbide fonctionnel apparaître au début des maladies, augmenter d'intensité à mesure que la désorganisation des organes respiratoire ou circulatoire fait plus de progrès. Toutefois la dyspnée éprouve trop de variations pour servir à indiquer l'âge réel de la maladie et la gravité de la lésion matérielle.

L'intermittence complète et régulière de la dyspnée est un phénomène morbide rare, qu'on retrouve cependant dans l'emphysème pulmonaire, dans le catarrhe chronique et dans la phthisie tuberculeuse. Nous avons vu, chez un malade mort plus tard phthisique, la dyspnée revenir pendant la nuit seulement et empêcher le patient de se coucher dans son lit pendant plus de six années. C'est ordinairement le soir après le dîner ou le matin que les sujets en proie à l'emphysème, au catarrhe, à l'œdème pulmonaire, quelle qu'en soit la cause, sont pris de leur accès d'asthme. Presque toujours après avoir été paroxystique la dyspnée devient continue, rémittente.

Causes de la dyspnée. 1° Dyspnées symptomatiques.

1° *Des dyspnées symptomatiques.* Une énumération des maladies dans le cours desquelles on voit se manifester ce symptôme n'offrirait qu'un médiocre intérêt. Il est préférable de remonter aux causes pathogéniques qui interviennent dans sa production. Un grand nombre d'organes concourent à la fonction respiratoire ; les uns servent à opérer les actes physico-chimiques, les autres les actes dynamiques de la respiration. Il est également impossible de séparer de cette fonction la circulation cardiaque dont les moindres troubles se font immédiatement sentir dans l'appareil respiratoire. C'est d'abord dans ces deux appareils qu'il faut chercher la cause de la dyspnée.

A. Symptomatique d'une maladie des voies respiratoires ;

A. *Dyspnée symptomatique d'un trouble des phénomènes mécaniques de la respiration.* 1° Toutes les fois que sur le trajet du conduit aérien il existe une lésion capable de gêner la libre pénétration de l'air, la dyspnée se montre comme un symptôme constant ; les maladies de la bouche (glossite, stomatite, cancer, etc.), des fosses nasales chez l'enfant, les angines pharyngées, les affections aiguës et chroniques du larynx, de la trachée et des bronches, la pneumonie, les tubercules agissent en rétrécissant le conduit aérien, en diminuant son degré de perméabilité à l'air. L'obstacle peut avoir son siége dans les parois thoraciques. La pleurodynie, la névralgie intercostale, la pleurésie diaphragmatique ou costale, les maladies du squelette arrêtent les inspirations et les rendent difficiles et douloureuses. Quelquefois il faut aller chercher dans les cavités et les organes circonvoisins la cause de la dyspnée. Ainsi agissent les tumeurs du corps thyroïde, de l'œsophage, des ganglions cervicaux, l'anévrisme de l'aorte ; toutes les tumeurs placées dans le ventre, l'ascite, le météorisme, les kystes de l'ovaire, la grossesse. Tous ces états organo-pathiques ont pour effet de troubler l'hématose en empêchant l'air de parvenir en quantité suffisante dans les vésicules pulmonaires. Il ne faut pas cependant borner l'action pathogénique des maladies précédentes à un trouble des phénomènes chimico-physiques. La pneumonie, la bronchite, par exemple, altèrent en même temps les propriétés vitales des tissus et leurs propriétés endosmotiques. Elles appartiennent aussi aux divisions suivantes.

B. d'une altération de l'hématose.

B. *Dyspnée symptomatique d'une altération des phénomènes chimiques de la respiration.* Les quantités d'oxygène absorbées et d'acide carbonique exhalées sont proportionnelles à l'étendue de la surface respiratoire et à la quantité de sang qui vient au contact de l'air ; par conséquent le besoin de respirer est d'autant plus grand et accompagné d'une sensation plus douloureuse que le tissu pulmonaire est altéré dans une plus grande étendue. La pneumonie, la bronchite capillaire, l'emphysème et l'œdème pulmonaire, les tubercules, les épanchements de liquide ou d'air dans la plèvre donnent toujours lieu à une dyspnée d'intensité variable.

C. d'une altération de la composition de l'air ;

C. *Dyspnée liée à l'altération de composition et de quantité de l'air atmosphérique.* Nous ne ferons qu'indiquer cette cause qui détermine toutes les formes et tous les degrés de l'asphyxie, dont la dyspnée est le principal symptôme. Le besoin de respirer s'accompagne très-vite de sensations douloureuses, dès l'instant où les quantités d'air respirable diminuent ; ce symptôme est un moyen beaucoup sûr que l'analyse chimique de reconnaître les altérations de l'air.

D. d'une maladie des organes circulatoires ;

D. *Dyspnée symptomatique d'un trouble de la circulation cardiaque.* Que par l'effet d'une maladie des orifices du cœur et des gros vaisseaux qui portent le sang aux poumons ou qui le ramènent des autres parties du corps, ce liquide ne soit plus distribué en quantité normale sur la membrane respiratoire, une dyspnée plus ou moins intense ne tardera pas à se manifester. La retardation du cours du sang amène sur-le-champ une diminution de l'hématose, et la présence d'une certaine quantité de sang noir dans les vésicules pulmonaires excite, à un haut degré, la sensation pénible qui donne lieu au besoin de respirer. L'accélération de la circulation dans la fièvre cause plus rarement ce symptôme.

E. *Dyspnée symptomatique d'une altération du sang.* Personne ne doute qu'un sang incomplétement privé d'acide carbonique et non chargé d'oxygène, dans les proportioné normales, ne produise à un haut degré, par son contact avec la membrane respiratoire, le besoin incessant de respirer. Ainsi agissent les maladies du cœur, les pneumonies. Il n'en est pas moins certain pour nous que les hémorrhagies abondantes, qui déterminent de fortes attaques de dyspnée, les produisent en dépouillant le sang de son élément excitateur par excellence, le globule rouge, et en diminuant les quantités de ce liquide. Les chloro-anémiques, les scorbutiques, les albuminuriques, si sujets à de fréquentes attaques de dyspnée, se trouvent dans ces conditions anhématosiques. E. d'une maladie du sang.

2° *Dyspnées sympathiques.* Pour bien comprendre le mode de génération de cette dyspnée, il faut la faire reposer sur des données physiologiques à peu près acceptées de tout le monde. La cause incitatrice des mouvements respiratoires et de leur coordination paraît résider dans cette portion du bulbe rachidien qui a reçu le nom de *nœud vital* et qui commence un peu au-dessus de l'origine des pneumogastriques et finit à quelques millimètres au-dessous. C'est ce qui explique pourquoi les anencéphales continuent à respirer, pourquoi la déchirure, la compression, l'inflammation, l'hémorrhagie de la moelle au mi- 2° Dyspnées sympathiques.

lieu de ce nœud vital, les luxations traumatiques de la première vertèbre, les tumeurs blanches, les caries développées dans ce point troublent, et souvent suspendent instantanément les mouvements respiratoires.

Elles dépendent du pouvoir excito-moteur du bulbe rachidien.

La *dyspnée sympathique* est celle qui reconnaît pour cause une maladie viscérale capable de troubler le pouvoir excito-moteur du nœud vital. Qu'on admette ou non que le besoin de respirer a son siége dans la membrane interne des voies respiratoires ou dans le cœur, et qu'il est entièrement indépendant de la volonté, il n'en est pas moins démontré que l'innervation cérébrale intervient puissamment dans les cas où la vie est menacée par une de ces nombreuses affections qui troublent les fonctions respiratoires. La volonté se manifeste alors, en modifiant d'une façon salutaire, l'énergie des muscles respiratoires, et en appelant à son aide des puissances musculaires qui ne lui servent pas ordinairement. Le pneumo-gastrique est le nerf qui paraît transmettre au bulbe les sensations instinctives d'après lesquelles le cerveau agit pour régulariser les mouvements respiratoires. Aussi les maladies qui s'attaquent à la substance du cerveau, à la protubérance ou à la moelle épinière, troublent-elles le rhythme de la respiration. On observe ce trouble dans la commotion, l'hémorrhagie et le ramollissement cérébral, dans la méningite aiguë et chronique, dans presque toutes les névroses, spécialement l'hystérie, la chorée, la gastralgie, l'hypocondrie, dans les maladies de la matrice et de quelques autres viscères comme l'estomac, le foie, l'intestin, les reins et la vessie. L'action excitomotrice du centre respiratoire est alors provoquée par la sensation pathologique instinctive et non perçue qui lui vient des viscères malades. Dans ce cas l'intervention des lobes cérébraux, malgré l'opinion de Marshall-Hall, ne paraît pas nécessaire à la production de la dyspnée.

Dyspnée idiopathique.

3º *Dyspnée idiopathique*. Elle constitue une entité morbide très-distincte dont la description appartient à la pathologie spéciale. Nous voulons seulement marquer sa place. Elle apparaît sous l'influence d'émotions morales, d'un état névrosthénique très-commun chez la femme parvenue à l'âge critique. Elle nous paraît être favorisée dans la plupart des cas, par l'altération chloro-anémique du sang, par l'hypocondrie, la gastralgie, et la nosomanie, en un mot par la surexcitation ou l'épuisement du système nerveux, quelle qu'en soit la cause; elle serait donc presque toujours sympathique. Cependant une simple névrose de l'appareil respiratoire suffit pour en produire tous les symptômes. La paralysie du diaphragme a pour signe essentiel une dyspnée pénible et menaçante qui a été très-bien décrite dans ces derniers temps par M. Landry. Elle fait ordinairement partie de l'appareil hystérique et semble liée aussi à des affections utérines; dans ce dernier cas seulement, elle rentre dans l'étude des dyspnées sympathiques, l'autre appartient aux symptomatiques.

Conclusion générale.

Ainsi la dyspnée suppose l'existence d'un trouble portant sur deux actes dynamiques essentiels, le besoin de respirer et le pouvoir excito-moteur du bulbe rachidien qui préside aux mouvements de la respiration ordinaire et extraordinaire. L'action de toutes les maladies qui produisent les différentes espèces de dyspnées se réduit aux trois types suivants : 1° elles troublent l'innervation cérébrale comme on le voit dans les maladies du cerveau et dans tous les cas où la volonté, la passion, et les sensations externes interviennent; 2° elles mettent en jeu le pouvoir réflexe de la moelle épinière (sensations internes, maladies des viscères, de l'utérus, etc., dyspnée sympathique); 3° elles lèsent les actes physico-chimiques de la respiration (dyspnée symptomatique); 4° de la circulation (dyspnée symptomatique); 5° la composition du sang (dyspnée symptomatique). Une fois prévenu que la respiration reçoit des influences nécessaires de toutes les sources que nous venons de signaler, le praticien saura facilement y remonter et rapporter les symptômes à leurs véritables causes. Il règne à cet égard, dans les livres, une confusion déplorable; nous espérons que les idées générales sur lesquelles nous avons fortement insisté y mettront fin, en montrant la génération physiologique de toutes les espèces de dyspnées.

De quelques phénomènes morbides qui sont sous la dépendance de la respiration.

De quelques autres phénomènes qui dépendent des fonctions respiratoires. Nous décrirons en peu de mots les symptômes qu'on peut tirer de certains actes physiologiques qui dépendent, en grande partie, des actes physico-chimiques de l'appareil respiratoire : tels sont le *rire*, le *sanglot*, le *soupir*, le *bâillement*, l'*éternument*, le *hoquet*, la *toux* et l'*expectoration*.

Du rire.

Du rire. Cet acte, si intimement lié à l'innervation cérébrale, devient un phénomène morbide lorsqu'il apparaît dans le cours des maladies. Il annonce presque toujours un trouble des facultés cérébrales et spécialement de la volonté. En effet, c'est malgré lui et sans en avoir conscience, que le malade se met à rire, ainsi qu'on le voit dans les différentes formes du délire, dans les maladies convulsives telles que la chorée, l'hystérie, la catalepsie. Le rire est encore pathologique quand il se manifeste sans être en rapport avec la situation réelle dans laquelle se trouve le sujet. Un halluciné, un fou, un homme en proie à une passion violente, à la crainte, au chagrin, présente souvent ce symptôme. Quelquefois c'est sous l'empire de la convulsion de l'appareil musculaire qui sert à l'expression faciale et à la respiration, que le rire se produit, sans que le malade puisse le réprimer : tel est le rire qui a reçu le nom de *sardonique;* les lèvres s'amincissent en se contractant, les commissures se relèvent en dehors, et l'on voit les dents paraître, quelquefois se serrer les unes contre les autres avec bruit. Il n'indique spécialement ni une lésion des méninges ni une phlegmasie du diaphragme. Il se montre durant les attaques d'hystérie, dans l'extase, la gastralgie et l'hypocondrie. Quelquefois le rire est suivi de pleurs, de sanglots et de bâillements répétés.

Du sanglot. On l'observe dans le cours des maladies précédentes. Il n'est souvent que l'expression exagérée et tout à fait pathologique d'une douleur vraie, ou bien une convulsion involontaire comme chez les femmes hystériques, nerveuses, parvenues à leur temps critique ou durant la grossesse. Du sanglot.

Du soupir. L'expiration saccadée, plaintive et bruyante à laquelle on a donné le nom de *soupir* se rattache presque constamment à une maladie nerveuse, ou à celles qui sont douloureuses, comme les névralgies, les phlegmasies du péritoine, de l'utérus, de la vessie, les coliques rénales ou hépatiques. Ce phénomène, souvent provoqué volontairement par le malade, semble quelquefois le soulager. Il se manifeste aussi pendant la nuit et accompagne le cauchemar. Du soupir.

Du bâillement. On sait que l'inspiration longue, convulsive, involontaire, à l'aide de laquelle l'air pénètre avec bruit dans la poitrine, est suivie d'une expiration courte, forte et souvent accompagnée de mouvements Du bâillement.

synergiques des muscles de la face, des membres supérieurs. Ces derniers ont reçu le nom de *pandiculations*. La sécrétion lacrymale est excitée et des pleurs involontaires s'écoulent pendant la convulsion des muscles respirateurs.

Il est le signe des maladies des organes circulatoires et respiratoires;

Le bâillement est ordinairement le signe d'une certaine gêne de la circulation cardiaco-pulmonaire et surtout d'une hématose insuffisante et incomplète; il a pour but de les faire cesser par des mouvements respiratoires plus énergiques et plus profonds. Quand le sang perd ses propriétés physiologiques parce qu'il n'est pas suffisamment hématosé, comme dans l'asphyxie commençante, dans la pneumonie, la pleurésie et toutes les affections qui limitent le champ de la respiration, les malades bâillent fréquemment. Il en est de même si les globules du sang ont diminué (chlorose, anémie), ou s'il n'est plus en assez grande quantité pour stimuler le cerveau et le bulbe rachidien. C'est pour cela que les sujets qui ont perdu beaucoup de sang, ou qui vont être pris de lipothymie, de syncope, bâillent si fréquemment et avec tant de force.

Ce symptôme révèle encore la gêne de la respiration et de l'hématose chez les sujets soumis à une chaleur extrême, dans un endroit circonscrit où l'air est confiné, ou bien encore lorsque le froid extérieur a agi fortement ou pendant longtemps.

Des névroses.

L'ensemble des phénomènes qui caractérisent le bâillement se retrouve surtout dans toutes les névroses, dans l'hystérie, la catalepsie, l'hypocondrie, après les émotions morales vives. La volonté peut réprimer une partie des phénomènes du bâillement qui ont leur siége dans les muscles de la face; mais elle ne peut empêcher la convulsion des muscles respirateurs. L'ennui, l'imitation en sont les causes les plus ordinaires ; la volonté peut aussi le provoquer.

De l'éternument. L'expiration convulsive, involontaire, qui provoque le chatouillement dont la membrane pituitaire est le siége, s'accompagne d'un sifflement bruyant et de l'expulsion de toutes les mucosités contenues dans les fosses nasales. De l'éternument.

Cet acte morbide, dont la valeur séméiotique et pronostique a été exagérée par les anciens, n'a qu'une très-minime importance. Il est phénomène symptomatique, 1° d'une congestion catarrhale ou d'une lésion soit aiguë, soit chronique de la membrane muqueuse nasale (coryza, polype, ulcération, ozène syphilitique) ; 2° sympathique d'une fièvre éruptive et spécialement de la rougeole ; 3° d'une hémorrhagie nasale ; 4° d'une fièvre catarrhale avec détermination morbide vers le pharynx, le larynx ou les bronches (grippe, angine, laryngite, bronchite) ; 5° de toutes les maladies des voies respiratoires ; 6° d'une sorte de disposition hygrométrique de la membrane muqueuse qui se prend, chez quelques sujets, à l'occasion du moindre changement atmosphérique. 7° Il se manifeste encore dans un grand nombre de maladies du cerveau, telles que l'hémorrhagie cérébrale et les différentes formes de congestions, enfin dans les névroses, etc.

Du hoquet. Le hoquet est une inspiration convulsive involontaire, produite par la contraction rapide du diaphragme et accompagné de la vibration bruyante et rauque des lèvres de la glotte. L'expiration se fait sans bruit ; en même temps du malaise et un sentiment de fatigue extrême se manifestent à l'épigastre et à la base de la poitrine au niveau des attaches diaphragmatiques. Du hoquet.

Les malades sont brisés par les secousses nombreuses et rapides qui ébranlent la tête et tout le corps.

Le hoquet se répète ordinairement un grand nombre de fois, puis se dissipe complétement. Il revient presque toujours par accès plus ou moins rapprochés, puis dure plusieurs heures et même plusieurs jours; dans ce cas il peut déterminer par lui-même, indépendamment de la maladie qui l'a provoqué, la congestion cérébrale, le délire ou une excitation générale funeste.

On croyait anciennement que le hoquet était le signe d'une maladie du diaphragme. Cette assertion est entièrement fausse; mais il est vrai de dire qu'un très-grand nombre de maladies qui mettent en jeu l'action réflexe de la moelle et des nerfs respirateurs produisent la convulsion diaphragmatique et le hoquet. Cependant nous ferons remarquer que si, d'une part, la physiologie fait jouer le rôle principal à la convulsion du diaphragme dans la formation du hoquet, d'une autre part la pathologie lui assigne pour cause principale les affections des viscères contenus dans l'abdomen; ce qui prouve que l'influence sympathique de l'œsophage et de l'estomac ne prend pas une moindre part à la production du hoquet.

Hoquet sympathique.

Parmi les affections du ventre dont il est le phénomène sympathique, nous signalerons l'ingestion d'aliments secs, la réplétion outre mesure de l'estomac, toutes les affections de ce viscère (ramollissement, cancer), du foie, des reins (concrétions, néphrite simple, albumineuse), de la vessie (cystite, calculs), l'existence de vers intestinaux et surtout les phlegmasies primitives et consécutives du péritoine. Les péritonites liées à l'étranglement interne, à la hernie, à la perforation de l'intestin, à la dysenterie et surtout à la métrite simple ou puerpérale, sont des causes très-ordinaires du hoquet. Il se montre aussi dans la pleurésie diaphragmatique et dans les maladies de la face supérieure du foie qui se propagent jusqu'aux muscles.

Les maladies, dans le cours desquelles le hoquet se manifeste souvent et sans entraîner un pronostic fâcheux, sont les névroses. On l'a vu persister pendant plusieurs semaines chez des hystériques, ou bien se montrer après la suppression des règles dans le cours de la grossesse, enfin chez les chloro-anémiques. Il n'est pas rare d'observer le hoquet sympathique chez les sujets atteints d'hémorrhagie ou de ramollissement cérébral, de fièvre typhoïde, d'ictère grave, d'hémorrhagies scorbutiques.

DE LA TOUX ET DE L'EXPECTORATION.

La toux consiste dans une expiration forcée, involontaire et convulsive qui expulse, avec ou sans bruit laryngien, l'air et les liquides contenus dans les voies aériennes. Elle est déterminée par une sensation toute pathologique développée dans l'appareil respiratoire ou ailleurs. *De la toux et de l'expectoration. Définition.*

Si l'on veut prendre une juste idée des symptômes que fournit la toux, il faut d'abord définir nettement le caractère de chacun des actes qui y concourent. *Analyse des phénomènes de la toux.*

La sensation interne qui provoque la toux est souvent obscure et non perçue par le malade; souvent aussi elle consiste en un chatouillement ou une sensation de chaleur, de douleur même, que le sujet rapporte à un point limité du conduit aérien. *1er acte. Sensation morbide.*

Cette sensation nous paraît être une altération du

besoin de respirer qui s'exagère et se pervertit. Dans d'autres cas cette sensation ne saurait être nettement localisée. Quoiqu'elle dépende toujours de l'innervation cérébrale, elle peut être provoquée par la lésion d'un viscère autre que le poumon (toux sympathique).

2e acte. Locomotion expiratrice ;

La stimulation pathologique une fois développée transmise par les nerfs jusqu'au centre nerveux qui met en jeu les puissances musculaires respiratoires. C'est alors qu'ont lieu les expirations saccadées pendant lesquelles on entend un bruit laryngien dont le timbre varie. L'expiration est précédée d'une inspiration plus ou moins longue et sibilante, suivant l'intensité de la toux et les besoins de l'expiration. Qu'on remarque bien que la toux ne consiste pas seulement dans le bruit produit par l'air chassé fortement de la poitrine ; ce bruit n'est qu'un phénomène accessoire. Rien n'est si commun que de rencontrer la toux aphone chez les phthisiques ou les sujets atteints d'affection chronique du larynx ; cependant la toux, quoique silencieuse, n'en est pas moins suivie d'une facile et copieuse expectoration.

en partie volontaire.

La volonté vient s'ajouter à l'action réflexe qui provoque la toux et régulariser les mouvements thoraciques. A ce point de vue Haller avait raison de comparer la toux aux actes dépendant de la volonté. Celle-ci intervient dans l'expectoration d'une manière évidente. Elle peut rester complétement étrangère à la toux, comme on le voit pendant le sommeil, le délire, ou chez les sujets tombés dans l'adynamie.

3e acte. Expectoration.

On ne peut séparer de la toux un acte morbide qui l'accompagne souvent et qui consiste dans l'expectoration. Celle-ci n'est pas autre chose que l'expulsion hors des voies respiratoires (vésicules pulmonaires, bronches, trachée, larynx), au moyen de l'air expiré des matières liquides ou solides qui y ont pris naissance ou qui y sont venues d'ailleurs. La toux existe souvent sans expectoration, c'est-à-dire sans expulsion de matière au dehors; mais on ne peut concevoir l'expectoration sans la toux : l'une et l'autre se confondent dans un acte unique qui est l'expiration. Sensation, expiration saccadée avec ou sans rejet de matières au dehors, tels sont les deux actes dont on a extrait un troisième appelé *expectoration*.

Le mécanisme de l'expectoration est très-simple. Les matières contenues dans les vésicules pulmonaires sont conduites insensiblement, par la contraction souvent très-marquée des petites bronches et par les cils vibratiles dont sont munies les cellules épithéliales, jusque dans les cavités bronchiques plus considérables. C'est là un acte vital qu'on peut distinguer de la toux et qui la précède et souvent la détermine. L'expectoration est une expiration puissamment aidée par la contraction active des fibres charnues et contractiles des bronches les plus petites. Cette contraction a été placée sous l'empire du pneumogastrique; elle concourt fortement à expulser les matières liquides et même les gaz renfermés dans les derniers ramuscules des bronches. Nous croyons que l'expiration ne s'exerce pas sur cette partie des liquides qui se forment dans les plus petits rameaux, et que la contraction de ceux-ci peut seule les atteindre et les jeter ainsi au milieu de la colonne d'air qui doit les entraîner au dehors. Son mécanisme.

Une fois que l'air a pu pénétrer, pendant les efforts d'inspiration, derrière les liquides épanchés qui font l'office de bouchon, la toux les fait cheminer plus ou moins rapidement de bronche en bronche jusqu'à la trachée et au larynx qu'ils n'ont plus qu'à franchir à l'aide d'une

Quintes de toux. dernière secousse de toux. On appelle *quinte* ou *accès* de toux la succession de plusieurs expirations et inspirations sonores séparées par un temps de repos plus ou moins considérable.

Expuition. Lorsque les matières liquides ont dépassé le larynx, elles sont dirigées par la contraction synergique des muscles du pharynx et du voile du palais jusque dans la bouche. L'expuition s'accompagne d'un bruit guttural qui n'est autre chose qu'un râle, c'est-à-dire un bruit déterminé par la vibration sonore de l'air et des liquides parvenus dans le pharynx. Une fois que les matières expectorées sont dans la bouche, les muscles qui en forment les parois les rejettent au dehors avec bruit. Cet acte a reçu le nom de *sputation* ou *crachement*.

Sputation.

Crachats. Nous désignerons sous le nom de *crachats* toute matière liquide rejetée par la bouche et qui provient des cavités buccale, pharyngienne, nasale et respiratoire. Ce terme générique comprend donc, non-seulement les matières expectorées, c'est-à-dire toutes celles qui se sont formées dans la portion sous-glottique de l'appareil respiratoire, mais encore celles qui viennent de la cavité pharyngienne et nasale, enfin celles qui prennent naissance dans la bouche.

Division. Nous décrirons successivement : 1° la toux ; 2° l'expectoration ; 3° les crachats.

De la toux. 1° **De la toux.** Il faut étudier dans la toux : 1° la sensation ; 2° les principaux symptômes ; 3° le bruit qui accompagne l'expiration et l'inspiration ; 4° la marche et la durée de la toux.

Besoin de tousser. 1° *Besoin de tousser.* Ordinairement la sensation est tellement impérieuse qu'elle ne peut être supprimée par la plus ferme volonté ; elle a lieu malgré nous aussi bien qu'à notre insu, pendant le sommeil et au milieu de nos préoccupations les plus fortes, chez ceux qui ont perdu connaissance, chez le nouveau-né. Certains états morbides peuvent l'abolir, quoique les maladies qui la produisent ordinairement existent à un haut degré. C'est probablement ce qui a lieu dans les pneumonies adynamiques et dans celles qu'on a nommées *latentes*, chez les malades à sensibilité naturellement obtuse ou émoussée par la maladie. Le besoin de tousser est loin d'être en rapport avec le besoin d'expectorer. La toux n'est jamais aussi fréquente que lorsqu'elle est sèche, nerveuse; c'est ce qui a lieu dans la première période de l'inflammation de la membrane muqueuse bronchique, et chez les hystériques.

aboli dans certains cas.

2° La toux se compose de cinq ou six expirations convulsives saccadées, interrompues par une inspiration sifflante après laquelle reparaissent encore un nombre pareil de mouvements semblables dont la succession constitue une quinte ou accès de toux. Ou bien il se manifeste deux ou trois expirations et une inspiration, après laquelle la toux ne reparaît plus pour quelque temps. Les *quintes* de toux peuvent être rapprochées au point d'empêcher le sommeil, la déglutition, la phonation, et de provoquer le vomissement (grippe, bronchite aiguë, pneumonie lobulaire, coqueluche, emphysème pulmonaire, phthisie au début et aux autres périodes).

Symptômes propres de la toux.

La toux *fréquente* indique surtout l'existence d'une affection du larynx, de la trachée et des bronches. Elle est incessante et ne laisse aucune trêve au malade, dans certaines formes de grippe, de laryngite, dans l'hémoptysie, l'hystérie; *rare* au déclin d'un grand nombre d'affection des voies respiratoires; *petite*, quand elle est

Fréquence et rareté.

formée d'expirations, courtes avortées, peu nombreuse (tussicule) ; (phthisie, pleurésie, prolapsus de la luette, toux sympathique d'une névrose ou d'une maladie de l'estomac). Cette toux est ordinairement sèche, c'est-à-dire non suivie d'expectoration ; elle présente ces deux caractères lorsque les mouvements d'expiration sont enchaînés par la douleur (pleurésie costale et surtout diaphragmatique), ou lorsqu'il existe une névrose telle que l'hystérie, etc.

Tussicule.

Toux violente, difficile, convulsive ;

La toux est *libre*, facile ou *pénible*, convulsive ; dans ce dernier cas, elle s'accompagne de contractions violentes et répétées de tous les muscles expirateurs. On voit alors les symptômes suivants se manifester : rougeur de la face, congestion du cerveau, sécrétion abondante de larmes, chaleur générale, moiteur ou sueur, vomissement des aliments, émission involontaire de l'urine et des fèces, quelquefois développement de hernie. Après les quintes répétées de toux, les muscles pectoraux et abdominaux sont fatigués et le malade brisé. On trouve réunis dans ce tableau les symptômes qui caractérisent l'effort : la toux violente n'est pas autre chose.

sèche ou humide.

On appelle toux sèche celle qui n'est suivie d'aucune expectoration. Les toux sympathique et idiopathique ou nerveuse présentent ce caractère essentiel ; au contraire, toutes les affections des voies respiratoires, après avoir été *sèches* à une certaine période, deviennent *humides*, c'est-à-dire qu'elles donnent lieu à l'expulsion de crachats. Il en est de même dans les maladies chroniques du cœur qui produisent le catarrhe bronchique ou l'œdème pulmonaire, et s'accompagnent toujours, à leur dernière période, de congestion broncho-pulmonaire.

3° *Symptômes tirés des bruits laryngiens.* Le timbre des bruits laryngiens qui se forment pendant l'expiration offre d'assez grandes différences dues aux maladies qui siégent : 1° dans le larynx où se forme le bruit ; 2° dans les cavités pharyngienne nasale et buccale, où vient consonner le bruit laryngien. Il faut que le praticien ait présente à l'esprit cette distinction fondamentale, s'il veut assigner à la toux une valeur séméiotique rigoureuse, et ne pas se perdre dans des descriptions scolastiques et stériles. Il commencera d'abord par supprimer la division de la toux en *laryngée*, *trachéale* et *bronchique*. Il ne peut y avoir qu'une seule espèce de toux, la laryngée, comme il n'y a qu'une voix humaine produite par la vibration des cordes vocales ; c'est également celle-ci qui détermine le bruit de la toux. Que des symptômes très-différents se manifestent suivant qu'elle a sa cause dans le larynx, la trachée ou les bronches, nous l'accordons volontiers ; mais elle n'en reste pas moins laryngée dans tous les cas. Modification de timbre de la toux.

La toux *inarticulée*, éteinte, aphone, est marquée par un sifflement expiratoire qui remplace le bruit sonore, et qui dépend d'une laryngite chronique, de l'ulcération ou de la destruction des replis glottiques, d'un croup ou d'une névrose. Quelquefois la toux éteinte, sourde, est suivie immédiatement d'une inspiration sibilante, d'un petit sifflement. Ce symptôme se rencontre dans l'œdème des lèvres de la glotte, des ligaments arythéno-épiglottiques et dans le croup. Toux inarticulée.

La toux sonore, bien timbrée, forte, et avec expansion au dehors, appartient à toutes les affections inflammatoires des bronches, du larynx et de la trachée. Elle est éclatante, clangoureuse, et rappelle le son des in- Toux claire éclatante, expansive.

struments de cuivre, le chant du coq, ou l'aboiement d'un jeune chien. Dans la laryngite simple ou érythémateuse, catharrale et striduleuse, dans la coqueluche, elle est caractérisée par une expiration convulsive, quinteuse et précédée d'une inspiration sifflante qui s'entend à une grande distance et qu'on nomme *la reprise.* Il suffit de l'avoir entendue une fois pour reconnaître la maladie.

Toux rentrée, voilée, éteinte, croupale.

Au lieu d'avoir cette expansion libre et facile au dehors, la toux peut être rauque, rentrée et voilée, semblable à celle d'un chien qui s'étrangle ou qui a avalé une arête, au gloussement d'une poule, au râle d'un mourant, au sifflement métallique qui se passe dans un tube d'airain, et enfin tout à fait inarticulée et éteinte. La laryngite aiguë et chronique et le croup donnent lieu à ces modifications du timbre : cependant aucune d'elles ne peut contituer un signe diagnostique certain.

Le timbre doit nécessairement changer lorsque la colonne d'air qui vibre dans le larynx est sèche ou rencontre des liquides contenus dans cette cavité, dans le pharynx ou dans la bouche. La toux est alors sèche ou râlante, claire ou voilée (affection du larynx, du pharynx).

La toux est forte, énergique et bien timbrée lorsque l'expiration se fait avec intensité et que le passage de l'air est libre. Au contraire, elle est faible, éteinte chez les malades épuisés par une longue maladie, ou dont les puissances musculaires expiratrices sont débilitées ou paralysées.

Marche et durée de la toux.

Les maladies qui ont leur siége dans le pharynx et les fosses nasales modifient le timbre de la toux. L'angine tonsillaire, le coryza, la rendent plus sourde, plus voilée.

Paroxysmes.

La toux se présente, comme presque tous les symptômes, sous la forme continue ou paroxystique. Dans le premier cas, les malades toussent à des époques très-variables de la journée et de la nuit; dans le second, les quintes de toux viennent principalement le matin après le réveil, ou pendant la nuit, quelquefois après les repas : c'est ce qu'on observe dans le catarrhe chronique, l'emphysème pulmonaire, la phthisie, la bronchite, les maladies du cœur. Il arrive même qu'après avoir toussé le matin ou pendant la nuit, le malade est entièrement délivré de ce symptôme fâcheux pour le reste de la journée. La toux nocturne, sèche et petite se voit dans la tuberculisation naissante du poumon. La toux franchement intermittente appartient d'une manière plus spéciale aux névroses et à l'hystérie.

Il faut tenir compte de la durée de la toux, parce qu'elle peut servir au diagnostic. Celle qui revient souvent, et à des intervalles irréguliers, l'été aussi bien que l'hiver, celle qui continue presque sans interruption pendant plusieurs années, indiquent la production des tubercules pulmonaires ou l'emphysème.

Résumé. La toux est un trouble fonctionnel des voies respiratoires, précieux sans doute pour le diagnostic, mais qui ne peut conduire qu'à reconnaître le siége et non la nature d'une maladie. Il doit être envisagé d'abord comme le *symptôme* d'une affection des voies respiratoires et circulatoires; ces dernières ne causent le plus ordinairement la toux qu'en déterminant une congestion sur la membrane des bronches et dans le tissu pulmonaire.

Elle est *sympathique* des affections du cerveau, de l'estomac, du foie et de l'utérus, de la syphilis; elle se lie à l'existence de vers intestinaux; elle est encore symptomatique chez les femmes hystériques, chez les hypocondriaques, dans la chlorose et l'anémie.

Expectoration.

2° **Expectoration.** Nous avons dit que, pour ramener au dehors les matières liquides contenues dans les voies respiratoires, il se faisait une expiration éliminatrice qu'on nomme expectoration; que les contractions du pharynx et des muscles de l'isthme du gosier, de la cavité buccale, constituent deux actes qui font suite au premier et achèvent l'expulsion des matières commencée par les voies respiratoires. Il importe donc, quand on examine les crachats, de s'assurer si c'est par expectoration, expuition ou sputation, et même par le vomissement, que les matières sont rejetées au dehors. La toux est le caractère irréfragable de l'expectoration. Le bruit qui se produit alors est bien différent de celui qui se fait entendre lorsqu'on ramène du pharynx les crachats, ou qui accompagne la sputation.

Distinctes de l'expuition et de la sputation.

Pour que les matières renfermées dans les conduits aériens puissent passer au-dessus du larynx, il faut : 1° que la contractilité, si généralement admise aujourd'hui, des vésicules et des ramuscules bronchiques soit mise en jeu et augmentée; 2° que les puissances expiratrices ne soient pas affaiblies ni perturbées ; 3° que la volonté soit intacte pour régulariser les mouvements synergiques et les faire concourir au même but.

Expectoration nulle.

Tous les malades, sans exception, savent tousser, mais les nouveau-nés, les jeunes enfants jusqu'à l'âge de six à sept ans, quelques personnes maladroites ne peuvent parvenir à cracher. Dans ce cas, les contractions irrégulières du pharynx et de la bouche sont impuissantes à accomplir l'expuition, et les malades avalent les crachats ou sont pris d'envies de vomir parce que ceux-ci, en venant toucher le pharynx et la luette, provoquent la nausée et le vomissement. Si les liquides arrivent des fosses nasales (mucus, sang, pus, fausses membranes), ils pénètrent dans la cavité buccale à l'aide d'un reniflement facile à entendre. S'ils proviennent de la bouche seulement, le bruit laryngien expirateur manque totalement. On dit quelquefois que les malades n'expectorent pas quand ils ne peuvent cracher ; or ces deux actes sont tout à fait différents l'un de l'autre. Le plus ordinairement l'expectoration, qui est un acte instinctif et conservateur, continue à se faire lorsque déjà les malades, privés de leur intelligence ou affaiblis, ne peuvent plus cracher ; les crachats alors restent dans l'arrière-gorge.

Quelquefois les malades expectorent, et ils croient vomir parce qu'il tombe quelques parcelles de matière liquide sur l'épiglotte ou dans le larynx et qu'il se déclare une toux violente qui leur fait croire qu'ils ont rejeté alors les matières par le vomissement.

Expectoration difficile.

L'expectoration est *difficile*, ou même impossible : 1° quand les forces générales sont affaiblies à un haut degré, comme on le voit dans les fièvres adynamiques, après les hémorrhagies, dans les affections avec délire, dans l'agonie ; 2° quand la volonté ne peut plus diriger les mouvements expirateurs (mêmes maladies, affections cérébrales, médullaires, paralysie générale et du diaphragme) ; 3° quand la quantité du liquide qui se forme dans les bronches ou qui y arrive est trop considérable pour être expulsée, comme dans l'hémoptysie foudroyante, la bronchorrhée, l'œdème pulmonaire, et dans le cas où la plèvre verse une grande quantité de sérosité ou de pus (vomique). Il en résulte alors une véritable asphyxie, sur laquelle M. Piorry a justement appelé l'attention des observateurs, mais qui n'est, en définitive, qu'un phénomène ultime et irremédiable (anhématosie par écume bronchique, par le sang ou d'autres causes).

Ses effets.

On observe encore la difficulté d'expectorer dans les maladies qui empêchent la libre circulation de l'air dans les aréoles pulmonaires et les petites bronches. Ces maladies sont la phlegmasie qui tuméfie la membrane interne, les congestions catarrhales ou consécutives aux affections du cœur, l'emphysème puimonaire, la contraction convulsive des bronches capillaires. Cet élément morbide se retrouve dans la coqueluche, la grippe, et toutes les bronchites capillaires. Lorsqu'on connaît le mécanisme de la toux et de l'expectoration, on comprend très-bien pourquoi l'emphysème se développe si souvent après les bronchites plus ou moins répétées. L'air emprisonné dans les aréoles par le mucus ou la tuméfaction de la membrane interne, agrandit, déchire même les vacuoles du poumon. La stase des liquides ou de l'air suffirait d'ailleurs, indépendamment de toute contraction, pour amener la dilatation des bronches et des aréoles, car on sait que les réservoirs membraneux et contractiles s'agrandissent dès que les liquides, et même l'air qui y circulent à l'état normal, s'y accumulent ou y séjournent quelque temps. Telles sont les causes qui opèrent les lésions propres à l'emphysème pulmonaire, et en tête desquelles on doit placer les attaques réitérées de bronchite, les tubercules pulmonaires et les lésions des orifices du cœur.

Formation de l'emphysème.

L'expectoration difficile se retrouve aussi dans les affections du tissu pulmonaire qui provoquent un besoin incessant de tousser, sans qu'il y ait beaucoup de liquide à expulser. La pneumonie, les tubercules crus, la pleurésie, les affections cardiaques sont des maladies de ce genre.

L'expectoration, encore très-pénible dans toutes les

maladies du larynx et de la trachée, consiste dans l'expulsion de quelques crachats gris perlés ou opaques, puriformes, striés ou non de sang, et dans tous les cas assez difficiles à détacher. Si les liquides contenus dans les bronches sont peu abondants ou très-visqueux, l'expectoration se fait avec peine et souvent avec douleur. Au contraire, elle est aisée dans le catarrhe chronique, la phthisie au second et au troisième degré, etc. Si, après avoir été abondante et facile, l'expectoration se supprime, on doit soupçonner le retour de l'accroissement du travail phlegmasique, soit dans les bronches, soit dans le poumon, ou accuser la diminution des forces générales.

Hémoptysie.

On a donné le nom d'*hémoptysie* (de αἷμα, sang, et πτύω, je crache) à l'expectoration de sang pur, ou du moins de crachats presque entièrment formés par ce liquide. L'étude de cette maladie, placée, on ne sait trop pourquoi, dans la pathologie générale, appartient à la pathologie spéciale des organes respiratoires, à laquelle nous la renvoyons. Il nous suffit de l'étudier dans ses rapports avec l'expectoration en général. Le sang est rejeté hors des voies respiratoires, suivant les différents modes d'expectoration précédemment indiqués. Est-il en petite quantité, les malades le rendent en toussant d'une manière plus ou moins pénible ? Est-il au contraire très-abondant, les bronches et le poumon se contractent convulsivement ? En même temps, les puissances expiratrices aidant, le liquide est expulsé par flots comme s'il provenait de l'estomac au moyen du vomissement. Ce qui, en pareille circonstance, peut faire croire au malade qu'il a vomi le sang.

Vomissement de sang.

Une fois parvenu dans le pharynx en grande quantité, il tombe sur la luette, excite des nausées, parfois même le vomissement. Quelquefois le sang qui afflue dans les voies respiratoires est si considérable qu'il ne peut être expectoré et qu'il cause l'asphyxie et la mort (hémoptysie foudroyante ou par rupture du cœur, ou d'un vaisseau du poumon). Entre ces différents degrés de l'expectoration sanglante on peut imaginer facilement les intermédiaires.

Des crachats.

Des crachats. Nous étudierons successivement : 1° leurs propriétés *chimiques ;* 2° *physiques ;* 3° *microscopiques.* L'histoire séméiotique des crachats ne saurait être présentée aujourd'hui comme elle l'est dans des ouvrages qui remontent à trente ans de date. On devait, à cette époque, chercher avec soin dans les crachats, les signes qui pouvaient mettre sur la voie du diagnostic lorsqu'on était privé des symptômes caractéristiques que la percussion et l'auscultation nous fournissent maintenant. Ce serait donc commettre un véritable anachronisme que de placer dans ce livre un tableau rétrospectif et historique de tout ce que l'on a écrit sur ce sujet. Notre travail a pour but d'exposer les faits les plus péremptoires et non les essais infructueux, quoique louables, tentés à différentes époques de la médecine. Personne aujourd'hui ne voudrait fonder son diagnostic sur l'examen des crachats.

Division dans l'étude des crachats.

Nous étudierons donc les crachats sous le rapport de leur nature et de leurs propriétés physiques (odeur, saveur, quantité).

Nature.

Nature. Les crachats sont constitués, 1° par du mucus ; 2° par du pus ; 3° par de la sérosité ; 4° par du sang ; 5° par différents produits morbides homologues ; 6° par des produits hétérologues, tels que le tubercule, le cancer, les acéphalocystes développées dans les voies respiratoires ou dans un organe voisin.

1° *Crachats muqueux.* Ceux qui sont exclusivement formés de mucus sont liquides, presque transparents, filants comme une solution de gomme arabique un peu grisâtre, ou bien plus épais, roulant dans le vase qui les contient et offrant la consistance d'une gelée encore liquide. On conçoit que leur couleur et leur consistance dépendent de la quantité de sérosité et de salive qui s'y mêle, au moment où ils arrivent dans la cavité buccale, et surtout de la quantité de cellules épithéliales ou de pus en suspension dans le mucus. On sait que ce liquide, formé en grande proportion d'eau, ne contient à l'état normal que des cellules épithéliales, des sels, et pour peu que la membrane muqueuse soit irritée, des globules de pus. Aussi presque tous les crachats réputés muqueux sont-ils en réalité des crachats purulents. Souvent les crachats muqueux ont une viscosité extrême, et au moment où ils sont chassés hors de la bouche, il collent aux lèvres et viennent ensuite se déposer, dans le crachoir, sous forme de longues stries, d'étoiles ou de rubans, comme dans la fièvre typhoïde, la pneumonie et la bronchite aiguë. Crachats muqueux.

Il se mêle toujours aux crachats muqueux une certaine quantité d'air atmosphérique. Quand elle est considérable et que ce fluide a été fortement battu avec le mucus, par les efforts d'une toux pénible et prolongée, les matières expectorées sont recouvertes d'une mousse abondante, on les appelle des *crachats spumeux*. Ils se voient surtout dans la bronchite aiguë, à sa période irritative, dans l'emphysème, la tuberculisation pulmonaire naissante, dans l'œdème pulmonaire symptomatique d'une gêne de la circulation cardiaque dans les congestions qui se lient à cette dernière cause dans l'hydropisie générale (maladie des reins). Crachats spumeux.

Les crachats muqueux appartiennent uniquement aux maladies précédentes. La bronchite, la trachéite, la laryngite aiguë, la grippe et la coqueluche en sont les causes les plus ordinaires.

Crachats purulents.

2° *Crachats purulents.* Du mélange, en proportion différente du mucus avec le pus, dépendent toutes les variétés de couleur, de consistance, de forme des crachats purulents les plus communs de tous. Le pus leur donne en général une consistance assez grande. Ils sont sous forme tantôt de masses subarrondies verdâtres, blanches ou jaunâtres, épaisses, à bords déchiquetés, adhérentes au vase, ou nageant dans un liquide incolore plus ou moins abondant, ou précipité à la partie inférieure de celui-ci. Les crachats composés de pus presque pur sont tantôt arrondis comme une pièce de monnaie (crachats nummulaires), d'un blanc mat ou jaunâtre, homogènes, non aérés, peu abondants (phthisie au 3° degré, bronchite chronique), tantôt étendus au fond du vase comme une purée blanche ou jaune (phthisie au 3e), tantôt déchiquetés et semblables à une substance solide qui nagerait dans un liquide séreux (phthisie, bronchite catarrhale de la rougeole); tantôt enfin les crachats purulents se présentent sous forme de masses irrégulièrement arrondies dans lesquelles on aperçoit, au milieu d'un mucus verdâtre, des bandes, des stries, des garnulations d'un blanc mat ou jaunâtre, dues à la présence évidente du pus. Comme ces crachats se voient très-souvent dans le second et le troisième degré de la phthisie, on les a regardés à tort comme formés par de la matière tuberculeuse. Ils affectent aussi la forme de plaques d'un gris sale, de couleur cendrée, enfin, d'un liquide dans lequel on retrouve la matière

leurs différents aspects.

muqueuse, le pus et le sang (crachats composés).

L'examen microscopique des crachats purulents y révèle la présence des éléments propres au mucus et des globules purulents. On sait à combien de recherches on s'est livré pour distinguer l'un de l'autre le mucus et le pus. Le microscope et tous les réactifs dont peut disposer la chimie ont été employés tour à tour avec des résultats très-différents. On a enfin compris qu'il est peu important de s'assurer que les crachats contiennent du pus, puisque la plus légère irritation de la membrane muqueuse donne immédiatement naissance à cette matière, et que les crachats en renferment des quantités toujours considérables dans toutes les affections des bronches et du tissu pulmonaire. On ne peut donc fonder le diagnostic sur l'existence de ce produit pathologique. Étude microscopique.

Les crachats purulents sont le symptôme de toutes les maladies aiguës et chroniques des voies respiratoires. On ne peut pas plus s'en servir pour le pronostic que pour le diagnostic.

3° *Crachats séreux*. La muqueuse peut livrer passage à une grande quantité de sérosité, c'est-à-dire d'eau faiblement chargée des éléments propres aux mucus. Outre les crachats spumeux dont nous avons parlé, on observe encore chez les malades atteints de catarrhe chronique un flux aqueux très-abondant, qui donne lieu, chaque matin ou après le repas, à une expectoration d'un liquide abondant, filant et analogue à de l'eau gommeuse. La bronchorrhée, la phthisie naissante, l'emphysème s'accompagnent de ce symptôme, qui a été encore observé dans certaine forme de catarrhe suffocant, de grippe, et dans la coqueluche. Crachats séreux.

4° *Crachats sanglants*. On dit qu'il y a hémoptysie quand la quantité de sang qui forme le crachat est con- Crachats sanglants, hémoptysie.

sidérable, ou qu'elle constitue en totalité la matière expectorée. L'hémoptysie est le *symptôme* de la phthisie à tous ses degrés, de l'apoplexie et de l'hyerémie pulmonaire, d'une maladie du cœur et des gros vaisseaux, enfin d'une altération du sang par pléthore ou par défibrination. Elle est sympathique de l'aménorrhée et de tous les troubles de la menstruation, chez les hystériques principalement.

Crachats sanguinolents; On dit que les crachats sont *sanguinolents* quand ils contiennent du mucus et une petite quantité de sang: tels sont, par exemple, les crachats rouillés et visqueux de la pneumonie. L'intime mélange du mucus et du sang, prouve que l'exhalation de celui-ci se fait molécule par molécule dans les vacuoles du poumon et qu'il s'y combine, au fur et à mesure, avec le mucus.

Verdâtres; Les crachats noirâtres, couleur jus de pruneaux, ou verdâtres en même temps que fluides, qu'expectorent les pneumoniques, annoncent un degré avancé de la maladie et un danger imminent.

Striés; Le sang se dépose quelquefois sur les crachats par stries, par points, ou par petits caillots noirâtres, arrondis. Il provient de sources différentes; tantôt du larynx, du pharynx ou même des gencives. Dans ces derniers cas, le sang est noirâtre ou d'un rouge lie de vin, sanieux, et n'est que juxtaposé aux crachats expectorés, à la salive ou au mucus buccal. Les crachats sanguinolents sont souvent simulés par les malades qui cherchent à tromper le médecin.

Panachés; Le sang se mêle aussi au pus dans les crachats puriformes des phthisiques parvenus à leur dernier terme (crachats panachés, couleur d'œillet), ou dans la laryngite ulcéreuse et la trachéite.

L'examen microscopique des crachats sanglants y démontre l'existence de trois éléments caractéristiques, la cellule épithéliale, les globules sanguins et les globules de pus.

Crachats contenant un produit morbide homologue.

5° *Crachats contenant des produits morbides homologues.* Au milieu de la matière des crachats se présentent tantôt des débris de fausse membrane provenant du larynx ou des bronches (croup, diphthérite bronchique), tantôt de concrétions calcaires ou mélaniques qui n'ont aucun rapport avec la matière tuberculeuse. On cite des cas dans lesquels le liquide séreux d'un épanchement pleural s'est épanché dans les bronches et a déterminé l'expectoration d'une grande quantité de sérosité ou même de pus (vomique pleuro-bronchique). La présence de la bile ou d'un liquide urinaire dans les crachats est l'indice d'une communication entre les bronches et le foie ou le rein.

Crachats dans lesquels on retrouve un produit hétérologue;

6° *Crachats contenant différents produits morbides hétérologues.* A. *Matière tuberculeuse.* Existe-t-il des crachats tuberculeux, c'est-à-dire qui renferment des corpuscules caractéristiques du tubercule? On doit répondre négativement à cette question tant débattue. On ferait preuve de faibles connaissances en microscopie si l'on croyait qu'on découvre facilement, dans les crachats d'un phthisique, la matière tuberculeuse. Elle se détruit et se perd complétement au milieu du pus, des cellules épithéliales, des globules sanguins, des éléments fibro-plastiques, des cristaux salins et de la mélanose dont se composent les crachats.

La matière cancéreuse;

B. *Matière cancéreuse.* La substance ramollie du cancer du poumon se trouve très-rarement dans les liquides expectorés. Nous en avons cependant observé trois cas. L'examen microscopique est alors d'une utilité extrême pour asseoir le diagnostic.

Mélanique;

L'expectoration des matières noires ou mélaniques a été signalée chez les sujets qui respirent un air chargé de matières carbonées. On trouve souvent des petits points noirs sur les crachats grisâtres, arrondis, qui proviennent du larynx (laryngite aiguë et chronique). La mélanose pulmonaire ne s'annonce jamais par des crachats noirâtres.

Des hydatides.

Le passage subit d'une grande quantité de sérosité et surtout de débris pelliculaires dans les bronches est suivi d'une expectoration souvent copieuse de même matière, qui indique l'existence des acéphalocystes du poumon, du foie ou de quelque kyste abdominal. Nous avons retrouvé dans la matière expectorée par une femme âgée, des flocons membraneux et les crochets d'échinocoques qui occupaient le foie.

Propriétés physiques des crachats. A. Quantité.

Propriétés physiques des crachats. A. *Quantité*. On peut tirer quelques signes des propriétés physiques des crachats. La phlegmasies aiguë des bronches diminue, suspend même la sécrétion des membranes muqueuses, tandis qu'au contraire celle-ci s'accroît beaucoup dans les formes chroniques. Souvent les crachats copieux sont dus à une véritable exhalation provoquée par la gêne de la circulation cardiaque pulmonaire (bronchorrhée, catarrhe chronique). La suppression subite des crachats qui étaient restés jusque-là très-abondants est le signe d'une phlegmasie qui passe de l'état chronique à l'état aigu.

B. Odeur.

B. L'*odeur* fade, nauséeuse du mucus se retrouve dans tous les crachats muqueux. L'odeur savonneuse ou spermatique n'a rien de spécial à la résolution des pneumonies. Toutes les bronchites aiguës et chroniques, en voie de résolution, fournissent un mucus qui a cette odeur. Les crachats des sujets atteints de vieux catarrhe, de bronchorrhée, de dilatation bronchique, d'emphysème, exhalent souvent une odeur d'une fétidité extrême. Il en est de même de quelques phthisiques, et surtout des sujets qui ont une laryngite chronique et ulcéreuse. Il faut avoir soin de distinguer l'odeur propre aux crachats d'avec celle qui tient à la carie dentaire, à l'ozène, à une amygdalite chronique, etc. L'odeur alliacée se montre rarement dans les fistules pleuro-bronchiques. Quant à l'odeur gangréneuse des crachats, chez les malades dont le poumon est frappé de mortification, elle constitue un signe très-précieux, mais qui manque souvent.

La saveur salée, amère, sucrée des crachats, mérite à peine d'être signalée.

Symptômes tirés des troubles de la sensibilité. L'appareil respirateur, formé d'organes très-différents par leur structure et leurs fonctions, reçoit des nerfs de plusieurs centres d'innervation : du bulbe rachidien, de la moelle épinière et du grand sympathique. On conçoit dès lors combien doivent être différentes par leur siége les douleurs de poitrine. Il importe de les distinguer avec d'autant plus de soin que cette étude n'a point été faite dans les traités généraux, quoiqu'elle ait une importance pratique très-grande.

Douleurs thoraciques.

Des douleurs partielles vives, empêchant presque les mouvements respiratoires, occupent une partie limitée du thorax, les régions sous-mamelonnaires ou latérales de la poitrine, dans la pneumonie et la pleurésie. La douleur ne correspond pas toujours au tissu enflammé, puisqu'une pneumonie du sommet ou du centre en provoque la manifestation au-dessous du sein ou plus bas encore.

Douleurs pulmonaires et pleurales.

Il ne faut donc pas l'attribuer à la phlegmasie de la plèvre, du moins dans tous les cas. Elle constitue un phénomène réflexe dont le point de départ est une sensation instinctive, non perçue dans l'état normal, et qui a son siége dans le tissu pulmonaire.

Les douleurs thoraciques se montrent aussi comme le symptôme fréquent des lésions chroniques du poumon, de la phthisie spécialement. Tantôt elles sont spontanées, plus marquées dans la toux et les inspirations forcées : elles tiennent à des pleurésies partielles adhésives, produites ou non par les tubercules ; tantôt elles ne paraissent que lorsqu'on presse fortement sur la gouttière vertébrale, ou en avant, dans les espaces intercostaux, près du sternum, dans les lieux où les nerfs sont superficiels, ou du moins émergent des troncs profonds. Elles se montrent aussi ou s'accroissent pendant les quintes de toux.

On a rapporté, à tort toutes les douleurs pectorales, chez les phthisiques, à la lésion que les nerfs subissent lorsque la plèvre s'enflamme et que des adhérences intimes s'établissent entre ses deux feuillets, au niveau des tubercules pulmonaires. Qu'un certain nombre de douleurs opiniâtres soient dues à cette cause persistante, surtout dans la pleurésie chronique, nous l'accordons volontiers ; mais il n'en saurait être ainsi des douleurs variables par leur siége, se déplaçant ou ne persistant que pendant quelques jours, qu'on observe dans la pleurésie aiguë, la pneumonie et dans le cours de la phthisie pulmonaire. Ce sont des douleurs par action réflexe.

Douleurs névralgiques.

Il n'est pas rare d'observer des douleurs thoraciques vives, parfaitement circonscrites, qui suivent le trajet d'un ou de plusieurs nerfs intercostaux. Elles sont : A, symptomatiques de toutes les névroses, de l'hystérie, de l'hypocondrie, de la chlorose, d'une maladie de la plèvre et du tissu pulmonaire ; B, *sympathiques* d'une maladie de l'utérus, surtout des déplacements de cet organe, d'une affection du foie ; C, *idiopathiques* et alors presque toujours de nature rhumatismale, ou produites par l'action du froid sur les parois de la poitrine. Ces dernières portent le nom de *névralgies intercostales*. Elles se reconnaissent à leur trajet bien déterminé qui correspond exactement à une branche nerveuse ; elles s'accroissent quand on vient à presser sur des points d'irradiations qui forment autant de foyers douloureux.

Pleuralgie musculaire

Il faut distinguer une autre espèce de douleur qui a son siége dans un ou plusieurs muscles de la paroi pectorale, et dans leurs parties fibreuses et aponévrotiques. Cette douleur, à laquelle on a réservé plus spécialement le nom de *pleurodynie*, tient à la diathèse rhumatismale ou à l'action du froid, qui a porté sur la poitrine. Elle a pour caractère d'être excitée par la contraction des muscles, de se manifester dans les mouvements respiratoires, surtout lorsqu'ils sont exagérés, comme pendant la toux, les efforts, le bâillement.

Douleurs dermalgiques.

Il n'est point rare d'observer, chez ceux qui sont en proie à la diathèse rhumatismale, des douleurs superficielles, qui ont évidemment leur siége dans la peau, et qui sont marquées tantôt par la sensation d'une vive chaleur portée jusqu'à la brûlure, tantôt par un picotement, un fourmillement qu'accompagne un certain degré d'anesthésie, tantôt enfin, par une sensibilité si vive, que les vêtements causent, par leur contact avec la peau, une forte douleur. La dermalgie est limitée à quelques centimètres de la peau, à une région plus étendue, rarement à un côté de la poitrine. Elle se manifeste comme symptôme des névroses, de l'hystérie, de l'hypocondrie, de la chloro-anémie et des affections de la portion supérieure de la moelle épinière, de la méningite et du ramollissement inflammatoire plus spécialement.

Douleurs cardiaques et vasculaires. Signalons, en dernier lieu, les douleurs que nous appellerons *cardiaques*, et *vasculaires*, parce qu'elles dépendent d'une maladie du cœur, de ses enveloppes et des gros vaisseaux. Nous en avons parlé en décrivant les symptômes cardiaques. Elles siégent dans la région sterno-mammaire, sternale et cléido-mamelonnaire gauche; elles sont sourdes, intermittentes, indépendantes des mouvements respiratoires, s'irradient parfois dans l'épigastre, le bras gauche, sous forme de névralgies et par accès; elles sont symptomatiques de la phlegmasie du péricarde, des maladies chroniques des orifices du cœur, des dilatations de l'aorte (angine de poitrine); quelquefois purement goutteuses et rhumatismales.

§ II. Symptômes tirés des phénomènes physiques de la respiration.

Division des phénomènes physiques. Les fonctions respiratoires comprennent un certain nombre de phénomènes physico-chimiques qui fournissent des symptômes qu'il faut chercher : 1° dans la conformation du réservoir d'air qu'on nomme la poitrine; 2° dans le son qu'elle rend lorsqu'on la frappe avec les doigts; 3° dans les vibrations sonores que l'air fait entendre pendant l'inspiration et l'expiration; 4° dans les vibrations sonores que l'oreille perçoit sur la poitrine pendant que le malade parle ou qu'il tousse; 5° dans les vibrations très-distinctes que sent la main appliquée sur les parois du thorax dans les mêmes conditions physiologiques (vibration pectorale); 6° dans les bruits anormaux qui ont leur siége dans la cavité pleurale (*bruit de frottement et de flot*).

Nous avons dit, en parlant des symptômes en général, que la médecine et la séméiologie devaient à la découverte d'Avenbrugger et à celle de Laennec leurs plus précieux moyens d'investigation. Les successeurs de ces grands hommes ont perfectionné leur méthode, et ont ajouté des documents de la plus grande valeur à ceux qui existaient déjà.

1° Symptômes tirés de la conformation de la poitrine. Pour bien comprendre le mécanisme suivant lequel se développent les altérations de la cavité thoracique, il faut se la représenter comme une paroi mobile et flexible, étroitement appliquée sur le poumon dont elle suit les mouvements pendant l'inspiration et l'expiration. Il n'existe aucun vide entre le poumon et la paroi; il ne s'opère qu'un glissement fort étendu entre les deux plèvres.

Conformation thoracique.

De ces faits résultent des applications importantes à l'étude des phénomènes pathologiques. 1° Tout ce qui modifie l'élasticité du poumon, sa contractilité propre et surtout son volume, donne lieu à des changements corrélatifs dans la configuration des parois pectorales. On sait que la dilatation des vésicules pulmonaires, la pneumonie d'un côté, les tubercules en masses produisent des altérations très-marquées dans la forme de la poitrine.

Idée générale qu'on peut prendre des altérations de la cavité thoracique.

2° Il en est de même lorsque la connexion intime qui existe entre la plèvre costale et la pulmonaire est modifiée par la présence d'un liquide ou d'un gaz épanchés.

3° On trouve également la configuration thoracique modifiée, lorsqu'une maladie porte sur le squelette ou sur les muscles qui meuvent les côtes. La paralysie, la contraction des muscles altèrent la forme naturelle des parties.

Ainsi donc les maladies du poumon, de la plèvre et des parois pectorales ont pour symptômes des changements dans la configuration thoracique. Disons en quoi ils consistent.

Déformation congénitale.

On s'assurera d'abord que la déformation partielle ou générale de la poitrine ne tient pas à une affection congénitale ou acquise du système osseux. Il est ordinairement facile de reconnaître que la déformation remonte à la naissance, lorsqu'il existe en même temps soit une déviation du rachis, soit une voussure des côtes, du sternum, ou quelque difformité dans les autres parties du système osseux du tronc ou des membres. Sans qu'il y ait de rachitisme, il arrive fréquemment que la région thoracique est altérée dans sa forme, d'une manière congénitale. Les voussures de la région sterno-mamelonnaire gauche, scapulaire droite ou gauche sont les plus fréquentes de toutes.

Déformations morbides.

Manière de les constater.

Les hétéromorphies pathologiques consistent dans l'ampliation de toute la poitrine, dans la déformation d'un seul côté ou même d'une région limitée, ou bien dans une diminution très-marquée de volume. On a proposé plusieurs instruments pour mesurer la poitrine. Le ruban métrique expose à des erreurs et n'indique que des lésions déjà très-prononcées. M. Woillez, à qui l'on doit des études consciencieuses sur la conformation thoracique, a proposé un cyrtomètre ingénieux et utile pour mesurer l'ampliation du thorax. La vue et surtout la comparaison des deux côtés, sont encore les moyens les plus sûrs et les plus délicats de constater les moindres changements survenus dans la configuration de la poitrine.

Augmentation de volume. 1° *Voussure générale.* Quand elle est générale il faut s'en défier, parce qu'elle se lie le plus ordinairement à une maladie antérieure du système osseux. Cependant on observe une voussure uniforme des parties antérieure et postérieure de la poitrine dans l'emphysème généralisé qui souvent remonte aux premières années de la vie. La poitrine, en pareil cas, est arrondie, globuleuse; cette forme est due à l'effacement des creux sus et sous-claviculaires et des sillons intercostaux. La double voussure peut être produite par deux épanchements liquides dans la plèvre; la déformation est alors presque toujours latérale et postérieure.

Dilatation générale de la poitrine.

2° *Voussure latérale.* L'agrandissement d'un côté de la poitrine, quand il a son siége sur les parties postérieures et latérales, indique un épanchement pleural du côté correspondant. Il est plus difficile de retrouver cette ampliation lorsque la totalité d'un poumon est enflammé au second ou au troisième degré. La dilatation de la partie gauche de la poitrine est le symptôme fréquent de l'emphysème pulmonaire. Quand elle s'étend à tout le côté, quand les espaces intercostaux sont saillants et la voussure très-prononcée, on peut affirmer qu'il existe un hydrothorax ou un pneumo-thorax. La percussion d'ailleurs fait promptement reconnaître la cause de cette voussure.

Dilatation latérale.

Voussure partielle. Les dilatations partielles qu'on rencontre le plus souvent occupent les régions sous-claviculaire, sterno-mammaire, l'hypocondre droit ou gauche et les parties postérieures.

Dilatation partielle.

Aucune autre maladie que l'emphysème ne peut donner lieu à l'effacement limité des creux sus et sous-claviculaires et à leur saillie prononcée. Cependant une tumeur formée par l'anévrisme du tronc brachio-cépha-

Voussure sus et sous-claviculaire;

lique et même de l'aorte ascendante pour le côté droit, de la sous-clavière pour le gauche, provoque parfois une dilatation circonscrite de la paroi costale dans les points indiqués.

Sterno-mammaire;

La voussure précordiale est en rapport avec les maladies du cœur et des gros vaisseaux; nous l'avons étudiée dans un autre chapitre. Elle pourrait tenir à un emphysème du bord antérieur du poumon gauche que la maladie affecte de préférence à toute autre région.

Des hypocondres.

C'est principalement dans les régions hypocondriaques, postérieures et inférieures, qu'on rencontre les dilatations morbides causées par des épanchements libres ou enkystées de la plèvre, ou par quelques tumeurs pleurales intra-thoraciques que forment des acéphalocystes ou des masses cancéreuses. La déformation peut être occasionnée par la saillie d'un organe situé dans le ventre; le foie et la rate hypertrophiés, ou des tumeurs rétro-péritonéales, en refoulant le diaphragme, peuvent dilater les parties inférieures et latérales de la poitrine.

Les régions scapulo-rachidiennes et même scapulaires se tuméfient dans l'emphysème pulmonaire ancien et dans les pleurésies avec épanchement considérable.

Rétrécissement thoracique.

Rétrécissement thoracique. La poitrine se rétrécit, des deux côtés et dans tous les diamètres, chez les sujets parvenus à un degré avancé de la phthisie pulmonaire. L'oblitération pleurale, la destruction du tissu pulmonaire et l'amaigrissement, sont les trois causes de cette déformation thoracique qui a été constatée par les observateurs les plus anciens. Un autre changement plus remarquable encore se produit dans le cours de la phthisie. A mesure qu'elle fait des progrès la circonférence supérieure diminue, la poitrine devient plus petite, conique vers

Rétrécissement général.

son sommet, et finit par être plus étroite que la base, ce qui est le contraire dans l'état sain. La mensuration met ce fait hors de doute.

Rétrécissement latéral.

La cause ordinaire du rétrécissement d'un côté de la poitrine doit être cherchée dans l'accolement intime des deux feuillets de la plèvre. Il succède à l'ampliation des parois thoraciques qui ont été distendues par un liquide. La déformation qui en résulte a été décrite par Laennec avec cette netteté et cette précision qu'on admire dans tous ses écrits. L'abaissement de l'épaule, le rapprochement des côtes, leur peu de mobilité et surtout la dépression très-forte qu'on remarque sur les parties inférieures, en constituent les principaux symptômes.

Dépressions partielles.

Le seul fait de l'existence de tubercules crus en masses volumineuses, au sommet d'un poumon, même sans pleurésie adhésive, entraîne la dépression du creux sous-claviculaire. La perte de l'élasticité propre au poumon et le défaut de perméabilité des vésicules envahis par les tubercules, par conséquent leur ampliation et leur volume moindre, déterminent le retrait de la paroi thoracique dans la région correspondante ; les côtes perdent leur mobilité normale. Les pleurésies adhésives qui accompagnent si constamment les tubercules à toutes leurs phases d'évolution, doivent être considérées comme la cause ordinaire du retrait de la paroi thoracique, surtout dans la seconde et troisième période de la phthisie.

Des vibrations sonores rendues par la poitrine percutée.

2° **Symptômes tirés de l'étude des vibrations sonores obtenues à l'aide de la percussion de la poitrine.** La découverte d'Avenbrugger est devenue, grâce aux travaux de M. Piorry, un des moyens les plus usités et les plus précis de diagnostic. La percussion est une opération qui consiste à tirer un son d'un organe ou d'un tissu qu'on frappe avec les doigts, soit immédiatement, soit après l'avoir recouvert d'un corps bon conducteur du son. De là deux sortes de percussion, l'*immédiate* entièrement abandonnée et la *médiate* que les uns pratiquent sur les doigts de la main à laquelle il faut préférer la *médiate plessimétrique* que l'on doit à M. Piorry (1). Elle fournit des résultats si remarquables que nous ne comprenons pas encore comment on hésite à l'adopter à l'exclusion de toute autre. Les meilleurs plessimètres sont en ivoire, en ébène ou en corne.

Définition de la percussion.

Cause et mécanisme du son pectoral.

La poitrine rend un son différent suivant les régions qu'on percute, et l'on comprend très-bien que les maladies, qui changent les conditions de structure des organes correspondants à ces régions, amènent des modifications dans le ton et l'intensité des bruits normaux. Le son est rendu par la paroi pectorale qui vibre pendant qu'on la percute. Le son ainsi produit résonne dans la cavité broncho-pulmonaire qui représente la caisse d'harmonie des instruments à corde. Le poumon est admirablement disposé pour renforcer le son à la manière de ces instruments. Nous avons souvent fait parler un diapason sur des poitrines saines et malades; le son rendu était toujours identique à lui-même; mais suivant que l'instrument reposait sur un poumon dur, sur un sac pleural plein d'eau ou sur les parois saines, le son était sourd, ou clair et éclatant. Les mêmes phénomènes acoustiques se manifestent lorsqu'on appuie le diapason sur la cavité buccale qu'on agrandit ou rétrécit à volonté. Ici encore le son est bien le même, et cependant quelle différence

(1) Plessimètre dérivé de πλήσσω, je frappe, et de μέτρον, mesure, comme qui dirait moyen de mesurer le son.

dans son intensité et dans son timbre suivant que la cavité buccale est augmentée ou diminuée! Ainsi donc c'est bien la paroi pectorale percutée qui produit le son, mais c'est l'organe sous-jacent qui lui donne son intensité. Une poitrine maigre, à parois minces, comme chez les enfants et les vieillards, rend un son clair; une poitrine épaisse et charnue, un son sourd. Les sons sternal, claviculaire et sous-claviculaire sont clairs; celui du péricarde, de l'hypocondre droit, obscur à cause du cœur et du foie. Nous ne voulons pas insister sur ces principes généraux d'acoustique médicale que nous avons soumis à de longues expérimentations; nous ferons seulement remarquer que nous différons d'avec beaucoup d'auteurs, sur un point essentiel, sur l'origine du son. Pour nous il est dans la *vibration sonore et solidienne des parois thoraciques* modifiée seulement par la cavité broncho-pulmonaire sous-jacente dans laquelle elle vient résonner. Telle est aussi l'opinion du docteur Williams.

Énumération des sons pectoraux.

Quelle est la gamme des bruits thoraciques normaux et anormaux? Elle est fort restreinte et composée d'un petit nombre de sons que Laennec a parfaitement caractérisés et qui existent dans l'état physiologique aussi bien que dans l'état morbide (1). Si l'on voulait absolument quelques sujets de comparaison, on rangerait avec M. Andry les sons de la manière suivante : 1° sons clairs :

(1) Nous devons signaler au lecteur un livre qui affiche les plus hautes prétentions et qui s'est proposé de refaire toute l'acoustique médicale (*Traité de percussion et d'auscultation*, par M. Skoda, trad. par Aran, in-12, 1854, Paris). Il est impossible d'accumuler plus d'erreurs d'acoustique, plus d'expériences fausses, plus de mots vides de sens, que l'a fait l'auteur de ce livre. Nous l'aurions même passé sous silence, s'il n'avait pas eu pour traducteur un médecin habile qui a fait heureusement ressortir les erreurs qu'il a rencontrées à chaque pas.

pulmonal, stomachal, intestinal; 2° sons mats: fémoral, jécoral, cardial, ostéal ; 3° sons mixtes : métallique, humorique, hydatique (1).

Son pectoral naturel.

La poitrine percutée fait entendre un son clair qu'on peut prendre pour type et que nous appellerons, non pas pulmonal, mais *pectoral*, parce que c'est la paroi thoracique qui vibre et fournit le son et non le tissu pulmonaire.

Son pectoral plus élevé ou son clair,

L'élévation du son pectoral donne lieu à un bruit *clair* ou à un son tympanique plus ou moins semblable à celui qu'on obtient en frappant l'épigastre soulevé par l'estomac plein de gaz ou par le gros intestin.

plus bas ou son mat.

L'abaissement du son pectoral varie depuis le son sourd, obscur, jusqu'au son mat, pareil à celui qu'on excite en percutant les tissus musculaires (son fémoral, Piorry), ou la région hépatique (son jecoral).

Nous ferons remarquer que ces sons, même dans l'état physiologique, offrent de très-grandes variétés. On conçoit que la paroi pectorale au niveau de la seconde côte ne donne pas le même son que les régions mammaire, scapulaire ou sus-épineuse ; l'épaisseur des tissus musculeux, la présence des os apporte de notables modifications. Ces différents sons peuvent être distingués théoriquement, mais en clinique la division des sons en clairs, tympaniques, obscurs et mats suffit pour l'étude des maladies.

Causes physiques. 1° La cause qui change le son de la paroi pectorale peut résider dans le corps vibrant, c'est-à-dire dans la paroi pectorale elle-même. Elle est formée de muscles épais, de tissus graisseux, et chez la femme

(1) *Manuel pratique d'auscultation et de percussion*, in-12, Paris, 1844.

de la glande mammaire. Qu'une cause morbide vienne à altérer l'épaisseur de cette paroi, et le son rendu sera sourd, mat ou clair suivant les conditions physiques qui seront survenues.

On peut regarder comme une augmentation d'épaisseur de la paroi les épanchements de sérosité dans la plèvre. En effet dans ce cas, en même temps que le bruit solidien est altéré, il ne résonne plus dans la cavité pleuro-pulmonaire oblitérée par le liquide épanché. Dans le pneumo-thorax, au contraire, le son est accru par l'espace occupé par l'air.

Causes physiques des modifications du son pectoral. Elles résident dans le corps sonore et dans la cavité broncho-pulmonaire.

La cause qui change le bruit pectoral réside dans l'appareil de résonnance. Si le poumon contient une plus grande quantité d'air, comme dans l'emphysème, le son pectoral est clair, tympanique même ; au contraire, le poumon est-il dense, privé en partie d'air par les tubercules ou la congestion sanguine qui en a pris la place, le son est obscur ou très-mat.

Ainsi en résumé : 1° tout ce qui fait perdre à la paroi pectorale ses propriétés vibratoires, ou qui les augmente, détermine une modification corrélative dans le son ; 2° tout ce qui diminue l'étendue de la colonne d'air covibrante, intra-pulmonaire, et qui fait perdre au poumon son élasticité, abaisse le son ; 3° tout ce qui augmente ces conditions physiques, l'élève. A ces principes généraux d'acoustique très-simples doivent être rapportées toutes les variations que peut subir le son dans les maladies. Le praticien le moins versé dans les discussions qu'a fait naître l'acoustique médicale, saisira avec la plus grande facilité le mécanisme des divers phénomènes physiques dont il nous reste à parler.

Son pectoral naturel.

1° *Son pectoral naturel.* Il faut se familiariser avec l'état normal, en percutant la poitrine d'un sujet bien conformé et adulte. On trouve alors des variétés infinies et qui s'expliquent très-facilement par les conditions physiques sur lesquelles nous avons insisté précédemment. Outre les différences apportées, dans le son, par la région qu'on explore, il en est d'autres qui tiennent aux hétéromorphies congéniales ou morbides, antérieures à la maladie actuelle. Chez les enfants, le son est exagéré ; on obtient même, en percutant, un bruit de pot fêlé. Il en est de même chez les sujets maigres, ainsi que Laennec en a fait la remarque. La poitrine du vieillard rend souvent un son clair ; mais ce qu'elle présente surtout de remarquable, c'est un mélange très-singulier de sons clairs et de sons mats qui tiennent à la dilatation des vésicules, aux infiltrations mélaniques, crétacées ou tuberculeuses et surtout à la perte de l'élasticité des côtes et du tissu pulmonaire.

Sonorité exagérée.

2° *Sonorité exagérée.* Le son clair anormal est dû à la résonnance des vibrations pectorales dans l'enceinte pleuro-pulmonaire agrandie par une lésion quelconque. C'est donc en définitive les dimensions et la configuration de la cavité résonnante qui donne au son le timbre, la qualité et l'intensité qu'il a. Nous comprenons dans la gamme des sons clairs : 1° les sons clairs qui se rapprochent plus ou moins du son pectoral ; tel que le son tympanique ou stomacal qui ressemble à celui qu'on obtient en percutant les régions épigastriques distendues par l'estomac plein de gaz ou l'intestin météorisé. Nous rangeons dans les sons tympaniques et regardons comme n'en différant que par le timbre, les bruits qui ont reçu le nom de *bruit métallique* ou de *pot fêlé*, et de *bruit hydro-aérique.* Nous verrons plus loin qu'ils

Bruits clairs, tympaniques, Métallique.

dépendent de la résonnance et de la vibration solidienne pectorale dans une cavité normale ou anormale.

Sonorité générale exagérée.

A. *Sonorité générale.* Elle s'écarte peu de l'état normale ou bien la poitrine percutée résonne fortement dans toutes ses parties, et principalement en avant et en arrière, dans les régions sterno-mammaire et scapulo-rachidienne. Il n'y a que l'emphysème généralisé et double qui puisse donner lieu à ce phénomène, ou l'emphysème des parois pectorales, et, dans ce cas, la sonorité toute superficielle ne saurait être comparée à ce qu'elle est dans l'affection précédente.

Pneumo-thorax et pneumo-hydro-thorax.

On obtient un son tympanique dans tout le côté de la poitrine lorsque l'air ou des gaz se sont épanchés dans la plèvre libre d'adhérence, au moyen d'une perforation tuberculeuse, gangréneuse du tissu pulmonaire ou d'une plaie pénétrante de poitrine. Le bruit de tambour s'entend en avant dans toute la hauteur de la poitrine, à moins qu'il n'existe des adhérences anciennes : ce qui est assez commun. Le son clair couvre la péricarde, s'étend jusqu'au bord opposé du sternum, descend dans l'hypocondre et jusque dans la cavité de l'abdomen. Quelquefois, le son tympanique ne s'entend qu'en avant ou sur les côtés, ou bien en arrière. Il peut aussi n'avoir qu'une faible intensité et ressembler au son clair de l'emphysème.

Sonorité unilatérale.

B. *Sonorité partielle unilatérale.* La sonorité partielle, beaucoup plus fréquente que la sonorité unilatérale, se manifeste dans quelques conditions morbides que nous ne ferons qu'analyser : 1° dans les voussures par déformation congénitale ; 2° dans la hernie du poumon ; 3° dans le refoulement du diaphragme par l'estomac et les intestins remplis de gaz et qui montent souvent jusqu'à la troisième et quatrième côte ; 4° à plus forte raison, dans le cas où l'intestin pénètre à travers le diaphragme déchiré, jusque dans la poitrine.

Sonorité partielle ;

La sonorité accrue et limitée est toujours le signe d'une dilatation des vésicules pulmonaires ou des bronches, de la présence de l'air dans une portion de poumon resté sain au milieu de parties indurées ou refoulées par un liquide, ou enfin d'une cavité anormale et pleine d'air. Signalons les particularités qui appartiennent à chacune de ces sonorités morbides.

dans l'emphysème;

Dans l'emphysème pulmonaire, le son clair occupe les régions sterno-mammaire gauche surtout, sous-clavière, sus-épineuse et interscapulaire. La dilatation de plusieurs grosses bronches est une cause très-rare du même phénomène.

dans les épanchements du thorax;

L'excès de son, lorsqu'il siége par exemple dans la région sous-claviculaire ou la fosse sus-épineuse, annonce que le tissu pulmonaire a été refoulé, en ce point, par un épanchement considérable de sérosité dans la cavité de la plèvre. Le son a quelquefois un timbre clair, tympanique ; plus souvent encore il a quelque chose de sourd, de sec et de métallique qui le rapproche beaucoup du bruit de pot fêlé. Nous avons déjà dit qu'il est dû à la présence du tissu pulmonaire, refoulé, privé d'air, et qui transmet le son aux grosses bronches, à la trachée ou même au larynx situés dans son voisinage (1). La pneumonie lobaire ou des masses tuberculeuse qui laissent une portion saine de poumon, produisent aussi un son clair anormal dans le point correspondant.

(1) *Remarques sur le bruit tympanique dans les épanchements* (*Bulletin de la Société de médecine des hôpitaux*, p. 346, in-8, 1854). Là se trouvent exposées les expériences que nous avons faites pour remettre en honneur les immortels travaux de Laennec.

Partout où il se développe une cavité anormale dans le poumon, par conséquent au sommet de l'organe, sous la clavicule et dans la fosse sus-épineuse, chez les phthisiques, on entend un bruit clair dont le timbre et l'intensité changent comme la grandeur, la forme de la caverne et la nature de ses parois; on ne peut donc pas le décrire comme un bruit identique à lui-même. On dit généralement qu'il est tympanique; sans doute il a quelque chose de plus clair que le son pectoral naturel, cependant il est en même temps sourd, grave, et semblable au son que rendent les corps sonores situés dans les environs d'une cavité consonnante. dans les excavations tuberculeuses.

Le *bruit de pot fêlé* ou *métallique* étouffé, qui est une simple variété du précédent, ressemble au bruit qu'on excite en frappant un vase fêlé, ou mieux encore en choquant contre le genou ou un corps dur et par secousses, les deux mains placées l'une sur l'autre, et interceptant un espace rempli d'air qu'elles laissent sortir avec bruit. Le nom de *bruit hydro-aérique* qu'on lui a donné ferait supposer qu'il est dû à la vibration de l'air et d'un liquide contenu dans l'excavation. Rien ne prouve qu'il en soit ainsi, puisqu'on l'imite en percutant avec les doigts sur la cavité buccale ou avec les mains rapprochées l'une de l'autre. Nous dirons même que le bruit de gargouillement qu'on obtient dans l'intestin ou ailleurs à l'aide de la percussion, diffère trop du bruit de pot fêlé pour qu'on puisse admettre que ce dernier soit un son mixte, hydro-aérique. Bruit caverneux, dit de pot fêlé.

En général, les bruits sourds et caverneux ont pour condition physique une cavité d'une certaine dimension, vide ou presque vide, rapprochée de la paroi pectorale, y adhérant par des tissus minces et flexibles, ou indurés et épais. L'excavation, en outre, doit être peu anfractueuse, et communiquer librement avec une ou plusieurs bronches. On conçoit que souvent ces propriétés physiques ne se trouvent pas toutes réunies et qu'elles changent; c'est précisément ce qui explique, d'une part, les variétés de timbre et d'intensité du son clair, et de l'autre sa facile et prompte disparition. Souvent il faut pour le rendre manifeste que le malade ouvre la bouche, ou qu'il expectore quelques crachats, afin que le volume d'air puisse consonner dans la cavité anormale.

La sonorité extra normale de la région précordiale a été observée, quoique très-rarement, dans le pneumopéricarde. On se gardera de la confondre avec celle que donnent l'estomac et l'intestin.

Diminution du son.

3° *Diminution du son normal ou matité.* — Elle est rarement générale; elle peut se trouver dans tout un côté de la poitrine ou limitée à une ou plusieurs régions.

Matité unilatérale.

La matité unilatérale appartient à un épanchement de liquide qui remplit la plèvre, à la phlegmasie de tout un poumon, plus rarement à l'infiltration tuberculeuse de cet organe.

Matités partielles.

La diminution partielle du son est le symptôme, 1° d'une maladie des parois thoraciques; 2° de la plèvre; 3° du poumon.

1° La vibration sonore de la paroi pectorale diminue, lorsque celle-ci est infiltrée de sérosité, de sang, ou renferme des masses cancéreuses dans son épaisseur, comme nous en avons vu un exemple. (Voyez article *Percussion* du *Compendium de médecine*, p. 354.)

Dans la pleurésie aiguë.

2° De toutes les maladies thoraciques, celles qui produisent le plus sûrement et le plus vite des matités intenses et étendues sont les affections de la plèvre. Rappelons que les caractères de la matité pleurale sont les suivants : le son mat est identique à celui que l'on tire par la percussion de la cuisse ou du foie ; il s'accompagne d'une forte résistance au doigt ; il siége en arrière, au-dessous de l'angle scapulaire ou sur les parties latérales inférieures; il monte et s'étend aux parties postérieures, puis latérales et antérieures; il se déplace dans les mouvements imprimés à la poitrine, ou bien il reste environné de toutes parts par le son normal (pleurésie enkystée). Il diminue d'intensité, mais ne disparaît pas entièrement par le seul changement de position, à moins que la quantité de liquide ne soit très-minime.

Le même phénomène se retrouve également à la suite de pleurésies aiguës ou chroniques qui ont oblitéré la cavité séreuse et déposé sur elle des produits fibrineux plus ou moins épais, dans lesquels s'opèrent plus tard des transformations fibreuses ou des dépôts de matière calcaire (ostéophytes pleurales.) Dans l'épanchement de sang, la matité est la même, mais elle ne se déplace pas. Dans le pneumo-hydro-thorax, elle est mobile et surmontée par un son tympanique. Dans la pleurésie chronique.

3° Lorsque les tubercules sont réunis en masse notable au sommet d'un poumon, ou même dans d'autres points, on trouve une diminution d'abord faible, et plus tard intense du son pectoral. La matité a son siége de prédilection dans la fosse sus-épineuse, plus rarement dans la région sous-claviculaire, d'où elle gagne de haut en bas sans dépasser beaucoup la partie supérieure de la poitrine. Ce signe est un des plus sûrs et des plus tranchés de la phthisie commençante. Il faut toujours le chercher à la partie postérieure et supérieure de la poitrine, soit à Dans la phthisie pulmonaire.

droite, soit à gauche; il est rare qu'il soit plus prononcé en avant qu'en arrière.

A mesure que l'induration pulmonaire s'étend et se développe autour des cavernes, la matité augmente; elle est remplacée plus tard par un son clair, lorsque des excavations se creusent dans le poumon.

Dans la pneumonie.

La percussion éclaire singulièrement le diagnostic des phlegmasies du poumon. Les matités partielles de tout un lobe ou même d'une portion de lobe pulmonaire, indiquent nettement l'existence d'une pneumonie superficielle ou centrale, lors même que les autres signes de la maladie font défaut. On peut même arriver à découvrir ainsi chez l'adulte, le siége d'une phlegmasie, soit primitive, soit intercurrente de plusieurs lobules du poumon, d'un abcès aigu creusé dans son tissu par l'inflammation ou d'une infiltration disséminée de tubercules.

Tout ce que nous venons de dire sur les ressources précieuses qu'offre la percussion pour asseoir le diagnostic de la phlegmasie et des tubercules, n'est plus vrai quand il s'agit de la percussion chez les enfants et les vieillards. Les matités si tranchées qu'on obtient dans la pneumonie et la phthisie sont couvertes par un son clair, ou même exagéré, presque tympanique. Il ne faut donc attacher qu'une valeur fort secondaire à cette méthode d'investigation, lorsqu'on l'applique à la connaissance des maladies pectorales, chez les enfants et les vieillards.

Les matités partielles situées en arrière, d'un seul côté, des deux côtés, ou à la base des poumons, dépendent souvent d'une congestion sanguine, d'un œdème pulmonaire unique ou double, d'une apoplexie avec ou sans hémoptysie, ou d'une gangrène. Le son est seulement obscur dans la congestion et l'œdème; il est rare qu'il offre le timbre jécoral de la pneumonie, et à plus forte raison des épanchements.

Donnons, en terminant, le conseil de chercher toujours dans la paroi postérieure de la poitrine les signes fournis par la percussion. C'est là que toutes les lésions se manifestent en premier lieu et avec leur plus grande intensité. La percussion y est plus difficile, il est vrai, les altérations du son normal moins distinctes à cause de l'épaisseur plus considérable des parois; mais avec un peu d'expérience on surmonte aisément ces obstacles, et l'on reconnaît que les phénomènes fournis par la percussion ne le cèdent en rien à ceux que donne l'auscultation.

Bruits respiratoires.

3° **Symptômes tirés de l'étude des vibrations sonores que l'air détermine pendant l'inspiration et l'expiration; bruits respiratoires.** Laennec a eu l'insigne gloire de découvrir l'auscultation (1819), et celle aussi grande encore d'écrire, sur les affections de poitrine, un livre immortel où l'on trouve une étude entièrement nouvelle de ces maladies. Ce livre, véritable modèle de style scientifique, renferme tout ce que nous savons de plus précis en auscultation et sur les maladies de poitrine; et depuis sa publication on n'y a rien ajouté d'essentiel. Si, dans ces derniers temps, quelques mauvais esprits ont eu la prétention de créer une auscultation différente de celle que nous pratiquons tous en France, ces tentatives doivent rester dans l'oubli. Quant à nous, nous serons heureux si nous parvenons à être l'interprète fidèle des doctrines que nous avons puisées dans la lecture si attachante du *traité de l'auscultation médiate*.

L'étude des bruits respiratoires doit comprendre : 1° la cause de leur production dans l'état normal; 2° dans l'état pathologique.

De la respiration naturelle; ses caractères.

Bruits respiratoires normaux. Lorsqu'un adulte bien conformé respire, et qu'on ausculte sa poitrine au niveau des régions sterno-mammaire ou latérales, on entend pendant l'inspiration et l'expiration un murmure léger, qu'on peut comparer « à celui d'un soufflet dont la soupape ne ferait aucun bruit, ou mieux encore à celui que fait entendre à l'oreille nue un homme qui, pendant un sommeil profond, mais paisible, fait de temps en temps une grande inspiration (1). »

Intensité et durée du bruit respiratoire.

Ce bruit qui a reçu le nom de *bruit* ou de *murmure vésiculaire*, se décompose en deux bruits. Le premier, isochrone à l'inspiration, est plus rude et sec; il dure plus longtemps que le second, qui est plus doux, plus sourd et moins prolongé. On a représenté par 3 ou par 5, la durée de l'inspiration, par 1 ou 3, celle de l'expiration. Ce dernier rapport est exagéré; l'inspiration n'est pas tout à fait deux fois plus longue que l'expiration, qui se fait, en grande partie par le retrait des côtes et l'élasticité du poumon, et en même temps par la contraction active des petites bronches. C'est ce qui explique pourquoi l'expiration offre souvent quelque chose de saccadé. Les deux bruits sont continus et à peine séparés par un très-court intervalle de repos.

A droite et à gauche.

L'intensité et la durée des bruits respiratoires ne sont pas les mêmes des deux côtés de la poitrine. Nos études cliniques nous ont péremptoirement démontré que l'inspiration est plus rude et l'inspiration plus bruyante, plus longue, dans la fosse sus-épineuse droite et sous la clavicule du même côté. La position plus superficielle, le

(1) Laennec, *Traité de l'auscultation médiate*, etc., 4e édit. augmentée par M. Andral, p. 60, in-8, Paris, 1837.

diamètre plus grand, et la bifurcation de la bronche supérieure droite, rendent compte de ces différences d'intensité et de timbre des bruits respiratoires.

Le murmure respiratoire prend un timbre et une intensité différents selon les parties du thorax qu'on ausculte. Douce et moelleuse au niveau du sein, sous la clavicule, l'aisselle et les parties inférieures, la respiration devient sèche, rude et bronchique à mesure qu'on s'approche de la racine des bronches, du larynx et de la trachée.

Suivant les régions de la poitrine.

Chez l'enfant la respiration est plus bruyante, plus rapide et plus intense que chez l'adulte; les parois pectorals sont aussi plus minces. Ces causes réunies expliquent pourquoi la respiration offre ce timbre qui lui a fait prendre le nom de *respiration puérile*. Elle donne lieu à un bruit intense rapproché de l'oreille et assez rude qui ressemble au bruit qu'on entend dans le voisinage des grosses bronches. Chez l'adulte elle prend le nom de *respiration supplémentaire*, et annonce qu'une partie du poumon reçoit plus d'air, et concourt activement à l'hématose, par suite de quelque lésion située dans le voisinage et qui a restreint le champ respiratoire.

Suivant les âges.

Chez les enfants.

Le murmure vésiculaire acquiert plus de force lorsque la poitrine est maigre, et cependant il s'affaiblit chez les vieillards parce que leurs poumons sont altérés dans leur contexture par les progrès de l'âge, infiltrés de matières calcaires, emphysémateux et privés de leur élasticité normale. Il arrive aussi très-souvent que la respiration devient chez eux rude et soufflante. En résumé, rien de si variable que le timbre, l'intensité et la durée du bruit respiratoire chez l'homme aux différents âges. On rencontre souvent des malades chez lesquels ce bruit est nul, très-faible, parce qu'ils ne savent pas respirer.

Chez les vieillards.

Variable suivant les sujets.

Ces variations, en rapport avec l'intensité fonctionnelle, existent dans l'appareil respiratoire comme dans tous les autres.

Cause du bruit respiratoire.

Laennec attribuait le bruit respiratoire au frôlement de l'air contre les parois des cellules pulmonaires et les petites divisions bronchiques. M. Spittal lui assigne pour cause principale les vibrations que l'air éprouve en passant par l'ouverture de la glotte (1). Cette théorie rend un compte très-exact des phénomènes physiologiques de la respiration; et, pour notre part, nous l'avons acceptée et enseignée dans nos cours publics, après l'avoir soumise à l'expérimentation et à l'étude clinique. Voici le résultat de nos propres observations à ce sujet.

Le bruit respiratoire est un bruit à la fois solidien et aérien, glottique et broncho-pulmonaire.

On sait que, pendant l'inspiration, les cordes vocales étant relachées, flaccides, l'air pénètre dans l'ouverture du larynx ainsi agrandie. Il fait alors vibrer les cordes vocales et entre lui-même en vibration; en sorte que toute la colonne d'air contenue dans les bronches et les vésicules, transmet ce bruit à travers la paroi pectorale jusqu'à l'oreille; mais il est très-faible, comme tout son qui passe de l'air dans un corps solide.

On explique très-bien ainsi pourquoi le bruit inspiratoire est plus intense, plus bas, plus doux, plus long que l'expiratoire.

Les bruits normaux et anormaux de la respiration, comme ceux de la toux et de la voix pathologiques, sont des *bruits d'anche membraneuse et laryngienne* qui viennent résonner dans l'enceinte broncho-pulmonaire. Tout ce qui change les qualités de l'anche, la capacité, la

(1) *On the causes of the sounds of respiration* (*Edinb. medical and surg. journ.*, t. XLI, p. 99, 1839).

configuration, la conductibilité, l'élasticité des parois pectorales et surtout broncho-pulmonaires, altère également le ton, le timbre, l'intensité des bruits. Toute la séméiotique des phénomènes acoustiques de la respiration est contenue dans ces principes généraux.

Dans l'expiration, les lèvres de la glotte sont un peu tendues, moins, flaccides ; le son est plus fort, plus rude, plus sec.

Ainsi le murmure respiratoire est pour nous un bruit de l'anche glottique, avec covibration de de la colonne d'air intrapulmonaire, comme la voix, avec cette différence que celle-ci a son libre écoulement au dehors par la bouche, tandis que le bruit respiratoire, plus faible, ne se fait entendre que sur le trajet même de la colonne d'air intra-thoracique.

Conductibilité des tissus.

Une condition physique qu'il importe d'étudier, parce qu'elle sert à rendre compte d'un certain nombre de phénomènes morbides, consiste dans la faculté plus ou moins conductrice du son que possèdent les poumons et les parois thoraciques. Elles peuvent être accrues ou diminuées. En effet, supposons que les tissus jouissent de toute leur intégrité, le bruit respiratoire aura le timbre et l'intensité qu'on lui connaît ; au contraire que le tissu pulmonaire s'indure, comme dans la pneumonie ou la tuberculisation pulmonaire, et aussitôt les parties molles devenues solides, par conséquent meilleurs conducteurs du son, transmettent mieux, et avec plus d'intensité, le son glottique ; ainsi se développera le souffle bronchique ou tubaire. Le même phénomène aura lieu avec un épanchement de liquide ; on serait bien embarrassé pour expliquer le bruit anormal autrement que par la transmission du son glottique par des tissus bons conducteurs du son.

Faits en faveur de cette théorie acoustique.

Citons, en faveur de cette théorie, un fait péremptoire et tout à fait subversif des autres. Quand le poumon est réduit à ne plus former que trois languettes de la grosseur du doigt, comprimées qu'elles sont par un vaste épanchement, ainsi que nous en avons vu plusieurs cas, comment peut se produire le souffle tubaire qui est si distinct dans tous les points de la poitrine? Peut-il être autre chose que le bruit glottique transmis par la trachée et le liquide pleural jusqu'à la paroi thoracique, et de là à l'oreille de l'observateur ?

C'est donc évidemment le corps qui conduit le son glottique, qui en augmente l'intensité et le timbre Tout ce qui peut altérer la contexture du poumon, c'est-à-dire en accroître ou en affaiblir la conductibilité, modifiera sûrement le bruit respiratoire. Nous reviendrons sur ces faits généraux en parlant des bruits en particulier. Disons en terminant qu'on n'a pas assez tenu compte, jusqu'à présent, du rôle des corps qui conduisent le bruit respiratoire, et cependant ce sont eux qui altèrent, à un haut degré, son intensité et son timbre.

Nous appelons l'attention sur une autre condition physique, qui change aussi le caractère du bruit : nous voulons parler de l'agrandissement accidentel de l'enceinte broncho-pulmonaire. Qu'on imagine par exemple une cavité anormale, comme l'est une caverne tuberculeuse ou un pneumo-thorax, on comprendra sur-le-champ que le bruit glottique peut devenir caverneux, amphorique, en venant résonner dans cette cavité anormale.

Enfin nous admettons que l'air, en vibrant à l'entrée d'une cavité accidentelle, peut produire aussi un bruit morbide.

Bruits respiratoires morbides.

Des bruits respiratoires dans l'état pathologique. Quelles que soient les variétés des bruits morbides que fournit l'auscultation de la poitrine, on peut aisément les classer suivant les modifications que le son présente dans son intensité, son timbre, sa durée et sa cause.

1° On voit d'abord que les bruits respiratoires sont altérés : 1° dans leur rhythme (fréquence, continuité, durée) ; 2° dans leur intensité (respiration faible, forte, puérile) ; 3° dans leur timbre. 4° Ils sont remplacés par des bruits qui se passent au sein d'une cavité anormale (souffle caverneux, amphorique). 5° Une dernière classe de bruits comprend la vibration sonore d'un liquide contenu, A, dans les vésicules ; B, les bronches ; C, une cavité anormale (râles crépitants, muqueux, caverneux, tintement métallique). Divisions dans leur étude.

Nous rappellerons ici une division des bruits que nous avons présentée ailleurs. (Voyez *Bruits du cœur.*) Les bruits en général peuvent dépendre : 1° de la vibration sonore d'un corps solide (vibration solidienne) : les bruits de percussion sont de ce genre ; 2° de la vibration d'un gaz ou de l'air (vibration aérienne) : tels sont les bruits respiratoires et la voix ; 3° de la vibration des liquides (vibration hydraulique) : les râles, le gargouillement en sont des exemples. Il en est de même dans les phénomènes de la respiration : il y a des bruits *solidiens*, *aériens* et *hydrauliques*.

1° *Altération du rhythme des bruits respiratoires.* A. La *lenteur* extrême des respirations s'accompagne d'une faiblesse marquée des bruits que parfois on ne peut même plus entendre (catalepsie, mort apparente, syncope, affections cérébrales). Ils sont au contraire très-intenses et bruyants quand la respiration est accélérée. 1° Altération du rhythme des bruits respiratoires. Fréquence.

B. *Continuité.* Chaque bruit est continu dans la respi- Continuité.

ration naturelle. Quand celle-ci est saccadée, entrecoupée, le bruit offre des altérations de durée et de timbre. Il est plus rude, plus lent dans l'inspiration, le sanglot, le hoquet, etc. Il constitue le signe fréquent des affections nerveuse, hystérique, hypocondriaque, de la pleurodynie, de la pleurésie. S'il conservait longtemps ce caractère, on pourrait croire à l'existence de tubercules pulmonaires.

Durée. C. *Durée.* La durée du bruit respiratoire a été le sujet d'études importantes de la part des observateurs qui ont suivi Laennec. La durée plus longue de l'inspiration, relativement à l'expiration, se retrouve dans les mêmes conditions morbides que l'*expiration prolongée.*

Expiration prolongée. Celle-ci, ordinairement limitée au sommet d'un ou des deux poumons (tubercule, pneumonie, indurations), peut occuper d'autres régions de la poitrine, ses parties antérieure (emphysème) ou inférieure et postérieure (épanchement commençant, pneumonie centrale). Chacun de ces siéges indique assez bien la nature des lésions et conduit au diagnostic.

Le bruit sec, prolongé et rapproché de l'oreille, qui caractérise le symptôme que nous étudions, se rencontre toujours à l'état physiologique dans la fosse sus-épineuse et sous la clavicule du côté droit. Il perd par conséquent une partie de sa valeur quand on le rencontre dans ce lieu et qu'il n'a pas acquis une grande intensité. A mesure que la maladie fait des progrès et que la rudesse et la durée du bruit s'accroissent, le diagnostic devient alors plus sûr.

On a eu tort de dire que l'expiration prolongée n'indique que les tubercules crus et l'emphysème, car elle est le signe de toutes les altérations qui rendent le tissu pulmonaire meilleur conducteur du son, comme la pneumonie et les tubercules ou en d'autres termes, qui accroissent sa densité, ou qui jettent entre lui et la paroi thoracique un corps capable de transmettre aisément le bruit respiratoire. Les plus minimes quantités de liquide épanché dans la plèvre ou les fausses membranes adhérentes à cette membrane, produisent le symptôme en question.

Dans la dyspnée la respiration est prolongée aux deux temps. Elle l'est aussi lorsqu'elle est lente et rare.

Intensité. Respiration supplémentaire.

2° *Lésion d'intensité du bruit.* Lorsque le bruit de la respiration est plus fort, plus superficiel, et qu'il est limité à un lobe ou à un côté de la poitrine, on dit que la respiration est *puérile, exagérée, supplémentaire.* Nous avons dit, en parlant de celle des enfants, que tel est son type normal. Elle indique que, dans une autre partie de l'organe, ou dans la totalité du poumon opposé, il existe une altération qui restreint l'hématose et force la partie saine à développer une activité fonctionnelle plus grande (tubercules, pneumonie, épanchement pleural, œdème pulmonaire).

Faiblesse du bruit respiratoire.

L'affaiblissement du bruit porte sur les deux temps, et surtout sur le second. Quelquefois l'expiration seule continue à se faire entendre. La faiblesse des bruits est si grande, chez quelques sujets, qu'on entend à peine un bruit sourd et lointain. C'est ce qui a lieu lorsqu'on ausculte un sujet chargé de graisse, ou un malade qui fait des efforts violents et maladroits pour respirer.

A. Partielle : dans la phthisie.

La faible intensité du bruit peut être *partielle ou générale.* A. *Partielle.* Laennec a donné comme un signe précieux de phthisie commençante cette diminution extrême de la respiration lorsqu'elle existe dans les fosses sus-épineuses et sous la clavicule ; ce symptôme trop négligé a en effet une grande valeur. Quelquefois le bruit manque tout à fait. L'emphysème localisé au sommet ou le long du sternum détermine un affaiblissement partiel du son. Il pourrait se faire aussi qu'une bronche fût oblitérée par un caillot sanguin, un ganglion hypertrophié et tuberculeux, ou que le tissu pulmonaire fût refoulé par un sac anévrismal, une tumeur cancéreuse, une acéphalocyste ou même une pleurésie enkystée. Un épanchement séreux formé à la base d'un ou des deux poumons donne lieu au même symptôme ou au silence complet de la respiration.

Unilatérale.

La faiblesse du bruit trouvée dans tout un poumon tient le plus communément à l'emphysème intra-vésiculaire, plus sûrement encore à l'épanchement d'une grande quantité de sérosité dans la cavité pleurale, à une oblitération ancienne de celle-ci par des fausses membranes épaisses ou des ostéophytes, enfin à une bronchite aiguë, spasmodique et généralisée.

L'*absence complète* de respiration se montre dans le pneumo-thorax traumatique ou survenu dans le cours de la phthisie, à la suite d'une gangrène ou d'un abcès du poumon. La respiration naturelle est remplacée presque toujours, en pareil cas, par la respiration amphorique et le tintement métallique.

B. Faiblesse générale.

On ne conçoit guère la possibilité d'un affaiblissement *général* que dans certaines déformations congénitales et rachitiques de la poitrine, dans l'emphysème généralisé, dans un double épanchement et enfin dans les affections spasmodiques du larynx, dans le croup, pendant les convulsions hystérique et épileptique, et enfin dans la catalepsie.

Nous mentionnerons à part, comme une cause très-fréquente de la faiblesse respiratoire, les maladies chroniques et les ulcères du larynx, l'œdème de la glotte et même les ulcérations de la trachée.

Les causes non pathologiques qui peuvent diminuer l'intensité du bruit respiratoire sont : l'infiltration graisseuse des parois pectorales, une couche épaisse de tissu musculaire, le spasme ou la crainte causée par la présence du médecin.

Lésion du timbre des bruits.

3° **Altération du timbre des bruits.** Nous comprenons sous ce titre les modifications qui portent seulement sur le timbre des bruits, comme dans la respiration rude, râpeuse et tubaire. Nous rappellerons encore que la cause de l'altération du son doit être cherchée dans la densité accrue du corps conducteur du son, qui se trouve placé entre le tube laryngo-bronchique et l'oreille de l'observateur. C'est en raison de la conductibilité meilleure des corps que le bruit glottique est transmis alors avec plus de force et de netteté. Que le tissu pulmonaire s'indure, devienne plus compacte, plus solide par compression, par infiltration ou de toute autre manière ; qu'un liquide s'interpose entre les bronches et la paroi costale, le bruit laryngien sera transmis avec une grande intensité et un timbre rude et sec jusqu'à l'oreille. Il est facile dès lors de comprendre du même coup, toutes les modifications du son, depuis le bruit d'expiration rude et prolongée, la respiration râpeuse, puis sèche, jusqu'au souffle doux et tubaire. La densification du tissu pulmonaire est produite soit par des tubercules disséminés ou agglomérés, soit par une induration phlegmasique, apoplectique, œdémateuse, soit enfin par une couche plus ou moins épaisse de liquide épanché dans la plèvre. Toutes les fois donc que l'observateur rencontrera ces modifications dans les phénomènes acoustiques, il en conclura à l'existence d'une de ces lésions, et réciproquement il pourra annoncer le symptôme quand il trouvera la condition physique indiquée précédemment.

Respiration râpeuse.

Respiration râpeuse. La respiration sèche, rude, râpeuse, est en même temps inégale et saccadée pendant l'inspiration et l'expiration. Ce signe des tubercules a été étudié avec soin par M. Hirtz (1). M. Jackson l'avait parfaitement décrit, avant tout autre observateur et en avait déterminé la signification dès l'année 1823 (2). Nous ne trouvons aucune différence entre ce bruit anormal et celui qu'on a étudié plus tard sous le nom de *bruit d'expiration rude et prolongé.* On a mieux analysé les deux bruits d'inspiration et d'expiration, mais voilà tout. Le bruit spécial, qu'on a désigné sous le titre de *froissement pulmonaire* (premier degré de la phthisie) est identique au précédent, à moins qu'on ne le confonde avec le râle sous-crépitant sec et lointain. Toutes les autres nuances de respiration rude se confondent avec le souffle tubaire et tiennent aux mêmes causes.

Respiration tubaire ou bronchique.

Souffle bronchique ou tubaire. Il est difficile de donner une définition générale de ce bruit, tant les variétés de timbre et d'intensité sont grandes. Elles commencent à l'expiration prolongée et vont jusqu'au souffle caverneux le plus intense, tel qu'on le rencontre, par exemple, dans la phthisie.

Description. Ses variétés.

D'abord à un faible degré la respiration est exagérée, rude, claire, superficielle, comme puérile, puis elle devient plus sourde, plus profonde, semblable au bruit que fait la bouche en soufflant dans l'air libre (bruit

(1) *Dissert. inaug.*, Strasbourg, 17 août 1837.
(2) *Mémoire de la Société médicale d'observation.*

de souffle). Plus intense encore, ce bruit identique à celui qu'on détermine, en soufflant dans la main à demi fermée ou à travers un tube cylindrique de 10 centim. Dans ce cas, le bruit a un timbre très-rude, métallique (souffle tubaire); dans d'autres cas, il est plus sourd, plus bas, et se passe évidemment dans un espace plus grand que le précédent. On ne peut mieux le comparer qu'au bruit qu'on obtient en soufflant à travers les deux mains rapprochées; il ressemble déjà à la respiration caverneuse. Il peut enfin, par son intensité, son timbre, sa durée et sa persistance dans le même point, simuler à s'y méprendre la respiration caverneuse ou même amphorique, sans que la lésion, qui produit ordinairement cette dernière, existe.

Il a lieu dans l'expiration surtout. Ce n'est pas indifféremment aux deux temps de la respiration que se fait entendre le bruit morbide. L'expiration d'abord acquiert plus de rudesse, se prolonge et bientôt devient soufflante. L'inspiration, à son tour, prend ce caractère; mais en général le souffle d'expiration reste toujours plus marqué, plus distinct, et persiste plus longtemps. Souvent même on n'entend, d'une manière évidente, le souffle qu'à l'expiration; il est nul ou peu marqué pendant l'inspiration. Il a lieu dans l'expiration surtout.

Nous signalerons encore les particularités suivantes utiles au diagnostic. Le souffle est *superficiel* ou *profond* et éloigné; il peut occuper indifféremment toutes les régions de la poitrine. Quand il est peu distinct et rapproché de la racine des grosses bronches, il faut s'en défier, parce qu'il existe, en ce point, une bronchophonie naturelle. Partout ailleurs, un souffle persistant indique une lésion soit aiguë, soit chronique du tissu pulmonaire. Situé en bas, disparaissant ou diminuant par le change- Siége.

ment de position, étendu à plusieurs régions, il caractérise les épanchements peu abondants de la plèvre.

Le souffle tubaire est partiel, circonscrit, ou, au contraire, il occupe tout un côté de la poitrine. Dans le premier cas, il fait reconnaître une pneumonie ou une induration tuberculeuse ; dans le second cas, un hydrothorax. En général ce symptôme ne subit pas de variations notables d'intensité de jour à autre, à moins qu'un changement corrélatif n'ait lieu dans la lésion matérielle du poumon ou de la plèvre.

Au souffle s'ajoutent souvent d'autres bruits, tels que des râles secs, du gargouillement. Ils procèdent de causes très-différentes, et par conséquent sont signes de maladies concomitantes sur lesquelles nous insisterons plus loin.

Causes qui empêchent la production du souffle.

Des causes encore mal connues interviennent souvent pour empêcher le souffle de se manifester. Ainsi, chez le vieillard, chez les nouveau-nés, et même les enfants, on observe fréquemment des pneumonies sans le moindre souffle. Nous avons déjà eu plusieurs fois l'occasion de faire remarquer que les changements de texture que l'âge apporte dans l'appareil respiratoire s'opposent presque toujours à la manifestation facile des phénomènes acoustiques, ou les rendent moins évidents, moins significatifs. Chez le vieillard, la diminution de l'élasticité des parties vibrantes du larynx, des bronches et la conductibilité moindre du poumon, sont probablement la cause de cette modification des phénomènes sonores.

Valeur du souffle.

Valeur séméiotique du souffle. Trois maladies sont spécialement caractérisées par le souffle : la pneumonie, la pleurésie et la phthisie. Dans la pneumonie qui s'avance jusqu'à la surface du poumon, quelque limitée qu'elle soit, on entend chez l'adulte le souffle avec les caractères que nous lui avons précédemment assignés. Dans ce cas, le tissu pulmonaire induré conduit l'écho laryngien de la respiration, à la manière des corps solides, puisque l'espace broncho-vésiculaire est comblé par les liquides sanguins ou plastiques que l'inflammation y appelle, en grande proportion.

Pneumonie.

Les tubercules en masse ou infiltrés, crus ou en voie de ramollissement, donnent lieu au souffle tubaire. La fosse sus-épineuse et la région sous-claviculaire en sont le siége d'élection, parce que les tubercules y prennent d'abord naissance, et se réunissent en plus grande quantité dans le sommet des poumons. Cependant on peut également observer le même symptôme dans les parties postérieures, latérales et inférieures de la poitrine.

Phthisie.

Il serait superflu de prouver que l'épanchement pleural, chez l'adulte et l'enfant, a pour symptôme, sinon constant, du moins très-ordinaire, toutes les variétés de souffle tubaire. Ce fait que nous avons contribué à mettre hors de doute, est accepté aujourd'hui par tout le monde (1). Un souffle léger, diffus, lointain, ou localisé en arrière et en bas, tellement semblable à celui de la pneumonie, qu'il est impossible de l'en distinguer, un bruit enfin qui a tout à fait le timbre de la respiration caverneuse, telles sont les variétés principales qu'offre le souffle dans la pleurésie (2).

Pleurésie marquée par le souffle tubaire et même caverneux.

(1) *Note sur le bruit d'expiration et sur le souffle bronchique dans les épanchements de la plèvre*, in *Gazette médic.*, p. 849, 1842.

(2) On trouve dans les faits rapportés par plusieurs auteurs une indication très-détaillée de pleurésie avec bruit caverneux et même souffle amphorique. Nous citerons entre autres le mémoire de MM. Barthez et Rilliet : *Sur quelques phénomènes stéthoscopiques rarement observés dans la pleurésie chronique*, *Archiv. génér. de médec.*, mars 1853.

En pareil cas, la vibration thoracique peut seule faire distinguer la pleurésie d'avec la pneumonie.

Mode de génération du bruit pathologique.

Le mode suivant lequel se produit le souffle tubaire dans la pleurésie est facile à comprendre. Comme dans le cas d'induration pulmonaire, le bruit glottique retentit dans les grosses bronches de la racine du poumon et même dans la trachée, et de là est transmis par le liquide épanché jusqu'à la paroi pectorale. Nous avons observé plusieurs pleurésies chroniques terminées par la mort, et dans lesquelles nous n'avons trouvé que le moignon, le rudiment du poumon collé contre la colonne vertébrale. Le liquide seul pouvait donc conduire le bruit laryngien et trachéal qu'on avait entendu pendant plusieurs semaines, et jusqu'à la mort des sujets. Quand l'épanchement disparaît, si le poumon reste comprimé et atrophié, on continue à entendre le souffle tubaire, et même amphorique qui, dans ce cas, comme dans tous les autres, est dû au retentissement du bruit glottique dans la trachée, et à sa transmission *par la partie solide du thorax* jusqu'à l'oreille. Nous avons pu nous en assurer sur plusieurs malades guéris de pleurésie et morts d'une autre affection. C'est ordinairement sous la clavicule, dans la fosse sus-épineuse et dans des points peu éloignés du corps sonore (larynx) qu'on perçoit le souffle, lorsqu'il n'y a plus de liquide.

Du souffle dans quelques autres maladies.

Signalons encore comme cause de ce souffle : 1° l'induration du tissu pulmonaire par du sang infiltré dans une étendue un peu notable ; 2° l'œdème pulmonaire ; 3° la gangrène, à sa première période ; 4° la présence d'une masse cancéreuse ou mélanique ; 5° la dilatation des bronches, dans le cas où ces conduits sont agrandis en ampoule ; 6° une tumeur intra-thoracique ; en un mot, tout ce qui peut refouler le poumon, accroître sa densité en un point, peut produire la respiration soufflante (cancer en plaques de la plèvre, tumeurs formées par la rate, ou une acéphalocyste du foie qui a traversé le diaphragme comme nous en avons observé deux cas).

4° **Bruits respiratoires altérés par leur résonnance dans une cavité anormale.** Le retentissement du souffle laryngien naturel donne le bruit que nous connaissons sous le nom de *bruit doux, moelleux, de la respiration*. Qu'il vienne à retentir dans une excavation creusée au sein du tissu pulmonaire, ou dans une plèvre pleine d'air et convertie en une vaste cavité, on aura le souffle caverneux ou amphorique. Ajoutons qu'il n'est pas absolument nécessaire que la bronche communique avec la cavité anormale. Elle peut lui être seulement accolée, avec ou sans tissu intermédiaire induré ; dans ce cas le bruit laryngien vient encore résonner, quoique moins fortement que s'il y pénétrait directement. Nous verrons que la même théorie s'applique à la voix, à la toux et aux râles.

Bruits respiratoires résonnant dans une cavité anormale.

Souffle caverneux. On l'imite en soufflant dans une cavité petite et à orifice étroit. Ce souffle offre un timbre différent suivant la grandeur, la forme régulière ou anfractueuse des parois et leur densité. On lui trouve tantôt un timbre sourd et voilé (souffle voilé de Laennec), tantôt superficiel, métallique et aigu, ou profond et grave. On l'entend à peu près aussi bien pendant l'inspiration que l'expiration, dans un espace ordinairement circonscrit, au sommet du poumon, soit en avant, soit en arrière. Il s'accompagne de bruit de pot fêlé et souvent de râle caverneux, ce qui le distingue du souffle tubaire. Cependant il faut reconnaître que si ce dernier offre une grande intensité et existe dans un point cir-

Souffle caverneux.

conscrit, il peut simuler presque complétement le bruit caverneux, surtout s'il se passe au sommet du poumon et dans les grosses bronches. A leur tour de petites excavations d'un centimètre au plus, telles que nous en avons rencontré plusieurs fois et en grand nombre, dans la pneumonie chronique, peuvent en imposer pour du souffle tubaire seulement.

Valeur séméiotique.

La respiration caverneuse qui occupe le sommet indique presque toujours l'existence d'une cavité formée par le départ de la matière tuberculeuse (deuxième et troisième degré de la phthisie), très-rarement d'un abcès, d'un ramollissement gangréneux ou d'une dilatation bronchique.

Respiration amphorique.

Souffle amphorique. Le bruit qu'on excite en soufflant dans une bouteille ou une cruche vide ou presque vide a un timbre éclatant, métallique, qui le fait immédiatement reconnaître. Le même bruit se fait entendre lorsqu'une colonne d'air pénètre par les bronches dans l'intérieur d'une excavation creusée au sein du poumon, ou dans la cavité de la plèvre agrandie et pleine de gaz. On ne peut admettre pour l'expliquer qu'une des deux hypothèses suivantes : 1° le bruit glottique ou respiratoire lui-même vient retentir dans une cavité spacieuse qui renforce et modifie le son ; 2° le bruit est dû à l'air au moment où il passe sur l'orifice rétréci ou goulot de l'amphore. Cette dernière cause ne peut plus être invoquée dans le cas où le pneumo-thorax ne communique point avec la bronche ; ce qui arrive, il est vrai, rarement. La plèvre pleine d'air ne fait alors que renforcer et modifier le son qui lui est transmis seulement par les bronches contiguës. Quant à la vibration de l'air à l'orifice d'entrée, elle ne nous semble pas capable de produire le bruit. Il est donc impossible de ne pas considérer le

Causes.

souffle amphorique comme le bruit glottique transmis, soit à travers la fistule pleuro-bronchique dans le cas de pneumo-thorax, soit à travers le tissu du poumon induré ou comprimé lorsqu'il n'existe pas de fistule, jusqu'à la cavité pleurale pleine d'air ou de gaz. C'est dans celle-ci qu'a lieu en définitive la résonnance du bruit glottique (1).

Le souffle caverneux a lieu pendant les deux temps de la respiration, plus peut-être pendant l'expiration et à la fin de la toux ou de la phonation ; à ce moment on entend un petit sifflement aigu, métallique, lointain, mais parfaitement distinct. Voici les principaux caractères du phénomène acoustique ; il est étendu à tout un côté de la poitrine ou perceptible seulement sur un de ses points, soit en avant, soit en arrière ; superficiel ou profond ; continu ou paraissant et disparaissant presqu'au même instant ; il couvre le bruit respiratoire ; il coexiste ou non avec le tintement métallique : ce qui n'a rien qui puisse étonner lorsqu'on sait que ce dernier phénomène est dû à la vibration d'un liquide ébranlé par l'air (râle).

Caractère de ce bruit.

L'étendue toujours très-grande du souffle amphorique, la sonorité tympanique de la poitrine et le tintement qui l'accompagnent, le timbre clair et argentin du bruit anormal, son siége sur les côtés et en arrière, l'absence de la vibration thoracique, le distinguent suffisamment du souffle caverneux. Celui-ci est d'ailleurs plus limité, situé dans les parties supérieures de la poitrine ; au lieu d'un son clair rendu par la percussion, on trouve le bruit de pot fêlé, un son mat, ou une sub-matité bien diffé-

(1) Les faits sur lesquels reposent ces idées générales sont contenus dans le mémoire suivant : *Sur le pneumo-thorax et les phénomènes acoustiques auxquels il donne lieu*, mars 1851, p. 257.

rente du son clair. Un caractère plus essentiel encore, suivant nous, est fourni par la vibration thoracique : complétement éteinte dans le pneumo-thorax, elle est naturelle ou même accrue, à moins que les parois de la caverne ne soient très-minces, superficielles et nullement indurées ; ce qui est rare.

Le souffle amphorique est le signe, 1° d'un épanchement d'air dans la cavité de la plèvre, d'un pneumo-thorax, dans lequel il existe presque constamment une fistule pleuro-bronchique ; cependant le pneumo-thorax seul peut donner lieu au même bruit. Il est encore le symptôme fréquent d'une excavation tuberculeuse considérable, d'un abcès, d'une excavation gangréneuse, d'une dilatation partielle d'une bronche.

Râle. Définition.

5° **Bruits dus à la vibration sonore d'un liquide dans les cavités naturelles ou pathologiques des voies respiratoires. Râles.** Nous manquons d'une dénomination scientifique pour désigner le bruit qu'on a appelé *râle*, parce qu'il ressemble plus ou moins au bruit que l'air fait en traversant les liquides contenus dans les voies aériennes supérieures, chez les agonisants. La dénomination de *bruit hydro-aérique* serait propre à donner une juste idée de leur cause physique et de leur mode de production ; cependant comme les liquides sonores contenus dans l'économie ne sont qu'en partie formés par l'eau, cette expression manquerait d'exactitude.

Division de râles ;

Laennec désigne ainsi « tous les bruits contre nature que le passage de l'air pendant l'acte respiratoire peut produire, soit en traversant des liquides qui se trouvent dans les bronches ou dans le tissu pulmonaire, soit à raison d'un rétrécissement partiel des conduits aériens (1). »

(1) *Traité de l'auscultation*, p. 119, t. I, in-8°, 4e édit., Paris, 1837.

Il a décrit : 1° le crépitant humide ; 2° le muqueux ou gargouillement ; 3° le sonore sec ou ronflement ; 4° le sibilant sec ; 5° le crépitant sec, à grosses bulles ou craquement. On a renoncé avec juste raison à ces distinctions trop multipliées pour ne conserver que les râles crépitants, muqueux, caverneux, sibilants et ronflants. d'après Laennec ;

M. Andral, à qui l'auscultation doit tant de perfectionnements, a proposé de distinguer les râles suivant leur siége en 1° *vésiculaires ;* 2° *bronchiques* secs et humides ; 3° et *caverneux.* Cette division est la seule véritablement scientifique qui ait été proposée ; nous l'adoptons : 1° parce qu'elle est en rapport avec le véritable siége du bruit, qu'on a toujours intérêt à déterminer pour le diagnostic ; 2° parce qu'elle n'est point subordonnée à des sensations aussi incertaines et aussi variables que celles qui ont conduit à décrire à part des râles humides, secs, du gargouillement, et à séparer des râles le tintement métallique qui n'en diffère pas essentiellement. Nous verrons d'ailleurs que s'il est difficile, quelquefois même impossible de dire où se passe un râle, il l'est plus encore de décider s'il est crépitant, sous-crépitant ou humide. d'après Andral. Cette division est la seule scientifique.

Nous avons soumis à de longues études, depuis bien des années, le phénomène connu sous le nom de *râle*, et nous demeurons convaincu qu'il est déterminé uniquement par *la vibration sonore d'un liquide mis en mouvement par l'air, vibration qui résonne dans une cavité naturelle ou anormale, petite ou spacieuse.* Les trois conditions physiques qui modifient le timbre et l'intensité du son consistent : 1° dans la quantité ; 2° la viscosité du liquide ; 3° dans la grandeur et la forme de la cavité Définition du râle.

consonnante. Faisons ressortir l'influence de chacune de ces conditions physiques.

Du liquide ou corps sonore.

Le *râle ou ronchus* n'est pour nous qu'un bruit de liquide agité par l'air ou par un gaz. Le mucus, la sérosité, le pus, le sang, les matières liquides de l'intestin, peuvent produire ce râle. Ils constituent ce qu'en acoustique on appelle *le corps sonore*. L'air ou un gaz quelconque, en déplaçant ces liquides dans la cavité qui les renferme, excite le son ou le râle bullaire. Dans la poitrine, c'est l'air qui fait parler le liquide ; dans l'intestin, ce sont les gaz hydrogène-carboné ou sulfuré, et l'acide carbonique qui, en soulevant les liquides, donnent lieu à des râles à bulles, de dimension variable (gargouillement).

Viscosité du liquide.

Le gaz qui fait vibrer un liquide le soulève d'abord sous forme d'une couche mince, arrondie, qu'on appelle *bulle*, et c'est au moment où il continue à faire effort contre elle qu'il la rompt et qu'un son est produit. Si le liquide est très-visqueux, très-cohérent, comme le mucus, le pus, la résistance qu'il oppose à l'air donne à celui-ci une tension plus grande et le bruit est plus intense. Telle est précisément la cause des râles sibilants, ronflants, appelés aussi *sonores*. Malgré la grande autorité de Laennec qui ne les croit pas déterminés par la présence d'un liquide, mais qui reste toutefois dans le doute sur leur mode de formation, nous pensons qu'il ne peut y avoir d'autres corps sonores capables d'exciter le bruit de râle qu'un liquide. En effet, comment imaginer que dans la bronchite, le catarrhe, l'emphysème, maladies qui ont pour symptômes des râles sonores, et qui déterminent à coup sûr la sécrétion du mucus, quelque minime que soit sa quantité, l'air pourra traverser

Tous les râles, y compris les sibilants et ronflants, sont dus à la vibration d'un liquide et non à des bruits solidiens.

le liquide, sans le faire vibrer avec force, surtout lorsque la tuméfaction de la membrane bronchique livre difficilement passage au gaz, soit pour arriver aux cellules pulmonaires, soit pour en sortir? Le prétendu soulèvement de la tunique muqueuse, tuméfiée par l'air, serait d'ailleurs incapable d'engendrer un son, tandis qu'on conçoit tout naturellement que le mucus épais et visqueux donne un son très-intense et sec.

Ainsi donc tous les râles, y compris les râles dits *sonores* ou *secs*, dépendent toujours de la vibration d'un liquide et de la résonnance de ce bruit dans la cavité qui renferme le liquide; ce sont donc des râles bullaires.

Modifications apportées au son par les dimensions de la cavité résonnante;

Une seconde condition physique non moins importante que le mouvement vibratoire du liquide est la grandeur et la forme de l'excavation dans laquelle retentit le râle. Il nous suffirait de rappeler que la dimension bien proportionnée d'une caisse d'harmonie donne au son un timbre et une intensité particulières dans les instruments à cordes. Mais nous préférons prendre nos exemples dans le corps humain : or, qui ne sait que la bulle d'air qui crève, à l'orifice de la bouche à demi entr'ouverte, ou dans le larynx et la trachée (râle trachéal), fait entendre un son entièrement différent de celui qui caractérise la crépitation sèche et fine intra-vésiculaire? Qu'on compare encore à cette dernière ou au râle trachéal les bulles qui constituent le *tintement* métallique ou le g. rgouillement intestinal, et l'on prendra une juste idée des différences extrêmes qui tiennent à la grandeur des cavités.

par la configuration et la densité des parois.

Nul doute que la forme arrondie de l'excavation morbide, et l'état lisse, uni, induré de ses parois, ne modifient le timbre et l'intensité du son; qu'au contraire les anfractuosités, la mollesse, la flaccidité des parois et la présence d'un liquide ne diminuent l'intensité des phénomènes acoustiques. Il est facile d'imaginer, même avant de les observer sur la nature, que les râles qui se produisent dans les cellules pulmonaires ne peuvent avoir le même son que ceux qui prennent naissance dans la cavité amplifiée de la plèvre (râle vésiculaire et tintement métallique).

Une autre condition physique qui apporte des modifications presque aussi importantes dans le ton des râles est la conductibilité plus ou moins grande des tissus situés entre le lieu où se produit le son et la paroi pectorale. On peut s'assurer facilement qu'un râle qui se passe dans des petites bronches entourées de tissu pulmonaire, induré ou infiltré de tubercules, acquiert une intensité beaucoup plus forte que si le tissu était sain. Il peut même arriver, comme dans la pneumonie lobulaire des enfants, ou centrale de l'adulte, que le bruit de la crépitation n'arrive pas à l'oreille. Quelques bulles de râle muqueux qui crèvent dans une cavité tuberculeuse entourée de tissu pulmonaire induré, ressemblent à un gros râle caverneux ; elles sont au contraire, peu marquées si la portion ambiante du poumon est restée saine ou à peu près.

Description des râles.

Description des râles ou bruits bullaires formés par la vibration sonore des liquides. Ils se trouvent naturellement compris dans la division de M. Andral dont nous avons déjà parlé. Ils sont : 1° vésiculaires ; 2° bronchiques ; 3° caverneux. Ce dernier comprend le laryngien, le trachéal et le tintement métallique.

1° des râles vésiculaires,

1° *Des râles vésiculaires ou à petites bulles.* On désigne sous le nom de *râle vésiculaire, crépitant,* de crépitation, un bruit qui se passe dans les cellules pulmonaires, ou même dans les petites bronches et qu'on imite en pressant un poumon gonflé d'air, en froissant du taffetas ou une mèche de cheveux contre l'oreille, ou mieux encore, en frottant, avec le doigt et à contre-poil, les favoris rasés qui se trouvent au devant du pavillon de l'oreille. Il est préférable et plus exact de chercher une comparaison dans le bruit occasionné par des bulles d'air petites et nombreuses qui se rompent à la surface d'un liquide; il y a identité parfaite entre les deux phénomènes physiques. Tantôt il résulte de la vibration simultanée causée par un grand nombre de bulles qui crèvent en même temps, un bruit intense (râles par bordées ou par bouffées); tantôt ces bulles sont successives, peu abondantes, quelquefois même solitaires ou au nombre de deux à trois qu'on peut compter aisément, comme dans l'espèce de crépitation qu'on appelle *le craquement.*

Le râle crépitant a pour caractère principal : l'égalité des bulles qui semblent toutes de même dimension; leur nombre, en général considérable; leur explosion simultanée pendant l'inspiration exclusivement. Il est loin d'avoir toujours le timbre bullaire; souvent il donne la sensation que pourrait produire un bruit solidien sec. Quoique variable dans son siége, il occupe de préférence les parties postérieures de la poitrine.

Il se distingue du râle bronchique par le volume plus considérable des bulles dans celui-ci et les variations extrêmes que subissent l'intensité et le timbre des bruits suivant la quantité, la nature du liquide et la grandeur des bronches. Il se manifeste pendant l'inspiration et l'expiration; mais son intensité est toujours plus grande pendant le premier temps de la respiration.

La crépitation n'est point un signe pathognomo- dans la pneumonie.

nique de la pneumonie, comme on l'a dit depuis fort longtemps ; cependant il l'indique plus sûrement que tout autre symptôme. Il caractérise la première période et disparaît pendant l'induration rouge ou grise pour aire place au souffle tubaire ; quand il reparaît, il annonce la résolution de la maladie : on l'appelle alors *râle crépitant de retour* (ronchus crepitans redux). On l'observe dans toute maladie broncho-pulmonaire qui peut amener à la surface libre de la membrane muqueuse une quantité minime d'un liquide quelconque (mucus, sérosité, sang, pus), par conséquent dans toutes les maladies suivantes : 1° dans l'*hyperémie non inflammatoire*, qui est sous la dépendance d'une maladie du cœur, de la tuberculisation, d'une gêne momentanée de la circulation cardiaco-pulmonaire ; 2° dans l'*hémoptysie*, lorsque le sang séjourne dans les cellules pulmonaires ou dans les très-petites bronches ; 3° dans l'*exhalatation de sang* par ces conduits lorsqu'il se fait en même temps une apoplexie pulmonaire, (hémoptysie et apoplexie) : le râle crépitant est alors à bulles inégales et disséminées dans plusieurs points, surtout vers les parties inférieures de la poitrine ; 4° dans l'*œdème pulmonaire*, il est à bulles assez grosses et inégales, situées à la base d'un ou des deux poumons ; 5° dans la *bronchite capillaire*. Nous n'hésitons pas à dire qu'il est souvent impossible de décider si le râle crépitant se passe dans les cellules ou dans les très-petites bronches. En effet, comment pourrait-on distinguer ce qui est confondu dans la nature même? Les vésicules aériennes ne sont-elles pas la continuation des ramuscules bronchiques? Aussi le râle sous-crépitant à petites bulles peut-il simuler le râle bronchique à bulles très-grosses, et réciproquement. La clinique nous prouve à

Maladie dont la crépitation est le signe.

chaque instant, que nos divisions sont plus théoriques que pratiques. Du reste, ce même reproche s'adresse aux divisions des râles en sous-crépita, ntfin, moyen et à grosses bulles.

Bruit de craquement.

On entend souvent dans la fosse sus-épineuse ou sous la clavicule des phthisiques, tout à fait au début de la maladie, quand les tubercules commencent à se développer, un craquement très-sec semblable au bruit que fait entendre la décrépitation du sel sur le feu. Les bulles sont rares, très-fines, souvent éloignées les unes des autres, et s'entendent dans les fortes respirations. Elles constituent un symptôme précieux de la tuberculisation. Sont-elles des râles vésiculaires ou bronchiques? Tiennent-elles au ramollissement de quelques tubercules très-petits?

Bruit de froissement.

On a signalé, dans ces derniers temps, l'existence d'un bruit qu'il est fort difficile de caractériser et qu'on a nommé *bruit de froissement pulmonaire*, parce qu'il imite plus ou moins bien le bruit qu'on provoque en pressant entre les doigts le poumon sain. Il se présente très-rarement à l'observateur, et doit être confondu avec le râle crépitant sec ou avec la crépitation ordinaire dont il a, d'ailleurs la même valeur séméiotique. On ignore s'il se passe dans les vésicules pulmonaires ou dans les petites bronches.

2° Râles bronchiques.

2° *Râles bronchiques.* On appelle à tort ce râle *râle muqueux*, puisque le mucus n'est pas le seul liquide qui lui donne naissance; du muco-pus, du pus ou même de la sérosité sécrétés par la membrane bronchique enflammée ou du sang, peuvent jouer le même rôle que le mucus. On comprend, d'après ce que nous avons dit sur les causes qui modifient les bruits bullaires, combien doivent être différents entre eux : 1° le râle des très-petites bronches ; 2° celui des grosses ; 3° le râle trachéal ; 4° le râle laryngien ; 5° nous ajouterons le râle cavernuleux et caverneux, car il y a des cavernes aussi petites qu'une bronche et plus spacieuses que la trachée. N'attachons donc qu'une importance secondaire à ces variétés de volume des râles ; rappellons-nous seulement que tous sont des bruits bullaires, les uns donnant la sensation d'humidité, les autres celle de sécheresse. Les premiers ont été appelés *humides*, les seconds *vibrants*, *sonores*, *ronflants*. Nous avons dit qu'ils reconnaissent tous pour cause la vibration sonore d'un liquide ; nous les décrirons uniquement d'après leur volume ou, ce qui revient au même, d'après leur siége.

âle à petites bulles ou us-crépitant.

Le *râle* bronchique appelé aussi *râle humide*, *sous-crépitant*, est caractérisé par un bruit qui ne diffère de la crépitation fine que parce que les bulles en sont plus grosses, plus inégales, se brisent avec plus de bruit, et se forment pendant l'inspiration et l'expiration. On en peut prendre une juste idée en auscultant un malade atteint de bronchite générale.

ìle à grosses bulles.

Le râle à grosses bulles ou muqueux se reconnaît aisément à ses bulles grosses, inégales, tantôt nombreuses, pressées et si abondantes qu'on croirait entendre crever les bulles d'un gaz qui ferait irruption dans un liquide, tantôt, au contraire, ne revenant qu'à des intervalles assez éloignés pendant l'inspiration, l'expiration, la toux ou la phonation. Ce râle est souvent mêlé aux râles sibilant et ronflant ou alterne avec eux.

Le bruit anormal est isochrone à l'inspiration et à l'expiration ; quelquefois les bulles sont plus abondantes pendant un des deux temps de la respiration. L'intensité de la toux, l'expectoration et surtout l'activité plus ou moins grande de la sécrétion mucoso-purulente font varier les râles à grosses bulles, et ces différences en constituent le meilleur caractère. Leur siége n'offre pas moins de variations ; on les entend surtout à la base de la poitrine, dans le voisinage des grosses bronches ; ils sont ordinairement disséminés dans toute l'étendue de l'arbre bronchique d'un côté, au moins.

On a désigné sous le nom de *râle caverneux* (Hirtz) le bruit bullaire qui se forme au sommet d'un poumon, dans une ou plusieurs excavations tuberculeuses, de petite dimension. Il ne diffère, en aucune façon, si ce n'est par son siége, du râle sous-crépitant, et même muqueux ; les bulles en sont seulement plus rares, plus sèches et ont lieu surtout dans l'inspiration, la toux et la phonation.

Le râle muqueux est le signe de toutes les espèces de bronchites et de catarrhes, soit simples, soit liés à des affections du cœur et surtout à la tuberculisation pulmonaire. La pathologie spéciale a pour mission de faire connaître toutes les particularités de siége et de nature de ces râles ; nous indiquerons seulement les plus importantes. Il est le symptôme de affections bronchiques.

Le râle à grosses bulles appartient surtout à toutes les phases de ces vieilles bronchorrhées qu'on observe chez les vieillards, dans l'emphysème, et dans la période avancée des lésions du cœur et des gros vaisseaux, enfin dans la dilatations des bronches. L'hémoptysie détermine également la formation de râle muqueux ; les parties supérieures du poumon et les bronches moyennes en sont souvent le siége.

Le râle bronchique peut imiter le gargouillement dans toutes les maladies que nous venons d'indiquer. Il faut, Il imite le gargouillement pour qu'il se produise, qu'une assez grande quantité de liquide soit contenue dans une bronche assez spacieuse. C'est ce qu'on voit dans certaines bronchorrhées par gêne de l'hématose et dans l'hémoptysie.

[Râ]le sibilant. A. *Râle sibilant.* Une autre variété de râle bronchique est constituée par un bruit aigu, sibilant, qui a quelque chose de musical, et souvent une telle intensité, qu'on peut l'entendre dans les diverses régions du thorax ; le malade en a lui-même conscience. Il s'accompagne parfois d'un frémissement vibratoire sensible à la main. Il se produit pendant l'inspiration et l'expiration ou pendant l'un de ces temps, mais surtout pendant le premier. Il ressemble au bruit d'une petite soupape qui s'ouvre et se referme, au cri des oiseaux, au bruit du vent qui siffle en passant à travers une porte, etc., etc. Souvent il se fait entendre en même temps que le râle ronflant, et se mêle aussi aux râles, à petites et à grosses bulles. Il ne saurait en être autrement, puisque tous ces râles tiennent à la même cause physique, à la vibration sonore d'un liquide.

[R]âle ronflant. B. *Râle ronflant.* Simple variété du bruit précédent, le râle ronflant ou grave ne saurait être comparé exactement à aucun autre bruit. Laennec dit « qu'il ressemble tantôt au ronflement d'un homme qui dort, tantôt au son que rend une corde de basse que l'on frotte avec le doigt, assez souvent au roucoulement de la tourterelle (1). »

Mode de production. L'épaississement de la membrane muqueuse et la présence d'un liquide formé dans les bronches et agité par le passage de l'air, telles sont les deux conditions physiques qui produisent les râles sibilants et ronflants, appelés si singulièrement sonores, comme si tous les râles

(1) *Traité de l'auscultation*, t. I, p. 128, Paris, 1837.

ne l'étaient pas. La seule condition indispensable est la présence d'un liquide plus ou moins visqueux, quelquefois même d'une matière molle et comme gélatineuse, qu'on a vu expulser par les sujets atteints d'asthme.

On doit par conséquent observer ce symptôme dans la bronchite aiguë à la première période, c'est-à-dire lorsque la sécrétion est peu abondante et la membrane muqueuse très-tuméfiée ; dans l'emphysème pulmonaire, qui est toujours compliqué, à différents degrés, soit de bronchite aiguë, soit de bronchite chronique. Toute maladie, comme la pneumonie, l'hémoptysie, qui appelle la congestion sur la membrane des bronches et y excite la sécrétion, s'accompagne de ces deux symptômes. S'il appartient plus spécialement à l'asthme lié ou non à l'emphysème pulmonaire, c'est parce qu'on trouve réunies, dans cette même affection, les deux causes qui produisent le râle sibilant, à savoir : les congestions bronchiques répétées, la lésion de sécrétion et la tuméfaction de la membrane muqueuse, qui en sont les suites constantes. C'est à ces causes réunies qu'il faut attribuer la dilatation des cellules pulmonaires et le retour des accès. On sait que la stase d'un liquide ou d'un gaz dans les canaux qu'ils doivent librement traverser, finit par amener la dilatation des cellules aériennes et des bronches, indépendamment même de tout effort d'expulsion. Signe de la bronchite et de l'asthme.

C. ***Râle caverneux ou d'excavation; gargouillement.*** Nous donnons le nom générique de *râle caverneux* au bruit bullaire qui se produit dans une excavation dont la grandeur dépasse celle des plus grosses bronches et peut atteindre des proportions considérables. Les râles *trachéal*, *caverneux* ou *laryngien* et le *tintement métallique* constituent trois variétés du même bruit pathologique 3° Râle caverneux ou d'excavation auquel il est difficile d'assigner des caractères acoustiques communs. Il est préférable de décrire chacun d'eux en particulier.

Râle trachéal. A. Le *râle trachéal* ou laryngien ressemble à un bouillonnement, une sorte de glouglou sonore qu'on entend souvent à distance, et qui constitue le râle des agonisants. Il est facile de s'en former une juste idée en appliquant le stéthoscope sur le larynx ou la trachée.

Râle caverneux. B. *Râle caverneux.* On l'a nommé ainsi parce que sa cause la plus ordinaire est la formation d'une cavité anormale dans les points occupés par les tubercules pulmonaires, ramollis et éliminés ; mais une cavité semblable, produite par un abcès pulmonaire ou une dilatation bronchique, donnerait lieu au même phénomène acoustique. Le bruit bullaire, dit *caverneux*, est à grosses bulles, inégales, tantôt très-nombreuses et rapprochées et se succédant avec rapidité pendant l'inspiration et l'expiration, tantôt éloignées, et alors ayant lieu à un seul de ces temps. Le bruit anormal peut diminuer, cesser même entièrement, changer de timbre et d'intensité. Toutes ces variations, qui ont lieu souvent dans un espace très-court, s'expliquent par les modifications survenues dans la quantité du liquide et la communication plus ou moins facile de la cavité anormale avec l'air extérieur. La toux, la voix, de fortes inspirations, font paraître le râle caverneux et en augmentent toujours l'intensité. Le caractère qui le distingue le mieux de tous les autres râles est sa localisation dans un point circonscrit et le plus ordinairement au sommet de la poitrine, soit en arrière, soit en avant ; c'est là que se forment, en premier lieu les tubercules et les excavations qui en suivent l'expulsion. On conçoit que le râle peut aussi exister ailleurs, puisque la phthisie, dans sa deuxième et troisième période, amène le ramollissement tuberculeux dans toute l'étendue des voies respiratoires. Quoique plus rares que la lésion précédente, les abcès du poumon et la dilatation bronchique produisent aussi le même symptôme, qui siége alors en des points différents de la poitrine. Dans la phthisie.

Le râle caverneux se distingue aisément du râle vésiculaire et même bronchique, à l'aide des caractères que nous venons de tracer. Cependant il est parfois impossible de le distinguer d'un râle bronchique à grosses bulles, qui se passe dans un point où le tissu pulmonaire ambiant est enflammé, infiltré de tubercules et induré par une cause quelconque. La propagation plus facile du bruit, le changement de timbre et d'intensité qu'il subit alors lui donnent toutes les qualités du râle caverneux. On se rappellera d'ailleurs qu'il est souvent impossible de dire si un râle qu'on entend à la racine des bronches ou même dans la trachée, se passe bien dans cette partie des canaux aériens ou dans une cavité anormale. Une induration considérable du poumon formée dans le voisinage d'une excavation, ou même un épanchement qui remplit la cavité d'une plèvre, transmettent au loin le gargouillement. Distinct des autres.

Le râle caverneux a reçu le nom de *cavernuleux* quand il se passe dans de petites excavations formées au sommet du poumon par le ramollissement des tubercules. Il est plus fin, plus clair, plus sonore, plus superficiel que le précédent, avec lequel il ne tarde pas à se confondre à mesure que les cavités morbides s'agrandissent. Râle cavernuleux.

C. ***Râle bullaire amphorique ou tintement métallique*** (râle broncho-pleural). On comprendrait difficilement qu'après les preuves de tous genres fournies par un 4° Râle amphorique ou tintement métallique.

grand nombre d'observateurs, on continuât à placer le tintement métallique ailleurs que dans l'étude des râles, dont il ne diffère sous aucun rapport, comme nous allons le montrer (1).

Conditions physiques de production.

Il faut, pour la production du râle amphorique, deux conditions physiques qui peuvent varier en apparence, mais qui restent au fond les mêmes : 1° un liquide capable d'entrer en vibration ; 2° une cavité spacieuse dans laquelle le râle vient résonner, s'amplifier, prendre un timbre clair et métallique. On imite très-bien le râle amphorique en gonflant les joues et en faisant crever, à l'orifice buccal, une bulle d'air.

Hydro-pneumothorax.

Quelles sont les diverses altérations qui peuvent donner naissance à ce symptôme. Nous trouvons en premier lieu la perforation de la plèvre par le tubercule ramolli. Si cette plèvre n'est pas adhérente aux parois costales, il en résulte un épanchement d'air dans la poitrine. C'est pour expliquer le tintement qui se manifeste dans ces conditions anatomo-pathologiques qu'on a proposé tant de théories diverses. Cependant les faits nombreux consignés dans les annales de l'art prouvent que le râle amphorique se produit presque constamment, à l'orifice de la fistule broncho-pleurale, même en l'absence de tout liquide épanché dans la plèvre, ou lorsque l'ouverture anormale est située bien au-dessus de l'épanchement. Il est vrai que dans quelques cas la fistule s'ouvre au-dessous

(1) Cette théorie du tintement a été complétement développée dans un bon travail de M. de Castelnau : *Recherches sur les causes physiques du tintement métallique*, *Archives générales de médecine*, octobre 1841. J'ai rapporté à l'appui de cette théorie les faits les plus péremptoires : — *Sur le pneumo-thorax et les phénomènes acoustiques auxquels il donne lieu*, *Archives générales de médecine*, mars 1851.

du liquide, et alors l'air, en le traversant, donne au gargouillement qui en résulte un caractère métallique particulier. Il ne nous répugne pas non plus d'admettre que la seule agitation du liquide, pendant les mouvements de la toux, de la voix et de la respiration, puisse engendrer un bruit hydro-aérique, un véritable gargouillement qui résonne dans la cavité pleurale, comme on l'observe dans le pneumo-thorax, sans communication avec la plèvre, et dans le bruit de flot obtenu par *la succussion dite Hippocratique*. Ce bruit doit être considéré comme un râle amphorique.

Fistule pleuro-bronchique.

Pourquoi se refuserait-on à admettre que les râles, qui se passent dans les bronches ou dans une caverne, sans communication actuelle avec les plèvres pleines d'air, puissent retentir dans cette cavité dernière et y produire le tintement métallique? Qu'importe la cause ou le siége du bruit bullaire, pourvu qu'il soit transmis par des corps bons conducteurs jusque dans une cavité spacieuse? Qu'est-ce que le bruit qu'on entend dans l'estomac contenant des gaz et des liquides, et secoué par les battements du cœur ou agité par la succussion, si ce n'est un véritable tintement métallique? On voit donc que pour nous le phénomène peut dépendre de conditions morbides assez différentes et que, pourvu qu'il y ait un liquide capable de vibrer dans une cavité spacieuse et pleine de gaz ou à côté d'elle, il existe pour nous toutes les conditions physiques nécessaires à la production du râle caverneux et amphorique.

Dans les cavernes tuberculeuses.

Une excavation tuberculeuse vaste et ne renfermant que peu de liquide peut, quoique plus rarement, engendrer le râle amphorique. S'il ne se rencontre pas plus souvent dans de telles conditions physiques, c'est que les dimensions trop petites des cavités et les anfractuosités de leurs parois sont peu favorables à la résonnance des râles.

Description. Caractère du bruit. Le râle amphorique, quoique assez semblable à lui-même, offre cependant des différences marquées. Tantôt il semble qu'on entende le bruit de grains de sable projetés dans un vase en cuivre ou en verre, tantôt un bruit plus argentin, comme celui d'une corde métallique qui vibrerait. On l'a aussi comparé au bruit monotone et plaintif des gouttes d'eau tombant d'une certaine hauteur dans de l'eau, ou bien à l'agitation lointaine d'un liquide, d'où résulterait un bruit semblable à celui des râles à bulles fines, ou même au gargouillement. Ces différences de timbre et d'intensité se retrouvent aussi dans le tintement métallique, quoiqu'à un moindre degré que dans les râles bronchiques et caverneux.

La respiration, la toux et la voix donnent lieu à ce symptôme. Il est plus marqué pendant les deux derniers actes; souvent même il faut les provoquer si l'on veut faire paraître le tintement. Chaque fois que le malade parle à haute voix ou fait un effort, on entend le râle amphorique, à la fin de chaque expiration ou de la phonation.

Durée. Il persiste ordinairement pendant quelques jours avec toute son intensité, ou bien se montre d'une manière fugace. Il peut paraître, cesser, reparaître encore, et souvent avec un timbre un peu différent. Toutes ces circonstances s'expliquent à merveille par les variations que subissent les deux causes du bruit anormal.

Siége. Ce symptôme se présente avec son maximum d'intensité sur les parties latérales et antérieures du thorax, puis postérieures. Il a pour caractère essentiel de s'entendre dans une grande étendue, c'est-à-dire de n'avoir pour limites que celles de la plèvre ou des adhérences anciennes. Nous avons déjà dit que le pneumo-thorax, dont ce bruit anormal est le signe ordinaire, se produisait précisément parce que les tubercules n'avaient pas déterminé, préalablement à leur fonte, de pleurésie adhésive.

Il s'accompagne de souffle amphorique, de sonorité tympanique dans tout le côté affecté, et d'absence complète de vibration thoracique. Le râle amphorique dû à une excavation tuberculeuse siége sous la clavicule ou dans les régions sus-épineuse et scapulaire.

La *durée* de ce phénomène est variable. Presque toujours les malades succombent dans le cours d'un à trois septénaires; cependant nous l'avons vu persister pendant deux mois passés chez un phthisique. Durée.

S'il n'avait pas son timbre métallique on pourrait le confondre avec le râle caverneux ou avec le bruit que les battements du cœur excitent en percutant l'estomac plein de gaz, ou enfin avec un véritable râle à grosses bulles que fait entendre ce même viscère lorsqu'il renferme à la fois un liquide et des gaz.

6° **Bruits déterminés par la vibration vocale et signes diagnostiques qu'elle fournit.** Les vibrations sonores qui constituent la voix humaine s'altèrent promptement, et à un haut degré dans les maladies. On doit étudier : 1° les modifications qui portent sur la voix entendue à distance; 2° sur la voix auscultée c'est-à-dire sur les vibrations qu'elle transmet à l'oreille.

1° *Altération d'intensité de la voix.* On trouve des malades chez lesquels la voix s'affaiblit à tel point, qu'ils ne peuvent plus se faire entendre ou qu'ils ne le font qu'avec 1° Altération de la voix. Lésion d'intensité.

beaucoup de peine. Ils ne sont pas aphones, car ils peuvent encore parler quand ils font un effort sur eux-mêmes. La faiblesse de la voix annonce un état congénital, un affaiblissement général, certaines formes de délire, l'hystérie, la nosomanie. Les affections cérébrales, l'apoplexie, le ramollissement donnent lieu à ce trouble fonctionnelle.

Il est le symptôme ordinaire des maladies aiguës et chroniques de poitrine, de la pneumonie, et surtout de la phthisie pulmonaire, à toutes ses périodes. Il en est même le seul signe à une époque où il serait impossible encore de soupçonner l'existence de la tuberculisation.

L'aphonie, symptomatique; — *L'aphonie*, ou la perte absolue de la voix, est le *symptôme* des maladies aiguës ou chroniques du larynx et de la trachée ; lorsqu'elle est accompagnée de douleur, de toux, de suffocation, on doit annoncer l'existence d'une laryngite chronique, ou d'ulcérations simples ou syphilitiques. L'anévrisme de l'aorte, du tronc brachio-céphalique, la compression du nerf laryngé, dans ce cas et dans d'autres où il est entouré de masses tuberculeuses ou cancéreuses, sont des causes fréquentes d'aphonie. Elle se manifeste au début des affections qui se compliquent de laryngite comme la rougeole et la variole.

Nous rangeons encore parmi les aphonies symptomatiques celles qui suivent l'hémorrhagie, le ramollissement cérébral, la paralysie des muscles thoraciques liée à une affection de la moelle épinière qui a son siége dans la portion respiratoire de ce centre nerveux.

sympathique. — Une aphonie *sympathique* remarquable est celle qu'on observe chez les hystériques, soit avant, soit après les accès. Nous l'avons aussi trouvée chez des jeunes filles mal réglées, qui n'avaient jamais eu d'accès hystérique ;

elles étaient chloro-anémiques à un haut degré. M. Landry a cité dernièrement la relation intéressante d'une aphonie évidemment produite par une paralysie du diaphragme, qu'on faisait cesser par l'administration de l'éther ou du chloroforme. Une affection utérine était la cause de cette paralysie. Faut-il mettre parmi les aphonies celle qu'on rencontre chez les hypocondriaques, les fous qui se condamnent volontairement au silence? Les adynamies profondes, une convalescence pénible, le choléra algide, paralysent les muscles phonateurs au point d'abolir la phonation.

2° Lésion de timbre.

2° *Altération du timbre.* Les altérations qui portent sur le timbre de la voix sont très-fréquentes. Parmi les maladies dont elles sont le symptôme, nous noterons les diverses espèces de laryngite et surtout les ulcérations des cordes vocales. Voici les principales modifications de la voix sur lesquelles nous passerons rapidement, parce qu'elles ne peuvent faire reconnaître exactement la lésion dont le larynx est le siége.

A. Une tuméfaction simple de la membrane muqueuse correspond souvent à une altération plus grande de la voix que si l'organe était ulcéré ou lésé d'une manière plus profonde.

Enrouement.

B. La voix est enrouée, rauque, présente une rudesse extrême ou ressemble à une espèce de croassement; les intonations sont sibilantes, soufflantes ou graves, puis manquent tout à coup au milieu d'une phrase (laryngite chronique, ulcère syphilitique, œdème de la glotte).

C. L'enrouement se rencontre chez les hommes qui exercent leur profession en plein air et sont obligés de crier, d'élever fortement la voix ou de chanter; chez ceux qui abusent des alcools, les femmes livrées à la prostitution et chez l'homme, à l'époque de la puberté.

D. Dans d'autres cas le malade ne peut se faire entendre que si l'on approche très-près de lui, tant sa voix est basse et sourde ; les paroles sont accompagnées d'un petit sifflement ou d'un son métallique argentin (laryngite aiguë et chronique, ulcérations).

E. Le sifflement de la voix s'observe dans les anévrismes de l'aorte, les tumeurs qui compriment la trachée, le larynx, dans la laryngite catarrhale (faux croup).

F. D'autrefois la voix ressemble au cri du coq, à l'aboiement d'un jeune chien, au son de la trompette. Au lieu d'avoir cette intensité et ce timbre éclatant et métallique, la voix, dans le croup, est sourde, rentrée, et il faut approcher l'oreille de la bouche du malade pour comprendre ce qu'il dit ; quelquefois même elle est presque éteinte, semblable à un souffle léger d'expiration. Cette altération de la voix appartient plus spécialement au croup qu'à toute autre maladie.

Voix éteinte et rentrée du croup.

En général toutes les maladies modifient l'intensité et même le timbre de la voix. Elle est plus grêle et plus aiguë, souvent affaiblie, parfois même cassée dans la pneumonie, la bronchite chronique, l'emphysème et la pleurésie. Elle est rauque ou éteinte dans la phthisie.

Voix nasonnée.

Les affections du pharynx, telles que l'amygdalite et l'angine érythémateuse et diphthéritique, donnent à la voix un timbre sourd, rauque et inarticulé. Ordinairement elle est nasonnée ; les malades parlent du nez, parce que la lésion du voile du palais et de la luette empêche ce diaphragme de se relever et de s'opposer au passage de la voix par les fosses nasales.

Les altérations *sympathiques* de la voix se traduisent dans les maladies par des caractères spéciaux ; elle devient *plaintive*, dans toutes les maladies accompagnées de douleurs, lors même que le sujet n'a plus sa connaissance (péritonite, phlegmasie des viscères en général, névralgie et névropathies).

Enfin parmi les maladies qui ont le plus d'influence sur la voix, notons les affections aiguës et chroniques de l'utérus et les déplacements de matrice. Chez les hystériques, la voix, souvent faible, se perd complétement, sans autre symptôme, et revient avec la même rapidité, après un temps souvent fort long. Elle s'altère aussi pendant la grossesse, etc.

Du cri. Le cri est un mode d'expression qui n'est réellement proportionné à la souffrance qu'autant que le malade est courageux ; aussi le médecin éprouve-t-il quelque difficulté pour calculer l'intensité du mal d'après l'intensité et la fréquence des cris. Ils ne peuvent servir de signe que dans un très-petit nombre de maladies. Un seul cri sourd, rauque, sauvage, inarticulé marque souvent le début de l'attaque d'épilepsie. Ils sont répétés, éclatants et aigus, pareils à des glapissements ou à des cris d'animaux dans les accès d'hystérie ; violents et plaintifs, continuels ou intermittents dans diverses espèces de délire, etc., etc.

Du cri.

Le son vocal inarticulé, volontaire ou involontaire qui constitue le cri, a une importance très-grande chez le nouveau-né et l'enfant. Il faut l'étudier chez eux, exactement de la même manière que la voix chez l'adulte. 1° On trouve qu'il est faible ou nul et remplacé par une espèce de souffle plaintif ou de grognement, chez les enfants peu viables, cacochymes, affaiblis par la maladie ; on n'entend plus alors ce sifflement inspiratoire, aigu et convulsif qu'on a nommé si singulièrement la *re-*

prise (1) ; 2° on a remarqué que le cri est sourd, voilé, semblable à une plainte étouffée dans l'angine tonsillaire, le croup et l'œdème de la glotte ; qu'au contraire la reprise est souvent rauque et stridente ; 3° que le cri est aigu, et offre un timbre sauvage et plaintif dans la méningite simple et tuberculeuse ; 4° que la fréquence et la presque continuité des cris se rattachent souvent à l'éruption dentaire, à des coliques, sinon à l'indocilité et à la méchanceté des enfants.

2° *Symptômes fournis par l'auscultation de la voix.* Il faut d'abord prendre une idée exacte de la nature et de la cause des phénomènes sonores dont la poitrine est le siége. Ce qu'on entend à l'aide de l'oreille ou du stéthoscope appliqués sur les parois thoraciques n'est nullement la voix articulée et distincte qui se forme dans le larynx, mais uniquement les vibrations sonores auxquelles elle donne lieu, et qui viennent retentir dans la cavité broncho-pulmonaire et dans toutes les parties solides du thorax et même de la tête. Elles se transmettent, au moyen de la colonne d'air consonnante, jusqu'à l'oreille de l'observateur et de la même manière jusqu'à sa main, pour constituer l'ondulation pectorale.

Mode de production de la vibration vocale et thoracique; théorie de la resonnance vocale.

Un son solidien produit, par exemple, par la percussion la plus légère, nous dirons mieux par le moindre grattement opéré sur le larynx ou l'échancrure du sternum, se transmet avec une intensité extrême à toutes les parois de la poitrine et même plus loin encore, jusqu'à la tête et au bassin. Les mêmes phénomènes ont lieu quand on

(1) Billard, *Traité des maladies des enfants nouveau-nés*, p. 49, in-8°, Paris, 1837.

fait vibrer un corps sonore, le diapason ou un monocorde sur un point du thorax ; le son est alors conduit partout. Nous avons varié et répété ces expériences un grand nombre de fois, et nous nous sommes assuré que deux causes seules, soit dans l'état normal, soit dans l'état pathologique, font varier l'intensité et le timbre de la voix : 1° la propriété plus ou moins conductrice des corps solides qui constituent la poitrine ; 2° la dimension de la cavité dans laquelle a lieu le retentissement vocal.

Causes qui augmentent la vibration vocale. 1° Volume et intensité de la voix ;

Dans l'état normal, l'intensité de la vibration vocale est accrue, 1° si la voix est forte et surtout bien timbrée, grave et basse ; 2° faible, si elle est grêle et faible ; 3° la voix de poitrine est autrement puissante que la voix de tête pour augmenter l'intensité des vibrations ; 4° le retentissement vocal est faible, en général, chez les femmes, les enfants et les vieillards.

2° Structure et conductibité des corps.

Voici maintenant les causes qui dépendent de la structure de l'enceinte thoracique et du poumon et qui exercent une grande influence sur le son : 1° une poitrine vaste, large, à parois médiocrement épaisses ou même un peu minces, grêles ; 2° un squelette régulièrement développé dans toutes ses parties. La voix résonne moins chez les sujets à poitrine déformée par le rachitisme et par des maladies antérieures de la plèvre, chez ceux dont les tissus sont épais et chargés de graisse. Nous plaçons surtout au nombre des causes qui font retentir la voix avec force, l'ampleur et la bonne conformation des deux poumons. C'est ce qui explique pourquoi, chez le vieillard, la voix ne détermine plus ces vibrations intenses et égales que nous retrouvons chez l'adulte.

Des vibrations vocales dans l'état physiologique;

Normalement la voix résonne davantage près du point où elle se forme et aussi dans les lieux où la colonne d'air covibrante est considérable, par conséquent dans la trachée, à la racine des bronches; sur le sternum; sous les clavicules; à droite, dans la fosse sus-épineuse et sous la clavicule du même côté. La différence entre le côté droit et gauche et en faveur du premier est assez grande pour faire tomber dans des erreurs graves si l'on n'est pas prévenu du fait. Il en est de même lorsqu'on ausculte certains malades chez lesquels se retrouvent une ou plusieurs des conditions physiques signalées plus haut; le retentissement extrême de la voix pourrait faire croire à un état pathologique. Il ne faut d'ailleurs jamais manquer de comparer les deux côtés de la poitrine; le retentissement doit être égal des deux côtés, si ce n'est dans les régions que nous avons indiquées.

dans l'état pathologique.

Dans l'état pathologique, les causes qui peuvent altérer le timbre de la voix, la conductibilité des tissus, la grandeur de l'espace dans lequel se produit le retentissement vocal, changeront également l'intensité et le timbre des vibrations.

Conditions physiques générales qui altèrent la voix.

Envisagées d'une manière générale, ces causes peuvent être réduites aux suivantes : 1° toutes les maladies capables de diminuer la force, le volume et le timbre de la voix (faiblesse, aphonie); 2° les altérations de contexture du poumon, de la plèvre, des parois thoraciques elles-mêmes, qui augmentent ou diminuent leur densité, et par conséquent changent leur conductibilité. La phlegmasie du poumon, les tubercules, les épanchements de la plèvre, produisent le premier effet (bronchophonie et égophonie); l'emphysème, le pneumo-thorax, l'épaisseur trop grande des parois pectorales, amènent des effets contraires.

3° Une troisième condition qui modifie beaucoup le son vocal consiste dans : A, le rétrécissement ou l'ampliation de la cavité résonnante broncho-pulmonaire ; B, dans la formation d'une cavité accidentelle où les vibrations vocales viennent retentir. A la première condition appartiennent la bronchophonie et l'égophonie ; à la seconde la *voix caverneuse* et la *voix amphorique*.

Ainsi les mêmes causes physiques, qui altèrent le bruit respiratoire modifient également et de la même manière, la voix, la toux et l'ondulation pectorale, de telle sorte que si l'on observe une de ces modifications, on peut annoncer, à coup sûr, l'existence des autres phénomènes acoustiques, et surtout des lésions matérielles, qui en sont la cause nécessaire. Voici en quoi ces changements parallèles consistent :

Symptômes acoustiques, parallèles.

1° Respiration vésiculaire ; retentissement vocal naturel ;

2° Respiration bronchique ; râles à grosses bulles ; bronchophonie et égophonie ;

3° Respiration caverneuse ; râle caverneux et amphorique ; voix caverneuse et amphorique ;

4° Toux ; laryngée ; bronchique ; caverneuse et amphorique.

Les idées générales que nous venons d'exposer nous dispensent de rentrer dans l'étude des faits communs à toutes les altérations de la voix ; nous nous bornerons donc à la description de ce qu'il y a de spécial dans chacune de celles qu'il nous reste à mentionner. Elles ont été comprises sous le titre de *bronchophonie*, *égophonie*, *pectoriloquie* et de *voix amphorique*. Le tintement métallique, que l'on y a placé bien à tort, appartient à l'histoire des râles.

Du retentissement vocal.

Description du retentissement vocal morbide. 1° *Bronchophonie ou voix bronchique, tubaire, bourdonnante.* Comme les bruits respiratoires et les râles, les altérations de la voix présentent des différences tranchées qui permettent de maintenir les divisions scolastiques établies. Souvent aussi l'on n'y observe que des nuances fugaces, et l'on passe aisément, par des degrés insensibles, d'un phénomène à l'autre. C'est ce qui rend si difficile le diagnostic local, au moyen de l'auscultation seulement. Entre le retentissement exagéré de la voix et la bronchophonie, entre celle-ci et l'égophonie, enfin entre cette dernière et la pectoriloquie, le praticien le plus habile hésite souvent, avant de se prononcer.

Ses caractères.

On peut se former une juste idée de la bronchophonie, en auscultant la poitrine, au niveau de la bifurcation des bronches, en arrière en dedans de l'angle supérieur et interne de l'omoplate, en avant sur le haut du sternum. Il semble qu'on parle à l'extrémité du stéthoscope.

Tantôt la voix tubaire a quelque chose de métallique, de saccadé; tantôt il semble qu'une voix grave et vibrante bourdonne à l'oreille, tandis que dans d'autres cas elle est étouffée, lointaine et comme l'écho de la voix; enfin elle peut avoir un timbre aigre et chevrotant qui lui donne la plus grande ressemblance avec l'égophonie : c'est pour ces cas embarrassants qu'on a créé la *broncho-égophonie*.

La bronchophonie occupe le même siége que le souffle tubaire qui l'accompagne toujours. (Voyez ce signe.) Dans quelques cas elle est mal limitée, diffuse, et alors il existe toujours un point où elle a son maximum d'intensité; dans d'autres elle reste circonscrite à une région, à la sous-claviculaire, à la sus-épineuse ou à d'autres parties de la paroi thoracique postérieure. Elle ne change pas de place ; une fois développée, elle augmente ou diminue d'intensité avant de disparaître ; mais il est rare qu'elle cesse tout à coup.

La bronchophonie, le souffle tubaire, le râle à bulles fines, la matité, l'ondulation pectorale exagérée sont des phénomènes de même provenance, qui se trouvent presque toujours réunis et provoqués par les mêmes causes physiques. Si la voix bronchique occupe la région sous-claviculaire, sus-épineuse, le sommet d'un ou des deux poumons, elle est le signe de tubercules crus en masse ou infiltrés. Le retentissement vocal acquiert sa plus grande intensité, dans la pneumonie ; souvent il offre un timbre chevrotant et saccadé qui le fait ressembler complétement à l'égophonie si constante dans les épanchements de la plèvre. Nous avons déjà fait remarque ailleurs qu'on entendait parfois, dans cette même affection, le souffle tubaire et même amphorique. L'apoplexie et l'œdème pulmonaire produisent le même symptôme.

Valeur diagnostique, dans la pneumonie, dans la pleurésie.

Le retentissement des ondes sonores vocales dans l'enceinte thoracique se transmet aux bronches et au tissu pulmonaire induré et bon conducteur du son : de là l'intensité extrême et le timbre particulier que donnent au son les parois retentissantes formées par les tissus indurés ou par le liquide épanché. Telle est l'explication la plus naturelle des phénomènes acoustiques. Rien ne prouve l'aplatissement des bronches, que l'on a gratuitement supposé.

Égophonie.

Égophonie, voix sénile, chevrotante (dérivé de αἴξ, αἴγος, chèvre, et φωνή, voix de chèvre). Elle imite assez bien le bêlement de la chèvre, la voix cassée d'un vieillard ou le son argentin et strident qu'on fait entendre

Ses caractères. en parlant avec un jeton placé entre les lèvres et les dents (voix de polichinelle, Laennec). Le chevrotement de la voix varie beaucoup dans son intensité et son timbre. Quand les malades ont la voix grêle et saccadée, quand leur poitrine est amaigrie, le retentissement vocal est strident et peut en imposer pour le phénomène que nous étudions. Dans la majorité des cas, il est aigu, métallique, il couvre la voix ou ne vient qu'à la fin de l'expiration, il siége d'une manière plus spéciale au niveau de l'angle inférieur de l'omoplate, où il paraît d'abord, et acquiert son maximum d'intensité. Il change de place comme le liquide épanché, lorsqu'on donne au malade une autre situation; il peut d'ailleurs disparaître au bout de quelques jours. Ses caractères ne sont pas toujours les mêmes : son siége peut varier; on entend la voix sénile sur les parties latérales et antérieures de la poitrine. On comprend qu'il doit en être ainsi, puisque son existence est liée à une condition physique variable elle-même : nous voulons parler de la quantité de liquide contenu dans la plèvre.

Cause physique de sa production. L'égophonie, et nous ne parlons de ce signe que lorsqu'il est si bien caractérisé qu'il est impossible de le confondre avec la bronchophonie, reconnaît pour cause constante l'épanchement d'une certaine quantité de liquide dans la plèvre. On suppose qu'une couche mince et uniformément répandue autour du poumon, est la condition la plus favorable à sa production. Si cette couche est trop considérable, le symptôme disparaît; une quantité moyenne de liquide semble au contraire lui donner toute son intensité. L'égophonie n'a pas une valeur aussi grande que les autres phénomènes acoustiques et surtout que le souffle ou la bronchophonie ; cependant elle est le meilleur signe de l'hydrothorax.

Expliquée par Laennec au moyen de la vibration saccadée du liquide épanché dans la plèvre, de la densité plus grande du poumon et de l'aplatissement des petites bronches, la voix tubaire reste encore aujourd'hui un de ces phénomènes acoustiques dont le mode de production est à trouver. Le passage de la vibration vocale à travers le liquide, d'où elle repasse une seconde fois dans un solide, est certainement la cause physique qui doit modifier le plus la voix normale et lui donner le ton saccadé qui caractérise l'égophonie. On sait que le son rendu par un corps solide plongé dans l'eau n'est pas le même que celui qu'il rend à l'air libre ; mais on ne comprend pas pourquoi le son cesse d'être transmis et modifié de la même manière, à mesure que la quantité du liquide augmente.

Théorie de Laennec.

Voix caverneuse; pectoriloquie; voix articulée. Il semble que la voix sorte directement de la poitrine tant elle vibre avec force. C'est comme si l'on auscultait le larynx ou la trachée d'un adulte pendant qu'il parle : les vibrations vocales arrivent jusque dans l'oreille. Dans d'autres cas cependant, elles sont plus sourdes, plus éloignées et ne diffèrent pas sensiblement de la bronchophonie. On peut imaginer tous les degrés intermédiaires entre la bronchophonie et la pectoriloquie que Laennec appelle *parfaite*. Celle-ci est plus limitée, moins diffuse que la broncophonie ; elle siége plus ordinairement sous la clavicule et a, pour signes concomitants, des phénomènes acoustiques de même provenance, tels que le râle, le souffle caverneux, et l'existence d'un son mat et caverneux. Les altérations physiques que subissent les tissus conducteurs peuvent transformer une simple bronchophonie en pectoriloquie. Que le poumon, par exemple, soit induré dans une grande étendue

Pectoriloquie; voix caverneuse.

par une inflammation, par des tubercules, ou comprimé par un épanchement, on entendra dans le point correspondant, la pectoriloquie, tandis que la lésion physique ne devrait produire que la bronchophonie.

Cause des phénomènes acoustiques.

Il faut, pour que la pectoriloquie se manifeste, qu'il existe une excavation d'une assez grande dimension, vide ou en partie, assez superficielle, environnée de tissus indurés et en communication avec une bronche. Le mode de production de cette voix pathologique est le même que celui de la brochophonie. En même temps que la voix résonne dans ses canaux naturels, elle se renforce et change de timbre dans l'excavation anormale.

Laennec place parmi les causes de ce symptôme le ramollissement des tubercules en masses considérables, la fonte d'une escarre gangréneuse ou un abcès du poumon et des kystes pulmonaires. L'observation clinique a sanctionné les faits avancés par Laennec et y ajouté la dilatation des bronches et la cavité qui suit l'expulsion d'une acéphalocyste.

Voix amphorique.

Voix amphorique. Nous l'aurions placée dans les variétés de la voix caverneuse, car son mode de production est le même, si elle n'était pas déterminée ordinairement par le pneumo-thorax qui tient à la communication de la plèvre avec les bronches. Cependant on l'a aussi rencontrée chez des sujets qui n'avaient offert qu'une vaste excavation pulmonaire, en partie ou complétement vide. Il n'est même pas nécessaire qu'une communication existe entre la cavité anormale et les bronches. Nous avons vu, avec d'autres observateurs, la cavité de la plèvre pleine de gaz et privée de toute communication actuelle avec les bronches, servir de cavité de résonnance à la voix qui lui arrivait par l'intermédiaire du larynx ou des grosses bronches situées dans le voisinage. Nous avons déjà dit qu'il en est de même dans le souffle amphorique.

Ainsi la voix amphorique est le symptôme d'une vaste excavation pulmonaire, d'un pneumo-thorax avec ou sans fistule broncho-pleurale. La voix qui y arrive trouve une cavité considérable merveilleusement disposée pour y vibrer et y subir diverses modifications de timbre et d'intensité qui lui donnent son caractère spécial.

Description.

Le bruit qu'on entend en plaçant l'oreille sur la poitrine ressemble à un bourdonnement grave et métallique tout à fait pareil à celui qu'on produit en parlant à l'entrée d'une grande cruche, en terre ou en verre, vide ou à peu près. La voix, la toux, la respiration s'accompagnent des mêmes phénomènes acoustiques.

Symptômes fournis par la toux.

7° **Symptômes tirés de l'auscultation de la toux.** La toux n'est qu'une expiration plus complète, *plus active* et plus prolongée que l'expiration ordinaire ; pendant qu'elle a lieu, un son est produit ; il offre les divers degrés d'intensité et de timbre que nous avons étudiés précédemment, et sur lesquels nous n'avons pas à revenir. Enfin, chaque expiration est précédée d'une inspiration plus ou moins longue, plus ou moins convulsive. L'auscultation doit porter sur ces trois actes de la toux ; il importe de rechercher comment se font l'inspiration et l'expiration, si l'air pénètre dans les cellules pulmonaires ou s'arrête dans les grosses bronches, etc. La toux rend plus évidents certains phénomènes acoustiques, parce qu'elle accroît l'énergie de l'inspiration et de l'expiration. Aussi est-il souvent nécessaire, lorsqu'on hésite sur la nature d'un symptôme, de faire tousser plusieurs fois et fortement le malade ; les râles se font alors mieux entendre; la durée et l'intensité de l'expiration sont aussi plus marquées, ainsi que de la voix.

Après les développements que nous avons donnés à l'étude de la respiration et de la voix pathologique, il serait inutile de nous arrêter longtemps sur les phénomènes offerts par la toux. C'est un son inarticulé qui doit offrir exactement la même altération que la voix. Les symptômes qu'on en tire sont moins tranchés, moins nets que ceux fournis par elle. On ne s'en sert que pour compléter le tableau des symptômes et aussi pour en faire paraître d'autres latents ou mal dessinés.

A côté de la voix pathologique et parallèlement à elle nous trouvons : 1° la *toux tubaire;* 2° la *toux caverneuse;* 3° la *toux amphorique.*

Toux tubaire.

1° La *toux tubaire* détermine un bourdonnement très-intense, qui pénètre directement dans l'oreille et s'entend, d'une manière plus marquée, vers la racine des bronches. Dans l'état morbide on la retrouve en avant sous la clavicule et en arrière, à la base du poumon, partout où l'induration pulmonaire est un peu étendue et où l'on entend le souffle tubaire et la bronchophonie.

Toux caverneuse.

2° La *toux caverneuse* est en général plus sourde, moins limitée que la voix caverneuse; elle sort cependant de la poitrine avec une grande force et pénètre dans l'oreille, emportant avec elle le bruit de râle à grosses bulles, lorsque l'excavation contient du liquide.

Toux amphorique.

3° La *toux amphorique* existe quelquefois sans la respiration ni la voix amphorique. Elle résulte du retentissement du bruit laryngien dans une vaste excavation pulmonaire ou dans la plèvre. On entend alors un bourdonnement métallique qui ressemble au bruit qu'on fait en toussant à travers le col d'une cruche vide. Il n'a pas d'autre signification que le souffle amphorique. Nous avons dit qu'il provoquait souvent le tintement métallique ou en augmentait l'intensité. La valeur sémeiotique de la toux est donc la même que celle des altérations de la voix.

8° **Des symptômes fournis par l'étude des vibrations thoraciques ou ondulations pectorales.** Jusqu'ici nous avons étudié les vibrations sonores produites par la respiration, la voix et la toux, et les symptômes que l'auscultation de ces bruits peut fournir au diagnostic ; il nous reste à présenter l'histoire non moins intéressante de la vibration thoracique. Indiquée nettement par Laennec et ensuite par MM. Andral, Piorry et Fournet, elle n'a cependant pas excité toute l'attention qu'elle mérite. Des assertions contradictoires et même fautives, l'omission des particularités les plus essentielles, des signes les plus caractérisques offerts par ce genre d'exploration, ont fait croire qu'on pouvait le négliger sans inconvénient pour le diagnostic des maladies de poitrine. Il nous sera facile de prouver qu'il fournit, dans quelques cas, des signes non moins précieux que l'auscultation. Nous en avons fait une étude approfondie depuis quinze ans. Nous avons pu vérifier, un grand nombre de fois, l'exactitude des faits mentionnés dans un travail qui remonte à 1848 (1). On a peine à se rendre compte de l'oubli dans lequel les livres les plus modernes veulent l'enterrer systématiquement, lorsqu'on songe que la vibration pectorale, n'étant pas autre chose que

De l'ondulation pectorale ;

négligée à tort.

(1) M. Monneret, *Mémoire sur l'ondulation pectorale dans l'état physiologique et les maladies*, *Revue médico-chirurgicale*, septembre 1848.

la vibration sonore communiquée à la main, elle doit donner et donne, en effet, les mêmes symptômes, et avec la même exactitude que les vibrations sonores constatées par l'auscultation.

Définition. Nous désignons par ondulation ou vibration pectorale, l'oscillation, le frémissement que déterminent dans les parois de la poitrine, les vibrations sonores de la voix, que la main appliquée successivement sur différentes régions thoraciques, perçoit avec une grande netteté.

Procédé opératoire. Il faut d'abord ôter tous les vêtements qui couvrent la poitrine ou passer dessous la main exploratrice. Le malade doit être assis, quand on cherche la vibration sur la partie postérieure et même antérieure. On peut cependant, dans ce dernier cas, faire l'examen lorsqu'il est couché dans une position horizontale. En général, il vaut mieux que la poitrine soit libre de toutes parts et le sujet placé sur un corps résistant, comme sur un lit. On le fait compter à haute voix et en l'engageant à ne pas parler trop vite et à articuler nettement les mots. L'observateur alors applique, tour à tour et promptement, la même main, la droite particulièrement, à plat et en exerçant divers degrés de pression, sur les parties droites et gauches de la poitrine. Quand il rencontre quelques différences, il revient à une exploration plus approfondie; il porte alors la face palmaire des quatre derniers doigts ou même leur pulpe, sur l'espace dont il a intérêt à étudier plus spécialement les vibrations. Il ne doit jamais appliquer en même temps les deux mains sur les parties droites et gauches, parce que la double sensation qui se forme alors ne peut lui donner que des résultats erronés. Il faut s'exercer à ce genre de recherches pendant quelque temps : il est rare qu'on ne parvienne pas à faire très-promptement l'éducation du toucher ; toutefois nous avons rencontré quelques personnes un peu réfractaires, qui ne saisissaient pas les différences minimes que fournissent les vibrations sonores. Nous avons essayé d'amplifier ce son à l'aide de corps qui vibrent facilement à l'unisson et qu'on place sur la poitrine ; mais la main nous a encore paru le plus fidèle et le meilleur de tous les instruments.

Intensité de l'ondulation à l'état normal suivant la région.

Les parois pectorales ne vibrent pas, avec la même intensité, dans les diverses régions. Le frémissement est très-fort et va en décroissant dans les régions suivantes : 1° le larynx et la partie supérieure de la trachée ; 2° les quatres dernières vertèbres cervicale et les quatre premières dorsales ; 3° les régions sous-claviculaire et sterno-mammaires droites, les mêmes régions du côté gauche ; 4° l'espace scapulo-vertébral ; 5° les parties inférieures et latérales ; 6° le sternum et la fosse sus-épineuse ; 7° en dernier lieu, la région précordiale et les hypocondres droit, puis gauche.

Conditions anatomiques qui expliquent la différence de la vibration.

Nous avons toujours trouvé l'ébranlement thoracique plus fort à droite qu'à gauche, dans les régions sous-claviculaire, sterno-mammaire et l'angle supérieur interne de l'omoplate : ce qui tient à la disposition anatomique des bronches. On sait qu'à droite, il existe trois tuyaux bronchiques pour les trois lobes pulmonaires, et que ces trois tuyaux se divisent en neuf bronches secondaires, tandis qu'il n'y en a que cinq pour le côté gauche. Le poumon droit est aussi plus volumineux. Que de raisons pour que l'ébranlement thoracique soit plus intense de ce côté qu'à gauche ! La colonne d'air intra-thoracique qui transmet la vibration est plus considérable, plus rapprochée de l'oreille, la connexion entre le corps vibrant et les corps conducteurs, plus parfaite. Nous ne ferons que rappeler quelques autres conditions physiques, dont nous avons parlé ailleurs (voyez *Bruits respiratoires*) telles que l'épaisseur des parois pectorales, l'existence d'une grande quantité de graisse et de sérosité dans ces parois, le volume de la mamelle, etc., qui diminuent l'intensité des oscillations thoraciques. Il faut faire aussi la part des changements physiques qui surviennent dans les organes thoraciques, chez les vieillards et les personnes atteintes d'emphysème. La dilatation des vésicules pulmonaires et d'autres lésions que nous avons déjà relatées, font perdre, en partie, aux tissus la propriété de conduire les sons. Si l'on était tenté, d'après ce que nous venons de dire, d'atténuer la valeur de la vibration vocale, nous rappellerions alors que les signes stéthoscopiques, même les mieux caractérisés, comme la crépitation, le souffle, la bronchophonie et d'autres encore, ne peuvent plus être perçus en pareille circonstance; ou ne les entend que très-imparfaitement chez les enfants, les vieillards, les emphysémateux et les sujets dont la poitrine est déformée par une maladie congénitale ou accidentelle. Elles sont très-fortes chez les individus à poitrine longue et maigre.

Volume et timbre de la voix.

Le volume de la voix exerce la plus grande influence sur la vibration. Celle-ci atteint son maximum chez les hommes dont la voix est grave, bien timbrée et le volume considérable : son minimum chez les enfants jusqu'à l'âge de la puberté, chez les femmes, les vieillards et les sujets dont la voix est grêle, faible naturellement ou par l'effet de la maladie. Si l'on ne tient pas compte de toutes ces circonstances, on court le risque de ne tirer qu'un médiocre parti de l'ondulation pectorale (1).

Rappelons, avant de terminer tout ce qui a trait à ce sujet trop peu étudié, que les vibrations sont fortes dans la voix de poitrine, faibles dans la voix de tête ; que la différence est minime dans la voix sombre et la voix blanche, et ce qui paraîtra, au premier abord, plus singulier, c'est que dans la voix inspirée la vibration est moindre que dans la voix ordinaire.

Causes de l'ondulation.

L'organe de la voix chez l'homme est un instrument mixte, une anche membraneuse à colonne d'air covibrante. Les deux cordes vocales constituent le corps sonore, et les parties solides ainsi que l'air ne font que résonner secondairement. La vibration thoracique n'est pas autre chose que l'ébranlement produit, dans la paroi pectorale, par l'onde sonore transmise ainsi aux parties solides et membraneuses de l'enceinte thoracique, par l'air qui y est contenu. Le bruit respiratoire et la bronchophonie sont des phénomènes de même ordre et produits de la même manière. L'oreille dans ce dernier cas, la main dans l'autre, recueillent les ondes sonores. Il est très-probable que les vibrations de la colonne d'air intrathoracique renforcent les sons et par conséquent le frémissement pectoral, mais ne les engendrent pas.

De la vibration à l'état pathologique.

L'étude du frémissement pectoral dans les maladies fournit des signes tellement précis, qu'ils permettent à

(1) C'est ce qui est arrivé à M. Landouzy, autrement il n'uarait pas écrit : « Je conteste la valeur que quelques observateurs ont voulu donner aux vibrations thoraciques; j'ai constaté leur présence dans certains épanchements, leur absence quoiqu'il y eût épanchement (*De la respiration tubaire, etc.*, p. 26, in-8°, Paris, 1856). On ne peut pas accumuler plus d'erreurs en moins de mots.

eux seuls de reconnaître et de différencier plusieurs maladies de poitrine.

Augmentation. dans la pneumonie;

1° L'*accroissement de l'ondulation* est très-marqué dans la pneumonie, pourvu que celle-ci soit lobaire, c'est-à-dire étendue à une portion notable de tissu pulmonaire. Nous ne pouvons expliquer pourquoi les auteurs disent que la vibration est éteinte en pareil cas. S'il en était ainsi, on devrait soutenir également que le souffle et la respiration tubaire n'existent pas, puisque ce sont des phénomènes acoustiques de même ordre et de même origine, ou pour mieux dire, le même phénomène physique. Nous affirmons qu'à toutes les périodes de la pneumonie, qu'elle occupe la base ou le sommet et même le centre de l'organe, pourvu qu'elle ait une certaine étendue, on sent très-bien que le frémissement vibratoire est accru dans la partie correspondante du thorax. Pour peu qu'il se fasse un peu d'épanchement, aussitôt l'ondulation s'affaiblit et plus tard s'éteint. Nous avons fait souvent, chez les très-jeunes enfants, une application heureuse de l'étude de la vibration au diagnostic de ces deux maladies. On sait qu'il est souvent difficile de pratiquer sur eux l'auscultation, à cause des cris violents qu'ils poussent; or ceux-ci serviront merveilleusement à produire la vibration pectorale. Lorsque les râles masquent les autres signes stéthoscopiques et qu'on a lieu de craindre une phlegmasie du poumon, on sera entièrement rassuré si la vibration est naturelle, et ce signe négatif acquerra ainsi la plus grande valeur.

dans les congestions.

Les *congestions sanguines du poumon*, soit actives, soit passives, qui se déclarent dans le cours des maladies aiguës et chroniques, et l'*œdème* pulmonaire, augmentent la vibration.

L'induration du tissu pulmonaire par des tubercules crus ou déjà ramollis et rassemblés en masse même peu considérable au sommet d'un poumon, détermine une vibration des plus évidentes. Il nous est arrivé bien des fois d'en signaler l'existence au sommet des poumons ou sous la clavicule, à une époque où les autres symptômes étaient encore peu marqués et la respiration affaiblie; seulement comme l'accroissement de la vibration est normal à droite, si c'est de ce côté que se développent les tubercules, on peut être embarrassé. Il n'en est plus de même lorsqu'ils occupent le poumon gauche : dans ce cas, l'intensité de la vibration s'accroît dans la fosse sus-épineuse et devient égale à celle que présente la région correspondante du côté droit. Il est aisé de comprendre que, dans la phthisie, la conductibilité du tissu est augmentée par l'infiltration tuberculeuse, par la congestion ambiante, par l'induration des ganglions bronchiques, par des adhérences pleurales qui unissent fortement le poumon aux côtes. Dans la seconde période, quand il se forme des cavernules, et que ces excavations petites sont entourées de tissu infiltré de tubercules, hépatisé, mélanosé, œdématié et fortement adhérentes aux côtes, la vibration est des plus intenses et suffit pour faire reconnaître la phthisie. Il n'en est plus de même pour les cas où il existe une excavation un peu considérable. Phthisie pulmonaire.

On ne trouve aucun accroissement de la vibration quand la pleurésie a provoqué des adhérences et des altérations de tout genre dans les plèvres; mais si le retrait de la paroi pectorale a lieu, si des fausses membranes épaisses établissent une continuité parfaite entre le poumon et la paroi, la vibration est augmentée.

La *diminution* ou l'*extinction complète* de la vibration Diminution de la vibration:

dans les épanchements de la plèvre;

pectorale sont les symptômes constants de la pleurésie aiguë et chronique avec épanchement séreux ou séro-purulent. Le diagnostic de la maladie est si facile qu'il est porté à l'instant même où le malade a prononcé quelques paroles; la cessation des vibrations permet au médecin le moins versé dans ce genre d'exploration de dire immédiatement où siége l'épanchement, jusqu'à quelle hauteur il s'élève dans la poitrine, et de déclarer que le souffle et la bronchophonie qu'on entend appartiennent à la pleurésie et non à la pneumonie. On sait avec quelle peine on parvient, dans quelques cas, à distinguer ces deux maladies l'une de l'autre; disons même que le clinicien le plus habile ne peut avoir aucune certitude, et que la vibration *seule* peut, à l'instant même faire cesser son hésitation.

La diminution du frémissement pectoral indique très-exactement les progrès incessants de l'épanchement. On le trouve d'abord dans les parties déclives et postérieures de la poitrine, au niveau de l'angle de l'omoplate, sur les parties latérales, puis antérieure et supérieure. La vibration reste longtemps exagérée le long du rachis et sous la clavicule; elle y persiste jusqu'à ce que l'épanchement diminue : ce qui tient à la présence du poumon refoulé et comprimé dans ces régions. En outre, on y entend la résonnance tympanique et le souffle tubaire.

Nous pouvons affirmer, après des recherches faites sur plus de deux cents malades, qu'à moins d'adhérences anciennes, de pleurésie enkystée ou de déformation thoracique, l'absence ou la faiblesse de vibration ne nous a jamais fait défaut dans le cas d'épanchement même très-minime, pourvu que la voix du malade fût naturellement assez forte pour faire vibrer la poitrine. On peut, lorsqu'il en est ainsi ou lorsque le malade ne peut parler, faire percuter sur les parties antérieures et recueillir la vibration en arrière; toutefois les symptômes sont moins tranchés que quand le malade peut parler.

On ne peut expliquer cette diminution des ondes sonores qu'à l'aide des lois de l'acoustique. Elles nous apprennent que plus les corps conducteurs du son présentent d'homogénéité, plus il se propage aisément et avec intensité; que les ondes sonores des corps solides se transmettent avec plus de force à d'autres corps solides mis en communication avec eux, qu'à l'eau. Qu'un corps gazeux vienne à s'interposer entre le corps sonore et le corps conducteur du son, et le même phénomène aura lieu; mais la vibration sera affaiblie et presque éteinte. Aussi avons-nous toujours trouvé que les cavernes tuberculeuses, vastes, vides, très-superficielles, c'est-à-dire n'ayant presque d'autre paroi que la poitrine elle-même, étaient reconnaissables à la diminution du frémissement vocal; c'est le contraire si du tissu pulmonaire induré, épais, environne l'excavation de toutes parts. **dans les cavernes;**

Dans le pneumo-thorax la vibration est nulle partout où l'air est épanché; ce symptôme peut servir à limiter très-exactement la cavité anormale. Il n'a pas manqué une seule fois, dans les huit cas où nous l'avons étudié avec quelque soin. **dans le pneumo-thorax;**

Enfin l'emphysème ancien, qui s'étend à tout un lobe du poumon, en raréfiant le tissu de l'organe, le rend moins bon conducteur du son et abolit la vibration pectorale, dans tous les points correspondants. Ce symptôme concorde avec la diminution du bruit respiratoire et de la bronchophonie physiologique. **dans l'emphysème.**

Terminons cette étude en disant que la vibration

pectorale, laissée dans l'oubli jusqu'à ce jour on ne sait trop pourquoi, est un moyen rapide et sûr de diagnostic qui mérite de prendre rang parmi les autres phénomènes physiques des maladies pectorales. Il n'effraye pas le malade et lui répugne moins que la percussion, à laquelle il refuse quelquefois de se prêter.

9° Des bruits qui ont leur cause et leur siége dans la plèvre.

9° **Des symptômes fournis par les vibrations sonores qui ont leur siége dans la plèvre.** 1° *Vibration solidienne.* Lorsque le glissement des deux feuillets de la plèvre qui, à l'état normal, s'accomplit en silence, est empêché, par la formation de fausses membranes plus ou moins épaisses, il en résulte, pendant les mouvements d'inspiration et d'expiration, un bruit qui a reçu le nom de *bruit de frottement pleural.* La cause de ce bruit est donc la vibration du corps solide qui se trouve accidentellement déposé sur la plèvre.

2° *Vibration mixte, liquide et gazeuses.* Un second bruit, tout différent du premier, est celui qu'on observe lorsqu'on agite la poitrine et que la plèvre contient tout à la fois un liquide et de l'air, ou un gaz dans lequel le premier de ces corps entre en vibration. Ce bruit, bien différent du précédent par sa cause, est un bruit hydro-aérique; l'autre un bruit solidien.

Bruit de frottement pleural.

1° ***Bruit de frottement pleural*** (bruit de frottement ascendant et descendant, Laennec). L'étendue du glissement de la plèvre pulmonaire sur la costale, proportionnée à l'étendue de l'inspiration, a été évaluée à 13 ou 16 centimètres (1). En supposant que cette estimation soit exa-

(1) J. Cloquet, *De l'influence des efforts sur les organes renfermés dans la cavité thoracique*, in-8°, Paris, 1819.

gérée, on ne peut douter que le mouvement des plèvres ne soit considérable. On conçoit dès lors que si un travail phlegmasique vient à supprimer l'exhalation et, à plus forte raison à déterminer l'exsudation de fausses membranes qui plus tard s'épaississent, s'indurent et présentent des rugosités nombreuses, il en résulte un frottement réciproque des deux plèvres ainsi altérées, et un bruit solidien qui offre des caractères assez variables.

Il ressemble ordinairement au bruit de frôlement d'une étoffe un peu rude, sèche et empesée; au bruit qu'on détermine, en grattant sur le doigt ou un morceau de bois appliqués contre l'oreille. Tantôt c'est un craquement rude, saccadé, qui imite si bien la crépitation à bulles sèches qu'on a beaucoup de peine à l'en distinguer; tantôt on ne saurait mieux le comparer qu'à un raclement, à un bruit sec et râpeux de cuir neuf. Caractères de ce bruit.

Il siége ordinairement dans les points où le mouvement du poumon est le plus étendu, c'est-à-dire en arrière et en bas, ainsi que sur les parties latérales et inférieures. Il a lieu pendant l'inspiration et l'expiration, plus souvent pendant le premier temps, qui lui donne toujours plus d'intensité et de durée, plus rarement pendant l'expiration seule. Quand le bruit normal a peu de force ou ne se manifeste pas, on n'a qu'à faire respirer fortement ou tousser le malade pour le faire paraître. Siége.

Ce bruit est superficiel; on sent très-bien qu'il se passe non loin de l'oreille. Il est toujours limité à 3 ou 4 centimètres carrés, et si l'on s'éloigne de ce point on cesse très-rapidement de l'entendre. Il couvre le bruit vésiculaire, et souvent aussi il est masqué par les bruits bullaires qui ont lieu dans les bronches. Il est facile de le distinguer du frottement péricardique, en faisant suspendre la respiration : l'un est isochrone aux battements du cœur, l'autre aux mouvements de la respiration.

Il s'accompagne de la vibration des parois pectorales.

La main placée sur le point correspondant au bruit pleural perçoit souvent une vibration, un frémissement très-distinct dû au frottement pleural; il tient, dans quelques cas, à la vibration d'un râle bronchique. Parfois le malade a conscience du frottement qui se transmet par les parties solides du thorax jusqu'à son oreille.

Le bruit pleural est généralement éphémère, et ne persiste que peu de temps, un à deux septénaires au plus. Nous l'avons constaté, ainsi que d'autres observateurs, pendant trois semaines ; mais ce cas est rare.

Il est le signe de la pleurésie.

Le bruit pleural appartient exclusivement à la pleurésie aiguë ou chronique simple, ou consécutive à des tubercules, à des plaques cancéreuses, ou à une maladie des côtes. Ni l'emphysème ni l'épanchement pleural ne peut le produire, quoi qu'on en ait dit. Dans toute pleurésie qui s'accompagne de ce symptôme, la condition physique, indispensable à sa production, consiste dans le rapprochement des deux points opposés de la plèvre, sur lesquels existent des inégalités dues à la présence du plasma. On comprend pourquoi le bruit anormal se montre au début et surtout à la fin des pleurésies aiguës ; à ce moment le liquide disparaît et il ne reste plus que des fausses membranes.

De la phthisie commençante.

La pleurésie tuberculeuse est souvent sèche, ou du moins elle ne provoque qu'une exsudation partielle ; et comme elle occupe ordinairement les parties supérieures de la poitrine où se développent d'abord le produit morbide, un bruit de frottement qui serait limité à la région sous-claviculaire indiquerait assez exactement l'existence de tubercules commençants ; mais ce cas est rare.

2° *Bruit de flot thoracique.* Nous avons fait remarquer, en parlant du râle amphorique, que le bruit de flot n'est autre qu'un râle, c'est-à-dire un bruit hydro-aérique, avec cette seule différence que, dans le tintement, c'est la respiration, la toux ou la voix qui font vibrer le liquide, crever les bulles à l'entrée de la cavité broncho-pleurale, tandis que dans le bruit de flot c'est la secousse imprimée au tronc qui fait parler le liquide et le gaz dans la cavité close. On entend alors un gargouillement à timbre clair, argentin, semblable à celui qu'on produit en agitant une carafe à moitié remplie d'eau : le malade lui-même a la sensation de ce bruit et peut le déterminer soit en marchant, soit en remuant le tronc. La manière la plus sûre de le provoquer est de suivre un procédé opératoire plus ou moins analogue à celui qui a été indiqué par Hippocrate, à qui l'on doit la découverte de ce mode d'exploration. Le malade étant assis sur son lit, on place les mains sur chaque épaule et on les balance alternativement de droite à gauche. Le bruit de flot se manifeste alors et on l'entend très-bien, même à quelque distance de la poitrine, ou mieux encore en y appliquant l'oreille. On a donné assez singulièrement le nom de *succussion Hippocratique* à ce procédé opératoire.

Bruit de flot thoracique.

Il n'est pas autre chose qu'un râle.

Succussion Hippocratique :

Le bruit de flot est le signe de l'hydro-pneumo-thorax. Il faut que les deux conditions physiques suivantes soient réunies, pour que le bruit morbide se montre d'une manière évidente : 1° que l'espace occupé par l'air soit assez grand pour que le liquide s'y meuve librement ; 2° que celui-ci n'y soit pas en quantité trop grande. Il est rare qu'une excavation tuberculeuse soit assez vaste, et le liquide contenu de nature telle que le bruit de flot puisse se produire, avec une lésion de ce genre.

dans le pneumo-hydro-thorax.

Fluctuation intercostale distincte de la précédente.

On ne confondra pas avec le bruit de flot un phénomène morbide tout différent qui consiste dans la sensation que donne le liquide renfermé dans la plèvre, lorsqu'il vient faire saillie dans les espaces intercostaux. Il faut, pour produire cette fluctuation, presser avec les doigts des deux mains, au niveau des muscles intercostaux, plus ou moins distendus et imprimer au liquide une vibration qui se sent facilement. Outre qu'il est très-rare de rencontrer ce symptôme, d'une manière évidente, on possède alors d'autres signes d'une valeur bien autrement grande.

Autophonie.

10° **Des symptômes fournis par l'autophonie.** L'autophonie (de αὐτὸς, soi-même, et φωνεῖν, parler) est un mode d'exploration qui consiste à parler à haute voix, après avoir appliqué l'oreille immédiatement sur la poitrine du malade ou à une très-courte distance. On se propose ainsi de faire passer par les parties solides du crâne jusque dans la paroi thoracique du sujet, les vibrations vocales qui sortent de la bouche. Si l'enceinte pectorale a ses qualités physiques naturelles, et si la cavité sonore constituée par le poumon et la plèvre sont à l'état normal, la voix y vibre avec plus de force et avec un timbre plus clair que si le poumon est induré ou tuberculeux. En un mot les phénomènes, quoi qu'on en ait dit, se passent exactement comme si c'était la voix du malade qui fût venue traverser les corps solides et bons conducteurs, qui composent le thorax. Du reste, on ne trouve pas à la voix des caractères différents selon qu'il existe une pneumonie ou une pleurésie, et tout le monde s'accorde à dire qu'on n'a, jusqu'à présent, retiré aucun signe de ce mode d'exploration. On obtiendrait des résultats plus tranchés et plus rigoureux en faisant vibrer, sur les points de la poitrine qu'on voudrait explorer, un diapason ou un monocorde. Il serait alors facile de s'assurer que les vibrations sonores sont moins intenses et durent moins longtemps quand on place l'instrument sur un poumon atteint de phlegmasie ou sur une plèvre remplie d'eau.

De la percussion et de l'auscultation.

11° **Des symptômes fournis par l'étude combinée de la percussion et de l'auscultation.** Deux médecins américains, MM. Cammann et Clark, ont donné plus de développement à l'idée qu'avait eue Laennec de combiner l'auscultation à la percussion. Malgré leur louable insistance, on se sert peu de cette méthode, parce qu'elle n'a pas fourni de résultats plus précis que la percussion ordinaire et qu'elle est d'une exécution plus difficile. Nous dirons même qu'elle expose à des erreurs quand on percute des organes qui rendent un son clair. Lorsqu'on veut recourir à ce double procédé d'exploration, on se sert d'un cylindre plein en bois de sapin, terminé par une plaque sur laquelle repose l'oreille. Pendant qu'on ausculte, un aide percute sur un plessimètre avec un doigt et très-doucement. Cette méthode ne donne même pas des symptômes aussi importants que ceux qu'on peut retirer de la percussion seule.

§ III. Symptômes tirés de l'altération des actes chimiques de la respiration.

L'étude des actions physico chimiques, qui s'accomplissent pendant la respiration, doit aujourd'hui occuper une place importante dans la séméiologie, quoique les applications qu'on en a faites aient été jusqu'ici peu nombreuses : ce qui tient à la difficulté extrême des opérations chimiques auxquelles on est obligé de recourir. Nous signalerons d'abord les modifications que la maladie détermine : 1° dans la quantité d'air inspiré et expiré ; 2° dans sa composition chimique ; 3° dans ses propriétés physiques.

1° Des quantités d'air inspiré et expiré.

1° *Quantité d'air inspiré et expiré.* On désigne sous le nom de *capacité vitale des poumons* la contenance du poumon ou mieux la faculté qu'il possède de renfermer une quantité donnée d'air, sous l'influence de la vie. On mesure cette capacité par la quantité de gaz qu'une inspiration et une expiration forcées et volontaires, peuvent mettre en circulation dans les voies respiratoires (1). Cette mesure ne représente pas exactement la *capacité absolue* des poumons, puisque après l'expiration la plus forcée il reste toujours une quantité notable d'air. On donne le nom de *spirométrie* (2) à l'opération qui a pour but d'évaluer la quantité d'air respiré. Les instruments employés pour cette recherche ont reçu le nom de *spiromètres.* Il appartient aux livres de physiologie de faire connaître les appareils et les méthodes suivies par les observateurs qui se sont occupés de cette étude. Parmi eux se place Hutchinson, à qui l'on est redevable de tout ce qu'on sait de positif sur la spirométrie physiologique et pathologique. Nous ne ferons que présenter succinctement les principaux résultats auxquels il est parvenu, après plus de deux mille observations.

Spirométrie.

Spirométrie physiologique.

Dans l'état normal, chez les hommes adultes et bien

(1) M. Longet a présenté avec un soin extrême, et avec tous les développements désirables, dans son livre, tout ce qui a trait à cette question (*Traité de physiologie,* t. I, IIe part., fascic. II, p. 510, 1859).

(2) Mot hybride composé de *spirare,* respirer, et de μέτρον, mesure.

portants, la capacité moyenne, à 15° centigr., est de 3 litres et demi ; elle ne varie pas. La capacité vitale du thorax, à l'état normal, croît en proportion régulière, sinon mathématique, avec la stature. Chez un homme qui a 4 pieds, 4 pieds et demi, la capacité vitale est de 152 pouces cubes, tandis que chez un autre qui a 5 pieds 9 pouces et demi (mesure anglaise), elle est de 236 pouces cubes. Schneevogt a trouvé qu'un homme, qui a 1^{m},50, a une capacité de 2,35 centi. cub.; celle-ci augmente de 52 cent. cubes par chaque centimètre en plus de la taille indiquée. Pour une femme de même stature, le chiffre est de 2,00 centimètres cubes et l'accroissement de 30 centimètres cubes.

Capacité vitale suivant la stature;

Rapprochons de ce fait important cet autre qui ne l'est pas moins, à savoir, que la quantité d'air, qui entre et sort à chaque inspiration et expiration normale et non forcée, est aussi en rapport avec la stature ; ce qui explique pourquoi, dans un air confiné, tel individu supporte moins longtemps l'altération de l'air qu'un autre individu. On sait que l'homme introduit à chaque inspiration ordinaire 500 centimètres cubes ou un demi-litre d'air ; d'autres disent un tiers de litre : ce qui donnerait pour vingt-quatre heures 13 mètres cubes d'air, ou 9 mètres seulement, d'après la dernière estimation.

et les âges.

La dilatabilité plus grande des parois thoraciques augmente la capacité vitale. Elle va en s'accroissant de quinze à vingt ans ; elle est à son maximum de vingt-cinq à quarante ; s'abaisse ensuite, pour devenir dans la vieillesse plus faible qu'elle n'était même dans l'adolescence.

D'autres observateurs (Herbst, Schneevogt, Wintrich) se sont assurés que la capacité respiratoire est moindre de 50 pouces cubes chez la femme que chez l'homme. Ce qui est remarquable, c'est que la grossesse n'y change rien, tandis que des tumeurs abdominales, quelle que soit leur nature, diminuent cette capacité. On a peine à faire concorder ce résultat assez étrange avec celui qu'ont obtenu MM. Andral et Gavarret. Ils ont vu que la femme, pendant la durée de cet acte physiologique, brûle plus de carbone (8 grammes au lieu de 6gr,4). Nous verrons plus loin que la capacité vitale est précisément toujours en rapport avec l'intensité de la combustion du carbone ; on ne comprend pas qu'il en soit autrement chez la femme : nous avons donc lieu de soupçonner la valeur du document rapporté par Schneevogt.

Spirométrie pathologique.

La spirométrie, bien inférieure aux autres méthodes d'investigation, peut cependant fournir des signes importants pour le diagnostic. Hutchinson a cité des faits qui prouvent que quand il survient une diminution de 50 pour 100 (19 décil. au lieu de 34), on a lieu de craindre qu'il existe une phthisie pulmonaire. C'est à peu près la seule maladie qui fournisse, avec l'emphysème pulmonaire, quelques résultats un peu précis. On voit que jusqu'à présent les applications de la spirométrie à la pathologie sont très-restreintes.

2° Altérations de l'air.

2° *Des altérations de l'air dans les maladies.* Rapprochons de l'étude précédente celle qui consiste dans l'analyse chimique de l'air expiré. Cette étude a une importance bien autrement grande, et pourra plus tard jeter une vive clarté sur la nature d'un grand nombre de maladies locales et générales. Jusqu'à présent elle n'a guère été faite que chez l'homme sain ; aussi n'en dirons-nous que ce qu'il est indispensable d'en savoir en pathologie. C'est dans le travail de MM. Andral et Gavarret que nous puiserons les faits, dont la connaissance est nécessaire pour des recherches ultérieures (1). A trente ans, la fonction pulmonaire a acquis son plus haut degré de développement.

Sexe masculin. Un enfant de huit ans brûle 5 grammes de carbone par heure; au moment de la puberté l'accroissement est plus notable encore : à quinze ans, 8gr,7 ; à seize ans, 10gr,2. La consommation du carbone est indépendante du poids et de la taille du corps : à vingt-huit ans, 12gr,4 de carbone ; à quarante et un ans, 10gr,4 ; à cinquante-neuf ans, 10 grammes ; à soixante-huit ans, 9gr,6. Un vieillard de cent deux ans, très-robuste et en parfaite santé, ne brûlait que 5gr,9, comme un enfant de huit ans. Les sujets athlétiques brûlent plus de carbone que d'autres hommes du même âge, mais doués d'une constitution différente.

Des quantités d'acide carbonique exhalé chez l'homme ;

Sexe féminin. Jusqu'à l'époque de la puberté chez les filles, la combustion du carbone va en augmentant, quoiqu'elle soit toujours moindre que chez les garçons (filles, 6gr,4 ; garçons, 7gr,8). Il se passe un fait bien remarquable au moment où la menstruation s'établit ; elle constitue un temps d'arrêt pour l'exhalation de l'acide carbonique qui reste stationnaire jusqu'à la suppression des règles. Ainsi chez l'homme adulte : carbone, 11gr,2 ; chez la femme, 6gr,4. Lorsque l'âge critique est passé, la fonction pulmonaire reprend son activité (carbone, 8gr,4), puis elle diminue par les progrès de l'âge, comme chez l'homme. Il est donc incontestable que la fonction utérine est le vicaire de la fonction respiratoire chez la femme. Aussi que la menstruation soit suspendue par la gros-

chez la femme.

(1) *Recherches sur la quantité d'acide carbonique exhalé par le poumon dans l'espèce humaine — Annales de chimie et de physique*, t. VIII, 3e série, p. 129, 1843.

sesse, et aussitôt la quantité d'acide carbonique augmentera (8 grammes de carbone par heure au lieu 6gr,4).

En présence de résultats si dignes d'intérêt et qui appellent toute l'attention du médecin, comment ne pas regretter vivement que de pareilles recherches n'aient pas été appliquées à l'étude des maladies des voies respiratoires et de toutes les affections qui altèrent la nutrition générale ou qui troublent les lois du développement ? Faisons des vœux pour qu'une telle lacune soit remplie.

Lésion de quelques propriétés physiques de l'air expiré.

3° *Altérations de quelques propriétés physiques de l'air expiré.* L'air expiré n'offre qu'un très-petit nombre de phénomènes morbides qui puissent servir au diagnostic. Sa *température* est abaissée dans les maladies qui suspendent ou vicient l'hématose, dans le choléra, la phthisie à son dernier terme, l'agonie. Il rapporte avec lui l'*odeur* fétide de la gangrène ; cependant il ne faut attacher que peu de valeur à ce symptôme, parce qu'il manque parfois, lorsque le foyer gangréneux ne communique pas librement avec les bronches. D'un autre part, l'odeur *stercorale* ou fétide peut tenir à un catarrhe pulmonaire ancien, soit simple, soit compliquant la phthisie, l'emphysème. On a encore noté l'odeur spermatique, marécageuse, acide de l'air expiré, dans la phthisie, la bronchite, etc. Ces symptômes sont sans importance. Les différentes odeurs fétides, fades nauséabondes que l'air rapporte avec lui peuvent dépendre : 1° des maladies du larynx ; 2° du pharynx ; 3° de la bouche (carie dentaire, etc.) ou des fosses nasales (ozène ou punaisie, division de la voûte palatine).

BIBLIOTHÈQUE IMPÉRIALE IMPR.

www.ingramcontent.com/pod-product-compliance
Ingram Content Group UK Ltd.
Pitfield, Milton Keynes, MK11 3LW, UK
UKHW022320190726
13856UKWH00001B/119